临床护理要点解析

主编◎ 高晶珍　等

吉林科学技术出版社

图书在版编目（ＣＩＰ）数据

临床护理要点解析 / 高晶珍等主编. — 长春：吉
林科学技术出版社，2023.3
ISBN 978-7-5744-0348-2

Ⅰ．①临… Ⅱ．①高… Ⅲ．①护理学 Ⅳ．①R47

中国国家版本馆CIP数据核字（2023）第071083号

临床护理要点解析
LINCHUANG HULI SHIJIAN JIEXI

主　　编	高晶珍　韩丽娜　李秀云　于　露　王海燕　周龙梅	
出 版 人	宛　霞	
责任编辑	史明忠	
封面设计	山东道克图文快印有限公司	
制　　版	山东道克图文快印有限公司	
幅面尺寸	185mm×260mm	
开　　本	16	
字　　数	520千字	
印　　张	22	
印　　数	1-1500册	
版　　次	2023年3月第1版	
印　　次	2023年3月第1次印刷	

出　　版	吉林科学技术出版社
发　　行	吉林科学技术出版社
地　　址	长春市南关区福祉大路5788号出版大厦A座
邮　　编	130118
发行部电话/传真	0431-81629529　81629530　81629531
	81629532　81629533　81629534
储运部电话	0431-86059116
编辑部电话	0431-81629510
印　　刷	廊坊市印艺阁数字科技有限公司

书　　号	ISBN 978-7-5744-0348-2
定　　价	176.00元

《临床护理要点解析》
编委会

主　编

高晶珍	临沂市人民医院
韩丽娜	潍坊市人民医院
李秀云	潍坊市人民医院
于　露	潍坊市人民医院
王海燕	潍坊市人民医院
周龙梅	潍坊市人民医院

副主编

王飞飞	滨州医学院附属医院
王晓庆	潍坊市人民医院
王　亿	潍坊市人民医院
孙立梅	潍坊市人民医院
王　媛	潍坊市人民医院
李香芬	潍坊市人民医院
左姗姗	潍坊市人民医院
许梦非	潍坊市人民医院
李　璇	潍坊市人民医院
刘　宇	潍坊市人民医院
刘新玲	潍坊市人民医院
孙演香	潍坊市人民医院
杨　英	潍坊市人民医院
唐　莹	潍坊市人民医院
徐　慧	潍坊市人民医院
蔡环环	潍坊市人民医院

前　言

　　护理工作是为保持和促进人们健康的服务职业,对患者的生命健康负有重大责任。护理工作必须体现以健康为中心的服务思想,对人民大众的健康负责,护理工作人员要不断提高技术水平和服务质量。近年来,随着国民经济不断发展,护理业务范围也不断扩大和深入,护理分工越来越细,这就对护理人员的业务水平提出更高的要求。临床护理人员既要有扎实的理论知识,同时也要具备过硬的实践能力。

　　本书系统介绍了临床常见疾病的护理,从不同的角度反映了当前护理学科发展的新趋向,具有较高的学术水平和应用价值。从临床角度出发,给护理人员及基层医务人员提供了一部清晰明了的护理指南。分别详细阐述了神经内科、神经外科、儿科、重症科常见病的临床护理措施以及临床工作质量的监控和改进的措施等,全书内容丰富,资料新颖,条理清晰,重点突出,简洁实用,理论联系实际,便于临床医护人员学习使用。是一部临床工作非常实用的一部书籍,极大的满足了临床医护人员的理论与实践需求。

　　限于编者水平,书中难免存在不足之处,欢迎专家和读者批评指正。

编　者

目 录

第一章　神经内科疾病的护理

第一节　颅内压增高

颅内压增高是神经外科常见临床病理综合征,是颅脑损伤、脑肿瘤、脑出血、脑积水和颅内炎症等疾病引起颅腔内容物体积增加,导致颅内压持续在 2.0kPa(200mmH$_2$O)以上,并出现头痛、呕吐、视神经盘水肿等相应的综合征,称为颅内压增高。如不能及时诊断和解除引起颅内压增高的病因或采取相应的缓解措施,患者将因意识丧失、呼吸抑制等脑疝综合征而死亡。

一、病因与发病机制

颅内压(ICP)指颅腔内容物对颅腔壁所产生的压力,通常以侧卧位时腰段脊髓蛛网膜下隙穿刺所测得的脑脊液压为代表。成人的正常颅内压为 0.7～2.0kPa(70～200mmH$_2$O),儿童的正常颅内压为 0.5～1.0kPa(50～100mmH$_2$O)。颅内压还可以通过采用颅内压监护装置进行持续的动态观察。病理情况下,当压力超过 2kPa(200mmH$_2$O)时,即颅内压增高。

(一)脑体积增加

各种因素(物理性、化学性、生物性等)导致的脑水肿形成颅内压增高的原因。临床上常将脑水肿分为血管源性脑水肿和细胞(毒)性脑水肿,其发生机制与血脑屏障破坏和脑细胞代谢障碍有关。根据累及范围,脑水肿可分为局限性和弥散性两型:前者常见于颅内肿瘤、局限性脑挫裂伤或炎症灶周围;后者则常因全身系统性疾病、中毒、缺氧等引起。

(二)颅内血容量增加

呼吸道梗阻或呼吸中枢衰竭引起的二氧化碳蓄积和高碳酸血症,或脑干部位自主神经中枢和血管运动中枢遭受刺激,可引起脑血管扩张,脑血容量增加,导致颅内压增高。

(三)颅内脑脊液量增加

常见的原因:①脑脊液分泌过多,如脉络丛乳头状瘤。②脑脊液吸收障碍,如颅内静脉窦血栓形成等。③脑脊液循环障碍,如先天性导水管狭窄或闭锁。

(四)颅内占位病变

为颅腔内额外增加的内容物,包括肿瘤、血肿、脓肿等。病变本身使颅内空间相对变小,加之病变周围的脑水肿,或因阻塞脑脊液循环通路所致的脑积水,使颅内压进一步增高。

(五)其他

先天性畸形如颅底凹陷症、狭颅症;或大片凹陷性骨折,颅腔狭小也可引起颅内压增高。

影响颅内压增高的因素包括:①年龄:婴幼儿及小儿的颅缝未闭合或尚未牢固融合,或老年人由于脑萎缩,使颅内的代偿空间增多,均可使颅腔的代偿能力增加,从而缓和或延长了病情的进展。②病变的进展速度:Langlitt 1965 年用狗做颅腔内容物的体积与颅内压之间的关系的实验。得出颅内压力与体积之间的关系是指数关系,两者之间的关系可以说明一些临床现象,如当颅内占位性病变时,随着病变的缓慢增长,可以长期不出现颅内压增高症状,一旦由于代偿功能失调,颅内压急骤上升,则病情将迅速发展,往往在短期内即出现颅内高压危象或脑疝。③病变部位:在颅脑中线或颅后窝的占位性病变,容易阻塞脑脊液循环通路导致颅内压增高症状;颅内大静脉窦附近的占位性病变,由于早期即可压迫静脉窦,引起颅内静脉血液的回流或脑脊液的吸收障碍,使颅内压增高症状亦可早期出现。④伴发脑水肿的程度:脑寄生虫病、脑脓肿、脑结核、脑肉芽肿等由于炎症性反应均可伴有明显的脑水肿,早期即可出现颅内压增高的症状。⑤全身系统性疾病:其他系统的严重病变如尿毒症、肝昏迷、毒血症、肺部感染、酸碱平衡失调等都可引起继发性脑水肿而导致颅内压增高。高热可加重颅内压增高的程度。

颅内压持续增高,可引起一系列中枢神经系统功能紊乱和病理变化。主要病理改变是脑血流量的降低和脑疝。脑血流量的降低造成脑组织缺血缺氧,加重脑水肿,使颅内压增高。脑疝主要是脑组织移位,压迫脑干。两者均导致脑干衰竭(呼吸、循环衰竭)。

二、临床表现

头痛、呕吐、视神经盘水肿是颅内压增高的“三主征”。但出现时间并不一致,也可以以其中一项为首发症状。

(一)代偿期

颅腔内容尚未超过代偿容积,颅内压可保持正常,临床上也不会出现颅压增高的症状。代偿期的长短,取决于病变的性质、部位和发展速度等。

(二)早期

病变继续发展,颅内容增加超过颅腔代偿容积,逐渐出现颅压增高的表现,如头痛、呕吐等。此期脑血管自动调节功能良好,脑血流量相对稳定,如能及时解除病因,脑功能容易恢复,预后良好。

(三)高峰期

病变迅速发展,脑组织有较严重的缺血缺氧。患者出现明显的颅内压增高“三主征”。头痛是颅压增高最常见的症状,以早晨或晚间较重,部位多位于额部及颞部,可从颈枕部向前方放射至眼眶,性质以胀痛和撕裂痛为多见,当用力、咳嗽、喷嚏、弯腰或低头活动时常使头痛加重。

头痛剧烈时,常伴恶心、呕吐,呈喷射状,虽与进食无关,但较易发生于饭后。视神经盘水肿是颅内压增高的重要客观征象,因视神经受压、眼底静脉回流受阻引起,表现为视神经乳头充血,边缘模糊不清,中央凹陷消失,视网膜静脉怒张,严重者可见出血。若长期不缓解,则出现继发性视神经萎缩,表现为视神经乳头苍白,视力减退,甚至失明。此外,患者可出现不同程度的意识障碍。慢性颅内压增高的患者可出现嗜睡,反应迟钝等。病情急剧发展时,常出现血压上升、脉搏缓慢有力、呼吸深慢等生命体征改变。此期脑血管自动调节反应丧失,主要依靠全身血管加压反应,如不能及时采取有效治疗措施,往往迅速出现脑干功能衰竭。

(四)衰竭期

病情危重,患者深昏迷,双侧瞳孔散大,去大脑强直,血压下降,心率快,脉搏细速,呼吸不规则甚至停止。此时脑组织几乎无血液灌流,脑细胞活动停止,脑电图呈水平线。即使抢救,预后极差。

三、实验室及其他检查

(一)头颅 CT 及 MRI

目前 CT 是诊断颅内占位性病变的首选辅助检查措施。可见脑沟变浅,脑室、脑池缩小或脑结构变形等,通常能显示病变的位置、大小和形态。在 CT 不能确诊的情况下,可进一步行 MRI 检查。

(二)脑血管造影或数字减影血管造影(DSA)

主要用于疑有脑血管畸形或动脉瘤等疾病的检查。

(三)头颅 X 线片

颅内压增高时,可见脑回压迹增多、加深,鞍背骨质稀疏及蝶鞍扩大,颅骨的局部破坏或增生等,小儿可见颅骨骨缝分离。X 线片对于诊断颅骨骨折,垂体瘤所致蝶鞍扩大以及听神经瘤引起内耳道孔扩大等具有重要价值。

(四)腰椎穿刺

腰椎穿刺可以直接测量压力,同时获取脑脊液做化验。但对颅内压明显增高的患者作腰椎穿刺有促成脑疝的危险,应尽量避免。

(五)颅内压监护

颅内压监护是将导管或微型压力传感器探头置于颅内,导管或传感器的另一端与颅内压监护仪连接,将颅内压力变化转为电信号,显示于示波屏或数字仪上,并用记录器连续描记,以随时了解颅内压的一种方法。根据颅内压高低和波形,可及时了解颅内压变化,判断病情,指导治疗,估计预后。

四、诊断要点

头痛的原因很多,大多并非颅内压增高所致。头痛伴有呕吐者,应高度警惕颅内压增高的存在。出现头痛、呕吐、视神经盘水肿,颅内压增高的诊断即可成立。如果需要,且病情允许,可作上述辅助检查,以利早期诊断。

五、治疗要点

(一)病因治疗

病因治疗是最根本和最有效的治疗方法,如切除颅内肿瘤、清除颅内血肿、穿刺引流或切除脑脓肿控制颅内感染等。病因一旦解除,颅内压即可能恢复正常。

(二)对症治疗——降低颅内压

1.脱水治疗

①限制液体入量:颅内压增高较明显者,摄入量应限制在每日 1500～2000mL,输液速度不可过快。②渗透性脱水:静脉输入或口服高渗液体,使脑组织内的水分向血循环转移,从而使脑水肿减轻,脑体缩小,颅内压降低。常用 20% 甘露醇溶液,125～250mL,静脉快速滴注,紧急情况下可加压推注,每 6～12h 一次;甘油果糖,250mL,静脉滴注,每 8～12h 一次。③利尿性脱水:常与渗透性脱水剂合用。氢氯噻嗪(双氢克尿塞),25mg,每日 3～4 次,口服。呋塞米(速尿),20～40mg,每 8～12h 一次,静脉或肌内注射。

2.激素治疗

肾上腺皮质激素能改善血脑屏障通透性,减轻氧自由基介导的脂质过氧化反应,减少脑脊液生成。常用地塞米松 5～10mg,静脉或肌内注射。在治疗中应注意防止并发高血糖、应激性溃疡和感染。

3.冬眠低温治疗

是应用药物和物理方法降低患者体温,以降低脑耗氧量和脑代谢率,减少脑血流量,改善细胞膜通透性,增加脑对缺血缺氧的耐受力,防止脑水肿的发生和发展;同时有一定降颅内压作用。临床上一般采用轻度低温(33～35℃)和中度低温(28～32℃)治疗。适应证:中枢性高热、原发性脑干损伤或严重脑挫裂伤的患者;脑血管疾病脑缺氧及脑室内手术后高热及自主神经功能紊乱的患者;各种原因引起的严重脑水肿导致颅内高压居高不降时。禁忌证:全身衰竭、休克、老年、幼儿及严重心血管功能不良禁用此法。

4.辅助过度换气

目的是使体内 CO_2 排出,增加血氧分压,减少脑血流量,使颅内压相应下降。

5.施行手术减压

施行手术减压包括侧脑室穿刺引流,颞肌下减压术和各种脑脊液分流术等。

六、常见护理诊断/问题

1.疼痛

与颅内压增高有关。

2.脑组织灌注量改变

与脑血流量持续增加有关。

3.体液不足/有体液不足的危险

与颅内压增高引起剧烈呕吐及应用脱水剂有关。

4.有受伤的危险

与意识障碍、视力障碍有关。

5.潜在并发症

脑疝与颅内压增高有关。

七、护理措施

(一)一般护理

1.体位

抬高床头 15°～30°,以利于颅内静脉回流,减轻脑水肿。

2.吸氧

持续或间断吸氧,改善脑缺氧,使脑血管收缩,降低脑血流量。

3.适当限制入液量

补液量应以能维持出入量的平衡为度,一般每天不超过 2000mL,且保持尿量在 600mL以上。注意补充电解质并调节酸碱平衡,防止水电解质紊乱。

4.生活护理

做好口腔、皮肤的护理工作,注意饮食调整,适当限制钠盐。保护患者防止受伤。

（二）病情观察

密切观察患者的意识状态、生命体征、瞳孔等变化，持续监测颅内压及其波型变化，警惕脑疝的发生。

（三）防止颅内压骤然升高的护理

1.休息

劝慰患者安心休养、避免情绪激动，以免血压骤升而增加颅内压。

2.保持呼吸道通畅

及时清除呼吸道分泌物和呕吐物。舌根后坠者可托起下颌或放置口咽通气道。对意识不清的患者及排痰困难者，行气管切开术。以避免呼吸道梗阻引起的胸腔内压力及 $PaCO_2$ 增高所导致脑血管扩张、脑血流量增多、颅内压增高。

3.避免剧烈咳嗽和便秘

避免并及时治疗感冒、咳嗽。颅内压增高引起的头痛致自主神经功能紊乱，抑制规律性排便活动，恶心、呕吐及脱水药物的应用，导致患者不同程度的脱水，引起便秘。鼓励患者多吃蔬菜与水果预防便秘，对已形成便秘者可用开塞露 1～2 支射肛或用少量高渗液（如 500g/L 甘油盐水 50mL）行低位、低压灌肠，禁止大量灌肠，以免颅内压骤然增高。

4.及时控制癫痫发作

癫痫发作可加重脑缺氧及脑水肿，遵医嘱定时定量给予患者抗癫痫药物；一旦发作应协助医师及时给予抗癫痫及降颅内压处理。

5.躁动的处理

对手躁动患者应寻找并解除引起躁动的原因，如颅内压增高、呼吸道不通畅、尿潴留、大便干硬、冷、热、饥饿等，勿盲目使用镇静剂或强制性约束，以免患者挣扎而使颅内压进一步增高。适当加以保护以防外伤及意外。若躁动患者变安静或由原来安静变躁动，常提示病情发生变化。

（四）用药护理

应用脱水药物时注意输液速度，观察脱水治疗的效果。尤应注意儿童、老人及心功能不良者；为防止颅内压反跳现象，脱水药物应按医嘱定时、反复使用，停药前逐渐减量或延长给药间隔时间。应用激素治疗时注意观察有无因应用激素诱发应激性溃疡出血、感染等不良反应。

（五）辅助过度换气的护理

根据病情按医嘱给予肌松剂后，调节呼吸机各项参数。过度换气的主要不良反应是脑血流量减少，有时会加重脑缺氧，应及时进行血气分析，维持患者 PaO_2 在 12～13.33kPa、$PaCO_2$ 在 3.33～4.0kPa 水平为宜。过度换气持续时间不宜超过 24h，以免引脑缺血。

（六）冬眠低温疗法护理

①调节室温 18～20℃，室内备氧气、吸引器、血压计、听诊器、水温计、冰袋或冰毯、导尿包、集尿袋、吸痰盘、冬眠药物、急救药物及器械、护理记录单等，由专人护理。②根据医嘱首先给予足量冬眠药物，如冬眠Ⅰ号合剂（包括氯丙嗪、异丙嗪及哌替啶）或冬眠号合剂（哌替啶、异丙嗪、双氯麦角碱），待自主神经被充分阻滞，患者御寒反应消失，进入昏睡状态后方可加用物理降温措施。否则，患者一旦出现寒战，可使机体代谢率升高、耗氧量增加、无氧代谢加剧及体

温升高,反而增高颅内压。物理降温方法可采用头部 S 冰帽,在颈动脉、腋动脉、肱动脉、股动脉等主干动脉表浅部放置冰袋等,降温速度以每小时下降 1℃为宜,体温降至肛温 33～34℃,腋温 31～33℃较为理想。体温过低易诱发心律不齐、低血压、凝血障碍等并发症,且患者反应极为迟钝,影响观察;体温高于 35℃,则疗效不佳。冬眠药物最好经静脉滴注,以便调节给药速度及药量,以控制冬眠深度。③严密观察病情。在治疗前应观察并记录生命体征、意识状态、瞳孔和神经系统病症,作为治疗后观察对比的基础。冬眠低温期间,当脉搏超过 100 次/分,收缩压低于 13.3kPa,呼吸次数减少或不规则时,应及时通知医师停止冬眠疗法或更换冬眠药物。④保持呼吸道通畅,预防肺部并发症;搬动患者或为其翻身时,动作要缓慢、轻稳,以防发生体位性低血压;防止冻伤。⑤缓慢复温,冬眠低温治疗时间一般为 2～3d,可重复治疗。停用冬眠低温治疗时应先停物理降温,再逐步减少药物剂量或延长相同剂量的药物维持时间直至停用。为患者加盖被毯,让体温自然回升,必要时加用电热毯或热水袋复温,温度应适宜,严防烫伤;复温不可过快,以免出现颅内压"反跳"、体温过高或酸中毒等。

(七)脑室引流的护理

脑室持续引流是经颅骨钻孔行脑室穿刺后或在开颅手术中,将带有数个侧孔的引流管前端置于脑室内,末端外接一无菌引流瓶,将脑脊液引出体外的一项技术。是神经外科常用的急救手段,尤其对于高颅压的危重患者,实施脑室引流术可以避免或减缓脑疝的发生,挽救生命。

1.密切观察引流是否通畅

①肉眼观察:在引流通畅状况下,脑室引流调节瓶内玻璃管中的液面可随患者的心跳与呼吸上下波动。波动不明显时,可采用按压双侧颈静脉方法,证明引流是否通畅。②仪器监测:脑室引流连接颅内压监测仪时,应定时观察监测仪上颅内压力的波形和参数。正常的波形是在一个心动周期内由 3 个脉搏波组成,波幅为 0.40～0.67kPa,并随心跳与呼吸上下波动,若波形近似直线,证明引流管腔已阻塞,应寻找原因并及时处理。

2.观察引流液的量、颜色

①引流液量,每 24h 测量并记录一次:正常脑脊液的分泌量是每 24h 分泌 400～500mL。在颅内有继发性感染、出血及脑脊液吸收功能下降或循环受阻时,其分泌量将相对增加。②引流液颜色:正常脑脊液是无色、清亮、透明的。若脑室内出血或正常脑室手术后,脑室液可呈血性,但此颜色应逐渐变淡,直至清亮;若引流液的血性程度突然增高,且引流速度明显加快,可能为脑室内再出血,应尽早行头颅 CT 检查,以查清病因;密切观察脑脊液有无混浊、沉淀物,定时送常规检查。如患者出现体温升高、头痛、呕吐及脑膜刺激征等颅内感染征象时,应作脑脊液细菌培养与药物敏感试验,给予抗生素治疗。

3.脑室引流速度的调控

①脑室引流调节瓶悬挂的高度应高于侧脑室平面 10～15cm,以维持正常的颅内压。②根据患者颅内压监测数值随时调节引流瓶的高度,使颅内压逐渐下降到正常水平。术后第一日,应保持颅内压不低于原高颅压水平的 30%～50%,以后使之逐渐降至 0.98～1.47kPa,颅内压大于 3.92kPa 者,其引流瓶悬挂的高度应以保持颅内压在 1.96～2.45kPa 为宜,防止因颅内压骤降而发生小脑幕切迹疝或颅内出血。③严格遵守无菌操作,更换引流瓶(袋)时,应先夹闭引流管以免管内脑脊液逆流入脑室,注意保持整个装置无菌。

4.引流管的拔除

开颅术后脑室引流管一般放置 3～4d,拔管指征:患者意识好转,自觉头痛感减轻;颅内压<1.96kPa;原血性脑脊液的颜色变淡,红细胞<$20×10^9$/L;或原脓性脑脊液的颜色已转为清亮,白细胞<$20×10^6$/L;脑脊液细菌培养证实无菌生长;置管时间超过第 7d,如需继续引流则需重新更换部位。拔管前一天应试行抬高引流瓶(袋)或夹闭引流管 24h,以了解脑脊液循环是否通畅,有无颅内压再次升高的表现。若患者出现头痛、呕吐等颅内压增高症状,应立即放低引流瓶(袋)或开放夹闭的引流管,并告知医师。拔管时应先夹闭引流管,以免管内液体逆流入脑室引起感染。拔管后,切口处若有脑脊液漏出,也应告知医师妥善处理,以免引起颅内感染。

5.脑脊液分流术后的护理

严密观察病情,判断分流术效果。警惕有无分流管阻塞和感染等并发症。观察有无脑脊液漏,一旦发现,应及时通知医师并协助处理。

八、健康指导

1.饮食应清淡,不宜过多摄入钠盐。

2.保持乐观情绪,维持稳定血压。

3.保持大便通畅,防止便秘,避免用力排便。

4.防止呼吸道感染,避免剧烈咳嗽。

5.癫痫小发作时应积极治疗,防止癫痫大发作。

第二节　三叉神经痛

一、概述

三叉神经痛系指三叉神经分布区的一种反复发作的、短暂的、难以忍受的阵发性剧痛。三叉神经痛归属于神经病理性疼痛。

二、病因

三叉神经痛分原发性和继发性两种类型。原发性三叉神经痛尚无确切病因;继发性三叉神经痛有明确病因,多为脑桥小脑角占位病变压迫三叉神经及多发性硬化等所致。

三、发病机制及病理

三叉神经感觉根切断术活检可见:神经节细胞消失,神经纤维脱髓鞘或髓鞘增厚,轴索变细或消失。部分患者后颅窝有异常小血管团,压迫三叉神经根或延髓外侧。

四、诊断要点

(一)临床表现

1.年龄性别

70%～80%发生于 40 岁以上中老年,女性略多,男女比例约为 3:2。

2.疼痛部位

严格限于三叉神经分布区内,以第二、三支受累最为常见,95%以上为单侧发病。

3.疼痛发作

多为突发性剧痛,发作持续时间数秒到 2min 不等,间歇期完全正常。发作可数日一次至每日数百次。大多有随病程延长而发作频率增加的趋势,很少自愈。

4.疼痛性质

常为电灼样、刀割样、撕裂样或针刺样,严重者可伴同侧面肌反射性抽搐,称为痛性抽搐。

5.症状表现

发作时患者表情痛苦,可伴有面部潮红、皮温增高、球结膜充血、流泪等,常用手掌或毛巾紧按或揉搓疼痛部位。患者多出现面部皮肤粗糙、色素沉着、眉毛脱落等现象。

6.扳机点

在疼痛发作的范围内常有一些特别敏感的区域,稍受触动即引起发作,成为"扳机点",多分布于口角、鼻翼、颊部或舌面,致使患者不敢进食、说话、洗脸、刷牙,故面部和口腔卫生差,情绪低落,面色憔悴,言谈举止小心翼翼。

7.原发性三叉神经痛患者神经系统检查

常无阳性体征,继发性则多伴有其他脑神经及脑干受损的症状和体征。

(二)辅助检查

1.头颅 CT 或 MRI。

2.必要时行脑脊液检查,寻找病因。

五、治疗

原发性三叉神经痛迅速有效止痛是关键,抗癫痫药物治疗有效。继发性者则主要针对病因治疗。

(一)药物治疗

1.卡马西平

首选药物。初始剂量为 0.1g,2～3 次/日,以后每次增加 0.1g,疼痛停止后,逐渐减量,最小有效维持剂量常为 0.6～0.8g/d,有效率约 70%,孕妇忌用。常见不良反应有头晕、嗜睡、口干、恶心、行走欠稳,数日后消失。若出现皮疹、白细胞下降,须停药。若出现共济失调、复视、再障和肝功能障碍,须立即停药。

2.其他药物

其次可选用苯妥英钠、氯硝西泮、氯丙嗪、氟哌啶醇,轻者可服用解热镇痛药物。

(二)封闭治疗

将无水乙醇或其他药物,如维生素 B_{12}、泼尼松龙等,注射到三叉神经分支或半月神经节内,可达到止痛目的。疗效可持续 6～12 个月。

(三)经皮半月神经节射频电凝疗法

采用射频电凝治疗对大多数患者有效,可缓解疼痛数月至数年,但可能有面部感觉异常、角膜炎、复视、咀嚼无力等并发症。

(四)手术治疗

原发者手术方式。

1.三叉神经感觉根部分切断术。

2.三叉神经脊髓束切断术。

3.三叉神经显微血管减压术。近年较多进行显微血管减压术,止痛同时不产生感觉及运动障碍,并发症有面部感觉减退,滑车神经、展神经或面神经损伤等。

(五)γ刀或 X 线刀治疗

靶点是三叉神经感觉根,定位要求特别精确。

六、主要护理问题

(一)疼痛

与三叉神经病变有关。

(二)营养失调

低于机体需要量。

(三)焦虑

与疼痛困扰、担心疾病预后有关。

(四)知识缺乏

缺乏疾病、药物及护理等相关知识。

(五)家庭运作异常

家庭运作异常与调整的需要、角色紊乱,以及不确定的愈合有关。

七、护理目标

1.疼痛缓解或消失。

2.营养平衡。

3.情绪稳定,配合治疗。

4.患者及家属了解疾病相关知识。

5.人际关系良好,家庭和谐。

八、护理措施

(一)标准化的床旁评估

应包括以下组成部分:对触、压、针刺、冷、热、振动刺激的反应及时间总和效应,并以正常、释低、增高记。

(二)心理护理

向患者介绍与本病有关的知识,帮助患者认清疾病的本质。尤其对那些久治不愈的患者,应使其认识到目前对他所患疾病还没有一种特定的最好方法,只能试用各种疗法。使患者心中既充满希望又不至于对某种治疗期望过高。

安排患者到有相似病种并恢复较好的患者病室,促进患者之间的交流使其得到良好的影响。

指导家属如何照顾、关心患者,使其感到家庭的支持。

主动接近因害怕疼痛而不愿讲话的患者,理解、承认患者的痛苦,鼓励患者表达自身感受。

转移注意力,引导患者将注意力放在工作上,培养兴趣爱好,让其忘记病痛,在工作成绩和兴趣爱好上找到安慰和满足。

针对个体情况进行针对性心理护理。

(三)饮食

在间歇期鼓励患者进食,给予营养丰富的流质或半流质等,防止营养不良。饮食勿辛辣、油腻、避免用力咀嚼诱发疼痛。

对食欲不佳的患者,尽量调整食物的色、香味,以增进食欲。

对担心进食会引起疼痛的患者,要耐心讲解饮食的重要性,鼓励进食。

(四)休息

保证休息和睡眠对疼痛患者来说至关重要。应合理安排镇痛药和镇静剂的服用时间,为患者提供安静、舒适的睡眠环境,必要时提供单间。

(五)基础护理

不能洗脸和刷牙的患者应给予口腔护理,1~2次/日,保持口腔清洁,预防感染。

(六)健康宣教

向患者及家属讲解疾病相关知识,介绍一些缓解疼痛的方法。

(七)药物指导

合理使用缓解疼痛的药物,注意用药时间、剂量,以及药物的不良反应,防止药物依赖或毒麻药成瘾。

做好患者的疼痛评估,了解患者疼痛程度。

在饮水、吃饭、剃须、洗脸、漱口等动作时不要触及患者的"触发区",以免加重疼痛。

(八)疼痛发作时的护理

指导患者用盐水漱口或湿毛巾轻轻擦拭面部,切记避开"疼痛触发区"。

当疼痛发作或加剧时,可暂停各种活动,置患者于舒适位置。

提供各种起居方面的方便。

疼痛缓解时可使用吸管饮水,减少唾液分泌,帮助吞咽。

疼痛无法缓解的患者必要时到疼痛科由专科医生给予外周神经阻滞治疗缓解疼痛。效果不佳的极个别患者可在CT引导下做三叉神经单支毁损术。

九、并发症的处理及护理

三叉神经痛最常出现的并发症是微血管减压术后头晕、恶心、口角疱疹、脑脊液漏、面瘫、肺部感染等。具体护理措施如下。

(一)头晕、头痛、恶心呕吐

予以止痛、止吐、护胃等药物对症护理,提高口腔卫生,以免引起呼吸困难和口腔感染,保证病房环境卫生,提高舒适度。头痛和呕吐严重者要及时通知医生,行CT检查。

(二)口角疱疹

予以抗生素药物治疗,并做好口腔护理。

(三)脑脊液漏

术后体征检测若发现脑脊液漏应及时通知医生,行切口二次缝合处理,对切口处进行加压包扎,腰穿排空脑脊液,避免二次感染。

(四)面瘫、面部麻木、耳鸣、听力下降

密切关注患者面部五官对称性及面部颜色,眼睛闭合不严注意保护患者眼角膜,予以解痉药物治疗,保证机体健康。

(五)高热

予以激素药物治疗,辅助冰敷等物理降温,降温护理可持续 3 日左右。

(六)肺部感染

给予抗生素药物治疗,感染严重的患者行体位引流,可配合拍背、支纤镜下吸痰等方法。

(七)后颅窝硬膜下血肿

及时清除血肿,给予抗生素治疗,加强常规护理,提高并发症中的舒适度。

十、预防

对不同发作程度的患者选用合适的治疗方法。指导患者生活规律,保持情绪稳定和愉快心情,培养多种兴趣爱好,适当分散注意力,保持正常作息和睡眠,洗脸、刷牙动作宜轻柔,食物宜软,忌生硬、油炸食物。

十一、特别关注

1.三叉神经痛的疼痛部位、性质、特点。

2.三叉神经痛的心理护理、饮食护理、疼痛发作时的护理。

3.三叉神经痛的用药观察和用药指导。

第三节 多发性硬化

一、概述

多发性硬化(MS)是以中枢神经系统白质炎性脱髓鞘病变为主要特点的自身免疫疾病,常累及脑室周围白质、视神经、脊髓、脑干和小脑。主要临床特点是中枢神经系统白质散在的多灶性与病程呈现的缓解复发,症状和体征的空间多发性和时间多发性。

二、病因

MS 的病因仍不明确,但目前认为该病是一种由遗传和环境因素共同作用所引起的自身免疫性复杂性疾病。部分弱作用基因相互作用决定了 MS 的发病风险。

(一)病毒感染

MS 与儿童期接触的某种环境因素如病毒感染有关,曾高度怀疑嗜神经病毒,但从未在 MS 患者脑组织证实或分离出病毒。推测病毒感染后体内 T 细胞激活生成抗病毒抗体可与结构相同或相似的神经髓鞘多肽片段发生交叉反应,从而引起脱髓鞘病理改变。

(二)自身免疫反应

目前资料支持 MS 是自身免疫性疾病。MS 的组织损伤及神经系统症状被认为是直接针对自身髓鞘抗原的免疫反应所致,如针对自身髓鞘碱性蛋白产生的免疫攻击,导致中枢神经系统白质髓鞘的脱失,临床上出现各种神经功能的障碍。

(三)遗传因素

MS有明显的家族倾向。MS遗传易患性可能由多数弱作用基因相互作用决定MS发病风险。家族中两同胞可同时患病,约15％的MS患者有一个患病的亲属。患者的一级亲属患病风险较一般人群大12～15倍。

(四)环境因素

MS发病率随纬度增高而呈增加趋势,离赤道愈远发病率愈高,高危地区患病率可达40/10万或更高。我国为低发病区,中国MS患病率的大规模研究较少,目前上海一项研究得出的MS患病率为1.39/10万。

三、发病机制及病理

迄今发病机制仍不明确。多发性硬化的特征性病理改变是中枢神经系统白质内多发性脱髓鞘斑块,多位于侧脑室的周围,伴反应性神经胶质增生,也可有轴突损伤。病变可累及大脑白质、脊髓、脑干、小脑和视神经。镜下可见急性期髓鞘崩解和脱失,轴突相对完好,少突胶质细胞轻度变性和增生,可见小静脉周围炎性细胞浸润。病变晚期轴突崩解,神经细胞减少,代之以神经胶质形成的硬化斑。

四、诊断

(一)临床表现

1.肢体无力

最常见的症状之一,多为不对称痉挛性轻截瘫,约50％的患者首发症状为一个或多个肢体无力。

2.感觉异常

往往由脊髓后柱或脊髓丘脑束病损引起。病灶多见于颈髓,或见皮质型感觉障碍。最常见的主诉为麻刺感、麻木感,也可有束带感、烧灼感、寒冷感或痛性感觉异常。

3.精神异常

多表现为抑郁、易怒和脾气暴躁,部分患者出现兴奋,也可表现为强哭强笑。

4.言语障碍

多因小脑病损和(或)假性延髓性麻痹,引起构音肌共济失调或痉挛,而致构音不清、语音轻重不一。严重时可有声带瘫痪。

5.眼部症状

常表现为急性视神经炎或球后视神经炎,多为急性起病的单眼视力下降或双眼视力同时受累。

6.运动功能障碍

手部动作笨拙和意向性震颤及下肢易于绊跌都是常见的早期症状。也见言语口吃与痛性强直性肌痉挛。

7.其他病症

少数患者起病时即有尿频、尿急,后常打尿潴留或失禁。部分男性患者有阳痿与性欲减退。

（二）辅助检查

1.脑脊液（CSF）检查

脑脊液单个核细胞数轻度增高或正常，一般在 $15×10^6/L$ 以内，通常不超过 $50×10^6/L$。约 40%MS 病例脑脊液蛋白轻度增高。

2.磁共振（MRI）检查

可见大小不一类圆形的 T_1 低信号，T_2 高信号，常见于侧脑室前脚与后脚周围，半卵圆中心及胼胝体，或为融合斑，多见于侧脑室体部；脑干、小脑和脊髓可见斑点状不规则 T_1 低信号及 T_2 高信号斑块；病程长的多数患者可伴脑室系统扩张，脑沟增宽等脑白质萎缩征象。

3.诱发电位

50%～90%的 MS 患者视觉诱发电位，脑干听觉诱发电位和体感诱发电位中可有一项或多项异常。

4.电子计算机 X 线断层扫描（CT）

可见病损部位有斑块异常信号。

（三）诊断标准

多年来习惯采用的诊断标准完全基于临床资料。①从病史和神经系统检查，表明中枢神经系统白质内同时存在着两处以上的病灶。②起病年龄在 10～50 岁之间。③有缓解与复发交替的病史，两次发作的间隔至少 1 个月，每次持续 24h 以上；或呈缓解进展方式而病程至少 6 个月以上。④可排除其他疾病。如符合以上 4 项，可诊断为"临床确诊的多发性硬化"；如仅为一个发病部位，首次发作，诊断为"临床可疑的多发性硬化"。

五、治疗

MS 治疗的主要目的是抑制炎性脱髓鞘病变进展，包括急性发作期的治疗和缓解期的治疗，晚期采取对症和支持疗法。临床常用的有以下几种疗法。

（一）肾上腺皮质激素治疗

常用的是大剂量甲泼尼龙短程疗法和口服泼尼松治疗 MS 的急性发作。激素治疗的方法：从 1g/d 开始，共 3 日；然后剂量减半并改用口服，每 3 日减半量，每个剂量用 3 日，直到减完，一般 28 日减完。激素具有抗炎和免疫调节作用，是 MS 急性发作和复发的主要治疗药物，可加速急性复发的恢复和缩短复发期病程，但不能改善恢复程度。目前对激素的短期疗效基本认可，但对于它的长期疗效，还缺乏肯定的结论，但不良反应较多，因此一般不主张对 MS 患者长期应用激素治疗。

（二）免疫球蛋白疗法

大剂量免疫球蛋白静脉滴注（IVIg）：0.4g/（kg·d），连续 3～5 日。对降低 R－R 型患者复发率有肯定疗效，但最好在复发早期使用。

（三）β－干扰素疗法

具有免疫调节作用，可抑制细胞免疫。常用的有 IFNβ－1a 和 IFNβ－1b 两类重组制剂。常见不良反应为流感样症状，持续 24～48h，2～3 月后通常不再发生。IFNβ－1a 可引起注射部位红肿及疼痛、肝功能损害及严重变态反应如呼吸困难等。1FNβ－1b 可引起注射部位红肿、触痛，偶引起局部坏死、血清转氨酶轻度增高、白细胞减少或贫血。妊娠时应立即停药。

（四）环磷酰胺疗法

环磷酰胺用于治疗此病可能有助于终止继发进展型 MS 病情进展，但尚无定论，宜用于快速进展型 MS。

（五）血浆置换疗法

血浆置换疗法包括特异性淋巴细胞去除、淋巴细胞去除、免疫活性物质去除等。血浆置换对 MS 的疗效不肯定，通常不作为急性期的首选治疗，仅作为一种可以选择的治疗手段。

六、主要护理问题

（一）焦虑

与患者对疾病的恐惧、担心预后有关。

（二）躯体移动障碍

与肢体无力有关。

（三）视力障碍

与病变引起急性视神经炎或球后视神经炎有关。

（四）排尿异常

与膀胱功能障碍有关。

七、护理目标

1.患者焦虑程度减轻，配合治疗及护理。

2.患者能使用辅助器械进行适当活动，在允许范围内保持最佳活动能力。

3.患者能使用适当工具弥补视觉损害。

4.患者排尿形态正常，未发生尿路感染。

八、护理措施

（一）一般护理

1.休息

保持病室安静、整洁，常通风，条件允许下每日用紫外线灯对病区进行消毒，空气新鲜、减少环境中的不良刺激，保持病区的环境卫生，床单清洁、舒适。

指导患者及家属掌握有关疾病知识及自我护理方法。

重症患者应绝对卧床；病情好转后，可适当活动。

2.瘫痪护理

应给予皮肤护理，每 2h 翻身一次，预防压疮。

小便失禁：应保持床铺干燥、清洁，及时更换床单。

注意皮肤护理，保持会阴部清洁。

3.尿潴留护理

应在无菌条件下给予保留导尿。

按医嘱给予膀胱冲洗，防止泌尿系感染。

4.病情观察

定时测 T、P、R、BP 并记录，注意心率、心律心电图变化，密切观察病情变化，以便尽早进行处置。

全面了解病情,掌握复发病的特点及容易引起复发的因素。

5.心理护理

向患者及家属介绍本病的性质及发展,取得家属的最大配合,稳定患者的情绪(MS患者情绪易于激动,或强哭、强笑、抑郁反应也不少见)。

个体化心理指导,用科学的语言进行耐心细致的宣教。

介绍以往成功病例,增强对疾病的治疗信心。尤其是复发病例。

主动与患者交流,解除患者思想顾虑,积极配合治疗。

6.饮食护理

给予低脂、高蛋白、营养丰富、富含纤维素的食物,补足身体的营养需要量。蛋白质在患者3餐食物中配比:早餐应占患者摄取总热能的30％,午餐占40％~50％,晚餐占20％。

教会患者和家属按顺时针方向即肠蠕动方向按摩腹部,养成定时排便习惯,防止便秘。

有吞咽困难者:予以留置胃管,按时鼻饲流质饮食。

由于MS患者多应用大剂量激素冲击治疗,易损伤消化道黏膜,应指导患者注意保护胃黏膜,避免进食辛辣、过京、过热、过硬等刺激性食物,不可饮用浓茶、咖啡等刺激性饮料。

7.用药护理

密切观察药物的不良反应,如发现不良反应,应及时通知医师并协助予以处理。

将诊疗期间观察药物不良反应的方法教会患者,由其自我掌握。

遵医行为教育:嘱患者不要擅自更改剂量或突然停药,以防止病情变化。

(二)专科护理

1.眼部护理

视野障碍时须留陪护,眼睑不能闭合时,遵医嘱用药和予以护理。

劳逸结合,避免过度用眼,严密观察有无异常。

伴有视力减退时,避免强光照射、阅读小字和长时间读书写作,整理环境,排除障碍物,使其行动方便。

失明的时候,将物品放置清楚,固定位置,以便患者拿取。

2.体像障碍的护理

若患者心理恐惧,予以安慰、关心和精神鼓励,及时向医生汇报,给予及时处理。

经常检查有无感觉障碍,防止意外损伤,保证患者安全。

3.语言功能障碍的护理

正确把握语言障碍的种类与症状,确定治疗方法。

要求患者慢慢地一句一句地诉说,利用笔谈、文字或单词来沟通,用确定是或不是的表现法,循序渐进,进行语言功能训练。

4.运动、感觉障碍的护理急性发作期

保证患者安全,保持麻痹肢体处于最佳位置,以防止挛缩及变形。

对于感觉障碍严重的患者,注意避免烧(烫)伤;同时注意预防压疮,感觉障碍伴有疼痛时,轻者,给予按摩、体位变换及交谈等;重者,遵医嘱给予药物治疗。

5.慢性期

与康复科协作,制订计划,进行主动运动和被动运动,以保持和提高残存功能,根据麻痹的程度,考虑使用步行器、轮椅等工具。

患者自己能做的事情尽量让其自己完成,不能做的事情,给予帮助,并给予一些基本动作的指导。

6.恢复期

鼓励患者适当的体育锻炼,但不应剧烈运动。

(三)康复功能训练

包括肢体运动功能训练和膀胱功能训练。

1.肢体无力常导致患者行走困难或卧床不起,故早期的功能训练尤为重要。采取被动运动和主动运动相结合的原则。对瘫痪肢体,早期注意肢位的摆放,行被动按摩及屈伸运动,鼓励和指导患者坚持生活自理能力的训练,如穿脱衣服及进餐等。条件允许则尽早下床活动,遵循扶杆、挂拐站立、移动、步行等循序渐进的原则,做到劳逸结合,从而使肢体功能恢复,防止肌肉萎缩、关节强直发生残障。

2.膀胱功能训练:也是康复功能训练的一项重要内容。MS患者常因排尿障碍需留置尿管,应加强尿道口护理,防止尿路感染,同时指导患者膀胱训练的方法和步骤,教会其排尿方法,达到自行排尿的目的。

九、并发症的处理及护理

(一)排尿异常的护理

留置尿管者每日进行尿道口清洁、消毒,鼓励患者多饮水,2000～3000mL/d,注意观察尿液颜色、量、性质,必要时每日给予膀胱冲洗。

(二)排便异常的护理

便秘患者指导其多食用粗纤维食物,以促进肠蠕动,指导其按摩下腹部,并养成定时排便的习惯,严重便秘者给予保留灌肠。

(三)保持皮肤的完整性

加强翻身,每1～2h1次,运用掌部大小鱼际按摩受压部位,必要:时应用气垫床,以防压疮。

(四)预防坠积性肺炎

长期卧床患者会出现肺纤毛运动减少,翻身的同时给予叩背,叩背时五指并拢呈腕状,借助腕关节的力量由下而上、由外向内依次震动叩击背部。

十、预防

(一)一级预防

目前MS的病因和发病机制迄今不明,一般人群尚无明确方法预防此病。

(二)防止复发

告知患者及家属MS容易在疲劳、感染、感冒、体温升高及手术创伤后复发,应注意避免。避免热疗,沐浴时水温不宜过高。女性首次发病后2年内应避孕。

第四节　帕金森病

帕金森病(PD)又称震颤麻痹,是一种常见于中老年人的神经系统变性疾病。临床主要表现为静止性震颤、肌强直、运动迟缓和姿势步态异常。65 岁以上人群的患病率高达 1%,随年龄增加而升高,男性略高于女性。良好的生活管理及正确的服药对延缓疾病的发展具有重要意义。

一、病因与发病机制

(一)年龄老化

本病多发生于 60 岁以上的中老年人,40 岁以前发病少见,提示衰老与发病有关。研究表明自 30 岁以后,随着年龄的增长,黑质多巴胺能神经元呈退行性变,多巴胺能神经元进行性减少。按照正常老化速度,60 岁时,黑质多巴胺能神经元丢失总量少于 30%,纹状体内多巴胺递质含量减少不超过 50%。而只有当黑质多巴胺能神经元减少 50% 以上和纹状体多巴胺递质减少 80% 以上时,可出现帕金森病的相关症状,因此年龄老化仅是帕金森病的一个促成因素。

(二)环境因素

流行病学调查显示,长期接触杀虫剂、除草剂或某些化学品可能是本病的危险因素。研究发现,海洛因毒品中含有一种副产品 1-甲基-4-苯基-1,2,3,6-四氢吡啶(MPTP),MPTP 可诱发人类及其他灵长类动物出现帕金森病的病理改变及临床表现。

MPTP 在化学结构上与某些杀虫剂、除草剂相似,因此,有学者认为环境中与该神经毒结构类似的化学物质可能是帕金森病的病因之一。

(三)遗传因素

绝大多数患者为散发病例,约 10% 左右的 PD 患者有家族史,多具有常染色体显性遗传或隐性遗传特征。遗传因素在年轻患者(小于 40 岁)发病中起着较为重要的作用。基因易感性如细胞色素 P4502D,基因可能是 PD 的易感基因之一。

目前普遍认为帕金森病并非单一因素所致,而是多种因素共同参与的结果。遗传因素使患病易感性增加,但不一定发病,只有与环境因素和衰老的共同作用下,导致黑质多巴胺能神经元大量变性、丢失而发病。

二、病理生理

(一)病理

主要病理改变有两大特征,其一为黑质多巴胺能神经元和其他含色素的神经元大量变性丢失。黑质致密部多巴胺能神经元丢失最为严重,当出现临床症状时,多巴胺能神经元至少丢失达到 50% 以上,丢失越严重症状越明显。其二是在残留的神经元胞质中出现嗜酸性包涵体,即路易小体。

(二)生化病理

通过黑质-纹状体通路,黑质多巴胺能神经元将多巴胺输送到纹状体,参与基底核的运动调节。PD 患者的黑质多巴胺能神经元大量变性丢失,纹状体多巴胺递质浓度大幅降低,一般出现临床症状时纹状体多巴胺浓度降低达 80% 以上。患者症状严重程度与多巴胺递质降低的程度相一致。

多巴胺(DA)和乙酰胆碱(Ach)为纹状体的两种重要神经递质,两者功能相互拮抗,保持两者平衡对基底核环路活动起重要的调节作用。PD 患者由于纹状体多巴胺含量显著降低,导致乙酰胆碱功能相对亢进,产生震颤、肌强直、运动减少等症状。多巴胺替代药物和抗胆碱药物 PD 治疗可纠正递质失衡。

三、临床表现

(一)静止性震颤

常为首发症状,多始于一侧上肢远端。震颤的特点为静止时明显,精神紧张时加重,随意运动时减轻,睡眠后消失,故称为静止性震颤,典型表现是拇指与屈曲的示指间呈"搓丸样"(pill-rolling)动作,频率为 4~6Hz。

(二)肌强直

表现为被动运动关节时伸肌和屈肌张力同时增高,检查者感受到均匀一致增高的阻力,类似弯曲软铅管的感觉,称之为"铅管样强直"。肌强直同时伴有静止性震颤的患者,在屈伸关节时,检查者感觉到在均匀的阻力中存在断续的停顿,如同转动齿轮感,称为"齿轮样强直"。

(三)运动迟缓

表现为随意运动减少,动作缓慢。早期表现为手指的精细动作缓慢,例如:解扣、系鞋带困难;随着疾病的发展,出现全面性随意运动减少、缓慢;晚期合并肌张力增高,出现起床、翻身困难,表现为动作开始困难和缓慢,如行走时起步、变换方向、停止困难。出现面容呆板,瞬目减少,常出现双眼凝视,称为"面具脸"。书写时字体越写越小,呈现出"写字过小征"。

(四)姿势步态异常

姿势步态异常是疾病进展的重要标志,同时也是致残的重要原因。主要指由于平衡功能减退,姿势反射消失而引起的姿势、步态不稳。疾病的早期表现为患侧下肢拖曳,上肢自动摆臂动作减少或消失。随着疾病的进展,步伐变小变慢,启动、转弯或遇障碍物时步态障碍表现明显。有时行走过程中突然全身僵直,双脚不能抬起,称为"冻结"现象。步伐小且越走越快,不能立刻停止,为帕金森病的特有体征,称为"慌张步态"。

(五)其他

口、咽、腭肌运动障碍导致语速慢、流涎;吞咽活动减少导致口水过多,吞咽障碍;自主神经症状较为常见,如便秘、出汗异常、性功能减退等。

四、辅助检查

(一)生化检测

放免法检测脑脊液生长抑素含量降低。高效液相色谱和高效液相色谱—电化学法能够检测出脑脊液和尿液中高香草酸含量降低。

(二)功能影像学检测

PET 或 SPECT 利用特定放射性核素进行检测,疾病早期可显示患者脑内多巴胺转运体功能明显降低,D2 型多巴胺受体的活性早期为超敏,后期低敏,多巴胺递质合成减少,对帕金森病早期诊断、病情进展检测和鉴别诊断具有一定的价值。

（三）基因诊断

部分有家族史的患者,可采用 DNA 印迹技术、DNA 序列分析、PCR、全基因组扫描等,可能发现基因突变。

（四）血液、脑脊液常规化验

均无异常,CT、MRI 检查无特征性改变,但可作为临床鉴别诊断依据。

五、诊断与鉴别诊断

（一）诊断

中老年发病且疾病进展缓慢;必备运动迟缓,同时具备静止性震颤、肌强直、姿势步态障碍中的一项;多巴胺治疗有效;患者无小脑体征、眼外肌麻痹、锥体系损害和肌萎缩等。

（二）鉴别诊断

需与其他原因所引起的帕金森综合征进行鉴别。在所有帕金森综合征中,约 75% 为原发性帕金森病,约 25% 为其他原因所引起的帕金森综合征。

1.继发性帕金森综合征

病因较明确。①药物或中毒:神经安定剂(吩噻嗪类及丁酰苯类)、甲氧氯普胺、利血平、锂、氟桂利嗪等导致可逆性帕金森综合征,一氧化碳、MPTP 及其结构类似的杀虫剂和除草剂、锰、汞、二硫化碳等亦可引起继发性帕金森综合征。②血管性:多发性脑梗死病史、假性延髓性麻痹、腱反射亢进等可提供证据。③外伤:频繁脑震荡患者。④感染:病毒性脑炎患者病愈期也可出现帕金森综合征的表现,但症状一般都轻微、短暂。

2.遗传性（变性）帕金森综合征

①以痴呆、幻觉、帕金森综合征运动障碍为临床特征的弥散性路易体病,痴呆较早出现,进展速度快,可出现肌痉挛,对左旋多巴的反应不佳,但对其不良反应敏感。②肝豆状核变性可引起帕金森综合征,青少年发病,可有一侧或两侧上肢粗大震颤,随意运动时即加重,静止时减轻,以及肌强直、不自主运动、动作缓慢等。但患者有肝损害及角膜色素环,血清铜、铜蓝蛋白、铜氧化酶活性降低,尿铜增加等。③亨廷顿病如运动障碍以运动减少、肌强直为主,则易被认为是帕金森病,此时可根据家族史或伴痴呆进行鉴别,遗传学检查可确诊。

3.帕金森叠加综合征

多系统萎缩、进行性核上性麻痹、皮质基底核变性均可导致出现帕金森叠加综合征。①多系统萎缩:累及基底核、脑桥、橄榄、小脑和自主神经系统,可有帕金森病症状,但多数患者对左旋多巴不敏感。②可有肌强直及运动迟缓,震颤不明显,早期有姿势步态不稳和跌倒,核上性眼肌麻痹,常伴有额颞痴呆、假性延髓性麻痹、锥体束症及构音障碍,对左旋多巴反应差。③除有肌强直、姿势不稳、运动迟缓、肌张力障碍、肌阵挛等表现,亦可有皮质复合感觉缺失、一侧肢体忽略、失语、失用及痴呆等皮质损害症状,体检见眼球活动障碍和病理征,左旋多巴治疗无效。

六、治疗原则及要点

药物治疗的原则为小剂量开始,逐渐增加,以较小剂量达到最为满意疗效。

（一）抗胆碱能药

主要有苯海索,适用于震颤明显且年轻患者,老年患者慎用,前列腺肥大和闭角型青光眼患者禁用。

（二）金刚烷胺

对少动、强直、震颤有改善作用，对伴异动症患者有一定治疗作用。肾功能不全和癫痫患者慎用，哺乳期妇女禁用。

（三）复方左旋多巴

为目前治疗帕金森病最基本、最有效的药物，对震颤、强直、运动迟缓等有较好疗效。初始服用剂量为 62.5～125mg，每日 2～3 次，根据病情逐渐增加剂量直至疗效满意和不出现不良反应。

1.复方左旋多巴分为标准剂、控释剂、水溶剂等不同剂型。①标准剂：多巴丝肼和卡左双多巴控释片，为常规选用治疗剂型。②控释剂：血药浓度较稳定，药效作用时间长，有利于控制症状波动，缺点为生物利用度低，起效缓慢，适用于伴症状波动或早期患病者。③水溶剂：易在水中溶解、便于口服、吸收迅速、起效较快，适用于晨僵、吞咽困难、餐后"关闭"者。

2.长期服用左旋多巴制剂的患者，可出现症状波动和异动症。症状波动有两种形式：①疗效减退亦称为剂末恶化：指药物的有效作用时间逐渐缩短，症状随血药浓度发生规律波动。②开－关现象：指症状在突然缓解（开期）与加重（关期）之间波动，"开期"常伴有异动症。异动症表现为不自主的舞蹈样、肌张力障碍样动作，可累及头面部、四肢和躯干，常表现为摇头、怪相以及双臂、双腿和躯干的各种异常运动。

（四）多巴胺受体激动药

目前大多推荐多巴胺受体激动药为首选药物，尤其用于年轻患者或疾病初期。此类药物可避免纹状体突触后膜多巴胺受体产生"脉冲"样刺激，从而减少或延迟运动并发症的发生。多巴胺受体激动药分为麦角类和非麦角类。

1.麦角类

常用药物包括溴隐亭、培高利特等，麦角类多巴胺受体激动药可导致心脏瓣膜病变及肺胸膜纤维化，现已不主张使用。

2.非麦角类

无麦角类不良反应，可安全使用。

七、护理评估

（一）健康史

1.起病情况

评估患者是否以静止性震颤为首发症状，是否始于一侧上肢远端。评估患者是否隐匿起病，缓慢进展。

2.病因与危险因素

评估患者的年龄，评估患者的职业、工作及生活环境，评估患者是否接触杀虫剂、除草剂等。

3.既往病史

评估患者是否有家族史、药物过敏史。

4.生活方式与饮食习惯

评估患者进食情况及营养状况,评估患者的生活方式是否健康。

（二）身体状况评估

患者是否出现静止性震颤、肌强直、运动迟缓、姿势步态异常等症状。评估震颤的特点,是否具有静止时震颤明显、活动时减轻,紧张或激动时加剧,入睡后消失。患者的肌强直是否表现为屈肌和伸肌肌张力均增高;患者是否出现随意运动减少、减慢,面部表情呆板;评估患者是否出现走路拖步。评估患者是否有外伤发生;评估患者有无自主神经症状,如便秘、性功能减退、出汗异常、流涎、口水过多、吞咽困难等;评估患者是否伴有抑郁、睡眠障碍和痴呆。

（三）辅助检查

1.评估脑脊液生长抑素含量是否降低,评估高效液相色谱和高效液相色谱—电化学检测脊液和尿液中高香草酸含量是否降低。

2.通过 PET 或 SPECT 评估患者脑内多巴胺转运体功能是否降低,D2 型多巴胺受体的活性是否正常。

3.通过基因诊断评估是否有突变的基因。

八、护理诊断/问题

（一）躯体活动障碍

与疾病所致震颤、肌强直运动迟缓、姿势步态异常有关。

（二）有受伤的危险

与疾病所致震颤、肌强直运动迟缓、姿势步态异常有关。

（三）营养失调（低于机体需要量）

与疾病所致吞咽困难及震颤所致机体消耗量增加有关。

（四）便秘

与活动量减少和（或）胃肠功能减退有关。

（五）长期自尊低下

与流涎、震颤、肌强直等形象改变,言语障碍及生活需依赖他人有关。

（六）知识缺乏

缺乏疾病相关知识及药物治疗相关知识。

（七）有皮肤完整性受损的危险

有皮肤完整性受损的危险与疾病所致躯体活动障碍有关。

九、护理目标

1.患者日常生活需要能够得到满足。

2.患者安全,无外伤发生。

3.患者营养摄入能够满足机体需要。

4.患者无便秘发生或便秘得到缓解。

5.患者无自尊低下。

6.患者了解疾病及相关知识。

7.患者无皮肤破损。

十、护理措施

(一)一般护理

(1)因部分患者手部震颤,不能进行手部精细活动,因此应避免选择系扣衣物,可选粘贴式或拉链式衣服。患者生活区域内如病室、卫生间、走廊等可增加扶手,并调整室内座椅、病床和卫生间设施的高度,以方便患者使用。日常用品放置于患者易于取拿的位置,床旁设置呼叫器。

(2)为患者提供辅助行走的工具,下床活动前做好准备工作,先给予双下肢肌肉按摩,但应避免过度用力,以免造成患者疼痛或骨折。

(3)指导患者规律排便,根据个人排便习惯,选择舒适体位进行尝试性排便。便秘患者可遵医嘱给予口服缓泻剂或灌肠。

(4)卧床患者应保持床单清洁无渣屑,给予患者翻身叩背,防止出现压疮及坠积性肺炎。将肢体置于功能位,在骨隆突处垫软枕。

(二)病情观察

观察疾病晚期患者是否出现吞咽困难和饮水呛咳,观察药物疗效及是否出现开—关现象和剂末恶化。

(三)用药物护理

1.药物不良反应及应对方法

(1)抗胆碱能药:不良反应有口干、视物模糊、排尿困难、便秘,甚至出现幻觉、妄想。

(2)金刚烷胺:不良反应有失眠、头晕、头痛、恶心、下肢网状青斑、踝部水肿等。

(3)复方左旋多巴:服用早期可出现恶心、呕吐、直立性低血压等不良反应,可减少药物剂量或调整服药时间,以缓解症状。当出现严重的精神症状如幻觉、欣快、意识模糊、精神错乱时,需将患者置于无易碎品、危险品的单人病房内,专人看护。若患者极度烦躁不安,有自伤的危险时,可经家属同意并签署知情同意书后给予保护性约束,并定时给予松解。

长期服用左旋多巴制剂出现剂末恶化时,可增加每日服药次数或增加每次服药剂量,或改用缓释剂,或加用其他辅助药物。食物中的蛋白质对左旋多巴的吸收有一定的影响,因此,宜在餐前 1 小时或餐后 1.5 小时服药,出现开—关现象时可加用多巴胺受体激动药。

(4)多巴胺受体激动药:不良反应与复方左旋多巴相近,差别在于直立性低血压和精神症状的发生率稍高,症状波动和异动症的发生率低。

2.药效观察

观察用药后患者震颤、运动迟缓、肌强直、语言功能是否有改善,改善程度如何,通过观察患者行走姿势、讲话的流利程度、系纽扣、书写等动作完成程度,确认药物疗效。

(四)安全护理

1.病室内避免摆放易碎物品,保持地面防湿、防滑,去除门槛,方便患者出入。

2.对于震颤、动作弛缓患者,给予使用不易碎钢制碗盘和大手柄的汤匙,指导患者勿独自倒热水和使用刀具等,以免发生烫伤、割伤。

3.对有抑郁、意识模糊、幻觉、精神错乱或智能障碍的患者,专人进行看护,防止发生碰伤、摔伤等。

4.严格查对患者服药情况,药物专人管理,专人按时发放,以确保患者无错服、漏服发生。

(五)饮食护理

1.鼓励患者每日摄入足够的营养及水分,以满足机体消耗。指导患者进食高热量、高纤维素、高维生素、易咀嚼、易消化、无刺激性的食物,亦可选择进食适量的优质蛋白及营养素,补充机体需要。鼓励患者进食粗纤维食物,指导患者多饮水,预防便秘的发生。

2.为患者创造良好的进餐环境及选择舒适的体位,可取坐位或半坐位进食和饮水。给予患者充足的进餐时间,不打扰、不催促,若患者进食时间过长,导致食物变凉,可将食物再次加热后食用。

3.部分患者胃肠功能、咀嚼及吞咽功能会有所减退,常导致机体营养摄入不足,加之肢体震颤消耗能量,因此,可鼓励少食多餐。咀嚼功能减退患者进食时,可将食物切成小块状或选择软食或半流食,便于咀嚼及吞咽。如吞咽障碍、进食量少无法满足机体需要时,可遵医嘱给予鼻饲置管。

4.评估患者营养摄入情况,评估患者饮食情况,调整进食量及种类,观察患者的体重和精神状态。

(六)心理护理

帕金森患者早期可完成自我照顾,但外在形象的改变,如流涎、肢体震颤、动作迟钝等,可使患者产生自卑心理,寡言,逐渐远离人际交往。随着疾病的发生发展,患者逐渐需要依靠他人生活,产生焦虑、抑郁,甚至绝望。护士应密切观察患者的心理变化,诚恳、和善地与患者沟通,耐心倾听,充分了解患者的心理及生活需要。

(七)康复护理

1.疾病初期,鼓励患者参加社交活动和体育锻炼,使身体各关节及肌肉适当活动。

2.疾病中期,生活仍可基本自理,可通过日常活动进行功能训练,如穿脱衣服、洗漱、拖地等。鼓励患者进行大踏步训练,踏步时应专心且目视前方,双臂自然摆动,避免突然加速或转弯,转弯时应以弧线形前移,勿原地转弯。如出现突然僵直,不宜强行拉拽患者前行,应指导患者放松,先向后退一步,再前行。疾病中期常出现运动障碍或某些特定动作困难,可针对特定动作进行功能锻炼。如患者坐起困难,可在患者进行功能锻炼后,进行反复起坐练习。

3.疾病晚期,卧床患者不能进行主动功能锻炼,需给予被动功能锻炼,可选择被动关节活动、按摩四肢肌肉,以保持关节灵活度及防止肌肉萎缩。

4.言语及吞咽功能障碍的患者,可进行伸舌、龇牙、鼓腮、吹吸、紧闭口唇等动作锻炼面部肌肉功能。言语障碍者,可指导患者读单字、词汇、短句,进行循序渐进的练习,以锻炼患者协调发音。

十一、健康指导

(一)药物指导

帕金森病主要的治疗方法为药物治疗,患者需长期服药或终身服药,向患者讲解常用药物的种类、服用方法、服用时间、疗效和用药后不良反应的观察。督促患者需严格遵守医嘱服药,不可随意增减或擅自停药,以免加速病情进展。

(二)生活指导

汗液分泌较多或卧床患者的皮肤抵抗力较差,易发生压疮,应及时给予清洁皮肤,更换干净、柔软的衣物,定时翻身,以改善局部皮肤血液循环,预防压疮。指导患者养成良好的生活习惯,保证充足睡眠,避免过度劳累。鼓励其培养兴趣爱好,坚持适量运动,进行自我照顾。生活需依靠家人者,鼓励患者树立信心,进行力所能及的自我照顾,通过日常生活进行功能锻炼。避免从事高危,紧张工作,如攀高、操控精密仪器等工作。日常生活中勿独自进行有危险的活动,如使用热水器、燃气、锐器等。避免接触危险物品,如暖水瓶、瓷碗等。患者需随身携带填有患者姓名、家庭住址、家人联系方式、疾病诊断等的个人信息卡。

(三)饮食指导

合理膳食,少食多餐,多饮水,防止便秘发生。

(四)康复指导

疾病初期,鼓励患者参加社交活动和体育锻炼;疾病中期,鼓励患者进行自我照顾;疾病晚期,指导家属为患者进行被动功能锻炼。

十二、护理评价

通过治疗和护理,患者是否:①学会使用辅助器具,在他人协助下生活需要得到满足。②安全,无外伤发生。③营养摄入能够满足机体需要。④有便秘发生。⑤自信。⑥了解疾病及相关知识。⑦皮肤无破损。

第五节　肝豆状核变性

肝豆状核变性(HLD)是一种常染色体隐性遗传的铜代谢障碍导致肝功能损害和基底核变性的疾病,又称 Wilson 病,是 Wilson 在 1912 年首先报道的。主要临床表现为进行性加重的锥体外系症状、角膜色素环(K-F 环)、肝硬化、精神症状、肾功能损害等。患病率为(0.5~3)/10 万。本病为铜代谢障碍疾病,因此控制铜摄入,完善的饮食护理对疾病的治疗起重要作用。

一、病因与发病机制

本病为常染色体隐性遗传的铜代谢障碍性疾病,阳性家族史可达 25%~50%,多见同胞一代发病或隔代遗传,罕见连续两代发病,人群中的杂合子频率为 1/200~1/100。肝豆状核变性的致病基因定位于染色体 13q14.3 区,编码一种由 1411 个氨基酸组成的 P 型铜转运 ATP 酶,此酶含有金属离子结合区、ATP 酶功能区、跨膜区三个功能区,目前已发现本病的基因突变点位于 ATP 酶功能区,且存在多种突变型。

正常人摄入的铜从肠道吸收入血,铜先与清蛋白疏松结合,然后进入肝细胞,与 α2-球蛋白牢固结合成铜蓝蛋白,分泌到血液中。铜蓝蛋白具有氧化酶活性,因呈深蓝色而得名。循环中约 90%~95%的铜与铜蓝蛋白结合,铜作为辅基参与多种重要酶的合成。约 70%的铜蓝蛋白存在血浆中,其余部分存在组织中。多余的铜则以铜蓝蛋白的形式通过胆汁、尿和汗液排出体外。病态时,血清中过多的游离铜大量沉积在肝细胞内,造成肝细胞坏死。当肝细胞无法容纳时,铜通过血液向各个器官散布、沉积,沉积在脑、肾、肝外组织及角膜等而致病。

二、病理

本病病理改变主要累及脑、肝、肾、角膜等,肝脏表面及切面均可见大小不等的假小叶或结节,逐渐发展为肝硬化。脑部的损害主要以壳核最明显,其次是苍白球和尾状核,大脑皮质也可受累,显示软化、萎缩、色素沉着甚至形成空洞。光镜下可见神经元明显减少或完全缺失及星形胶质细胞增生。角膜边缘后弹力层和内皮细胞质内有棕黄色细小铜颗粒沉积。

三、临床表现

本病多发生于儿童期或青少年期,以肝脏症状起病者平均年龄约为 11 岁,以神经症状起病者平均年龄约为 19 岁。如未经治疗最终会出现肝脏损害及神经系统损害。

(一)神经及精神症状

患者出现锥体外系症状,表现为手足徐动、舞蹈样动作、肌张力障碍、怪异表情、肌强直、运动迟缓、震颤、构音障碍、吞咽困难、屈曲姿势及慌张步态等。20 岁前起病者多以肌张力障碍或帕金森综合征为主,也可有广泛的神经损害,皮质损害表现为注意力不集中、记忆力减退、反应迟钝、智能障碍、行为或情感异常、对周围环境缺乏兴趣等,晚期可出现幻觉等器质性精神病症状;下丘脑损害可产生肥胖、高血压、持续高热等,少数患者出现癫痫发作;小脑损害导致语言障碍和共济失调;锥体系损害可出现腱反射亢进、病理征及延髓性麻痹等。症状常发展缓慢,可阶段性加重或缓解,也存在进展迅速者,特别是年轻患者。

(二)肝脏症状

约 80% 患者出现肝脏症状,多数表现为慢性肝病症状,表现为无力、倦怠、食欲缺乏、肝大或缩小、肝区疼痛、蜘蛛痣、脾大及脾功能亢进、黄疸、腹腔积液、食管静脉曲张破裂出血等。肝功能损害可导致体内激素代谢异常,致内分泌紊乱,出现月经不调或闭经、青春期延迟等。脾大可出现血小板减少症和溶血性贫血。极少数患者以急性肝衰竭和急性溶血性贫血起病,多在短期内死亡。

(三)眼部症状

角膜色素环(K－F 环)为本病的重要体征,约 95%~98% 患者会出现 K－F 环,个别见于单眼,多数见于双眼。K－F 环位于角膜与巩膜交界处,在角膜内表面上,呈暗棕色或绿褐色,宽约 1.3mm,当光线斜照时观察得较清楚,早期需用裂隙灯检查才能观察到,典型者肉眼也可以看到,是铜沉积于后弹力膜所致。

(四)其他

部分患者出现皮肤色素沉着,面部及双小腿尤为明显。亦可出现肾损害,表现为肾性糖尿、蛋白尿、氨基酸尿等,少数患者出现肾小管性酸中毒。钙、磷代谢障碍导致骨质疏松、骨和软骨变性等。

四、辅助检查

1.血清铜蓝蛋白、血清铜、尿铜及肝铜

(1)铜蓝蛋白正常值为 0.26~0.36g/L,本病明显降低,甚至为零,<0.08g/L 是诊断本病的重要证据,但血清铜蓝蛋白值与病情、病程及治疗效果无关。

（2）正常入血清铜含量为 $14.7\sim20.5\mu mol/L$，本病患者约 90％血清铜含量降低。血清铜与病情及治疗效果无关，诊断意义比铜蓝蛋白低。

（3）正常人 24 小时尿铜排泄量少于 $50\mu g$，本病患者 24 小时尿铜排泄量明显增加，多为 $200\sim400\mu g$。

（4）肝铜量为诊断本病的金标准之一，正常肝铜含量为 $50\mu g/g$ 干重，大部分患者肝铜量大于 $250\mu g/g$ 干重。

2.血、尿常规

（1）血常规：肝硬化伴脾功能亢进者，血常规可见血小板、白细胞和（或）红细胞减少。

（2）尿常规：镜下可见微量蛋白尿、血尿等。

3.肝、肾功能检查

（1）肝功能：以锥体外系症状为主要临床表现的患者，早期可无肝功能异常。以肝功能损害为主要表现者可出现不同程度的肝功能异常，例如球蛋白增高、血清总蛋白降低，晚期发生肝硬化。肝活检显示大量铜过剩。

（2）肾功能：肾功能损害者可出现尿素氮、肌酐增高及尿蛋白等。

4.影像学检查

CT 显示双侧豆状核区低密度影、大脑皮质萎缩；MRI 显示 T_1 低信号、T_2 高信号。骨关节 X 线片可见骨关节炎、骨质疏松或骨软化。

5.裂隙灯检查

可见 K－F 环。

6.基因诊断

本病具有高度的遗传异质性，利用常规手段无法确诊的病例，或对症状前期患者或基因携带者筛查时，可应用基因检测。

五、诊断与鉴别诊断

（一）诊断

1.肝病史或肝病征/锥体外系病症。

2.血清铜蓝蛋白显著降低和（或）肝铜增高。

3.角膜色素环。

4.阳性家族史。

符合 1、2、3 或 1、2、4 可确诊为 Wilson 病；符合 1、3、4 很可能为典型 Wilson 病；符合 2、3、4 很可能为症状前的 Wilson 病；符合 4 条中 2 条者可能为 Wilson 病。

（二）鉴别诊断

由于本病临床表现复杂多样，鉴别应从肝脏系统及神经系统症状和体征进行考虑，重点鉴别急、慢性肝炎、肝硬化、小舞蹈病、亨廷顿病、帕金森病、扭转痉挛及精神病。

六、治疗原则及要点

治疗原则为低铜饮食、用药物减少对铜的吸收和增加铜的排出。治愈越早越好，对症状前期患者也需尽早治疗。

（一）低铜饮食

降低或限制饮食中的铜含量，同时选择高蛋白、高氨基酸食物，促进铜排泄。

（二）抑制铜吸收药物

锌剂在早期治疗效果较好，通过竞争机制抑制铜在肠道内的吸收，增加尿铜和粪铜的排泄。锌剂也可增加肠细胞与肝细胞合成金属硫蛋白，从而减弱游离铜的毒性。

（三）促进铜排泄药物

1.D－青霉胺，是治疗本病的首选药物，可促使铜排出，同时能与铜在肝脏中形成无毒的复合物而清除铜在游离状态下的毒性。应用此药前应先进行青霉素过敏试验，皮试阴性者方可用药。成人服用量为每日 1～1.5g，儿童服用量为每日 20mg/kg，分 3 次口服。此药口服容易吸收，起效慢，有时数月方起效，需终生用药。可通过动态观察血清铜代谢指标及检查 K－F 环监测效果。长期服用 D－青霉胺患者，医生建议同时服用维生素 B_1，防止继发视神经炎。

2.三乙基四胺，是一种络合剂，疗效及药理作用与 D－青霉胺基本相同，成人服用量为每日 1.2g，其不良反应小，可用于青霉胺出现毒性反应的患者。

3.二巯基丁二钠以竞争机制抑制铜在肠道的吸收。

4.二巯基丁二钠为含双巯基的低毒高效重金属络合剂，可与血中游离铜、组织中与酶结合的铜离子相结合，形成低毒性硫醇化合物从尿液中排出。可将 1g 二巯基丁二钠溶于 10％葡萄糖溶液 40mL 中缓慢静脉注射，每日 1～2 次，5～7 日为一个疗程，可间断应用多个疗程。

七、护理评估

（一）健康史

1.起病情况

评估患者发病的年龄，是否在青少年期或儿童期发病，评估患者是否起病缓慢。评估患者起病症状，是否以肝脏症状、神经或精神系统症状起病。

2.病因与危险因素

评估患者是否有家族遗传史。

3.生活方式与饮食习惯

评估患者的饮食习惯，是否经常进食含铜量较高的食物。

4.其他

评估患者有无青霉素过敏史。

（二）身体状况评估

患者是否有锥体外系症状，如手足徐动、舞蹈样动作、肌张力障碍、怪异表情、肌强直、运动迟缓；评估患者是否出现肝脏症状；评估患者的言语能力、行走能力及肢体活动度等；评估患者是否有注意力不集中、反应迟钝、智能障碍等；评估患者是否出现肝损害症状及眼部 K－F 环；评估患者体表是否出现色素沉着；评估患者是否出现蛋白尿、肾性糖尿病或氨基酸尿。

（三）辅助检查

1.评估患者血清铜蓝蛋白、血清铜、尿铜及肝铜含量是否正常。

2.血尿常规：评估病人血常规中血小板、白细胞和（或）红细胞是否减少；评估患者尿液中是否可见微量蛋白尿、血尿等。

3.肝、肾功能检查:评估有无肝、肾功能异常。

4.CT 评估是否双侧豆状核区异常、大脑皮质萎缩;评估 MRI 是否显示异常信号。骨关节 X 线片评估是否出现骨关节炎、骨质疏松等。

5.裂隙灯检查:评估是否出现 K－F 环。

(四)心理－社会评估

评估患者职业、家庭经济状况及家族中是否出现其他发病成员;评估患者对疾病的了解程度及是否出现心理问题。

八、护理诊断/问题

(一)有受伤的危险

与肢体活动障碍,精神、智能障碍有关。

(二)营养失调(低于机体需要量)

与食欲减退或吞咽困难导致摄入不足有关。

(三)长期自尊低下

与疾病所致个人形象改变有关。

(四)潜在并发症

肝衰竭。

(五)知识缺乏

与缺乏疾病知识有关。

九、护理目标

1.患者无外伤发生。

2.患者营养摄入充足,满足机体需要。

3.患者无自尊低下。

4.患者无并发症发生。

5.患者了解疾病相关知识。

十、护理措施

(一)一般护理

嘱患者卧床休息,勿进行有危险性的活动。

(二)病情观察

观察患者肝功能损害症状有无加重,黄疸是否加深,有无肝区疼痛、肝脾大及水肿,有无皮下、牙龈、鼻及消化道出血。监测患者的血清电解质与尿铜的变化,及早发现急性肝衰竭或肝性脑病。

(三)用药护理

指导患者严格遵照医嘱长期服药,同时告知患者服药的注意事项及观察用药后是否出现不良反应。

1.锌剂不良反应较轻,偶可有恶心、呕吐等消化道症状。

2.促进铜排泄药物:①D－青霉胺不良反应有发热、皮疹、肌无力、震颤、白细胞减少,极少数发生骨髓抑制、狼疮综合征、肾病综合征等严重不良反应。②三乙基四胺不良反应小。③二巯基丁二钠不良反应较轻,可出现鼻腔或牙龈出血,服药期间应观察患者是否有鼻腔或牙龈出血,是否有头痛、乏力、恶心、四肢酸痛等不适症状。

（四）饮食护理

1.指导患者避免使用铜制的餐具和锅具,选择低铜或无铜食物,减少铜的摄入,可选择进食面条、牛奶、西红柿等,避免进食含铜量高的食物,如牡蛎、贝壳类、坚果类、巧克力、玉米、香菇、蜜糖、动物肝和血、蚕豆等。食管静脉曲张患者宜选择少渣食物,避免进食油腻、油炸、粗纤维食物,进食时应细嚼慢咽。

2.饮食原则:低铜、低脂、高热量、高蛋白、高维生素、易消化食物。多进食含氨基酸和蛋白质食物,可促进肝细胞修复和尿铜的排出。规范饮食可减少铜在肝脏内的积聚,减慢或减轻对肝细胞的损害程度。

3.食欲减退患者,可鼓励少食多餐,选择平日喜爱的低铜食物,增加患者食欲。

（五）心理护理

由于本病多为家族遗传疾病,在一个家庭中可有多个成员患病,因此给患者带来较大的心理压力。精神症状起病的患者由于反应迟钝、注意力不集中而导致自我照顾能力下降,也会对自身心理产生一定的影响,轻则自卑,不愿与人沟通,重则会产生绝望的心理。护士应关心患者,耐心倾听患者所表达的意愿,不应厌烦或歧视患者,避免使用伤害患者自尊的语言。针对患者存在的心理问题,给予适当的心理疏导。

（六）肝衰竭的护理

1.指导患者卧床休息,保持病室安静。

2.向患者及家属讲解饮食的原则及重要性,给予患者低铜或无铜饮食。

3.严密观察患者疾病进展,有无腹腔积液、意识改变与出血征象等,监测患者的尿铜及电解质的变化,尽早发现并发症。

十一、健康指导

（一）疾病知识指导

向患者讲解本病为基因隐性遗传病,是铜代谢障碍所导致的肝功能损害和脑部病变的疾病。告知患者疾病知识及治疗方案,让患者对疾病及自身治疗有所了解。告知患者和家属选择低铜或无铜饮食的原则和重要性。患者婚前应进行检查,基因携带者之间应禁忌结婚;长期服药的妇女应避孕,未婚妇女在病情稳定的情况下,可以在妇产科和神经科医生共同监测和指导下选择生育。

（二）用药指导

指导患者按照医嘱连续服药,如有不适及时告知医护人员。指导患者服药期间监测血清铜。

（三）饮食指导

指导患者及家属出院后仍需继续选择低铜或无铜食物,如牛奶、鸡鸭肉、瘦猪肉等。

（四）日常生活指导

早睡早起,保证充足睡眠,避免过度劳累及情绪激动。鼓励患者多与他人沟通,主动表达内心想法。

十二、护理评价

通过治疗和护理,患者是否:①安全,无外伤发生。②营养摄入满足机体需要。③无自尊低下。④未发生并发症。⑤了解疾病相关知识。

第六节　重症肌无力

重症肌无力(MG)是乙酰胆碱受体抗体介导的,细胞免疫依赖及补体参与的神经—肌肉接头处(NMJ)传递障碍的自身免疫性疾病。病变主要累及神经—肌肉接头突触后膜上的乙酰胆碱受体。依骨骼肌受累的范围和病情的严重程度,可分为成年型重症肌无力、儿童型重症肌无力、少年型重症肌无力。重症肌无力的发病率为 8～20/10 万,患病率约 50/10 万,护士在护理时应密切观察呼吸频率及节律的改变、有无重症肌无力危象的发生,同时应给予疾病相关知识指导,减轻患者对疾病的恐惧心理,做好生活护理及用药指导。

一、病因与发病机制

尽管该病早在 1672 年就被 Willis 描述,但直到 20 世纪 60 年代才被发现其与自身免疫,功能障碍有关,即神经肌肉接头的突触后膜乙酰胆碱受体被自身抗体攻击而引起的自身免疫性疾病。其依据有:①将鳗鱼放电器官纯化的 AchR 注入家兔,可引起重症肌无力样表现,且其血清中可测到 AchR 抗体,其突触后膜的 AchR 数目大量减少。②90％的重症肌无力患者血清中可以检测到 AchR 抗体,血浆交换可改善肌无力症状。③将患者的血清输入小鼠可产生类重症肌无力的症状和电生理改变。患本病的母亲生产的新生儿也可患重症肌无力。④80％的重症肌无力患者有胸腺肥大,淋巴滤泡增生;20％的患者有胸腺瘤。胸腺切除可改善70％的临床症状,甚至可痊愈。⑤患者常合并其他自身免疫性疾病,如甲状腺功能亢进、甲状腺炎、系统性红斑狼疮、类风湿关节炎和天疱疮等。

本病主要为体液免疫介导的疾病,其发病机制为:在补体参与下,体内产生的 AchR 抗体与突触后膜的 AchR 产生免疫应答,使 AchR 受到破坏,以致不能产生足够的终板电位,突触后膜传递障碍而产生肌无力。之外,有人也发现细胞免疫在重症肌无力的发病中也起到一定的作用,即患者周围血中辅助性 T 淋巴细胞增多,抑制性 T 淋巴细胞减少,造成 B 淋巴细胞活性增强而产生过量抗体。

引起重症肌无力免疫应答的始动环节仍不明确,家族性重症肌无力的发现及与人类白细胞抗原的密切关系提示重症肌无力的发病与遗传因素有关。

二、病理

约 70％的成人型 MG 的胸腺不退化,重量较正常人重,腺体有淋巴细胞增生;约 15％的 MG 患者有淋巴上皮细胞型胸腺瘤,淋巴细胞为 T 细胞。神经—肌肉接头病理改变可见突触皱褶丧失或减少,突触间隙加宽,AchR 密度减少。用免疫化学方法可证实,残余的突触皱褶中有抗体和免疫复合物存在。

三、临床表现

1.本病起病隐袭

多数患者眼外肌最先受累,表现为眼睑下垂、斜视和复视;面部肌肉和口咽肌受累则出现表情淡漠、苦笑面容、连续咀嚼无力、进食时间长、说话带鼻音、饮水呛咳、吞咽困难;若胸锁乳突肌和斜方肌受累则颈软、抬头困难、转颈、耸肩无力;颈肌及四肢近端肌群受累时表现为屈颈抬头无力、四肢乏力;呼吸肌受累出现呼吸困难,是本病致死的直接原因。

2.临床特点

(1)重症肌无力在我国南方发病率较高,任何年龄均可发病,但有两个发病年龄高峰,即20～40岁和40～60岁,前者女性多于男性,后者男性多见,多合并胸腺瘤。

(2)本病全身骨骼肌均可受累。常从一组肌群无力开始,逐步累及其他肌群,直到全身骨骼肌。部分患者在短期内同时出现全身肌肉无力现象。

(3)大多数为隐袭起病,呈进展性或缓解与复发交替性发展,部分严重者呈持续性。偶有亚急性起病,进展较快。部分患者发病后2～3年可自然缓解。仅表现为眼外肌麻痹者可持续3年左右,且多数不发展至全身肌肉。病程长短不一,可数月、数年,甚至数十年。

(4)受累肌肉呈病态疲劳,呈规律的“晨轻暮重”波动性变化。

(5)无论任何肌肉受累或严重程度如何,首次采用抗胆碱酯酶药物治疗都有明显的效果。

3.各型临床表现

(1)成人型:分为6种类型。

Ⅰ型:眼肌型(15%～20%),病变仅限于眼外肌,出现上睑下垂和复视。

ⅡA型:轻度全身型(30%),可累及眼、面、四肢肌肉,生活多可自理,无明显咽喉肌受累,对药物敏感。

ⅡB型:中度全身型(25%),四肢肌群受累明显,除伴有眼外肌麻痹外,还有较明显的咽喉肌无力症状,如说话含糊不清、吞咽困难、饮水呛咳、咀嚼无力,但呼吸肌受累不明显。

Ⅲ型:急性重症型(15%),急性起病,常在数周内累及延髓肌、肢带肌、躯干肌和呼吸肌。肌无力严重,有重症肌无力危象,需做气管切开或借助呼吸机辅助呼吸,死亡率较高。

Ⅳ型:迟发重症型(10%),病程达2年以上,常由Ⅰ、Ⅱ、Ⅲ。型发展而来,症状同Ⅲ型,常合并胸腺瘤,预后较差。

Ⅴ型:肌萎缩型,少数患者肌无力伴肌萎缩。

(2)儿童型:①新生儿型:母亲患MG,约有10%可将AchR抗体IgG经胎盘传给新生婴儿而使之产生肌无力。婴儿出生后即哭声低、吸吮无力、肌张力低、动作减少。经治疗多在1周至3个月缓解。②先天性肌无力综合征:出生后短期内出现持续的眼外肌麻痹,常有阳性家族史,但其母亲未患MG。

(3)少年型:多在10岁以后发病,多为单纯眼外肌麻痹,部分伴吞咽困难及四肢无力。

四、辅助检查

(一)血、尿、脑脊液检查

血、尿、脑脊液检查正常。常规肌电图检查基本正常。神经传导速度正常。

(二)神经肌肉电生理检查

神经肌肉电生理检查是诊断本病客观、关键的检查指标。常进行以下3项检查。

1.重复神经电刺激

典型改变为低频和高频重复刺激尺神经、面神经和副神经等运动神经时,出现动作电位波幅递减,且低频刺激递减程度在10%～15%以上,高频刺激递减程度在30%以上,即为阳性。

2.常规肌电图和神经传导速度

一般正常,且可除外其他肌肉病。

3.单纤维肌电图

用特殊的单纤维针电极测量同一神经支配的肌纤维电位间的间隔时间是否延长来反映神经肌肉接头处的功能,重症肌无力时表现为颤抖增宽和阻滞。

(三)AchR 抗体滴度测定

对重症肌无力的诊断具有重要的参考价值。80%以上重症肌无力病例的血清中 AchR 抗体浓度明显升高,但眼肌型病例的 AchR 抗体升高不明显,且抗体滴度与临床症状的严重程度不成比例。

(四)胸腺 CT、MRI 或 X 线断层扫描检查

主要是了解有无胸腺增生、肥大或肿瘤。

五、诊断与鉴别诊断

(一)诊断

根据病变主要侵犯骨骼肌、症状的波动性及晨轻暮重特点、服用抗胆碱酯酶药物有效等通常可确诊。可疑病例可通过下述检查确诊:

1.疲劳试验

一般用于病情不严重,尤其是症状不明显者。具体做法有以下几种:①嘱患者用力眨眼30次后,眼裂明显变小。②两臂持续平举后出现上臂下垂,休息后恢复则为阳性。③起蹲10～20次后不能再继续进行。

2.新斯的明试验

新斯的明试验是最常采用的方法。一次性肌内注射新斯的明1.5mg(成人),10～20分钟后症状明显减轻者为阳性。为防止新斯的明不良反应,一般同时注射阿托品0.5mg。

3.依酚氯铵试验

依酚氯铵10mg用注射用水稀释至1mL,静脉注射2mg,观察20秒,如无出汗、唾液增多等不良反应,再给予8mg,1分钟内症状好转为阳性,持续10分钟后又恢复原状。

(二)鉴别诊断

1.Lambert－Eaton 肌无力综合征

为自身免疫性疾病,约2/3伴发癌肿,尤其是燕麦细胞型支气管肺癌。临床表现为四肢近端肌无力,需与重症肌无力鉴别。此患者虽然活动后即感疲劳,但短暂用力收缩后肌力反而增强,而持续收缩后又呈疲劳状态,脑神经支配的肌肉很少受累。另外,约半数患者伴有自主神经症状,如口干、少汗、便秘、阳痿。新斯的明试验可阳性,但不如重症肌无力敏感;神经低频重复刺激时波幅变化不大,但高频重复刺激波幅可高达200%以上;血清 AchR 抗体阴性。

2.肉毒杆菌中毒

临床表现为对称性脑神经损害和骨骼肌瘫痪。但患者多有肉毒杆菌中毒的病史,新斯的明试验或依酚氯铵试验阴性。

3.肌营养不良症

多隐匿起病,症状无波动,病情逐渐加重,肌萎缩明显,抗胆碱能药治疗无效,新斯的明试验阴性。

4.多发性肌炎

表现为四肢近端肌无力,多伴有肌肉压痛,无晨轻暮重的波动现象,病情逐渐进展,血清肌酶明显增高。

六、治疗原则及要点

(一)胸腺治疗

1.胸腺切除

胸腺切除适用于伴有胸腺肥大和高 AchR 抗体效价者;伴胸腺瘤的各型重症肌无力患者;年轻女性全身型 MG 患者;对抗胆碱酯酶药治疗反应不满意者。约 70% 的患者术后症状缓解或治愈。

2.胸腺放射治疗

对不适于做胸腺切除者可行放射治疗。

(二)药物治疗

1.抗胆碱酯酶药物

小剂量服用,逐步加量,以维持日常生活起居为宜。常用药物为溴吡斯的明,成人每次口服 60～120mg,每日 3～4 次;新斯的明:每次口服 15～30mg,每日 3～4 次,可在餐前 30 分钟口服。

2.糖皮质激素

甲泼尼龙 1000mg,静脉滴注,每日 1 次,连用 3～5 天,随后每日减半量,即 500mg、250mg、125mg,继之改口服泼尼松 50mg 并酌情减量;应用地塞米松 10～20mg,静脉滴注,每日 1 次,连用 7～10 天,之后改为口服泼尼松龙 50mg,并逐渐减量;口服泼尼松 60～100mg,症状减轻后,酌情减量。应用激素治疗后,症状明显减轻或消失,依个体差异可酌情减量,直至停止。维持量一般在 5～20mg,应用时间依患者病情不同而异,至少在 1 年以上,个别可长达十余年。

3.免疫抑制剂

免疫抑制剂适用于激素疗效不佳或不能耐受。

(1)硫唑嘌呤:每次口服 50～100mg,每日 1 次,可长期应用。

(2)环磷酰胺:每次口服 50mg,每日 2～3 次。

(3)环孢素 A:口服 6mg/(kg·d),12 个月为一疗程。

4.禁用和慎用药物

氨基糖苷类抗生素、新霉素、多黏菌素、巴龙霉素等可加重神经－肌肉传递障碍;奎宁、奎尼丁等药物可以降低肌膜兴奋性;另外吗啡、地西泮、苯巴比妥、苯妥英钠、普萘洛尔等药物也应禁用或慎用。

(三)免疫球蛋白

0.4g/(kg·d),3～5 日为 1 个疗程,可每月重复 1 个疗程。

(四)血浆置换

通过正常人血浆或血浆代用品置换患者血浆,起效快,但疗效持续时间短,仅维持 1 周至 2 个月,随抗体水平增高而症状复发且不良反应大,仅适用于危象和难治性重症肌无力。

(五)危象处理

常见危象有肌无力危象、胆碱能危象、反拗危象,发生危象时须紧急抢救。

七、护理评估

(一)健康史

1.起病情况

询问起病的时间、方式、病程、肌无力分布特点及肌无力特点。

2.病因与危险因素

了解患者的年龄、性别、有无家族史、起病时有无诱发因素。多数重症肌无力患者初次发病一般没有明显诱因,部分患者或复发患者可先有感染、精神创伤、过度疲劳、妊娠和分娩史。

3.既往病史

询问患者既往的健康状况和过去曾经患过的疾病;有无外伤手术、预防注射、过敏史;询问患者既往是否反复发生过肌无力,是否有胸腺增生和胸腺瘤,重症肌无力 80％以上的患者胸腺不正常,65％胸腺增生,10％～20％患者为胸腺瘤且好发于年龄较大者。

4.生活方式与饮食习惯

注意是否饮食营养摄入不合理或缺乏体育锻炼;是否平时免疫力低,容易感冒;生活是否规律,有无烟酒嗜好。

5.其他

患者的一般状况,如睡眠、二便及营养状况等。

(二)身体状况

1.生命体征

监测体温、脉搏、呼吸、血压是否异常。重点评估患者呼吸型态,防止呼吸肌麻痹而窒息。重症肌无力患者有发生重症肌无力危象的危险。

2.意识状态

评估患者有无意识障碍及呼吸障碍的类型和严重程度。

3.头颈部检查

评估两侧瞳孔的大小是否相等,是否同圆,对光反射是否灵敏;评估视野有无缺损,有无眼球运动受限、眼睑下垂及闭合不全;评估有无饮水呛咳、吞咽困难或咀嚼无力。

4.四肢躯干检查

检查有无肢体运动和感觉障碍;评估肢体无力程度,检查四肢肌力、肌张力及关节活动。

5.神经反射

腱反射是否异常,是否有病理反射。

（三）辅助检查评估

神经肌肉电生理检查有无异常；评估胸腺 CT、MRI 检查有无胸腺增生和肥大，评估实验室检查结果是否异常。

（四）心理－社会评估

评估患者及家属对疾病的病因、病程经过、治疗及预后的了解程度；评估患者的心理反应，对疾病接受程度，对疾病治疗的配合情况；评估家庭人员结构、知识文化程度、经济状况、家庭环境；评估家属对患者的关心程度。

八、护理诊断/问题

（一）自主呼吸受损

与发生肌无力危象有关。

（二）如厕/进食/卫生自理缺陷

与眼外肌麻痹、眼睑下垂或四肢无力、运动障碍有关。

（三）有误吸的危险

与病变侵犯咽、喉部肌肉造成饮水呛咳有关。

（四）知识缺乏

缺乏疾病相关知识。

（五）语言沟通障碍

与口咽肌受累或气管切开等所致构音障碍有关。

九、护理目标

1.患者正常的呼吸功能得到维持。

2.患者的日常生活需要得到满足。

3.患者未发生误吸，无肺部感染发生。

4.患者对疾病了解，能够叙述用药注意事项，并能够主动配合治疗，去除诱因。

5.患者能够采用有效的沟通方式交流。

十、护理措施

（一）一般护理

1.休息与活动

指导患者充分休息，避免疲劳。活动宜选择清晨、休息后或肌无力症状较轻时进行，自我调节活动量，以省力和不感疲劳为原则。

2.生活护理

肌无力症状明显时，应协助患者做好洗漱、进食、个人卫生等生活护理，保持口腔清洁，防止外伤和感染等并发症。

（二）病情观察

密切观察病情，注意呼吸频率、节律与深度的改变，观察有无呼吸困难加重、发绀、咳嗽无力、唾液或喉头分泌物增多等现象；观察患者的意识、瞳孔、血压、脉搏、体温；避免感染、手术、情绪波动、过度紧张等诱发肌无力危象的因素；掌握肌无力危象的表现，随时做好抢救准备。

(三)用药护理

严格遵医嘱给予患者口服药物,避免因服药不当而诱发肌无力危象和胆碱能危象。应用抗胆碱酯酶药物时密切观察有无恶心、呕吐、腹痛、腹泻、出汗、流涎等不良反应;应用糖皮质激素期间要注意观察患者有无消化道出血、骨质疏松、股骨头坏死等并发症,摄入高蛋白、低糖、含钾丰富的饮食,必要时服用抑酸剂、胃黏膜保护剂;应用免疫抑制剂的患者加强其保护性隔离,减少医源性感染。

(四)危象的护理

1.鼓励患者咳嗽和深呼吸,及时吸痰,清除口腔和鼻腔分泌物,遵医嘱给予氧气吸入,备好新斯的明、人工呼吸机等抢救药品和器材,尽快解除危象,必要时配合行气管插管、气管切开和人工辅助呼吸。

2.应用机械通气后,须严格执行气管插管/气管切开的护理常规。

3.依不同类型的危象采用不同处理办法,严格执行用药时间及剂量,配合医生合理使用药物,同时进行对症治疗,尽快解除危象。

(五)心理护理

重症肌无力症状影响患者的正常生活,病程长且易复发,患者往往精神负担重,易出现悲观、恐惧,影响治疗效果。护理人员应对患者做好心理护理,增强患者战胜疾病的信心。耐心解释病情,详细告诉本病的病因、临床过程、治疗效果,让患者积极配合治疗。

此外,告知患者家属给予情感支持,使患者保持良好心态,有助于早日康复。

(六)饮食护理

给予高热量、高蛋白、高维生素,富含钾、钙的软食或半流食,避免干硬和粗糙食物。进食时尽量取坐位,进餐前充分休息或服药15~30分钟后产生药效时进餐,进餐时给患者充足的时间,鼓励患者少量多餐,细嚼慢咽,重症患者可给予鼻饲饮食,必要时遵医嘱给予静脉营养。

(七)康复护理

1.语言康复训练

鼓励患者多与他人交流,并为其准备纸、笔、画板等交流工具,指导患者采用文字形式和肢体语言表达需求。

2.躯体移动障碍

正确摆放肢体功能位并保持,避免由于痉挛产生的异常姿势影响患者的生活质量。注意体位变换、床上运动训练(Bobath握手,桥式运动、关节被动运动)、坐位训练、站立训练、步行训练、平衡共济训练等。

十一、健康指导

(一)疾病知识指导

避免感染、精神创伤、过度疲劳、妊娠、分娩等,以免加重病情,甚至诱发重症肌无力危象。重症肌无力患者一般预后良好,但危象的死亡率较高,特别1~2年内,易发生肌无力危象。

(二)用药指导

介绍所用药物的名称、剂量、常见不良反应等,指导患者遵医嘱正确服用抗胆碱酯酶药物,避免漏服、自行停服和更改药量,防止因用药不足或过量导致危象发生或加重病情。因其他疾病就诊时应主动告知患有本病,以避免误用药物而加重病情。

(三)饮食指导

指导患者掌握正确的进食方法,当咽喉、软腭和舌部肌群受累出现吞咽困难、饮水呛咳时,不能强行服药和进食,以免导致窒息或吸入性肺炎。教会患者和家属自我观察营养状况的方法,出现食物摄入明显减少、体重减轻或消瘦、精神不振、皮肤弹性减退等营养不良表现时,及时就诊。

(四)日常生活指导

生活规律,养成良好的作息习惯;眼肌型重症肌无力的患者注意不要用眼过度,多注意眼睛休息,减少看电视时间;劳逸结合,根据病情选择合适的锻炼方法,但不可操之过急;重症肌无力的患者本身抵抗力差,常因感冒诱发或加重病情,因此生活中注意预防感冒,做好保暖措施,避免加重病情。

十二、护理评价

通过治疗及护理,患者是否:①肌无力危象得到及时救治。②日常生活需要得到满足。③住院期间无呼吸衰竭、吸入性肺炎等并发症发生。④能够说出疾病相关知识及用药注意事项。⑤能够采取有效的沟通方式交流。

第七节 急性脑卒中

急性脑卒中是突然起病的脑血液循环障碍导致猝然发生的暂时或永久的神经功能损害、缺失,居我国三大死因次位。

一、急性脑卒中分类

脑卒中可分为出血性卒中和缺血性卒中两大类。

(一)出血性卒中

出血性卒中是指非外伤性脑实质内或脑表面的出血,包括脑出血和蛛网膜下隙出血,主要病因有高血压、脑血管畸形、脑淀粉样血管病和溶栓、抗凝、瘤卒中等。急性期病死率为30%～40%,在急性脑卒中中最高。

(二)缺血性卒中

缺血性卒中又称为脑梗死,占全部脑卒中的60%～80%,指因脑部血液循环障碍,缺血、缺氧所致的局限性脑组织的缺血性坏死或软化。血管壁病变、血液成分和血流动力学改变是引起脑梗死的主要原因,包括短暂性脑缺血发作(TIA)、脑栓塞、脑血栓形成等。

二、急性脑卒中的临床表现和特点

脑卒中常见的症状为:突然发生一侧肢体(伴或不伴面部)无力、笨拙、沉重或麻木,一侧面部麻木或口角歪斜,说话不清或理解语言困难,双眼向一侧凝视,一侧或双眼视力丧失或模糊,视物旋转或平衡障碍;既往少见的严重头痛、呕吐。上述可症状伴意识障碍或抽搐,也可突然出现神志模糊或昏迷。

(一)出血性卒中

多在动态下急性起病,突发出现局灶性神经功能缺损症状,常伴有头痛、呕吐,可伴有血压增高、意识障碍和脑膜刺激征。

(二)缺血性卒中

多数在静态下急性起病,部分病例在发病前可有 TIA 发作。临床表现决定于梗死灶的大小和部位,主要为局灶性神经功能缺损的症状和体征,如偏瘫、偏身感觉障碍、失语、共济失调等,部分可有头痛、呕吐、昏迷等全脑症状。可出现不同程度的脑功能损伤和并发症的表现。

三、急性脑卒中的治疗原则

(一)出血性卒中的治疗原则

阻止继续出血及稳定出血导致的急性脑功能障碍。治疗要点有:保持安静,防止引起血压、颅内压波动的因素;控制脑水肿、颅内压增高;处理并发症;对有指征者应及时清除血肿、积极降低颅内压、保护血肿周围脑组织。有脑疝危及生命者紧急行去骨板减压术。

(二)缺血性卒中的治疗

脑梗死的治疗实施以分型、分期为核心的个体化治疗。在支持治疗的基础上,可选用改善脑循环、脑保护、抗脑水肿、降颅内压等措施。大、中梗死应积极抗脑水肿、降颅内压,防止脑疝形成。在<6h 的时间窗内有适应证者可行溶栓治疗。

四、护理

(一)护理目标

(1)协助院前急救,保存脑功能,挽救生命。

(2)发现早期症状,提供治疗依据,保障治疗顺利实施。

(3)预防并发症,促进功能恢复,减少致残率。

(4)提高患者及家庭的自护能力。

(二)护理措施

1.院外急救时的护理

监测和维持生命体征。保持呼吸道通畅,解开患者衣领,有假牙者应设法取出,必要时吸痰、清除口腔呕吐物或分泌物。昏迷患者应侧卧位,途中保护患者头部免受振动,在旁适当固定。遵医嘱给予甘露醇和降压、止痉药物,抽搐者预防舌咬伤等意外。必要时吸氧及进行心电监护。途中应提前通知急诊室,做好准备及时抢救。

2.所有急性脑卒中患者

无论病情轻重,都应安置于卒中病房或神经科监护病房。对入院时病情较轻的患者勿麻痹大意,由于再出血、血栓的扩展、复发栓子、病灶周围水肿区的扩展或脑疝等因素,都能使病情恶化、造成危险。

3.严密观察生命体征的变化

动态观察患者神志、瞳孔、体温、肢体活动情况,及早发现潜在问题,为抢救、治疗赢得宝贵时机,减少病死率和致残率。

(1)立即进行心电、血压、呼吸、血氧饱和度监护,观察其变化。出现呼吸、心搏骤停者,立即进行心肺复苏。重症脑卒中死亡原因主要是脑出血和大范围脑梗死引起的颅内压增高,致使脑疝和中枢功能衰竭,若能早期发现,及时处理,可挽救生命。如呼吸次数明显减慢,出现鼾声、叹息、抽泣样呼吸则提示呼吸中枢受到损害,病情危重;病变波及脑干时早期就会出现脉搏、呼吸、血压等异常;血压、脉搏、呼吸也反映了颅内压的改变。颅内压增高时,血压急剧上升,脉搏慢而有力,呼吸深大呈潮式呼吸,意识障碍加重,呕吐频繁,可能为脑疝的前驱症状;血压下降,则可能为延髓功能衰竭。发现异常及时报告医生,并协助抢救,处理。

（2）观察意识:部分急性脑卒中患者存在着不同程度的意识障碍,意识的改变提示病情的轻重,也是判断脑水肿和颅内压高低的指征之一,它的改变多较瞳孔变化早。护士可通过简单的问话、呼唤或刺激(如角膜刺激反射、压眶反射、针刺皮肤疼痛觉),观察患者是否睁眼来判断意识障碍程度。通过对话了解清醒患者的辨识力、记忆力、计算力及抽象思维能力,做出正确估计。

（3）观察瞳孔:急性期护士每15～30min观察瞳孔和眼球运动情况1次。应注意瞳孔的大小、形态、对光反射敏感还是迟钝等,双侧同时进行对比性观察,做好记录,前后对比,对确定损害部位和程度有一定帮助。两侧瞳孔缩小呈针尖样,为桥脑出血的体征;双侧瞳孔不等大提示脑疝的可能;脑缺氧时瞳孔可扩大,如持续扩大,提示预后不良。观察眼球有无向外、内、上凝视,双眼球向外凝视,提示脑干病变。

（4）观察体温:在发病早期可骤然升高至39℃以上,体温分布不均匀,双侧皮肤温度不对称,患者多无寒战。如体温逐渐升高并呈弛张热型,多伴有感染;如持续低热为出血后吸收热的表现;如体温下降或不升,提示病情危重。

（5）观察有无抽搐、强直性痉挛、呕吐、呕血、黑便、躁动等情况。持续导尿,观察尿量情况。

（6）保持呼吸道通畅:对于昏迷的急性脑卒中患者,务必注意保持呼吸道通畅,防止窒息危险。施行气管插管或切开术者,术后加强护理。患者应取侧卧位或头偏向一侧,经常翻身叩背,使呼吸道内分泌物引流通畅。如有呕吐物或痰液阻塞,应及时吸痰,并注意防止舌后坠。

4.休息和体位护理

脑卒中急性期绝对卧床休息,限制活动。尤其是发病后24～48h尽量减少搬动。一般每2h翻身1次,预防局部皮肤受压,翻身动作要轻、稳。因体位改变可导致颅内压一过性升高,高血压脑出血患者,颅内压较高的患者,应相对固定头部,血压平稳后才适当变换体位,取床头抬高15°～30°体位,降低颅内压。颅内压不高的急性缺血性卒中患者保持平卧或侧卧位,头部平放,将枕头撤下,以保证脑部血液供应。

5.发热和亚低温治疗的护理

亚低温主要是指轻、中度低温(28～35℃)。在急性脑卒中早期采用亚低温治疗,能降低脑细胞代谢和耗氧量,有利于减轻脑水肿,促进神经细胞功能的修复。①方法床上垫冰毯,水温10～20℃;头部置冰帽,水温4～10℃,在2～3h内将患者的体温控制在35～36℃,持续降温5～7d。②护理注意事项严密观察体温变化,患者腋下持续留置体温探头,使腋温保持在35～36℃,以利保护脑细胞;注意降温仪的工作运行情况,根据体温及时调整设置温度。掌握降温幅度,出现寒战时适当提高冰毯温度,盖被保暖;避免患者皮肤直接接触冰帽和冰毯,每30min检查1次水温,观察皮肤颜色,以免冻伤;亚低温治疗时严密监测心电、血压、呼吸、脉搏、意识、瞳孔等。低温可使患者的心率减慢,血压降低。体温降低过多易引起心血管功能紊乱,出现心律失常,严重者可因室颤而死亡。如有变化及时报告医生处理;在亚低温治疗结束前,先撤除冰毯,使腋温逐渐自然回升到 36~37℃,连续 3d,再撤除冰帽。

6.药物治疗的护理

(1)静脉滴注甘露醇的护理:甘露醇能降低颅内高压,预防脑疝形成。静脉滴注要根据病情及医嘱按时应用,保证应有的治疗作用。20%的甘露醇 250mL 必须在 30min 内输完,尽量选择较粗的静脉和注射针头或加压静脉滴注、静脉推注。使用甘露醇期间,要经常更换注射部位,避免在同一条静脉多次滴注,以免刺激局部产生疼痛,或引起静脉炎,静脉滴注过程中要经常观察有无渗出,避免甘露醇大量渗出导致组织坏死。由于甘露醇的高渗作用,静脉快速滴注时使血容量突然增加,血压上升,心脏负荷增加。在用药过程中要密切观察心率、脉搏、呼吸、血压等,出现呼吸困难、憋气、烦躁等急性心力衰竭的表现时,立即减慢滴速,通知医生及时处理。

(2)降压治疗的护理:护士必须明确急性脑缺血性卒中时调控血压的目标值。除了高血压脑病、蛛网膜下隙出血、主动脉夹层分离、心力衰竭、肾衰竭等情况外,大多数情况下,除非收缩压>220mmHg 或舒张压>120mmHg 或平均血压>130mmHg,否则不进行降压治疗。使用降压药物治疗时,护士要密切监护血压和神经功能变化,严格按照医嘱的剂量和速度给药,出现血压波动及时通知医生调整药物和剂量。

(3)静脉溶栓治疗的护理:急性脑梗死应用重组组织型纤溶酶原激活物(rt-PA)溶栓治疗,使血管再通复流,挽救半暗带组织,避免形成坏死。溶栓时间窗为 3~6h。

迅速帮助医生完成静脉溶栓前各项准备工作,保障 3h 的最佳时间窗。检查知情同意书是否签字,完善。

密切观察和管理血压。能够开始溶栓治疗的目标血压为收缩压<185mmHg 和(或)舒张压<105~110mmHg。遵照医嘱在给予 rt-PA 前直至应用后的 24h,严密管理血压,动态监护,根据血压水平及时调整降压药物的量和速度。

准确注入溶栓药物。rt-PA 剂量为 0.9mg/kg(最大剂量 90mg),先在 1min 内静脉推注总量的 10%,其余剂量连续静脉滴注,60min 滴完,使用微量泵,确保均匀无误。

动态评估神经功能,用药物过程中每 15min 1 次,随后 6h 内,30min 1 次,此后每 60min 1 次直至 24h。

观察出血并发症。溶栓中,患者出现严重的头痛、急性血压增高、恶心或呕吐、急性呼吸衰竭应注意颅内出血的可能。应立即停用溶栓药物,紧急进行头颅 CT 检查并协助抢救。发现突发的皮下大片瘀斑,创面出血或注射针孔渗血不止,采用压迫止血无效,咳痰带血、咯血,肉眼血尿,呕血,黑便以及出血的全身症状等,立即报告医生。

7.吞咽障碍患者的护理

意识尚清楚能进食的患者给予易消化的半流质饮食和软食,食物温度要适中,以清淡为主,可根据患者的饮食习惯搭配饮食,增加患者食欲,保证热量及营养供给。并发吞咽障碍和昏迷患者 24~48h 内禁食,以静脉补液来维持生命需要。48h 后仍不能进食者,可给予鼻饲饮食。急性脑梗死患者吞咽障碍的发生率为 29%~45%,容易发生营养不良、脱水、误吸,误吸引起的肺炎占肺炎死亡的 1/3。

(1)轻度吞咽障碍,帮助患者取坐位进食,颈部微前屈以减少食物反流及误吸。不能坐起者取半卧位,偏瘫者患侧肩部垫软枕,进食后保持该体位30min,以减少食物向鼻腔逆流和误吸。给予软食、冻状、糊状的碎食,进食时食团的量要小,以一汤匙为适宜,待食物完全下咽后再给下一次。舌肌运动麻痹不能将食物推向咽部时,将食团送至患者的舌根部,引起吞咽反射将食物吞下。面瘫者由健侧喂食,检查口内无残留食物后再送入食物。

(2)重度吞咽障碍时,为满足营养需求,同时防止吸入性肺炎的发生,需留置胃管鼻饲流质食物。为防止鼻饲时发生吸入性肺炎,可延长胃管插入长度,鼻饲时抬高床头,限制每次鼻饲量(150～250mL)和速度(8～10mL/min),防止发生胃潴留。鼻饲过程中注意观察,患者出现恶心、呕吐、呛咳、呼吸困难等,可能发生反流或误吸,应立即停止鼻饲,取右侧卧位,头部放低,清除气道内异物,并抽吸胃内容物,防止进一步反流造成严重后果。

8.排尿及尿路感染并发症的护理

如果无尿潴留,尽量不插尿管,使用自制集尿袋,每次便后清洗会阴部。必须留置导尿时,导尿过程和护理导尿系统严格遵守无菌原则,保持系统密闭,每日更换无菌引流袋,会阴部护理每天1～2次,保持尿道口及周围皮肤清洁。有感染时遵医嘱给予0.2%甲硝唑,每日2次,膀胱冲洗。

9.预防肺部感染并发症的护理

急性脑卒中并发肺部感染是导致死亡的主要原因之一。由于呼吸中枢受抑制,咳嗽反射减弱,吞咽障碍易发生呛咳,误吸,卧床致呼吸道分泌物积聚。

老年患者因体质弱、抵抗力低下等因素,更增加其易感性,导致肺炎而危及生命。具体措施:采取头高侧卧位,头稍后仰,利于口咽部分泌物引流。每1～2h翻身1次,同时配合叩背,刺激咳嗽使痰液排出。意识不清者及时吸出口腔、呼吸道内分泌物防止呛咳、痰液坠积。雾化吸入湿化呼吸道、稀化痰液。气管切开患者加强呼吸道的管理,严格无菌操作,每6h消毒气管内套管1次。必要时根据药敏结果行气管内滴药后及时吸痰。保持口腔清洁,昏迷患者清洁口腔

10.预防皮肤黏膜感染并发症的护理

预防压疮最重要的是避免同一部位长时间受压,每2h翻身1次,骨隆起处要加软垫保护,按摩受压部位改善血液循环。定时全身擦浴,每天至少1次,保持皮肤清洁,保证床铺及皮肤干燥,眼闭合不全者覆盖无菌湿纱布,涂金霉素眼膏,防止感染及眼球干燥。防止口腔黏膜过分干燥,可用湿棉球沾湿口唇及颊黏膜。呕吐后要及时清除口腔异物,用水清洗使口腔清洁。

11.消化道出血并发症的护理

急性脑卒中时的应激,常引起胃肠道黏膜急性糜烂、出血和溃疡,导致上消化道出血。应激性溃疡多发生在急性脑卒中的高峰期,出血量有时较大,不易自止,可迅速导致循环衰竭、脑血管病症状恶化,预后不良。注意观察消化道出血征兆,神志清醒患者出现不同程度的腹胀、恶心、腹部隐痛、肠鸣音活跃、躁动、呃逆、尿量减少等,昏迷或有意识障碍患者突发的血压下降、心率增快、脉搏细数、睑结膜、甲床苍白,即使尚未表现出明显的呕血或黑便,也应考虑为上消化道出血。注意大便颜色及抽出的胃内容物的颜色。发现消化道出血时,密切观察患者意识及生命体征变化,立即报告医生并配合积极抢救。

12.心脏并发症的护理

常规持续心电监护,患者有胸闷、胸痛症状或发现 ST－T 改变、心律失常,及时向医生报告,及时诊断和治疗。

13.并发癫痫的护理

脑卒中后癫痫尤其是并发癫痫持续状态,是临床上一种紧急情况,应立即抢救,中止发作。否则导致昏迷加深、高热、脱水、呼吸循环衰竭,甚至死亡。

护士要重视预见性护理。大脑皮质卒中癫痫发生率最高,蛛网膜下隙出血癫痫率高,脑出血次之,脑梗死最低。对高发患者随时注意有无癫痫症状,发现病情变化及时与医生联系,同时准备好抢救物品及药品。

对癫痫大发作者要保护患者,防止外伤。加保护床栏,垫牙垫,取出活动义齿,防止坠床及舌咬伤,确保患者安全。保持呼吸道通畅,应将患者头偏向一侧,痰多者及时吸痰,防止吸入性肺炎。高热患者予物理降温并配合药物治疗。认真执行医嘱,严格掌握给药剂量和途径。抗癫痫药物剂量大时抑制呼吸,一旦出现应立即配合医生抢救。发作时,观察抽搐的部位、次数、持续时间,间隔时间及发作时对光反射是否存在并详细记录。

14.早期康复护理

对急性脑卒中患者实施早期康复护理干预,目的是防止出现肿胀、肌肉挛缩、关节活动受限等功能恢复的情况,预防并发症,降低致残率,提高患者生活质量。早期床旁康复如患肢保护、动活动等,简单有效,容易掌握,应充分重视。

(1)维持正确的体位摆放和正确的卧姿,保持各关节功能位置,预防关节畸形。

正确的体位即上肢保持肩前伸,伸肘,下肢以保持稍屈髋、屈膝、踝中立位。每次变动体位后,及时将患者肢体置于功能位。

仰卧位时,在患肩后方和膝关节下方各放一软枕,使肩向前、稍外展,伸肘,前壁旋后,手指伸展或握一毛巾卷。腿外侧及足下均放枕相抵,防腿外展、外旋及足下垂、足外翻;健侧卧位时,前屈80°～90°,稍屈肘,前臂旋前,手同上。健侧下肢稍后伸,屈膝。患侧下肢放在健侧前,在其下方放枕,保持屈髋、屈膝,踝中立位;患侧卧位时患肩前伸、前屈,避免受压,其下放软枕,伸肘,前臂旋后,手同上。健侧上肢处于舒适位置即可,患侧下肢稍后伸、屈膝,踝中立位。健侧下肢放在患侧前面,屈髋、膝,其下放软枕。

(2)按摩和被动活动肢体,尤其是瘫痪侧肢体。对瘫痪肌肉揉捏按摩,对拮抗肌予以安抚性的按摩,使其放松。按摩后进行关节各方向的被动活动,先大关节,后小关节。活动范围以正常关节活动度为依据,尽可能活动到位,每次 30min,每天 2 次,幅度由小到大,循序渐进。

(3)出现自主运动后,鼓励患者以自主运动为主,辅以被动运动,以健侧带动患侧,床上翻身和进行患侧运动,每次 30min,每天 2 次。教患者自力翻身,双手交叉前平举,双足撑床,头转向翻身侧,向两侧摆动并翻身。练习坐起,锻炼躯干肌肉,能在床上稳坐后,可让其使两下肢下垂并练习两下肢活动,准备下地站立和步行。开始时由于肌力差需要由医务人员助力使动作完成,但必须以患者的主动运动为主、助力为辅。当肌力达 3 级时,每日应多次练习主动运动,逐渐增加抗阻运动练习,进一步发展肌肉力量,促进功能恢复。

(4)面、舌、唇肌刺激:张口、鼓腮、叩齿、伸舌、舌顶上腭等,冰冻棉签和(或)冰块含服及味觉刺激,鼓励患者与治疗师交流,在治疗期间进行言语矫治。

(5)语言康复训练:运动性失语是脑卒中常见症状,其主要特征为语言的产生困难,说话缓慢、声音失真、有单词遗漏、语言重复、命名异常、朗读困难、并有书写困难。语言康复训练介入越早越好。意识清醒、生命体征基本稳定后即可开始,以达到最大限度的功能恢复。

进行口形及声音训练,教会患者支配控制唇舌发音,先易后难;进行发音肌肉的训练,重点指导患者练习舌及口腔肌肉的协调运动。指导患者尽力将舌向外伸出,然后将舌头从外上到外下、外左,再到外右,由慢到快,每天5～10次,每次练习5～10min。或让患者听命令做口形动作,如鼓腮、吹气、龇牙;口语训练时向其提出简短的问题,说话缓慢清晰,问后给患者一定的时间回答;用直观的方法重新认字、认物,进行理解、识别训练;教会患者用形体语言表达意愿。

(6)心理护理:急性脑卒中患者心理问题突出,对功能恢复非常不利,要高度重视心理康复。患者常存在自卑、抑郁、烦躁、悲观失望、淡漠甚至拒绝交流等情况。护士要重视对患者精神情绪变化的监控,应用语言,体态语言等方法与患者沟通交流,对其进行解释、安慰、鼓励、保证,尽量消除存在的顾虑,增强战胜疾病的信心,使其坚信经过持之以恒的康复训练,身体功能可以得到较好的恢复。抑郁症与焦虑症,均应同时辅以药物治疗及行为治疗。

五、健康教育

(1)指导患者及家属了解脑卒中发病的主要危险因素和诱发因素以及有关预防、治疗等基本知识,积极控制可干预的生理学危险因素(如高血压、糖尿病、高脂血症、心脏病、高半胱氨酸血症等)和行为学危险因素(如吸烟、酗酒、肥胖、抑郁等),预防脑卒中再发。

(2)强调持续康复的意义,出院不是治疗和康复的结束,而是其继续。指导患者进行各期的康复训练,针对患者存在的功能缺陷及障碍,制订站立、步行等计划,使患者早日回归正常的生活,提高生命质量。

(3)让家庭成员充分了解患者的情况,包括功能障碍、心理问题,以便能相互适应,还应使其掌握帮助患者康复的方法,协助患者进行康复训练。

(4)定期复查,一旦出现前驱症状,要及早就诊。

第八节　短暂性脑缺血

短暂性脑缺血发作(TIA)是由于脑动脉狭窄,闭塞或血流动力学异常而导致的短暂性,反复发作性脑局部组织的血液供应不足,使该动脉所支配的脑组织发生缺血性损伤,表现出相应的神经功能障碍。典型的临床表现症状可持续数分钟至数小时,可反复发作,但在24小时内能够完全恢复,不遗留任何后遗症。但有部分可发展为完全性卒中。可分为颈内动脉系统及椎—基底动脉系统TIA。椎—基底动脉系统TIA可发生短暂的意识障碍。

一、病因与发病机制

TIA的病因及发病机制至今尚不安全清楚,目前认为有以下几种学说。

(一)微栓塞学说

发现微栓子的来源部位,即入颅动脉存在粥样硬化斑块及附壁血栓;脑动脉血流具有方向性造成反复出现同一部位 TIA。

(二)脑动脉痉挛学说

脑动脉硬化、管腔狭窄,血流经过时产生的漩涡刺激动脉壁使动脉痉挛,造成短时的缺血。

(三)颈椎学说

椎动脉硬化及横突孔周围骨质增生直接压迫椎动脉,突然过度活动颈部使椎动脉扭曲和受压出现椎基底动脉系统的 TIA;增生的骨质直接刺激颈交感干造成椎基底动脉痉挛。

(四)脑血流动力学障碍学说

在脑动脉粥样硬化、管腔狭窄的基础上,血压突然下降,脑分水岭区的灌注压下降,出现相应的脑缺血表现。

(五)心脏病变学说

心脏产生的栓子不断进入脑动脉导致阻塞或心功能减退导致脑动脉的供血不足。引起 TIA 最常见的心脏病有心瓣膜病、心律失常、心肌梗死等。

(六)血液成分异常学说

红细胞增多症、血小板增多症、骨髓增生性疾病、白血病、避孕药、雌激素、产后、手术后等。

(七)脑动脉壁异常学说

动脉粥样硬化病变、系统性红斑狼疮、脑动脉纤维肌肉发育不良、烟雾病及动脉炎等。

二、临床表现

本病多发于中、老年人,大多伴有高血压、高血脂、心脏病、糖尿病病史。典型特点:发病突然;症状和体征数秒钟达高峰,可持续数分钟至数小时;而且 24 小时内完全恢复;可反复发作,每次发作症状和体征符合脑神经功能定位。

(一)椎基底动脉系统 TIA 临床表现

①复视;②偏盲;③眩晕呕吐;④眼球震颤;⑤声音嘶哑,饮水呛咳,吞咽困难;⑥共济失调,猝倒发作;⑦单侧或双侧口周及舌部麻木,交叉性面部及肢体感觉障碍,单侧或双侧肢体无力及病理反射阳性;⑧一过性遗忘症。

(二)颈内动脉系统的 TIA 临床表现

①大脑中动脉 TIA 最多见,表现为以上肢和面舌瘫为主的对侧肢体无力,病理反射阳性,可有对侧肢体的感觉障碍,对侧偏盲、记忆理解障碍、情感障碍、失用等。在左侧半球者可有失语、失读、失算、失写等。②大脑前动脉 TIA 表现为精神障碍、人格障碍、情感障碍等。③颈内动脉主干发生 TIA 表现除以上症状和体征外,同时还伴同侧眼球失明及对侧上下肢体无力等症状。

三、辅助检查

(一)血生化

高血脂、高血糖。

(二)脑 CT、MRI 检查

一般无明显异常,发作期间可发现片状缺血性改变。

(三)DSA 或 MRA

可有脑动脉粥样硬化斑块、溃疡及狭窄。

(四)颈动脉超声

可见颈动脉狭窄或动脉粥样斑块。

(五)心电图

冠状动脉供血不足。

四、治疗原则

(一)检查

进行系统的病因学检查,制订治疗策略。

(二)抗血小板聚集治疗

肠溶阿司匹林、氯吡格雷、缓释双嘧达莫与阿司匹林复合制剂。

(三)抗凝血治疗

短期内频繁发作,1 天发作 3 次以上或 1 周发作 5 次,或有进展性卒中的可能,尤其是椎基底动脉系统 TIA。药物有肝素钠、双香豆素类药物、低分子肝素等。

(四)他汀类药物

用于动脉粥样硬化引起的短暂性脑缺血发作。

(五)扩容药物

用于低灌注引起的短暂性脑缺血发作。

(六)病因、危险因素、并发症的治疗

针对引起 TIA 的病因如动脉粥样硬化、高脂血症、高血糖、高血压、颈椎病进行相应的治疗。

(七)外科手术治疗

当发现颈动脉粥样硬化狭窄在 70% 以上时,在患者和家属同意下,可考虑行颈动脉内膜剥离术或颈动脉支架置入术。

(八)预后

短暂性脑缺血发作可完全恢复正常,但频繁发作而不积极正规治疗可发生脑梗死。

五、护理

(一)评估

1.健康史

在短暂性脑缺血发作中,男性患病率高于女性,平均发病年龄 55 岁。在急性脑血管病中,短暂性脑缺血发作占 10%。

2.身心状况

对频繁发作的 TIA 患者应密切观察其发作的时间、次数、临床症状等。

(二)护理要点及措施

(1)检查患者感觉障碍侧的肢体活动及皮肤情况。

(2)防止烫伤、扭伤、压伤、撞伤等。

(3)对于患者视觉障碍,特别是偏盲者,病房环境应简洁整齐,物品放置规范,生活用品放在患者视觉范围内(训练时除外)。

(4)发作时应做好肢体功能位的护理。

(5)加强饮食护理,选择营养丰富、软食、团状或糊状食物,保证患者的营养摄入,防止误吸。

(6)根据患者 TIA 发作频次,时间等制订保护措施。发作频繁者限制活动,给予卧床。必要时给予陪护,并向陪护人员讲解预防摔伤的相关知识。

(7)发作时的护理:密切观察发作时的临床表现,有无意识障碍等症状,并立即给予吸氧;发作后检查患者有无摔伤、骨折,必要时行 X 线片、CT 等检查。

(三)健康教育

1.积极治疗基础病

如动脉粥样硬化、高脂血症、高血糖、高血压、颈椎病进行相应的治疗。有针对性地采取措施,尽量减少危险因素的损害。血压控制不可太低,以免影响脑组织供血供氧。

2.做好出院指导

特别是预防再次发作的相关知识,最重要的是向患者宣讲 TIA 发作时的各种临床表现,一旦有症状应立即就诊。

3.药物指导

指导患者正确遵医嘱规律服药,不得擅自增减药物,并注意观察药物的不良反应。当发现皮肤有出血点、牙龈出血等,及时就诊。

4.饮食指导

合理饮食,低盐、低脂、高纤维饮食,增加植物蛋白,单纯不饱和脂肪酸的摄入,多食水果和蔬菜,戒除烟酒等不良嗜好。

5.适当运动

活动中避免劳累,选择适宜运动方式,起坐、转身要慢,防止摔伤。

6.定期复查

定期到医院复查血压、血脂、血糖情况,根据检查情况医师调整药物剂量。

第九节　高血压脑出血

一、概述

脑出血性疾病是指引起脑实质内或脑室内自发性出血的疾病,通常又称脑出血或出血性脑卒中。高血压脑出血的发病原因是脑内小动脉在长期高血压刺激下,发生慢性病变的基础上出现破裂所致。这些小动脉一般是颅内大动脉直接发出的直径 $100\sim200\mu m$ 的穿通血管,包括豆纹动脉、丘脑穿通动脉及基底动脉的脑干穿通支等。微小动脉的慢性病变包括脑内小动脉硬化、脑血管透明脂肪样变性及粟粒状微动脉瘤形成等。此外,脑出血可能和脑梗死合并发作,二者可能互为因果。高血压可以引起脑血管痉挛,脑动脉栓塞导致脑梗死,而脑梗死后可继发梗死灶内的脑血管发生管壁坏死发生脑出血。

二、临床表现

(一)一般临床特点

突然发作的剧烈头痛、呕吐、意识障碍和精神功能缺失。少部分以癫痫发作或大小便失禁为首发症状。

常有对侧偏瘫和偏身感觉障碍,优势半球出血者可有失语。如病程进展快,发生脑疝,会出现肌张力增高,病理征阳性等相应表现。眼底可能有视网膜出血或视盘水肿,瞳孔可不等大,双侧瞳孔缩小或散大。呼吸深大,节律不规则,脉搏徐缓有力,血压升高,体温升高。部分患者可发生急性消化道出血,呕吐咖啡色胃内容物。

(二)按不同的出血部位,脑出血还可能有不同的临床特点

1.基底节出血

脑出血最常见的部位。除头痛呕吐、意识障碍等一般症状外,因为内囊受压或被破坏而表现出"三偏"征象,即对侧偏瘫、偏身感觉障碍和同向偏盲。此外,还可能有双眼向病灶侧凝视。

2.丘脑出血

当血肿较小且局限在丘脑本身时,可出现嗜睡及表情淡漠,对侧偏身感觉障碍;如累及脑干背侧可出现双眼向上凝视.瞳孔大小不等;下丘脑出血会出现高热、昏迷、脉搏加快、血压升高及内环境紊乱等反应。

3.脑干出血

脑桥是脑干出血的常见部位。表现为起病急骤,突发剧烈头痛呕吐,可立即出现意识障碍,甚至迅速陷于深昏迷;针尖样瞳孔常是脑桥出血的特征性改变,尚有四肢瘫、面瘫及双侧锥体束征阳性;脑桥出血还常有中枢性高热和呼吸节律紊乱,预后较差。

4.小脑出血

表现为突发剧烈呕吐、枕部头痛、眩晕及因共济失调而摔倒。查体可能有颈项强直、眼球震颤及构音不清。

如出血量较大时可致颅内压迅速升高,甚至发生急性枕骨大孔疝,出现生命体征紊乱,严重者可迅速死亡。

5.脑叶出血

头痛呕吐、颈项强直。额叶出血,可出现高级活动障碍、精神异常、抽搐发作、对侧偏瘫,优势半球出血有失语;颞叶出血,可出现部分性偏盲、癫痫发作,以及感觉性失语;顶叶出血,出现偏身感觉障碍、失语、失用;枕叶出血,出现对侧视野同向偏盲。

6.脑室出血

临床表现为脑膜刺激症状和脑积液循环阻塞引发的颅内高压症状,以及出血部位脑组织损伤或受压引起的神经功能障碍。

(三)辅助检查

1.实验室检查

血、尿、脑脊液成分异常。血白细胞计数增高、尿蛋白质增高、血尿素氮增高及电解质紊乱。脑脊液常为血性。

2.影像学检查

脑 CT 是快速诊断脑出血最有效的检查手段,除了可以显示血肿本身的大小、形态、出血部位和范围,还可以了解周围脑组织受压的情况,脑水肿的严重程度,以及是否合并脑积水等。

三、治疗原则

对于脑出血患者,视出血程度和患者的全身情况,可分别采取内科治疗和外科手术治疗。

(一)内科治疗

主要以控制血压、降颅压、止血及对症处理为主。

(二)外科治疗

确定手术应对患者的全身情况年龄、意识状态、血肿量、出血部位,以及是否合并脑积水等进行综合评估后决定。手术指征明确应尽早手术。

四、护理评估

了解与现患疾病相关的病史和药物使用史,如高血压病史、脑血管病史等;了解患者是否以急性意识丧失、失语、肢体瘫痪为首发症状;了解发病时间及患者的意识、瞳孔、生命体征、神经系统功能。

五、护理要点及措施

(一)术前护理

(1)按神经外科疾病术前护理常规。

(2)严密观察患者的意识、瞳孔生命体征及神经功能损害程度,遵医嘱给予脱水药、降压药,限制探视人员,保持病房安静及患者的情绪稳定。

(3)有癫痫病史者按癫痫护理常规,同时床旁备好地西泮等急救药品,并做好安全防护措施,以防止自伤、坠床等意外的发生。

(4)肢体偏瘫的患者应尽量避免患侧卧位,患肢摆放功能位,颅内压增高患者呕吐时给予侧卧位或平卧位头偏向一侧,以免引起误吸或窒息。

(5)做好术前准备,如剃头、配血、采血进行血型、凝血检查,准备好吸痰、气管插管、气管切开及各种抢救药,以备急用,严格控制血压,防止再出血。

(二)术后护理

(1)按神经外科术后护理常规及全身麻醉术后护理常规。

(2)严密观察患者意识、瞳孔、生命体征变化及肢体活动情况。

(3)保持呼吸道通畅。及时清除呼吸道分泌物并保持通畅,注意有无呼吸困难、烦躁不安等呼吸道梗阻症状,气管切开或气管插管患者应定时雾化吸入、吸痰,防止管道阻塞及意外脱管。

(4)维持颅内压相对稳定。患者绝对卧床休息,单纯的颅内血肿(血肿腔)引流时,术后患者采取头低脚高位;血肿破入脑室,要将床头抬高 15°～30°,有利于静脉回流,减轻脑水肿。严格遵医嘱使用降压药及脱水药,使血压平稳下降,同时要限制液体的摄入量,避免引起颅内压增高。

(5)防止颅内感染及穿刺点的感染。术后观察切口的渗血、渗液情况,保持切口敷料的清洁、干燥;注意体温变化,若体温持续升高,应及时做腰穿及脑脊液常规、生化、细菌培养等;严格无菌操作。

(三)心理护理

评估患者的心理状态,了解有无不良情绪,对于失语、肢体偏瘫等功能障碍的患者,应加强沟通,安慰患者,指导功能锻炼,使其保持情绪稳定,增强战胜疾病的信心。

六、健康教育

(1)向患者家属宣教一些本病的常识,使其了解治疗的过程,从而取得家属配合,教会患者及家属识别早期出血征象及应急措施。

(2)教会患者及家属血压自我监测方法,减少再出血诱发因素,保持情绪稳定、避免过于激动导致血压增高诱发脑出血。

(3)告知家属要合理饮食,少食胆固醇高的食物,多吃蔬菜、水果及富含粗纤维易消化的食物,保持良好的心态,合理安排生活、戒烟、戒酒。

(5)出院后定期门诊随访,监测血压、血脂等,适当体育活动,如散步、太极拳等。

第十节 痴呆

一、概述

老年痴呆是一组老年期常见的慢性进行性疾病,以记忆力、抽象思维、定向力障碍以及社会功能减退为主要特征。有资料表明,老年痴呆已成为目前威胁人们健康的主要疾病之一。流行病学调查显示 60 岁以上老年痴呆的患病率为 4%～8%,以阿尔茨海默病(简称 AD)和血管性痴呆(简称 VD)为主,在全部老年痴呆中,AD 占 50% 左右。据初步估计,在 2000 年全世界约有 1200 万老年痴呆患者。据调查,我国老年痴呆患者约有 310 万。老年痴呆患者认知与日常生活能力逐渐下降,目前尚缺乏特异的治疗手段。多数老年痴呆患者在家庭中接受照顾,这些因素不仅影响着老年痴呆患者的生活质量,同时也增加了照顾者的负担。因此,延缓老年痴呆病情进展,提高患者生活质量、减轻照顾者负担成为老年痴呆护理研究的重要内容。有资料显示综合认知技巧纠正方案显示了正向结果。认知训练则是对老年性痴呆患者维持认知功能,使其病情相对稳定的方法之一,有助于减缓老年痴呆病情进展,促进患者发挥最大潜能,同时有利于行为及精神症状管理,进而提高患者生活质量。

二、老年痴呆的认知训练评定

对痴呆患者的评定需要对患者精神状态进行全面检查,包括意识状态、一般行为表现、情感和人格、语言功能、视觉功能、记忆功能、认知功能、思想内容等。痴呆患者智能下降时常常伴有情感障碍、人格变化、行为异常、社交及日常生活能力下降,故在观察评定时应对患者的全貌加以全面检查,这很重要。

一般从痴呆诊断价值来分,痴呆检测量表分为痴呆筛查量表和痴呆诊断量表。筛查时一般采用简易精神状态检查表(MMSE)。此表适用于老年人认知功能障碍的简便筛查,具有简便易行,实用有效、有助于标准化等特点。为进一步诊断,可采用韦氏成人智力量表,包括两方面的检测:言语测验和操作测验。

评定得出的分值为粗分,根据粗分与量表分转换表,可以得出各自的量表分值。言语分(VS)+操作分(PS)=总分值(FS)。根据"总量表分的等值 IQ 表"可以查到相应年龄的言语智商(VIQ),操作智商(PIQ)和总智商,言语智商(VIQ),操作智商(PIQ)的分值若相差 10 以上有意义。此测验的优点是可以比较所测验的各种能力,以研究各能力的损伤情况,同时因为它采取标准分和离差智商,所得的测验结果比较准确和客观。

三、老年痴呆患者认知训练的模式

首先组织患者及照顾者进行训练前的教育;其次对患者进行认知功能评估,制订个体化的训练目标、训练计划;然后将计划实施;最后进行效果的评定。

(一)训练前的教育和评估

训练之前将老年痴呆患者和家属分组,讲解训练的特点、注意事项、训练方法和内容,总体达到目的是老年痴呆病和家属增加训练的依从性。训练前,先对患者做出评估,以评定他们的疾病程度及清楚了解他们的功能问题,把患者适当分组,以及为患者选择合适的训练内容,制订有关计划。

(二)认知训练方法和内容

成立专门老年痴呆认知训练小组,均由经过专业培训的护士承担,共同制订患者训练及照顾者支持方案;学生志愿者 4~5 人/次,协助老年痴呆患者管理,预防走失。干预方法包括患者认知训练及照顾者支持。

1.老年痴呆患者干预具体内容及方法

老年痴呆患者认知训练原则基于患者现存能力,同时激发其潜在能力。患者及照顾者在益智训练室同步接受患者认知训练及照顾者支持的方案,每次 1 次/周,共 3 个月;之后 1 次/月,共 3 个月;最后每 2 个月 1 次,共 3 个月。持续时间为 1 年。每次干预时间为 1.3~2 小时/次。时间分配:开始 20 分钟,专业训练者评估患者在家训练及家庭作业情况,并向照顾者教授训练项目及注意事项;之后患者专业指导训练及照顾者支持小组分别进行,各 45~60 分钟;结束前 30 分钟,患者集中训练,专业训练者向照顾者交待此次患者训练情况,家庭作业以及回家训练项目,并做训练总结。内容包括记忆力、注意力、计算力、定向力、抽象思维、推理解决问题能力、综合训练、日常生活训练、集体项目、娱乐活动等集中开发训练题材如计算题、删节字母、走迷宫、撕纸、图形识别、看图命名、拼图、钓鱼、手工制作、飞镖、各种游戏、手指操、健身操等 200 多种项目;每个项目均有操作说明,注意事项及适合程度。根据老年痴呆患者痴呆程度不同制订具体目标,选择各自的项目。①轻度痴呆患者训练目标:维持现有的生活能力;通过数字广度和回忆训练可提高短时记忆的保持时间;通过计算力、定向力及学习新知识能力的训练,改善患者的认知障碍;棋牌训练、回忆训练、视觉记忆、听觉记忆、彩色积木排列、问题状况的处理、迷路后怎么办、从一般到特殊的推理、做预算、练习书法、编织、绘画等,鼓励患者坚持自己的业余爱好。②中度痴呆患者训练目标:维持现有的生活能力,通过穿衣、刷牙、上厕所等操作程序训练,患者能够基本维持正常的日常生活;通过记忆训练,对自己的个人信息基本可以回忆，且时间顺序基本正确；能够对时间及空间进行基本正确的定向；能对事物进行分类；选择难度较低项目，全面改善认知状况，并鼓励患者坚持自己的业余爱好。

老年痴呆患者训练分专业指导训练和集中干预。①专业指导训练将轻、中度患者分组进行。轻度 2~3 例为一组，中度 2 例为一组，专业训练者一对一训练 30 分钟；而后每组进行竞争性游戏，15 分钟。②集中干预主要是参与集体活动项目，如患者相互认识、飞镖、各种球类游戏、手指操、健身操等约 30 分钟，利用轻度患者现存能力在某种程度上可指导中度患者。

老年痴呆患者训练时间：1 次/周，共 3 个月；前 1 个月了解患者基本认知情况及其潜力；第 2 个月制订出患者个体化训练方案；第 3 个月使患者形成训练习惯并使之坚持。之后 1 次/月，共 3 个月；每 2 个月 1 次，共 3 个月，巩固训练方案，并指导照顾者在家对患者坚持认知训练。

2.照顾者干预的具体内容及方法

照顾者支持原则基于照顾者需求进行有针对性支持，包括痴呆相关知识讲解，利用痴呆训练手册，强化痴呆疾病知识及照顾技巧，如理解患者患病后的感受、如何与患者交流、行为管理、照顾技巧及应对方法等；照顾者本身压力来源及症状表现、如何减轻压力等。同时照顾者之间讨论照顾患者经验或感受，以及存在的问题、干预训练效果等。

照顾者支持干预包括三方面：

（1）在老年痴呆患者训练开始及结束，与训练者一起，评估患者在家训练及家庭作业情况，了解患者训练情况、训练项目及注意事项；并制订患者家庭作业以及回家训练项目。

（2）在每次支持小组中，研究者将疾病知识，照顾者支持与患者训练有机结合，提高照顾技巧，减轻照顾负担。每次 40~60 分钟，前 20 分钟，让每个照顾者叙述患者的主要问题、照顾困难以及自己感到的压力情况；之后 20~40 分钟，研究者以照顾者问题为框架，与照顾者共同讨论并提供主要处理方法。要求照顾者根据患者的特点，制订每天，每周及每月计划；并强化患者自我照顾能力，患者生活具有规律性，每天固定时间训练及活动，至少 1 小时/次，2 次/日；同时结合患者兴趣及爱好，将训练融于日常生活之中。

（3）开设专门电话热线，解答照顾者的相关问题；每周固定时间主动了解照顾者及患者在家训练情况。

照顾者支持小组时间：1 次/周，共 3 个月。前 1 个月了解照顾者及患者基本情况及照顾中存在问题为主，以主题方式重点讲解疾病的知识，提高对患者疾病状态的认识，并强化患者自我照顾能力，同时介绍照顾老年痴呆患者的原则方法与技巧；第 2 个月结合患者个体情况，协助制订出患者个体化训练方案，并学会处理患者训练中及照顾问题，以及照顾过程中如何减轻心理负担；第 3 个月使照顾者培养患者形成训练习惯并使之坚持，发现患者存在的潜力并提高照顾技巧；之后 1 次/月，共 3 个月；每 2 个月 1 次，共 3 个月。目的是强化老年痴呆患者病情不断下降的特点及处理方法，巩固患者训练方案及自我照顾能力，并指导照顾者在家对患者坚持认知训练。

（三）训练的维持

要及时向患者家属及其照料者传授有关的技术，以利于患者继续训练，正确的训练维持的时间越长，对患者的康复越有利。在认知训练过程中，与患者建立良好的信任关系，了解他们的智能退化程度、需求和个人身体功能状况,以及制订适合个体的活动计划。训练时对患者要采取积极和鼓励的态度,并创造亲切而具有支持力的氛围,以增加患者的投入感。训练应注意患者的需求和能力,使训练充满吸引力。

第十一节　脑梗死

脑梗死(CI)又称缺血性脑卒中,包括脑血栓形成、腔隙性脑梗死和脑栓塞等,是指因脑部血液循环障碍,缺血、缺氧所致的局限性脑组织的缺血性坏死或软化。好发于中老年人,多见于 50～60 岁以上的动脉硬化者,且患者多伴有高血压、冠心病或糖尿病;男性稍多于女性。通常有前驱症状,如头晕、头痛等,部分患者发病前曾有 TIA 史,常见表现如失语、偏瘫、偏身感觉障碍等。临床上根据部位不同可分为前循环梗死,后循环梗死和腔隙性梗死。

一、专科护理

(一)护理要点

急性期加强病情观察(昏迷患者使用格拉斯哥昏迷量表评定),防治脑疝;低盐低脂饮食,根据洼田饮水试验的结果,3 分以上的患者考虑给予鼻饲,鼻饲时防止食物反流引起窒息;偏瘫患者保持肢体功能位,定时协助更换体位,防止压疮,活动时注意安全,生命体征平稳者早期康复介入;失语患者进行语言康复训练要循序渐进,持之以恒。

(二)主要护理问题

1.躯体活动障碍

与偏瘫或平衡能力下降有关。

2.吞咽障碍

与意识障碍或延髓麻痹有关。

3.语言沟通障碍

与大脑语言中枢功能受损有关。

4.有废用综合征的危险

与意识障碍、偏瘫所致长期卧床有关。

(三)护理措施

1.一般护理

(1)生活护理:卧位(强调急性期平卧,头高足低位,头部抬高 15°～30°)、皮肤护理、压疮预防、个人卫生处置等。

(2)安全护理:病房安装护栏、扶手、呼叫器等设施;床、地面、运动场所尽量创造无障碍环境;患者使用安全性高的手杖、衣服、鞋;制订合理的运动计划,注意安全,避免疲劳。

(3)饮食护理:鼓励进食,少量多餐;选择软饭,半流质或糊状食物,避免粗糙、干硬、辛辣等刺激性食物;保持进餐环境安静,减少进餐时的干扰因素;提供充足的进餐时间;掌握正确的进食方法(如吃饭或饮水时抬高床头,尽量端坐,头稍前倾);洼田饮水试验 2～3 分的患者不能使用吸管吸水,一旦发生误吸,迅速清理呼吸道,保持呼吸道通畅;洼田饮水试验4~5分的患者给予静脉营养支持或鼻饲,做好留置胃管的护理。根据护理经验,建议脑梗死患者尽量保证每日6~8瓶(3000~4000mL)的进水量,可有效地帮助改善循环,补充血容量,防止脱水。

2.用药护理

(1)脱水药:保证用药的时间、剂量、速度准确,注意观察患者的反应及皮肤颜色,弹性的变化,保证充足的水分摄入,准确记录24小时出入量,注意监测肾功能、离子。

(2)溶栓抗凝药:严格遵医嘱剂量给药,监测生命体征、观察有无皮肤及消化道出血倾向;观察有无并发颅内出血和栓子脱落引起的小栓塞。

(3)扩血管药尤其是应用尼莫地平等钙通道阻滞剂时,滴速应慢,同时监测血压变化。

(4)使用低分子右旋糖酐改善微循环治疗时,可出现发热,皮疹甚至过敏性休克,应密切观察。目前临床不常用。

3.心理护理

重视患者精神情绪的变化,提高对抑郁、焦虑状态的认识,及时发现患者的心理问题,进行针对性护理(解释、安慰、鼓励、保证等),以消除患者的思想顾虑,稳定情绪,增强战胜疾病的信心。

4.康复护理

(1)躯体康复

1)早期康复干预:重视患侧刺激、保持良好的肢体位置、注意体位变换、床上运动训练(Bobath握手、桥式运动、关节被动运动、起坐训练)。

2)恢复期功能训练。

3)综合康复治疗:合理选用针灸、理疗、按摩等辅助治疗。

(2)语言训练

1)沟通方法指导:提问简单的问题,借助卡片、笔、本、图片、表情或手势沟通,安静的语言交流环境、关心、体贴、缓慢、耐心等。

2)语言康复训练:肌群运动、发音、复述、命名训练等,遵循由少到多,由易到难,由简单到复杂的原则,循序渐进。

二、健康指导

(一)疾病知识指导

1.概念

脑梗死是因脑部的血液循环障碍导致的缺血、缺氧所引起的脑组织坏死和软化,它包括脑血栓形成、腔隙性脑梗死(腔梗)和脑栓塞等。

2.形成的主要原因

年龄(多见于50~60岁以上)、性别(男性稍多于女性)、脑动脉粥样硬化、高血压、高脂血症、糖尿病、脑动脉炎、血液高凝状态、家族史等;脑栓塞形成的主要原因有风湿性心脏病、二尖瓣狭窄并发心房颤动、血管粥样硬化斑块、脓栓、脂肪栓子、异物栓子等。

3.主要症状

脑血栓形成常伴有头晕、头痛、恶心、呕吐的前驱症状,部分患者曾有短暂性脑供血不全,发病时多在安静休息中,应尽快就诊,以及时恢复血液供应,早期溶栓一般在发病后的 6 小时之内;脑栓塞起病急,多在活动中发病。

4.常见表现

脑血栓形成常表现为头晕、头痛、恶心、言语笨拙、失语、肢体瘫痪、感觉减退、饮水或进食呛咳、意识不清等;脑栓塞常表现为意识不清、失语、抽搐、偏瘫、偏盲(一侧眼睛看不清或看不见)等。

5.常用检查项目

凝血常规、血常规、血糖、血脂、血液流变学、同型半胱氨酸等血液检查以及 CT 检查、MRI 检查、DSA、TCD。

6.治疗

在急性期进行个体化治疗(如溶栓、抗凝、降纤),此外酌情给予改善脑循环、脑保护、抗脑水肿、降颅内压、调整血压、血糖、血脂、控制并发症、康复治疗等。脑栓塞治疗与脑血栓形成有相同之处,此外需治疗原发病。

7.预后

脑血栓形成在急性期病死率为 5%～15%,存活者中 50% 留有后遗症,脑栓塞 10%～20% 的患者 10 日内再次栓塞,再次栓塞病死率高,2/3 患者遗留不同程度的神经功能缺损。

(二)康复指导

1.康复的开始时间一般在患者意识清楚、生命体征平稳、病情不再发展后 48 小时即可进行。

2.康复护理的具体内容如下,要请专业的康复医师进行训练。

(1)躯体康复

1)早期康复干预:重视患侧刺激、保持良好的肢体位置、注意体位变换、床上运动训练(Bobath 握手、桥式运动、关节被动运动、起坐训练)

2)恢复期功能训练。

3)综合康复治疗:合理选用针灸、理疗、按摩等辅助治疗。

(2)语言训练

1)沟通方法指导:提问简单的问题,借助卡片、笔、本、图片表情或手势沟通,安静的语言交流环境、关心、体贴、缓慢、耐心等。

2)语言康复训练:肌群运动、发音、复述、命名训练等,遵循由少到多、由易到难、由简单到复杂的原则,循序渐进。

3.康复训练所需时间较长,需要循序渐进,树立信心,持之以恒,不要急功近利和半途而废。家属要关心体贴患者,给予生活照顾和精神支持,鼓励患者坚持锻炼。康复过程中加强安全防范,防止意外发生。

4.对于康复过程中的疑问请询问医生或康复师。

(三)饮食指导

合理进食,选择高蛋白、低盐、低脂、低热的清淡食物、改变不良的饮食习惯,如油炸食品、烧烤等,多食新鲜蔬菜水果,避免粗糙、干硬、辛辣等刺激性食物,避免过度食用动物内脏、动物油类,每日食盐量不超过 6g。

洼田饮水试验 2～3 分者,可头偏向一侧,喂食速度慢,避免交谈,防止呛咳、窒息的发生;洼田饮水试验 4～5 分者,遵医嘱给予鼻饲饮食,密切防止食物反流引起窒息。

增加粗纤维食物摄入,如芹菜,韭菜,适量增加进水量,顺时针按摩腹部,减少便秘发生。患者数天未排便或排便不畅,可使用缓泻剂,诱导排便。

(四)用药指导

(1)应用溶栓抗凝降纤类药物的患者应注意有无胃肠道反应、柏油样便、牙龈出血等出血倾向。为保障用药安全,在使用溶栓、抗凝、降纤等药物时需采集凝血常规,患者应予以配合。

(2)口服药按时服用,不要根据自己感受减药、加药,忘记服药或在下次服药时补上忘记的药量会导致病情波动;不能擅自停药,需按照医生医嘱(口服药手册)进行减量或停药。

(3)静脉输液的过程中不要随意调节滴速,如有疑惑需询问护士。

(五)日常生活指导

(1)患者需要安静,舒适的环境,保持平和、稳定的情绪,避免各种不良情绪影响。改变不良的生活方式,如熬夜、赌博等,适当运动,合理休息和娱乐,多参加有益的社会活动,做力所能及的工作及家务。

(2)患者起床、起坐、低头等体位变化时动作要缓慢,转头不宜过猛过急,洗澡时间不能过长,外出时有人陪伴,防止意外发生。

(3)气候变化时注意保暖,防止感冒。

(4)戒烟、限酒。

(六)预防复发

(1)遵医嘱正确用药,如降压、降脂、降糖、抗凝药物等。

(2)出现头晕、头痛、一侧肢体麻木无力、口齿不清或进食呛咳、发热、外伤等症状时及时就诊。

(3)定期复诊,动态了解血压、血脂、血糖和心脏功能,预防并发症和复发。

第十二节　面神经炎

面神经炎又称 Bell 麻痹,系面神经在茎乳孔以上面神经管内段的急性非化脓性炎症。

一、病因

病因不明,一般认为面部受冷风吹袭、病毒感染、自主神经功能紊乱造成面部神经的营养微血管痉挛,引起局部组织缺血、缺氧所致。近年来也有认为可能是一种免疫反应。膝状神经节综合征则系带状疱疹病毒感染,使膝状神经节及面神经发生炎症所致。

二、临床表现

无年龄和性别差异,多为单侧,偶见双侧,多为格林-巴利综合征。发病与季节无关,通常急性起病,数小时至 3 天达到高峰。病前 1～3 天患侧乳突区可有疼痛。同侧额纹消失,眼裂增大,闭眼时,眼睑闭合不全,眼球向外上方转动并露出白色巩膜,称 Bell 现象。病侧鼻唇沟变浅,口角下垂。不能作嘬嘴和吹口哨动作,鼓腮时病侧口角漏气,食物常滞留于齿颊之间。

若病变波及鼓索神经,尚可有同侧舌前 2/3 味觉减退或消失。镫骨肌支以上部位受累时,出现同侧听觉过敏。膝状神经节受累时除面瘫、味觉障碍和听觉过敏外,还有同侧唾液、泪腺分泌障碍,耳内及耳后疼痛,外耳道及耳郭部位带状疱疹,称膝状神经节综合征。一般预后良好,通常于起病 1～2 周后开始恢复,2～3 个月内痊愈。发病时伴有乳突疼痛、老年、患有糖尿病和动脉硬化者预后差。可遗有面肌痉挛或面肌抽搐。可根据肌电图检查及面神经传导功能测定判断面神经受损的程度和预后。

三、诊断与鉴别诊断

根据急性起病的周围性面瘫即可诊断。但需与以下疾病鉴别。

格林-巴利综合征:可有周围面瘫,多为双侧性,并伴有对称性肢体瘫痪和脑脊液蛋白—细胞分离。中耳炎迷路炎乳突炎等并发的耳源性面神经麻痹,以及腮腺炎肿瘤下颌化脓性淋巴结炎等所致者多有原发病的特殊症状及病史。

颅后窝肿瘤或脑膜炎引起的周围性面瘫:起病较慢,且有原发病及其他脑神经受损表现。

四、治疗

(一)急性期治疗

以改善局部血液循环,消除面神经的炎症和水肿为主,如系带状疱疹所致的 Hunt 综合征,可口服阿昔洛韦 5mg/(kg・d),每日 3 次,连服 7～10 天。①类固醇皮质激素:泼尼松(20～30mg)每日 1 次,口服,连续 7～10 天。②改善微循环,减轻水肿:706 羧甲淀粉(羟乙基淀粉)或低分子右旋糖酐 250～500mL,静脉滴注每日 1 次,连续 7～10 天,亦可加用脱水利尿药。③神经营养代谢药物的应用:维生素 B_1 50～100mg,维生素 B_{12} 500μg,胞磷胆碱 250mg,辅酶 Q_{10} 5～10mg 等,肌内注射,每日 1 次。④理疗:茎乳孔附近超短波透热疗法,红外线照射。

(二)恢复期治疗

以促进神经功能恢复为主。①口服维生素 B_1、维生素 B_{12} 各 1 至 2 片,每日 3 次;地巴唑 10～20mg,每日 3 次。亦可用加兰他敏 2.5～5mg,肌内注射,每日 1 次。②中药,针灸,理疗。③采用眼罩,滴眼药水,涂眼药膏等方法保护暴露的角膜。④病后 2 年仍不恢复者,可考虑行神经移植治疗。

五、护理

(一)一般护理

(1)病后两周内应注意休息,减少外出。

(2)本病一般预后良好,约 80% 患者可在 3～6 周内痊愈,因此应向患者说明病情,使其积极配合治疗,解除心理压力,尤其年轻患者,应保持健康心态。

(3)给予易消化、高热能的半流饮食,保证机体足够营养代谢,增加身体抵抗力。

(二)观察要点

面神经炎是神经科常见病之一,在护理观察中主要注意以下两方面的鉴别。

1.分清面瘫属中枢性还是周围性瘫痪

中枢性面瘫系由对侧皮质延髓束受损引起,故只产生对侧下部面肌瘫痪,表现为鼻唇沟浅、口角下坠、露齿、鼓腮、吹口哨时出现肌肉瘫痪,而皱额、闭眼仍正常或稍差,哭笑等情感运动时,面肌仍能收缩。周围性面瘫所有表情肌均瘫痪,不论随意或情感活动,肌肉均无收缩。

2.正确判断患病一侧

面肌挛缩时病侧鼻唇沟加深,眼裂缩小,易误认健侧为病侧,如让患者露齿时可见挛缩侧面肌不收缩,而健侧面肌收缩正常。

(三)保护暴露的角膜及防止结膜炎

由于患者不能闭眼,因此必须注意眼的清洁卫生。①外出必须戴眼罩,避免尘沙进入眼内;②每日抗生素眼药水滴眼,入睡前用眼药膏,以防止角膜炎或暴露性角结膜炎;③擦拭眼泪的正确方法如下向上,以防止加重外翻;④注意用眼卫生,养成良好习惯,不能用脏手、脏手帕擦泪。

(四)保持口腔清洁防止牙周炎

由于患侧面肌瘫痪,进食时食物残渣常停留于患侧颊齿间,故应注意口腔卫生。①经常漱口,必要时使用消毒漱口液;②正确使用刷牙方法,应采用"短横法或竖转动法"两种方法,以去除菌斑及食物残片;③牙齿的邻面与间隙容易堆积菌斑而发生牙周炎,可用牙线紧贴牙齿颈部,然后在邻面作上下移动,每个牙齿4～6次,直至刮净;④牙龈乳头萎缩和齿间空隙大的情况下可用牙签沿着牙龈的形态线平行插入,不宜垂直插入,以免影响美观和功能。

(五)家庭护理

1.注意面部保暖

夏天避免在窗下睡觉,冬天迎风乘车要戴口罩,在野外作业时注意面部及耳后的保护。耳后及病侧面部给予温热敷。

2.平时加强身体锻炼

增强抗风寒侵袭的能力,积极治疗其他炎性疾病。

3.瘫痪面肌锻炼

因面肌瘫痪后常松弛无力,患者自己可对着镜用手掌贴于瘫痪的面肌上做环形按摩,每日3～4次,每次15分钟,以促进血液循环,并可减轻患者面肌受健侧的过度牵拉。当神经功能开始恢复时,鼓励患者练习病侧的各单个面肌的随意运动,以促进瘫痪肌的早日康复。

第十三节　癫痫

一、定义

(一)癫痫

癫痫是一组由不同病因所引起,脑部神经元过度同步化,且常具有自限性的异常放电所导致的综合征,以发作性、短暂性、重复性及通常为刻板性的中枢神经系统功能失常为特征。

(二)痫性发作

为大脑神经元的一次不正常的过度放电,并包括高度同步的一些行为上的改变。

(三)急性发作

由于大脑结构出现损害或代谢障碍,或急性全身性的代谢紊乱而引起的痫性发作,例如低血糖、酒精中毒等可能引起易感个体痫性发作。

二、病因

癫痫的病因复杂,是获得性和遗传性因素等多因素共同作用的结果。目前根据病因分为三类,即症状性特发性(遗传性)和隐源性。病因与年龄有明显的关系。在新生儿期病因主要为感染、代谢异常(如维生素 B_6 依赖、低血糖、低钙血症)、出生时缺氧、颅内出血,脑部发育异常;婴儿或年龄小的儿童的病因主要为热性惊厥、遗传代谢性或发育异常性疾病、原发性/遗传性综合征、感染、发育异常、退行性变化;儿童和青春期年轻人主要病因为海马硬化、原发性/遗传性综合征、退行性疾病。发育异常、创伤、肿瘤;成年人最常见的病因为创伤、肿瘤、脑血管病、先天性代谢病、酒精/药物、海马硬化、感染、多发性硬化、退行性疾病;老年人的主要病因为脑血管病、酒精/药物、肿瘤、创伤、退行性变化(如痴呆病)。

三、发病机制

尚不完全清楚,一些重要的发病环节已为人类所知。

四、分类

(一)癫痫发作的分类

1981 年国际抗癫痫联盟关于癫痫发作的分类参照两个标准:①发作起源于一侧或双侧脑部。②发作时有无意识丧失。

1.部分性(局灶性、局限性)发作

(1)单纯部分性发作

①运动症状发作。

②躯体感觉或特殊感觉症状性发作。

③有自主神经症状的发作。

④有精神症状的发作。

(2)复杂部分性发作

①单纯部分性发作起病,继而意识丧失。

②发作开始就有意识丧失。

(3)部分性发作进展至继发全身发作

①单纯部分性发作继发全身发作。

②复杂部分性发作继发全身发作。

③单纯部分性发作进展成复杂部分性发作,然后继发全身发作。

2.全身(全面)发作

(1)失神发作

①典型失神发作。

②不典型失神发作。

(2)肌阵挛发作。

(3)阵挛性发作。

(4)强直发作。

(5)强直阵挛发作。

(6)失张力发作。

3.不能分类的癫痫发作。

(二)癫痫和癫痫综合征的分类

1.与部位有关的癫痫(局部性、局灶性、部分性)

(1)与发病年龄有关的特发性癫痫

①具有中央颞区棘波的良性儿童期癫痫。

②具有枕区发放的良性儿童期癫痫。

③原发性阅读性癫痫。

(2)症状性

①儿童慢性进行性局限型癫痫状态。

②有特殊促发方式的癫痫综合征。

③颞叶癫痫。

④额叶癫痫。

⑤枕叶癫痫。

⑥顶叶癫痫。

(3)隐源性:通过发作类型、临床特征、病因学以及解剖学定位

2.全身型癫痫和癫痫综合征

(1)与年龄有关的特发性全面性癫痫

①良性家族性新生儿惊厥。

②良性新生儿惊厥。

③良性婴儿阵挛性癫痫。

④儿童失神发作。

⑤青少年失神发作。

⑥青少年肌阵挛性癫痫。

⑦觉醒时全身强直阵挛发作的癫痫。

⑧其他全身性特发性癫痫。

⑨特殊活动诱导的癫痫。

(2)隐源性或症状性癫痫

West 综合征(婴儿痉挛)。

①Lennox—Gastaut 综合征。

②肌阵挛—起立不能性癫痫。

③肌阵挛失神发作性癫痫。

④症状性全身性癫痫。

（3）无特殊病因

①早发性肌阵挛性脑病。

②伴爆发抑制的早发性婴儿癫痫性脑病。

③其他症状性全身性发作。

（4）特殊性综合征

其他疾病状态下的癫痫发作

3.不能确定为局灶性或全身性的癫痫或癫痫综合征

（1）有全身性和部分性发作的癫痫

①新生儿癫痫。

②婴儿重症肌阵挛性癫痫。

③慢波睡眠中伴有连续性棘慢波的癫痫。

④获得性癫痫性失语。

⑤其他不能确定的发作。

（2）没有明确的全身或局灶特征的癫痫

4.特殊综合征

①热性惊厥。

②孤立单次发作或孤立性单次癫痫状态。

③由酒精、药物、子痫、非酮症高血糖等因素引起急性代谢或中毒情况下出现的发作。

五、癫痫发作的临床表现

癫痫发作的共同特征：发作性、短暂性、重复性、刻板性。不同类型癫痫发作的特点分述如下。

（一）部分性发作

此类发作起始时的临床表现和脑电图均提示发作起源于大脑皮质的局灶性放电，根据有无意识改变和继发全身性发作又分为以下几类。

1.单纯部分性发作

起病于任何年龄，发作时患者意识始终存在，异常放电限于局部皮质内，发作时的临床表现取决于异常放电的部位，分为以下 4 类。

（1）部分运动性发作：皮质运动区病灶诱发的局灶性运动性癫痫表现为身体相应部位的强直和阵挛。痫性放电按人体运动区的分布顺序扩展时称 Jackson 发作，多起始于拇指和示指、口角或趾和足。阵挛从起始部位逐渐扩大，可以扩展至一侧肢体或半身，但不扩展至全身。神志始终清楚。发作过后可有一过性发作的肢体瘫痪，称 Todd 瘫痪，可持续数分钟至数日。病灶位于辅助运动区时，发作表现为头或躯体转向病灶的对侧、一侧上肢外展伴双眼注视外展的上肢。

（2）部分感觉（体觉性发作或特殊感觉）性发作：不同感觉中枢的痫性病灶可诱发相应的临床表现，如针刺感、麻木感、视幻觉、听幻觉、嗅幻觉、眩晕、异味觉等。

（3）自主神经性发作：包括上腹部不适感、呕吐、面色苍白、潮红、竖毛、瞳孔散大、尿失禁等。

(4)精神性发作:表现为情感障碍、错觉、结构性幻觉、识别障碍、记忆障碍等。

2.复杂部分性发作

起病于任何年龄,但青少年多见。痫性放电通常起源于颞叶内侧或额叶,也可起源于其他部位。发作时有意识障碍,发作期脑电图有单侧或双侧不同步的病灶。常见以下类型:

(1)单纯部分性发作开始,继而意识障碍。

(2)自动症:系在癫痫发作过程中或发作后意识蒙眬状态下出现的协调的、相适应的不自主动作,事后往往不能回忆。自动症可表现为进食样自动症、模仿样自动症、手势样自动症、词语性自动症、走动性自动症、假自主运动性自动症和性自动症等。

(3)仅有意识障碍。

(4)意识障碍伴有自动症。发作后常有疲惫、头昏、嗜睡,甚至定向力不全等。

3.部分性发作进展为继发全面性发作

可表现为全身强直-阵挛、强直或阵挛,发作时脑电图为部分性发作迅速泛化成为两侧半球全面性发放。单纯部分性发作可发展为复杂部分性发作,单纯或复杂部分性发作也可进展为全面性发作。

(二)全面性发作

全面性发作的临床表现和脑电图都提示双侧大脑半球同时受累,临床表现多样,多伴有意识障碍并可能是首发症状,分为 6 类。

1.全面性强直-阵挛发作(GTCS)

是最常见的发作类型之一,以意识丧失和全身对称性抽搐为特征,伴自主神经功能障碍。大多数发作前无先兆,部分患者可有历时极短含糊不清或难以描述的先兆。其后进入:①强直期,患者突然出现肌肉的强直性收缩,影响到呼吸肌时发生喘鸣、尖叫、面色青紫,可出现舌咬伤、尿失禁,持续 10~30 秒进入阵挛期。②阵挛期,表现为一张一弛的阵挛惊厥性运动,呼吸深而慢,口吐白沫,全身大汗淋漓,持续 30 秒至数分钟。③阵挛后期,阵挛期之末出现深呼吸,所有肌肉松弛。整个发作过程持续 5~10 分钟,部分患者进入深睡状态。清醒后常感到头昏、头痛和疲乏无力。发作间期脑电图半数以上有多棘慢复合波、棘慢复合波或尖慢复合波。发作前瞬间脑电活动表现为波幅下降,呈抑制状态,强直期呈双侧性高波幅棘波爆发,阵挛期为双侧性棘波爆发与慢波交替出现,发作后为低波幅不规则慢波。

2.强直性发作

多见于弥散性脑损害的儿童,睡眠中发作较多。表现为全身或部分肌肉的强直性收缩,往往使肢体固定于某种紧张的位置,伴意识丧失、面部青紫、呼吸暂停、瞳孔散大等。发作持续数秒至数十秒。发作间期脑电图可有多棘慢复合波或棘慢复合波,发作时为广泛性快活动或 10~25Hz 棘波,其前后可有尖慢复合波。

3.阵挛性发作

几乎都发生于婴幼儿,以重复性阵挛性抽动伴意识丧失为特征,持续 1 至数分钟。发作间期脑电图可有多棘慢复合波或棘慢复合波,发作时为 10~15Hz 棘波或棘慢复合波。

4.肌阵挛发作

发生于任何年龄。表现为突发短促的震颤样肌收缩,可对称性累及全身,可突然倒地,也可能限于某个肌群,轻者仅表现为头突然前倾。单独或成簇出现,刚入睡或清晨欲醒时发作频繁。发作间期脑电图呈现双侧同步的3～4Hz多棘慢复合波或棘慢复合波,发作时可见广泛性棘波或多棘慢复合波。

5.失神发作

分为典型失神和非典型失神发作。

(1)典型失神发作:儿童期起病,预后较好,有明显的自愈倾向。表现为突然发生和突然终止的意识丧失,同时中断正在进行的活动。有时也可伴有自动症或轻微阵挛,一般只有几秒钟。发作后即刻清醒,继续发作前活动,每日可发作数次至数百次。脑电图在发作期和发作间期均可在正常的背景上出现双侧同步对称的3Hz棘慢复合波。

(2)非典型失神发作:多见于有弥散性脑损害的患儿,常合并智力减退,预后较差,发作和终止均较典型者缓慢,肌张力改变明显。发作期和发作间期脑电图表现为不规则、双侧不对称、不同步的棘慢复合波。

6.失张力发作

多见于发育障碍性疾病和弥散性脑损害,儿童期发病。表现为部分或全身肌肉张力突然丧失,出现垂颈、张口、肢体下垂、跌倒发作或猝倒等。持续数秒至1分钟。可与强直性、非典型失神发作交替出现。发作间期脑电图为多棘慢复合波,发作时表现为多棘慢复合波、低电压、快活动脑电图。

六、常见癫痫及癫痫综合征的临床表现

(一)与部位有关的癫痫

1.与发病年龄有关的特发性癫痫

(1)具有中央—颞区棘波的良性儿童性癫痫:好发于2～13岁,有显著的年龄依赖性,多于16岁前停止发作。男女比例为1.5∶1。发作与睡眠关系密切,大约75%的患儿只在睡眠时发生。多表现为部分性发作,出现口部、咽部、一侧面部的阵挛性抽搐,偶尔可以涉及同侧上肢,有时会发展为全面强直—阵挛发作,特别是在睡眠中。一般体格检查、神经系统检查及智力发育均正常。脑电图显示中央颞区单个或成簇出现的尖波或棘波,可仅局限于中颞部或中央区,也可向周围扩散。异常放电与睡眠密切相关,睡眠期异常放电明显增多。

(2)具有枕区放电的良性儿童癫痫:好发年龄1～14岁,4～5岁为发病高峰。发作期主要表现为视觉异常和运动症状。一般首先表现为视觉异常,如一过性视力丧失、视野暗点、偏盲、幻视等。视觉异常之后或同时可出现一系列的运动症状,如半侧阵挛、复杂部分发作伴自动症、全身强直阵挛发作。发作后常常伴有头痛和呕吐,约30%的患者表现为剧烈的偏侧头痛。17%还伴有恶心、呕吐。发作频率不等,清醒和睡眠时都有发作。一般体格检查、神经系统检查及智力发育均正常。典型发作间期脑电图表现为背景正常,枕区出现高波幅的双相棘波。棘波位于枕区或后颞,单侧或双侧性。

(3)原发性阅读性癫痫:由阅读引起,没有自发性发作的癫痫综合征。临床表现为阅读时出现下颌痉挛,常伴有手臂的痉挛,如继续阅读则会出现全身强直—阵挛发作。

2.症状性癫痫

(1)颞叶癫痫:主要发生在青少年,起病年龄为10～20岁,62%的患者在15岁以前起病。

发作类型有多种,主要包括单纯部分性发作、复杂部分性发作以及继发全身性发作。发作先兆常见,如上腹部感觉异常、似曾相识、嗅觉异常、幻视、自主神经症状等。复杂部分性发作多表现为愣神,各种自动症如咀嚼、发音、重复动作以及复杂的动作等。发作间期脑电图正常或表现为一侧或双侧颞区尖波/棘波、尖慢波/棘慢波慢波。蝶骨电极或长程监测可以提高脑电图阳性率。

(2)额叶癫痫:发作形式表现为单纯性或复杂性部分性发作,常伴有继发全身性发作。丛集性发作,每次发作时间短暂,刻板性突出,强直或姿势性发作及下肢双侧复杂的运动性自动症明显,易出现癫痫持续状态。发作间期脑电图可显示正常、背景不对称、额区尖波/棘波、尖慢波/棘慢波、慢波。

(3)枕叶癫痫:发作形式主要为伴有视觉异常的单纯性发作,伴有或不伴有继发全身性发作。复杂部分性发作是因为发放扩散到枕叶以外的区域所致。视觉异常表现为发作性盲点、偏盲、黑矇、闪光、火花、光幻视及复视等,也可出现知觉性错觉,如视物大小的变化或距离变化以及视物变形;非视觉性症状表现为眼和头强直性或阵挛性向病灶对侧或同侧转动,有时只有眼球转动,眼睑抽动或强迫性眼睑闭合。可见眼震。发作间期脑电图表现为枕部背景活动异常,如一侧性 α 波波幅降低、阙如或枕部尖波/棘波。

(4)顶叶癫痫:发作形式为单纯部分性发作,伴有或不伴有继发全身性发作。通常有明显主观感觉异常症状。少数有烧灼样疼痛感。

(5)儿童慢性进行性局限型癫痫状态:表现为持续数小时、数天,甚至数年的,仅影响身体某部分的节律性肌阵挛。脑电图表现为中央区局灶性棘慢波,但无特异性。

(6)有特殊促发方式的癫痫综合征:指发作前始终存在环境或内在因素所促发的癫痫。有些癫痫发作由特殊感觉或知觉所促发(反射性癫痫),也可由高级脑功能的整合(如记忆或模式认知)所促发。

(二)全身型癫痫和癫痫综合征

1.与发病年龄有关的特发性癫痫

(1)良性家族性新生儿惊厥:发病通常在出生后 2～3 天。男女发病率大致相当。惊厥形式以阵挛为主,有时呈强直性发作,也可表现为呼吸暂停,持续时间一般不超过 3 分钟,起病开始日内发作频繁,以后发作减少,有些病例的散在发作持续数周。发作期脑电图可见快波、棘波。发作间期脑电图检查正常。部分有病例局灶性或多灶性异常。

(2)良性新生儿惊厥:常在出生后 3～4 天发生,男孩多于女孩。惊厥形式以阵挛为主,可从一侧开始,然后发展到另一侧,很少为全身四肢同时阵挛,发作持续时间为 1～3 分钟。发作频繁。1/3 患儿出现呼吸暂停。惊厥开始时神经系统检查正常,惊厥持续状态时可出现昏睡状态及肌张力低下。60%病例发作间期脑电图可见交替出现的尖样 θ 波,部分可显示局灶性异常。发作期 EEG 可见有规律的棘波或慢波。

(3)良性婴儿肌阵挛癫痫:病前精神运动发育正常。发病年龄为出生后 4 个月至 3 岁,男孩多见。部分患者有热性惊厥史或惊厥家族史。发作表现为全身性粗大肌阵挛抽动,可引起上肢屈曲,如累及下肢可出现跌倒。发作 1～3 秒。发作主要表现在清醒时,无其他类型的发作。脑电图背景活动正常,发作间期脑电图正常或有短暂的全导棘慢波、多棘慢波爆发,发作期全导棘慢波或多棘慢波爆发。

(4)儿童失神发作:发病年龄 3～10 岁,发病高峰年龄为 6～7 岁,男女之比约为 2∶3。发作形式为典型的失神发作。表现为突然意识丧失,但不跌倒,精神活动中断,正在进行的活动停止。两眼凝视前方,持续数秒钟,绝大多数在 30 秒以内,很少超过 45 秒。随之意识恢复。发作频繁,每天数次至数百次。临床表现可分为简单失神和复杂失神两种。简单失神发作仅有上述表现的患儿约占 10%。复杂失神发作占大多数,表现为失神发作同时可伴有其他形式的发作,常见为轻微阵挛、失张力、自动症、自主神经的症状。患儿智力发育正常,神经系统检查无明显异常。脑电图表现为正常背景上双侧同步的 3Hz 的棘慢波综合。光和过度换气可诱发发作。

(5)青少年期失神发作:在青春期或青春期前开始发作,无性别差异。发作形式为典型的失神发作,但其他临床表现与儿童失神癫痫不同。约 80% 伴有强直-阵挛发作。大部分患者在醒后不久发生。15%～20% 的病例伴有肌阵挛发作。发作频率明显少于儿童失神发作。智力发育正常。脑电图背景正常,发作期和发作间期显示 3Hz 弥散性棘慢波综合。

(6)青少年肌阵挛性癫痫:发病年龄主要集中在 8～22 岁,平均发病年龄为 15 岁,发病无性别差异。发作形式以肌阵挛为主。约 30% 的患者发展为强直-阵挛、阵挛-强直-阵挛和失神发作。发作常出现在夜间、凌晨或打盹后。最早的症状往往是醒后不久即出现肌阵挛或起床不久手中所拿的物品突然不自主地掉落。85% 的患儿在起病数月或数年后出现全面性强直-阵挛发作,10%～15% 的患儿有失神发作。患者神经系统发育及智能均正常,神经影像学检查正常。一般不能自行缓解,亦无进行性恶化。发作期脑电图表现为广泛、快速、对称的多棘慢波,随后继发少数慢波。发作间期脑电图可有快速、广泛、不规则的棘慢波放电,睡眠剥夺、闪光刺激等可诱发发作。

(7)觉醒时全身强直阵挛发作的癫痫:起病于 10～20 岁,主要于醒后不久发作,第 2 个发作高峰为傍晚休息时间,绝大部分以全身强直阵挛发作为唯一发作形式。剥夺睡眠和其他外界因素可激发发作。常有遗传因素。

(8)其他全身性特发性癫痫:指其他自发性癫痫,如不属于上述综合征之一,可归于本项内。

(9)特殊活动诱导的癫痫:包括反射性癫痫及其他非特异因素(不眠、戒酒药物戒断、过度换气)诱发的癫痫。

2.隐源性或症状性癫痫

(1)West 综合征(婴儿痉挛):是一类病因不同、几乎只见于婴儿期的、有特异性脑电图表现且抗癫痫药物治疗效果不理想的癫痫综合征。由特异性三联征组成:婴儿痉挛、精神运动发育迟滞及 EEG 高度节律失调。85%～90% 的患儿在出生后 1 年内发病,发病高峰为 6～8 个月。发病性别无显著差异。痉挛可为屈曲性、伸展性和混合性三种形式。

(2)Lennox-Gastaut 综合征:特发性 LGS 无明确病因。症状性 LGS 的病因主要包括:围生期脑损伤、颅内感染、脑发育不良、结节性硬化、代谢性疾病等。LGS 的主要特点包括:起病年龄早,多在 4 岁前发病,1～2 岁最多见;发作形式多样,可表现为强直发作、肌阵挛发作、不典型失神发作、失张力发作和全身强直-阵挛性发作等多种发作类型并存;发作非常频繁;

常伴有智力发育障碍。脑电图表现为背景活动异常、慢棘慢波复合（<3Hz）。

（3）肌阵挛—猝倒性癫痫：常有遗传因素。起病年龄为 6 个月至 6 岁，发病高峰年龄为 3～4 岁。发作形式多样，常见轴性肌阵挛发作，以头、躯干为主，表现为突然、快速地用力点头、向前弯腰，同时两臂上举。有时在肌阵挛后出现肌张力丧失，表现为屈膝、跌倒、不能站立。发病前智力发育正常，发病后有智力减退。脑电图早期有 4～7Hz 节律，余正常，以后可有不规则快棘慢综合波或多棘慢波综合波。

（4）肌阵挛失神发作性癫痫：起病年龄 2～12.5 岁，发病高峰年龄为 7 岁，男性略多于女性。发作类型以失神发作和肌阵挛发作为主。表现为失神发作伴双侧节律性肌阵挛性抽动，发作持续时间较失神发作长，为 10～60 秒。约一半患儿在发病前即有不同程度的智力低下，但无其他神经系统的异常发现。脑电图上可见双侧同步对称、节律性的 3Hz 棘慢复合波，类似失神发作。

3.症状性全身性癫痫及癫痫综合征

包括无特殊病因的早期肌阵挛性癫痫性脑病、伴爆发抑制的早发性婴儿癫痫性脑病，其他症状性全身性癫痫和有特殊病因的癫痫。

（1）早发性肌阵挛性脑病：出生后 3 个月内（多在 1 个月内）起病，男女发病率大致相当。病前无脑发育异常。初期为非连续性的单发肌阵挛（全身性或部分性），然后为怪异的部分性发作，大量的肌阵挛或强直阵挛。脑电图特征为"爆发—抑制"，随年龄增长可逐渐进展为高度节律失调。家族性病例常见，提示与先天代谢异常有关。

（2）伴爆发抑制的早发性婴儿癫痫性脑病：又称大田原综合征。新生儿及婴儿早期起病，半数以上发病在 1 个月以内，男女发病率无明显差异。发作形式以强直痉挛为主。常表现为"角弓反张"姿势，极度低头、肢伸向前、身体绷紧。发作极为频繁。伴有严重的精神运动障碍，常在 4～6 个月时进展为婴儿痉挛。脑电图呈周期性爆发抑制波形是本病的特点，但并非本病所特有。

（三）不能分类的癫痫

1.新生儿癫痫

由于新生儿的特点，癫痫发作的临床表现常容易被忽略。发作包括眼水平性偏斜、伴或不伴阵挛、眼睑眨动或颤动、吸吮、咂嘴及其他颊—唇—口动作、游泳或踏足动作，偶尔为呼吸暂停发作。新生儿发作还见于肢体的强直性伸展、多灶性阵挛性发作、局灶性阵挛性发作。脑电图表现为爆发抑制性活动。

2.婴儿重症肌阵挛性癫痫

起病年龄 1 岁以内，病因不清。发作形式以肌阵挛为主。早期为发热诱发长时间的全身性或一侧性惊厥发作，常被误诊为婴儿惊厥。1～4 岁以后渐出现无热惊厥。易发生癫痫持续状态。进行性精神运动发育倒退，特别是语言发育迟缓。60%的患儿有共济失调，20%的患儿有轻度的锥体束征。脑电图表现为广泛性棘慢波、多棘慢波。

3.慢波睡眠中伴有连续性棘慢波的癫痫

本型癫痫由各种发作类型联合而成。在睡眠中有部分性或全身性发作，当觉醒时为不典型失神，不出现强直发作。特征脑电图表现为在慢波睡眠相中持续的弥散性棘慢波。

4.获得性癫痫性失语

又称 Landau-Kleffner 综合征(LKS),主要特点为获得性失语和脑电图异常。本病的病因尚未明确,发病年龄为 18 个月至 13 岁,约 90%在 2～8 岁起病。男性发病略高于女性。发病前患儿语言功能正常。失语表现为能听到别人说话的声音,但不能理解语言的意义,逐渐发展为不能用语言进行交流,甚至完全不能表达,患儿已有的书写或阅读功能也逐渐丧失。失语的发展过程有 3 种类型:突发性失语,症状时轻时重,最终可以恢复;失语进行性发展,最终导致不可恢复的失语;临床逐渐出现失语,病情缓慢进展,失语恢复的情况不尽一致。80%的患者合并有癫痫发作。约一半患者以癫痫为首发症状,而另一半以失语为首发症状。癫痫的发作形式包括部分运动性发作、复杂部分性发作、全面性强直-痉发作,失张力发作或不典型发作。清醒和睡眠时均有发作。发作的频率不等。70%的患儿有精神行为异常,表现为多动、注意力不集中、抑郁、暴躁、智力减退、易激动和破坏性行为,有些患儿可表现为孤独症样动作。发作间期清醒脑电图背景活动多正常,异常脑电活动可见于单侧或双侧颞区单个或成簇的棘波、尖波或 1.5～2.5 Hz 的棘慢波综合。睡眠时异常放电明显增多,阳性率几乎 100%。有时异常放电呈弥散性分布。

(四)特殊癫痫综合征

热性惊厥:指初次发作在 1 个月至 6 岁,在上呼吸道感染或其他感染性疾病的初期,当体温在 38℃以上时突然出现的惊厥,排除颅内感染或其他导致惊厥的器质性或代谢性异常。有明显的遗传倾向。发病与年龄有明显的依赖性,首次发作多见于 6 个月至 3 岁。

七、癫痫的诊断思路

(一)确定是否为癫痫

1.病史

癫痫有两个重要特征,即发作性和重复性。发作性是指突然发生,突然停止;重复性是指在一次发作后,间隔一定时间后会有第二次乃至更多次相同的发作。癫痫患者就诊时间多在发作间歇期,体格检查多正常,因此诊断主要根据病史。但患者发作时常有意识丧失,难以自述病情,只能依靠目睹患者发作的亲属及其他在场人员描述,经常不够准确。医生如能目睹患者的发作,对诊断有决定性的作用。

2.脑电图检查

脑电图的痫性放电是癫痫的一个重要特征,也是诊断癫痫的主要证据之一。某些形式的电活动对癫痫的诊断具有特殊的意义。与任何其他检查一样,脑电图检查也有其局限性,对临床表现为痫性发作的患者,脑电图检查正常不能排除癫痫,脑电图出现癫痫波形,而临床无癫痫发作的患者也不能诊断癫痫,只能说明其存在危险因素。目前脑电图检查主要有:常规脑电图检查、携带式脑电图检查及视频脑电图监测。视频脑电图监测的临床应用,提高了癫痫诊断的阳性率。

(二)明确癫痫发作的类型或癫痫综合征

不同类型的癫痫治疗方法亦不同,发作类型诊断错误可能导致药物治疗的失败。

(三)确定病因

脑部 MRI、CT 检查可确定脑结构性异常或损害。

八、癫痫的治疗

(一)药物治疗

首先明确癫痫诊断,然后根据脑电图(EEG)、神经影像学检查进一步确诊、确定发作类型及可能属于哪种癫痫综合征,最后确定病因,尤其对首次发作者。应注意已知的与癫痫相关的可逆性代谢异常状态,如低、高血钠症,低、高血糖症,低血钙等;某些疾病,如高血压脑病脑炎、颅内占位等;药物撤退或中毒,如酒精、巴比妥类等。一般情况下,首次发作后暂不进行药物治疗,通常推荐有计划的随诊。有多次(两次或两次以上)发作,其发作间隔≥24小时,应开始有规律运用抗癫痫药物治疗。用药前应向患者及其家属说明癫痫治疗的长期性、药物的毒不良反应和生活中的注意事项。依从性是应用抗癫痫药物成败的关键因素之一。

根据发作类型选择抗癫痫药物(AEDS),部分性发作选择卡马西平(CBZ)和苯妥英钠(PHT),其次为丙戊酸钠(VPA)、奥卡西平(OXC)、氨己烯酸(VGB)、苯巴比妥(PB)、扑痫酮(PMD)、拉莫三嗪(LTG)、加巴喷丁(GBP)、托吡酯(TPM);全身性发作时,选用VPA。症状性癫痫选用CBZ或PHT;Lennox-Gastaut综合征选用氯硝西泮和VPA;婴儿痉挛选用ACTH、VPA和硝西泮。失神发作首选乙琥胺(ESM),但在我国首选为VPA,其次为LTG、氯硝安定。肌阵挛发作首选VPA,其次为LTG、氯硝西泮。原发性GTCS首选VPA、CBZ、PHT。

1.治疗原则

精简用药种类,坚持单药治疗。约80%的癫痫患者单药治疗有效,且比药物合用不良反应少;无药物相互作用;依从性比药物合用好;费用相对较少。所有新诊断的癫痫患者只要可能都应选用单药治疗。

2.联合用药原则

如单药治疗确实无效,可考虑在一种有效或效差的AEDS基础上加第2种AEDS。其一般原则是:

①尽量不选择化学结构或作用机制相似的药物,如PB+PMD、PHT+CBZ。

②药物之间相互作用大的一般不搭配,如PHT+CBZ(均为肝酶诱导剂)。

③毒副反应相同或可能产生特殊反应者不宜搭配,如PBC+CBZ(加重嗜睡)。坚持长期规则用药,AEDS控制发作后必须坚持长期服用的原则,除非出现严重不良反应,否则不宜随意减量或停药,以免诱发癫痫状态。

3.个体化治疗方案

每例患者应根据不同的发作类型和癫痫综合征年龄、个体特殊情况(如妊娠、肝肾功能损害患者),从小剂量(小儿按千克体重)开始逐渐加量,观察临床反应,参考血药浓度,个体化调整维持剂量的大小。进行药物监测可提高药物的有效性和安全性,当有相互作用的药物联用时、癫痫发作控制不理想时、有药物中毒的迹象或症状出现时及加药或改变剂量后近2周时都应检查血药浓度。

4.疗程与增减药、停药原则

增药适当快,减药一定要慢。有缓慢减药(1～2年)与快速减药(1.5～9个月)两种方式。据资料统计,两种方式减药后癫痫复发的危险性无差异。但对有耐药性的药物如PB要慢减,一种药停完后再停另一种药。

5.停药的条件

当癫痫患者用药≥2年无发作、24小时脑电图无痫样放电时可考虑停药;一般需要5~12个月的时间完全停用。停药前应再次检查脑电图及药物血浓度。如停药后复发,需重新治疗,复发后用药应持续3~5年再考虑停药,甚至有可能要终生服药。

目前有许多新的AEDS运用于临床,最常见的有托吡酯(妥泰,TPM)、加巴喷丁(GBP)、拉莫三嗪(LTG)、氨己烯酸(VGB)、唑尼沙胺(ZNS)、非尔氨酯(FBM)、替加平(TGB)、乐凡替拉西坦(LEV)、米拉醋胺、卤加比、氟苯桂嗪(氟桂利嗪)、司替戊醇等。新的AEDS可用于添加治疗和单一治疗,但基于目前临床应用有限、新药价格昂贵,一般多作为添加药物治疗顽固性癫痫,作为单一治疗的临床应用有待进一步总结经验。

(二)迷走神经刺激治疗

近年来国外有学者采用间断迷走神经刺激辅助治疗癫痫,控制癫痫发作能取得一定疗效。临床实验研究表明,迷走神经刺激疗法可使发作减少75%,高频率刺激优于低频率刺激。迷走神经刺激后常见的不良反应有声音嘶哑、轻咳、咽痛、感觉异常等,但治疗结束后,上述不良反应消失。迷走神经刺激疗法对心肺功能无明显影响,对难治性癫痫治疗是一种安全有效的新办法。

(三)手术治疗

目前癫痫的治疗尽管有神经外科手术、立体定向放射、生物反馈技术等方法,但控制癫病主要还是药物治疗。癫痫患者经过正规的抗癫痫药物治疗,最终仍有15%~20%成为难治性癫痫,这部分癫痫采用内科的药物治疗是无法控制发作的,因而应考虑外科手术治疗。但是,难治性癫痫的手术是否成功,关键在于手术前定位是否准确,应采用多种检查,但主要是电生理检查。一般头皮脑电图不能准确定位,必须做硬膜下电极或深部电极配合Video监测,监测到患者的临床发作,仔细分析发作前瞬间、发作中以及发作后脑电图变化才能准确定出引起癫痫发作的病灶。MRI、MRC(磁共振波谱)可起到重要辅助作用。此外,SPECT、PET对癫痫病灶定位有重要价值,但并非绝对特异,对癫痫病灶定位一定要多方检查、综合分析,避免失误。

目前癫痫的手术治疗主要有以下几种:①大脑半球切除术。②局部脑叶和多个脑叶切除术。③颞叶切除术。④胼胝体切开术。⑤立体定向术。

九、癫痫的护理

(一)主要护理诊断及医护合作性问题

1.清理呼吸道无效

与癫痫发作时意识丧失有关。

2.生活自理缺陷

与癫痫发作时意识丧失有关。

3.知识缺乏

缺乏长期正确服药的知识。

4.有受伤的危险

与癫痫发作时意识突然丧失、全身抽搐有关。

5.有窒息的危险

与癫痫发作时喉头痉挛、意识丧失、气道分泌物增多误入气管有关。

6.潜在并发症

脑水肿、酸中毒、水电解质失衡。

(二)护理目标

(1)患者呼吸道通畅。

(2)未发生外伤、窒息等并发症。

(3)患者的生活需要得到满足。

(4)对疾病的过程、预后、预防有一定了解。

(三)护理措施

1.一般护理

保持环境安静,避免过劳、便秘、睡眠不足、感情冲动及强光刺激等;适当参加体力和脑力活动,劳逸结合,做力所能及的工作,间歇期可下床活动,出现先兆即刻卧床休息;癫痫发作时应有专人护理,并加以防护,以免坠床及碰伤,切勿用力按压患者的肢体以免骨折。

2.饮食护理

给予清淡饮食,避免过饱,戒烟、酒。因发作频繁不能进食者给予鼻饲流质。

3.症状护理

当患者正处在意识丧失和全身抽搐时,首先应采取保护性措施,防止发生意外,而不是先给药。

(1)防止外伤:迅速使患者就地躺下,用厚纱布包裹的压舌板或筷子、纱布、手绢等置于上、下臼间以防咬伤舌头及颊部;癫痫发作时切勿用力按压抽搐的肢体,以免造成骨折及脱臼。抽搐停止前,护理人员应守护在床边观察患者是否意识恢复,有无疲乏、头痛等。

(2)防止窒息:患者应取头低侧卧位,下颌稍向前,解开衣领和腰带,取下活动性假牙,及时吸出痰液。必要时托起下颌,将舌用舌钳拉出,以防舌后坠引起呼吸道阻塞。不可强行喂食、喂水,以免误入气管窒息或致肺内感染。

4.用药护理

根据癫痫发作的类型遵医嘱用药,切不可突然停药、间断、不规则服药,注意观察用药疗效和不良反应。

5.癫痫持续状态护理

严密观察病情变化,一旦发生癫痫持续状态,应立即采取相应的抢救措施。

(1)立即按医嘱地西泮 10~20mg 缓慢静脉推注,速度每分钟不超过 2mg,用药中密切观察呼吸、心律、血压的变化,如出现呼吸变浅、昏迷加深、血压下降,应暂停注射。

(2)保持病室环境安静,避免外界各种刺激,应设专人守护,床周加设护栏以保护患者免受外伤。护理人员的所有操作动作要轻柔,尽量集中。

(3)严密观察病情变化,做好生命体征、意识、瞳孔等的监测,及时发现并处理高热、周围循环衰竭、脑水肿等严重并发症。

(4)连续抽搐者应控制入液量,按医嘱快速静脉滴注脱水剂,并给氧气吸入,以防缺氧导致脑水肿。

(5)保持呼吸道通畅和口腔清洁,防止继发感染。

6.心理护理

癫痫患者常因反复发作、长期服药而精神负担加重,感到生气、焦虑、无能为力。护理人员应了解患者的心理状态,有针对性地提供帮助。避免采取强制性措施等损害患者自尊心的行为。鼓励患者正确认识疾病,克服自卑心理,努力消除诱发因素,以乐观心态接受治疗。鼓励家属、亲友向患者表达不嫌弃和关爱的情感,解除患者的精神负担,增强其自信心。

7.健康指导

(1)避免诱发因素:向患者及家属介绍本病基本知识及发作时家庭紧急护理方法。避免诱发因素如过度疲劳、睡眠不足、便秘、感情冲动、受凉感冒、饥饿过饱等,反射性癫痫还应避免突然的声光刺激、惊吓、外耳道刺激等因素。

(2)合理饮食:保持良好的饮食习惯,以清淡且营养丰富的饮食为宜,不宜辛辣、过咸,避免饥饿或过饱,戒烟酒。

(3)适当活动:鼓励患者参加有益的社交活动,适当参与体力和脑力活动,做力所能及的工作,注意劳逸结合,保持乐观情绪。

(4)注意安全:避免单独行动,禁止参与危险性的工作和活动,如攀高、游泳、驾驶车辆、带电作业等;随身携带简要病情诊疗卡,注明姓名、地址、病史、联系电话等,以备发作时取得联系,便于抢救。

(5)用药指导:应向患者及家属说明遵守用药原则的重要性,要坚持长期、规律服药,不得突然停药、减药、漏服药等。注意药物不良反应,一旦发现立即就医。

(四)护理评价

患者的基本生活需要得到满足,能够避免诱因,有效地预防发作,积极配合治疗。未发生并发症。

第十四节　脑脓肿

化脓性细菌侵入脑组织引起化脓性炎症,并形成局限性脓肿称为脑脓肿,属脑实质内的感染性占位病变。

一、临床表现

(一)全身感染症状

在细菌侵入颅内阶段大多数患者有全身不适、皮疹、发热、头痛、呕吐等急性脑炎或脑膜炎表现。当脓肿包膜形成以后,患者体温大多正常或低热,而颅内压增高或脑压迫症状逐渐加重。脑脓肿进入局限阶段,临床上可有潜伏期,在潜伏期内患者可有头痛、消瘦、疲倦、记忆力减退,表情淡漠或反应迟钝等症状。

(二)颅内压增高症状

随着脑脓肿包膜的形成和增大,出现颅内压增高,患者再度伴有不同程度的头痛,可出现呕吐及不同程度的精神和意识障碍。

(三)脑局灶定位症状

常在外伤所致的脑功能障碍的基础上,使已有的症状逐渐加重或出现新的症状和体征。

(四)脑疝或脓肿破溃

是脑脓肿患者的两大严重危象。前者与其他颅内占位性病变所致的脑疝相似;后者为脓肿接近脑表面或脑室时,由于脓肿内压力骤然改变而致脓肿突然破溃,脓液流入蛛网膜下隙或脑室内引起急性化脓性脑膜炎,可导致患者突然出现高热、昏迷、抽搐。

二、评估要点

(一)一般情况

了解患者有无化脓性中耳炎、脓毒血症病史,头部近期有无外伤史等。

(二)专科情况

(1)有无急性全身感染中毒症状。体检时是否可发现颈项强直和脑膜刺激征,化验检查白细胞及中性粒细胞是否升高。

(2)有无颅内压增高症状。

(3)有无脑局灶性症状,根据脑脓肿部位不同,局灶性症状亦不同,多在晚期明显。

(三)辅助检查

外周血液中白细胞总数剧增,脑脊液常呈脓性。头颅 CT、MRI 及脑血管造影等检查。

三、护理诊断

(1)清理呼吸道无效与意识障碍有关。

(2)体温过高与脑脓肿导致全身感染中毒有关。

(3)疼痛与颅内压增高有关。

(4)语言沟通障碍与脑脓肿导致的感觉性失语及运动性失语有关。

(5)组织灌注不足与高热、呕吐等有关。

(6)营养失调,低于机体需要量与进食困难、呕吐有关。

(7)有外伤的危险。

(8)感染与颅内存在化脓性感染和免疫力低下有关。

(9)焦虑与对疾病知识缺乏、存在适应危机有关。

(10)潜在的并发症:脑疝。

四、护理措施

(一)术前护理

1.心理护理:向患者解释和说明疾病有关问题,降低其恐惧程度,给予心理、情绪支持,并给予恰当的护理以解除患者的适应危机。

2.给予头高脚低位,防止颅内压力增高,特别在癫痫病发作时颅内压增高致呕吐及小脑半球脓肿而出现饮水呛咳时。

3.协助患者做好各项检查,同时做好必要的术前准备。

4.癫痫发作:癫痫大发作时突然意识丧失,四肢痉挛抽搐,容易因跌倒或碰撞导致损伤。

(二)术后护理

1.保持呼吸道通畅,密切观察病情变化,1~2h 测量生命体征 1 次。

2.防止剧烈咳嗽、用力喷嚏和用力大便,避免颅内压进一步增高。

3.注意营养和维生素的补充,保持水、电解质及酸碱平衡,必要时输血、血浆、蛋白等,以改善全身状况,增强抵抗力。

4.脓腔引流管的护理:①引流管置于低位,距脓腔至少 30cm,引流管的位置应保留在脓腔的中心。②患者卧位须符合体位引流的要求。③术后 24h 方可进行脓腔冲洗,用庆大霉素生理盐水缓慢注入腔内,再轻轻抽出,不可过分加压。

五、应急措施

(一)脑疝

表现为剧烈头痛、与进食无关的频繁的喷射性呕吐、瞳孔和意识的改变等。首先保持呼吸道通畅,并吸氧,立即使用 20%甘露醇 200~400mL 加地塞米松 10mg 快速静脉滴入,呋塞米 40mg 静脉注射,同时做好术前准备。

(二)癫痫大发作

突然意识丧失,四肢痉挛抽搐容易因跌倒或碰撞导致损伤,应卧床并加用床档,防止癫痫发作时窒息,及时通知医生进行相应处理。

(三)感染性休克

表现为高热、头痛、呕吐、颈项强直等,脉搏细速,脉压小于 4.0kPa(30mmHg),应立即吸氧、保持呼吸道通畅,建立静脉通路并及时通知医生。

六、健康教育

(1)对于各种严重感染要及时治疗,防止病变的再次发生。

(2)出院后进行病情跟踪观察,特别是出现颅内压增高症状时,应引起高度重视。

(3)加强营养,增强抵抗力,改善全身状况。

第二章 神经外科疾病的护理

第一节 颅脑损伤

颅脑损伤在战时和平时都比较常见,占全身各部位伤的 10%～20%,仅次于四肢伤,居第 2 位。但颅脑伤所造成的病死率居第 1 位。重型颅脑伤患者病死率高达 30%～60%。颅脑火器伤的阵亡率占全部阵亡率的 40%～50%,居各部位伤的首位。及早诊治和加强护理是提高颅脑伤救治效果的关键。

一、颅脑损伤的分类

(一)开放性颅脑损伤

1.火器性颅脑损伤

头皮伤、颅脑非穿透伤、颅脑穿透伤(盲管伤、贯通伤、切线伤)。

2.非火器性颅脑损伤

锐器伤、钝器伤(头皮开放伤、颅骨开放伤、颅脑开放伤)。

(二)闭合性颅脑损伤

1.头皮伤

头皮挫伤、头皮血肿(头皮下血肿、帽状腱膜下血肿、骨膜下血肿)。

2.颅骨骨折

颅盖骨骨折(线形骨折、凹陷性骨折、粉碎性骨折)、颅底骨折(颅前窝、颅中窝、颅后窝骨折)。

3.脑损伤

原发性(脑震荡、脑挫裂伤、脑干伤)、继发性(颅内血肿、硬膜外血肿、硬膜下血肿、脑内血肿、多发性血肿)、脑疝。

二、头皮损伤

(一)头皮的解剖特点

(1)头皮分为 5 层:即表皮层、皮下层、帽状腱膜层、帽状腱膜下层及颅骨外膜层。①表皮层:含有汗腺、皮脂腺和毛囊,并长满头发,易藏污纳垢,易造成创口感染;②皮下层:具大量纵形纤维隔,紧密连拉皮层与帽状腱膜层,使头皮缺乏收缩能力;③帽状腱膜层:坚韧并有一定张力,断裂时可使创口移开;④帽状腱膜下层:为疏松结缔组织,没有间隔,损伤时头皮撕脱,出血易感染,沿血管侵犯颅内;⑤颅骨外膜层:在骨缝处与骨缝相连,并嵌入缝内。

(2)头皮血供丰富,伤口愈合及抗感染能力较强,但伤时出血多,皮肤收缩力差,不易自止,出血过多,易发生出血性休克,年幼儿童更应提高警惕。

(二)临床表现

1.擦伤

擦伤是表皮层的损伤,仅为表皮受损脱落,有少量渗血或渗液,疼痛明显。

2.挫伤

挫伤除表皮局限擦伤外,损伤延及皮下层,可见皮下血肿、肿胀或有淤血,并发血肿。

3.裂伤

头皮组织断裂,帽状腱膜完整者,皮肤裂口小而浅;帽状腱膜损伤者,裂口可深达骨膜,多伴有挫伤。

4.头皮血肿

头皮血肿分为三种。①皮下血肿:一般局限于头皮伤部,质地硬,波动感不明显;②帽状腱膜下血肿:可以蔓及整个头部,不受颅缝限制,有波动感,严重出血可致休克;③骨膜下血肿:血肿边缘不超过颅缝,张力大,有波动感,常伴有颅骨骨折。

5.撕脱伤

大片头皮自帽状腱膜下撕脱,头皮自帽状腱膜下部分甚至整个头皮连同额肌、颞肌、骨膜一并撕脱,多为头皮强烈暴力牵拉所致,此撕脱伤,伤情重,因大量出血而发生休克。可缺血、感染、坏死,后果严重。

(三)治疗原则

(1)头皮损伤,出血不易自止,极小的裂伤,多需缝合。

(2)头皮表皮层损伤,易隐匿细菌,清创要彻底。

(3)头皮血肿,除非过大,一般加压包扎,自行吸收;血肿巨大,时间长而不吸收,可在严密消毒下作穿刺,吸除血液,并加压包扎,一旦感染应切开引流。

(4)大片缺损者:①可酌情采用成形手术修复;②止痛、止血、加压包扎;③必要时给予输血,补液抗休克;④防治感染。

三、颅骨骨折

颅骨骨折分为颅盖和颅底骨折。其分界线为眉间、眶上缘、颧弓、外耳孔、上项线及枕外粗隆。分界线以上为颅盖,以下为颅底。颅骨骨折常反映脑损伤部位和程度。按解剖分类为颅盖骨折、颅底骨折和颅缝分离。按骨折形态分为线性骨折、粉碎性骨折、凹陷骨折和洞形骨折。

(一)颅盖骨折

1.临床表现

(1)线形骨折:骨折线长短不一,单发或多发,需X线片明确诊断,无并发损害时,常无特殊临床表现。

(2)凹陷骨折:颅骨内板或全颅板陷入颅内,成人者凹陷骨折片周围有环形骨折线,中心向颅内陷入。

(3)粉碎性骨折:由两条以上骨折线及骨折线相互交叉不规则,将颅骨分裂为数块。

2.治疗原则

(1)骨折本身不需特殊处理。

(2)发生于婴幼儿,骨板薄而有弹性,无骨折线,在生长发育过程中可自行复位。

(3)一般凹陷骨折均需手术治疗,而骨片无错位或无凹陷者不需手术。

(二)颅底骨折

单纯颅底骨折比较少见,常由颅盖骨折延续而来。颅底骨折的诊断主要依靠临床表现。根据解剖部位分为颅前窝骨折、颅中窝骨折和颅后窝骨折。

1.临床表现

(1)颅前窝骨折:眼睑青紫肿胀,呈"熊猫眼",可有脑脊液鼻漏,常伴有额叶损伤和Ⅰ、Ⅱ对颅神经损伤。

(2)颅中窝骨折:颞肌下出血压痛、耳道流血,可有脑脊液耳漏或脑脊液鼻漏,常伴有颞叶损伤和Ⅲ～Ⅶ对颅神经损伤。

(3)颅后窝骨折:乳突皮下出血(Bottle斑),咽后壁黏膜下出血,常伴有脑干损伤和Ⅸ～Ⅻ对颅神经损伤。

2.治疗原则

(1)脑脊液漏,一般在伤后3～7d自行停止。若2周后仍不停止或伴颅内积气经久不消失时,应行硬膜修补术。脑脊液漏患者注意事项:严禁堵塞,冲洗鼻腔、外耳道。避免擤鼻等动作,以防逆行感染;保持鼻部与耳部清洁卫生;应用适量抗生素预防感染;禁忌腰穿。

(2)颅底骨折本身无须特殊处理,重点是预防感染。

(3)口鼻大出血,应及时行气管切开,置入带气囊的气管导管。鼻出血可行鼻腔填塞暂时压迫止血,有条件可行急症颈内外动脉血管造影及血管内栓塞治疗,闭塞破裂血管。

(4)颅神经损伤:视神经管骨折压迫视神经时,应争取在伤后4～5d内开颅行视神经管减压术;大部分颅神经损伤为神经挫伤,属部分性损伤,应用促神经功能恢复药物如B族维生素、地巴唑、神经节苷脂等,配合针灸理疗,可以逐步恢复,完全性神经断裂恢复困难,常留有神经功能缺损症状。严重面神经损伤,可暂时缝合眼睑以防治角膜溃疡发生。吞咽困难及饮水呛咳者,置鼻饲管,长期不恢复时可做胃造瘘。

3.治愈标准

(1)软组织肿胀、淤血已消退。

(2)脑脊液漏已愈,无颅内感染征象。

(3)脑局灶症状和颅神经功能障碍基本消失。

四、脑损伤

(一)脑震荡

头部伤后,脑功能发生的短暂性障碍,称为脑震荡。

1.临床表现

(1)意识障碍:一般不超过30min。

(2)近事遗忘:清醒后不能叙述受伤经过,伤前不久之事也失去记忆,但往事仍能清楚回记。

(3)全身症状:醒后有头痛、耳鸣、失眠、健忘等症状,多于数日逐渐消失。

(4)生命体征:无明显改变。

(5)神经系统检查:无阳性体征,腰穿脑脊液正常。

2.治疗原则

(1)多数经过严格休息 7～14d 即可恢复正常工作,完全康复,无须特殊治疗处理。

(2)对症治疗:诉头痛者,可给颅通定、去痛片等。有恶心呕吐可给异丙嗪,每次 12.5mg,每日 3 次;维生素 10mg 每日 3 次。心情烦躁忧虑失眠者可服镇静剂,如佳静安定,每次 0.4mg,每日 3 次。

(二)脑挫裂伤

脑挫裂伤为脑实质损伤,发生在着力部位称冲击伤,发生在对冲部位称对冲伤,两者可单独发生,也可同时存在。肉眼可见脑组织点状、片状出血及脑组织挫裂等。显微镜下皮层失去正常结构,神经元轴突碎裂,胶质细胞变性坏死及有点状或片状出血灶等。脑挫裂伤昏迷时间不超过 12h,有轻度生命体征改变和神经系统阳性体征,而无脑受压症状者属中度脑损伤。广泛脑挫裂伤昏迷时间超过 12h,有较明显生命体征改变或脑受压症状者属重型脑损伤。

1.临床表现

(1)意识障碍:持续时间较长,甚至持续昏迷。

(2)生命体征改变:轻中度局灶性脑挫裂伤患者生命体征基本平稳,重度脑挫裂伤患者可发生明显的生命体征改变。急性颅内压增高的典型生命体征变化特点是"两慢一高",即呼吸慢、脉搏慢、血压升高。

(3)定位症状:伤灶位于脑功能区会出现偏瘫、失语及感觉障碍等。

(4)精神症状:多见于双侧额颞叶挫裂伤,表现为情绪不稳定、烦躁、易怒、骂人或淡漠、痴呆等。

(5)癫痫发作:多见于运动区挫裂伤。

(6)脑膜刺激征:由于蛛网膜下隙出血所致,表现为颈项强直、克氏征阳性,腰穿为血性脑脊液。

(7)颅内压增高症状,意识恢复后仍有头痛、恶心、呕吐及定向力障碍等。

(8)CT 扫描,挫裂伤区呈点状、片状高密度区,常伴有脑水肿或脑肿胀、脑池和脑室受压、变形、移位等。

2.治疗原则

(1)保持呼吸道通畅,防治呼吸道感染。

(2)严密观察意识、瞳孔、颅内压、生命体征变化,有条件时对重症患者进行监护。

(3)伤后早期行 CT 扫描,病情严重时应该行动态 CT 扫描。

(4)头部抬高 15°～30°。

(5)维持水电解质平衡。

(6)给予脱水利尿剂,目前最常用的药物包括 20％甘露醇、呋噻米、人体清蛋白。用法:20％甘露醇 0.5～1.0g/kg 次,静脉滴注 2～3 次/d;呋噻米 20～40mg/次,静脉注射 2～3 次/d;人体清蛋白 5～10g,静脉滴注 1～2 次/d。

(7)应用抗自由基及钙离子通道阻滞剂,如大剂量维生素 C10～20mg/d,25％硫酸镁 10～20mL/d,尼莫地平 10～20mg/d 等。

(8)防治癫痫,应用安定、苯妥英钠、苯巴比妥等药物。

(9)脑细胞活化剂,主要包括:ATP、辅酶 A、脑活素及胞二磷胆碱。

(10)亚低温疗法,对于严重挫裂伤、脑水肿、脑肿胀患者宜采用正规亚低温疗法,使体温维持在 34℃,持续 1 周左右,在降温治疗过程中,可给予适量冬眠药物和肌松剂。

(11)病情平稳后及时腰穿,放出蛛网膜下隙积血,必要时椎管内注入氧气。

3.治愈标准

(1)神志清楚,症状基本消失,颅内压正常。

(2)无神经功能缺失征象,能恢复正常生活和从事工作。

4.好转标准

(1)意识清醒,但言语或智能仍较差。

(2)尚存在某些神经损害,如部分性瘫痪症状和体征,或尚存在某些精神症状。

(3)生活基本自理或部分自理。

(三)脑干损伤

脑干损伤是指中脑、桥脑、延髓部分的挫裂伤。脑干伤分原发性和继发性两种。原发性脑干伤是指外力直接损伤脑干,伤后立即发生,常由于脑干与天幕裂孔疝或斜坡相撞或脑干移位扭转牵拉所造成的损伤,也可能是直接贯通伤所致。继发性脑干伤是指伤后因继发性颅内血肿或脑水肿引起的颅内压增高致脑疝形成压迫脑干所致,临床主要表现为长时间昏迷和双侧锥体束征阳性。伤后立即出现明显脑干损伤症状或脑疝晚期,脑干损伤严重者,属特重型脑损伤。

1.临床表现

(1)意识障碍,通常表现为伤后立即昏迷,昏迷持续长短不一,可长达数月或数年,甚至植物生存状态。

(2)眼球和瞳孔变化,可表现为瞳孔大小不一,形态多变且不规则,眼球偏斜或眼球分离。

(3)生命体征改变,伤后出现呼吸循环功能紊乱或呼吸循环衰竭,中枢性高热或体温不升。

(4)双侧锥体束征阳性,表现为双侧肌张力增高,腱反射亢进以及病理征阳性,严重者呈弛缓状态。

(5)出现去皮层或去大脑强直。

(6)各部分脑干损伤可出现以下不同特点:中脑损伤见瞳孔大小、形态多变且不规则,对光反应减弱或消失,眼球固定、四肢肌张力增高。损伤在红核以上呈上肢屈曲、下肢伸直的去皮层强直;桥脑损伤见双瞳孔极度缩小,光反应消失,眼球同向偏斜或眼球不在同一轴线上,损伤累及红核和前庭核间,则四肢张力均增高,呈伸直的去脑强直痉挛;延髓损伤突出表现为呼吸循环功能障碍。如呼吸不规则、潮式呼吸或呼吸停止;血压下降、心律不齐或心搏骤停。

(7)CT 扫描,基底池、环池、四叠体池、四脑室受压变小或闭塞,可见脑干点状、片状密度增高区。

(8)MRI 扫描,可见脑干肿胀,点状或片状出血等改变。

2.治疗

(1)严密观察意识,生命体征及瞳孔变化,有条件时在重症监护病房监护。

(2)保持呼吸道通畅,尽早行气管插管或气管切开。气管切开指征为有颌面部伤、颅底骨折、合并上消化道出血、脑脊液漏较多；合并有严重胸部伤，尤其是多发性肋骨骨折和反常呼吸；昏迷较深，术后短时间内不能清醒；有慢性呼吸道疾患，呼吸道分泌物多不易咳出；术前有呕吐物或血液等气管内反流误吸。

(3)下列情况下应该行人工控制呼吸：$PaO_2 < 8.0kPa$；$PaCO_2 > 6.0kPa$；无自主呼吸或呼吸节律不规则，呼吸频率慢（<10次/min）或呼吸浅快（>40次/min）；弥散性脑损伤，颅内压>5.33kPa，呈去脑或去皮层强直。

(4)维持水电解质平衡，适当控制输入液体量和速度，防止高血糖，尽量少用含糖液体并加用胰岛素。

(5)脱水利尿，激素治疗，抗自由基和钙超载等处理方法同脑挫裂伤。

(6)预防消化道出血，早期行胃肠道减压，应用洛赛克、雷尼替丁等药物。

(7)亚低温治疗，体温宜控制在32～34℃，维持3～10d，应用亚低温治疗时应该使用适量镇静剂和肌松剂。

(8)预防肺部并发症：雾化吸入；注意翻身、拍背及吸痰；加强气管切开后的呼吸道护理，应用生理盐水、庆大霉素和糜蛋白酶等气管冲洗液定时适量冲洗，也可根据痰细菌培养和药敏试验配制气管冲洗液；根据痰细菌培养和药敏试验选用敏感抗生素治疗。

(9)中枢性高热处理：冰袋、冰帽降温；50%酒精擦浴；退热剂、复方阿司匹林及消炎痛等；冬眠合剂冬眠灵25mg＋非那根25mg，肌内注射1次/6～8h；采用全身冰毯机降温，通常能收到肯定的退热效果。

(10)长期昏迷处理，目前常用的催醒和神经营养药物包括：脑复新、脑复康、脑活素、胞二磷胆碱及纳洛酮等，通常同时使用两种以上药物。另外高压氧是促进患者苏醒的行之有效的措施，一旦生命体征稳定，应该尽早采用高压氧治疗，疗程一般为30d。

3.好转标准

(1)神志清醒，可存有智力障碍。

(2)尚遗有某些脑损害征象。

(3)生活尚不能自理。

(四)颅内血肿

颅脑损伤致使颅内出血，使血液在颅腔内聚集达到一定体积称为颅内血肿。一般幕上血肿量超过20mL，幕下血肿量超过10mL，即可引起急性脑受压症状。颅内血肿引起脑受压的程度主要与血肿量、出血速度以及出血部位有关。

1.分类根据血肿在颅腔内的解剖部位可分为

(1)硬脑膜外血肿：是指血肿位于颅骨与硬脑膜之间，出血来源包括脑膜中动脉、板障血管、静脉窦以及蛛网膜颗粒等，以脑膜中动脉出血最常见，多为加速伤，常伴有颅盖骨骨折。可出现中间清醒期。

(2)硬脑膜下血肿：是指硬脑膜与蛛网膜之间的血肿，出血来源于脑挫裂伤血管破裂，出血来源包括皮层血管、桥静脉、静脉窦撕裂，多为减速伤，血肿常发生于对冲部位。通常伴有脑挫裂伤。

(3)脑内血肿：是指脑损伤后在脑实质内形成的血肿，常与对冲性脑挫裂伤和急性硬膜下血肿并存。多为减速伤,血肿常发生在对冲部位,均伴有不同程度脑挫裂伤。脑内血肿是一种较为常见的、致命的,却又可逆的继发性病变,血肿压迫脑组织引起颅内占位和颅内高压,若得不到及时处理,可导致脑疝,危及生命。

(4)多发性血肿:指颅内同一部位或不同部位形成两个或两个以上血肿。

(5)颅后窝血肿:由于颅后窝代偿容积很小,易发生危及生命的枕骨大孔疝。

(6)迟发性外伤性颅内血肿,是指伤后首次 CT 扫描未发现血肿,再次 CT 扫描出现的颅内血肿,随着 CT 扫描的普及,迟发性外伤性颅内血肿检出率明显增加。

根据血肿在伤后形成的时间可分为:特急性颅内血肿,伤后 3h 形成;急性颅内血肿,伤后 3h~3d 形成;亚急性颅内血肿,伤后 3d~3 周形成;慢性颅内血肿,伤后 3 周以上形成。

2.临床表现

(1)了解伤后意识障碍变化情况,原发性昏迷程度和时间,有无中间清醒或好转期。

(2)颅内压增高症状:头痛、恶心、呕吐、视盘水肿等;生命体征变化,典型患者出现"二慢一高",即脉搏慢,呼吸慢,血压升高;意识障碍进行性加重。

(3)局灶症状:可出现偏瘫、失语、局灶性癫痫等,通常在伤后逐渐出现,与脑挫裂伤伤后立即出现上述症状有所区别。

(4)脑疝症状:小脑幕切迹疝见一侧瞳孔散大,直间接对光反应消失,对侧偏瘫,腱反射亢进及病理征阳性等,通常提示小脑幕切迹疝;双侧瞳孔散大,光反射消失及双侧锥体束征阳性,提示双侧小脑幕切迹疝晚期,病情危重;枕骨大孔疝,突然出现病理性呼吸困难,很快出现呼吸心搏停止。

3.诊断

(1)了解病史,详细了解受伤时间、原因以及头部着力部位等。

(2)了解伤后意识变化情况,是否有中间清醒期。

(3)症状:头痛呕吐,典型"二慢一高"。

(4)局灶症状:可出现偏瘫、失语、局灶性癫痫等。通常在伤后逐渐出现,与脑挫裂伤伤后立即出现上述症状有所区别。

(5)X 线检查:颅骨平片为常规检查,颅骨骨折对诊断颅内血肿有较大的参考价值。CT 扫描是诊断颅内血肿的首要措施,它具有准确率高、速度快及无损伤等优点,已成为颅脑损伤诊断的常规方法,对于选择治疗方案有重要意义。急性硬脑膜外血肿主要表现为颅骨下方梭形高密度影,常伴有颅骨骨折或颅内积气;急性硬膜下血肿常表现为颅骨下方新月形高密度影,伴有点状或片状脑挫裂伤灶;急性脑内血肿表现为脑高密度区,周围常伴有点状、片状高密度出血灶以及低密度水肿区;亚急性颅内血肿常表现为等密度或混合密度影;慢性颅内血肿通常表现为低密度影。

(6)MRI 扫描:对于急性颅内血肿诊断价值不如 CT 扫描。对亚急性和慢性颅内血肿特别是高密度血肿诊断价值较大。

4.治疗

(1)非手术治疗:适应证主要包括无意识进行性恶化;无新的神经系统阳性体征出现或原有神经系统阳性体征无进行性加重;无进行性加重的颅内压增高征;CT 扫描显示除颞区外大

脑凸面血肿量＜30mL,无明显占位效应(中线结构移位＜5mm),环池和侧裂池＞4mm,颅后窝血肿量＜10mL;颅腔容积压力反应良好。非手术治疗基本同脑挫裂伤,但需特别注意观察患者意识、瞳孔和生命体征变化,动态作头颅 CT 扫描观察。若病情恶化或血肿增大,应立即行手术治疗。

(2)手术治疗:适应证主要包括有明显临床症状和体征的颅内血肿;CT 扫描提示明显脑受压的颅内血肿;幕上血肿量＞30mL,颞区血肿＞20mL,幕下血肿＞10mL;患者意识障碍进行性加重或出现再昏迷;颅内血肿诊断一旦明确应即尽快手术,解除脑受压,并彻底止血;脑水肿严重者,可同时进行减压手术或去除骨瓣。

五、颅脑损伤的分型

目前国际上通用的是 GCS 方法,是 1974 年英国 Glasgow 市一些学者设计的一种脑外伤昏迷评分法,经改进后被推广,现成为国际上公认评判脑外伤严重程度的准绳,统一了对脑外伤严重程度的目标标准。根据 GCS 对昏迷患者检查睁眼、言语和运动反应进行综合评分。正常总分为 15 分,病情越重,积分越低,最低 3 分。总分越低表明意识障碍越重,伤情越重。总分在 8 分以下表明已达昏迷阶段。

我国的颅脑损伤分型大致划分为:轻型、中型、重型(其中包括特重型)。轻型 13～15 分,意识障碍时间在 30min 内;中型 9～12 分,意识模糊至浅昏迷状态,意识障碍时间在 12h 以内;重型 5～8 分,意识呈昏迷状态,意识障碍时间大于 12h;特重型 3～5 分,伤后持续深昏迷。

(一)轻型(单纯脑震荡)

(1)原发意识障碍时间在 30min 以内。

(2)只有轻度头痛、头晕等自觉症状。

(3)神经系统和脑脊液检查无明显改变。

(4)可无或有颅骨骨折。

(二)中型(轻的脑挫裂伤)

(1)原发意识障碍时间不超过 12h。

(2)生命体征可有轻度改变。

(3)有轻度神经系统阳性体征,可有或无颅骨骨折。

(三)重型(广泛脑挫伤和颅内血肿)

(1)昏迷时间在 12h 以上,意识障碍逐渐加重或有再昏迷的表现。

(2)生命体征有明显变化,即出现急性颅内压增高症状。

(3)有明显神经系统阳性体征。

(4)可有广泛颅骨骨折。

(四)特重型(有严重脑干损伤和脑干衰竭现象者)

(1)伤后持续深昏迷。

(2)生命体征严重紊乱或呼吸已停止者。

(3)出现去大脑强直,双侧瞳孔散大等体征者。

六、重型颅脑损伤的急救和治疗原则

(一)急救

及时有效的急救,不仅使当时的某些致命威胁得到缓解,而且是抢救颅脑损伤患者是否能取得效果的关键。急救处置须视患者所在地点、所需救治器材及伤情而定。

1.维持呼吸道通畅

如患者受伤即来就诊或在现场急救,在重点了解受伤过程后,即刻观察呼吸情况,清除呼吸道梗阻,使呼吸道畅通,对颅脑伤严重者,在救治时应早做气管切开。

2.抗休克

在清理呼吸道同时,测量脉搏和血压,观察有无休克情况,如出现休克,应立即检查头部有无创伤、胸腹脏器及四肢有无大出血,及时静脉补液。

3.止血

对活动性出血能及时止血者如头皮软组织出血,表浅可见,可即刻钳夹缝扎。

4.早期诊断治疗

患者昏迷加深,脉搏慢而有力,血压升高,则提示有颅内压增高,应尽早脱水治疗,限制摄入液量每日 1500~2000mL,以葡萄糖水和半张(0.5%)盐水为主,不可过多,以免脑水肿加重。有 CT 的医院宜即行 CT 扫描,确定有无颅内血肿,如有颅内血肿,应尽早手术治疗。

5.正确及时记录

正确记录内容包括受伤经过,初步检查所见,急救处理以及伤员的意识、瞳孔、生命体征、肢体活动等,为进一步抢救治疗提供依据。意识状态记录分为:①清醒:回答问题正确,判断力和定向力正确;②模糊:意识朦胧,可回答简单话但不一定确切,判断和定向力差;③浅昏迷:意识丧失,对痛刺激尚有反应,角膜、吞咽反射和病理反射均尚存在;④深昏迷:对痛的刺激已无反应,生理反射和病理反射均消失,可出现去脑强直,尿潴留或充溢性尿失禁。

如发现伤者由清醒转为嗜睡或躁动不安,或有进行性意识障碍加重时,应考虑可能有颅内血肿形成,要及时采取措施。

(二)治疗原则

1.最初阶段

(1)急救必需争分夺秒。

(2)解除呼吸道梗阻。

(3)及早清创,紧急开颅清除血肿。

(4)及早防治急性脑水肿。

(5)及时纠正水电解质平衡紊乱,防治感染

2.第二阶段

第二阶段即过渡期,经过血肿清除,减压术与脱水疗法等治疗,脑部伤情初步趋向稳定,这个阶段,多数患者可能仍处于昏迷状态。

(1)加强支持疗法,如鼻饲营养,包括多种维生素及高蛋白食品;酌用促进神经营养与代谢的药物如脑活素等及中医中药。

(2)积极防治并发症,如肺炎、胃肠道出血、水与电解质平衡失调、肾衰竭等。

(3)在过渡期患者出现谵妄、躁动,精神症状明显者,酌情用冬眠、镇静药,保持患者安静。

3.第三阶段

即恢复阶段,患者可能遗留精神障碍,神经功能缺损如失语、瘫痪等或处于长期昏睡状态,可采用体疗、理疗、新针、中西医药等综合治疗,以促进康复。

七、重型颅脑损伤的护理

(一)卧位

依患者伤情取不同卧位。

(1)低颅压患者适取平卧,如头高位时则头痛加重。

(2)颅内压增高时,宜取头高位,以利颈静脉回流,减轻颅内压。

(3)脑脊液漏时,取平卧位或头高位。

(4)重伤昏迷患者取平卧、侧卧与侧俯卧位,以利口腔与呼吸道分泌物向外引流,保持呼吸道通畅。

(5)休克时取平卧或头低卧位,时间不宜过长,避免增加颅内淤血。

(二)营养的维持与补液

重型颅脑损伤的患者由于创伤修复、感染和高热等原因,机体消耗量增加,维持营养及水电解质平衡极为重要。

(1)伤后2～3d内一般予以禁食,每日静脉输液量1500～2000mL,不宜过多或过快,以免加重脑水肿与肺水肿。

(2)应用脱水剂甘露醇时应快速输入。

(3)出血性休克的患者宜先输血。严重脑水肿患者先用脱水剂后酌情输液,补液须缓慢限制入液量,以免脑水肿加重。

(4)脑损伤患者输浓缩人血清蛋白与血浆,既能增高血浆蛋白,也有利于减轻脑水肿。

(5)长期昏迷,营养与水分摄入不足,可输氨基酸、脂肪乳剂、间断小量输血。

(6)准确记录出入量。

(7)颅脑伤可致消化吸收功能减退,肠鸣音恢复后,可用鼻饲给予高蛋白、高热量、高维生素和易于消化的流质营养物质,常用混合奶(每1000mL所含热量约4.6kJ)或要素饮食用输液泵维持。

(8)患者吞咽反射恢复后,即可试行喂食,开始少量饮水,确定吞咽功能正常后,可喂少量流质饮食,逐渐增加,使胃肠功能逐渐适应,防止发生消化不良或腹泻。

(三)呼吸系统护理

(1)保持呼吸道通畅,防止缺氧、窒息及预防肺部感染。

(2)氧疗:术后(或人监护室后)常规持续吸氧3～7d,中等浓度吸氧(氧流量2～4L/min)。

(3)观察呼吸音和呼吸频率、节律并准确描述记录。

(4)深昏迷或长期昏迷、舌后坠影响呼吸道通畅者,早期行气管切开术。

(5)做好切开后护理,监护室做好空气消毒隔离,保持一定温度和湿度(温度22～25℃左右,相对湿度约60%)。

(6)吸痰要及时,按无菌操作,吸痰要充分和有效,动作要轻,防止损伤支气管黏膜,一次性吸痰管可防止交叉感染。一人一盘,每吸一次带无菌手套,气管内滴入稀释的糜蛋白酶＋生理盐水＋庆大霉素有利于黏稠痰液的排出。

(7)做好给氧,辅助呼吸:呼吸异常,可给氧或进行辅助呼吸,呼吸频率每分钟少于9次或超过30次,血气分析氧分压过低,二氧化碳分压过高,呼吸无力,及呼吸不整等都是呼吸异常之征象。通过吸氧及浓度调整,使PaO_2维持在1.3kPa以上,$PaCO_2$保持在3.3～4kPa代谢性酸中毒者静脉补充碳酸氢钠,代谢性碱中毒者可用静脉补生理盐水给予纠正。

(四)颅内伤情监护

重点是防治继发病理变化,在颅内血肿清除后脑水肿是颅脑损伤后最突出的继发变化,伤后48～72h达到高峰,采用甘露醇或呋噻米＋血清蛋白1次/6h交替使用。

1.意识的判断

(1)清醒:回答问题正确,判断力和定向力正确。

(2)模糊:意识朦胧,可回答简单话但不一定确切,判断力和定向力差,伤员呈嗜睡状。

(3)浅昏迷:意识丧失,对痛刺激尚有反应、角膜、吞咽反射和病理反射均尚存在。

(4)深昏迷:对痛的刺激已无反应,生理反射和病理反射均消失,可出现去脑强直、尿潴留或充溢性失禁。如发现伤员由清醒转为嗜睡或躁动不安,或有进行性意识障碍加重时,可考虑有颅内压增高表现,可能有颅内血肿形成,要及时采取措施。应早行CT扫描确定是否颅内血肿。对原发损伤的程度和继发性损伤的发生、发展均是最可靠的指标。避免过度刺激和连续护理操作,以免引起颅内压持续升高。

2.严密观察瞳孔(大小、对称、对光反射)变化

病情变化往往在瞳孔细微变化中发现,如瞳孔对称性缩小并有颈项强直、头剧痛等脑膜刺激征,常为伤后出现的蛛网膜下隙出血,可作腰椎穿刺放出1～2mL脑脊液证实。如双侧瞳孔针尖样缩小、光反应迟钝,伴有中枢性高热,深昏迷则多为桥脑损害。如瞳孔光反应消失、眼球固定,伴深昏迷和颈项强直,多为原发性脑干伤。伤后伤侧瞳孔先短暂缩小继之散大,伴对侧肢体运动障碍,则往往提示伤侧颅内血肿。如一侧瞳孔进行性散大,光反射逐渐消失,伴意识障碍加重、生命体征紊乱和对侧肢体瘫痪,是脑疝的典型改变。如瞳孔对称性扩大、对光反射消失则伤员已濒危。

3.生命体征对颅内继发伤的反映,以呼吸变化最为敏感和多变

颅脑损伤对呼吸功能的影响主要有:①脑损伤直接导致中枢性呼吸障碍;②间接影响呼吸道,发生支气管黏膜下水肿、出血。存在意识障碍者,呼吸道分泌物不能主动排出、咳嗽和吞咽功能降低,引起呼吸道梗阻性通气障碍;③可引起肺部充血、淤血、水肿和神经元性肺水肿致换气障碍,伤后脑细胞脆弱,血氧供给不足将加重脑细胞损害,呼吸功能障碍是颅脑外伤最常见的死亡原因,加强呼吸功能的监护对脑保护是至关重要的。

4.护理操作时避免引起颅内压变化

头部抬高30°,保持中位,避免前屈、过伸、侧转(均影响脑部静脉回流),避免胸腹腔压升高,如咳嗽、吸痰、抽搐(胸腹腔内压增高可致脑血流量增高)。

5.掌握和准确执行脱水治疗

颅脑外伤的病员在抢救治疗中,常用的脱水剂有甘露醇,该药静脉快速注射后,血中浓度迅速增高,产生一时性血中高渗压,将组织间隙中水分吸入血管中,由于脱水剂在体内不易代谢,仍以原形经肾脏排泄而利尿能使组织脱水。颅脑外伤使用脱水剂后,可明显降低颅内压力,一般注射后10min可产生利尿,2～3h血中达到高峰,维持4～6h。甘露醇脱水静脉滴注时要求15～30min内滴完,必要时进行静脉推注,及时准确记录收集尿量。

(五)消化系统护理

重型颅脑损伤对消化系统的影响,一般认为可能有两个方面:一是由于交感神经麻痹使胃肠血管扩张、淤血,同时又由于迷走神经兴奋使胃酸分泌增加,损害胃黏膜屏障,导致黏膜缺血,局部糜烂;二是重型颅脑损伤均有不同程度缺氧,胃肠道黏膜也受累,缺氧水肿,影响胃肠道正常消化功能。对消化道功能监护主要是观察和防治胃肠道出血和腹泻,尤其是亚低温状态下,伤员胃肠道蠕动恢复慢。伤后几日内应放置胃管,待肠鸣音恢复后给予胃肠道营养。

重型颅脑损伤,特别是丘脑下部损伤的患者,可并发神经源性应激性胃肠道出血。出血之前患者多有呼吸异常、缺氧或并发肺炎、呃逆,随之出现咖啡色胃液及柏油样便,多次大量柏油样便,可导致休克和衰竭。在处理上,要改善缺氧,稳定生命体征,记录出血情况,禁食,药物止血,如给予甲氰咪呱、止血敏、止血芳酸、云南白药等。必要时胃内注入少量肾上腺素稀释液,对止血有帮助。同时采取抗休克措施、输血或血浆,注意水电解质平衡,对于便秘3d以上者可给缓泻剂,润肠剂或开塞露,必要时戴手套掏出干结大便块。

(六)五官护理

(1)注意保护角膜,由于外伤造成眼睑闭合不全,故要防止角膜干燥坏死。一般可戴眼罩,眼部涂眼药膏,必要时暂时缝合上下眼睑。

(2)脑脊液漏及耳漏,宜将鼻、耳血迹擦尽,禁用水冲洗、禁加纱条、棉球填塞。患者取半卧位或平卧位多能自愈。

(3)及时做好口腔护理,清除鼻咽与口腔内分泌物与血液。用3％双氧水或生理盐水或0.1％呋喃西林清洗口腔4次/d,长期应用多种抗菌素者,可并发口腔霉菌,发现后宜用制霉菌素液每天清洗3～4次。

(七)皮肤护理

昏迷及长期卧床,尤其是衰竭患者易发生压疮,预防要点如下。

(1)勤翻身,至少1次/2h翻身,避免皮肤连续受压,采用气垫床、海绵垫床。

(2)保持皮肤清洁干燥,床单平整,大小便浸湿后随时更换。

(3)交接班时,要检查患者皮肤,如发现皮肤发红,只要避免再受压即可消退。

(4)昏迷患者如需应用热水袋,一定按常规温度50℃,避免烫伤。

(八)泌尿系统护理

(1)留置导尿,每天冲洗膀胱1～2次,每周更换导尿管。

(2)注意会阴护理,防止泌尿系统感染,观察有无尿液含血,重型颅脑伤者每日记尿量。

(九)血糖监测

高血糖在脑损伤24h后发生较为常见,它可进一步破坏脑细胞功能,因此对高血糖的监测防治也是必需的。监测方法应每日采血查血糖,应用床边血糖监测仪和尿糖试纸监测血糖和尿糖4次/d,脑外伤术后预防性应用胰岛素12～24U静脉滴注,每日1次。

护理要点是：①正确掌握血糖、尿糖测量方法；②掌握胰岛素静脉点滴的浓度，每 500mL 液体中不超，过 12U，滴速＜60 滴/min。

(十)伤口观察与护理

(1)开放伤或开颅术后，观察敷料有无血性浸透情况，及时更换，头下垫无菌巾。

(2)注意是否有脑脊液漏。

(3)避免伤口患侧受压。

(十一)躁动护理

颅脑伤急性期因颅内出血，血肿形成，颅内压急剧增高，常引起躁动。此外，缺氧、休克兴奋期、尿潴留、膀胱过度膨胀、脑外伤恢复期也可有躁动。对患者躁动应适当将四肢加以约束，防止自伤、防止坠床，分析躁动原因针，对原因加以处理。

(十二)高热护理

颅脑损伤患者出现高热时，急性期体温可达 38～39℃，经过 5～7d 逐渐下降。

(1)如体温持续不退或下降后又高热，要考虑伤口、颅内、肺部或泌尿系统并发感染。

(2)颅内出血，尤其脑室出血也常引起高热。

(3)因丘脑下部损伤发生的高热可以持续较长时间，体温可高达 41℃ 以上，部分患者因高热不退而死亡。高热处理：①一般头部枕冰袋或冰帽，酌用冬眠药；②小儿及老年人应着重预防肺部并发症；③长期高热要注意补液；④冬眠低温是治疗重型颅脑伤、防治脑水肿的措施，也用于高热时；⑤目前我们采用亚低温，使患者体温降至 34℃ 左右，一般 3～5d 可自然复温；⑥冰袋降温时要外加包布，避免发生局部冻伤；⑦在降温时，观察患者需注意区别药物的作用与伤情变化引起的昏迷。

(十三)癫痫护理

颅骨凹陷骨折、急性脑水肿、蛛网膜下隙出血、颅内血肿、颅内压增高、高热等均可引起癫痫发作，应注意以下几点。

(1)防止误吸与窒息，有专人守护，将患者头转向一侧，上下牙之间加牙垫防舌咬伤。

(2)自动呼吸停止时，应即行辅助呼吸。

(3)大发作频繁，连续不止，称为癫痫持续状态，可造成脑缺氧而加重脑损伤，一旦发现应及时通知医生作有效的处理。

(4)详细记录癫痫发作的形式与频度以及用药剂量。

(5)癫痫持续状态用药，常用安定、冬眠药、苯妥英钠。

(6)癫痫发作和发作后不安的患者，要倍加防范，避免坠床而发生意外。

(十四)亚低温治疗的护理

亚低温治疗重型颅脑伤是近几年临床开展的有效新方法。大量动物实验研究和临床应用结果都表明，亚低温对脑缺血和脑外伤具有肯定的治疗效果，但亚低温保护的确切机制尚不十分清楚，可能包括以下几个方面。

(1)降低脑组织氧耗量，减少脑组织乳酸堆积。

(2)保护血脑屏障，减轻脑水肿。

(3)抑制内源性毒性产物对脑细胞的损害作用。

（4）减少钙离子内流,阻断钙对神经元的毒性作用。

（5）减少脑细胞结构蛋白破坏,促进脑细胞结构和功能修复。

（6）减轻弥散性轴索损伤,弥散性轴索损伤是导致颅脑伤死残的主要病理基础,尤其是脑干网状上行激活系统轴索损伤是导致长期昏迷的确切因素。

亚低温能显著地控制脑水肿,降低颅内压,减少脑组织细胞耗能,减轻神经毒性产物过度释放等。目前临床常用半导体冰毯制冷与药物降温相结合方法,使患者肛温一般维持在30～34℃,持续 3～10d。亚低温治疗状态下护理要点如下。

（1）生命体征监测:亚低温状态下会引起血压降低和心率缓慢,护理工作中应该严密观察伤员心率、心律、血压等,尤其是儿童和老年患者以及心脏病、高血压伤员,采用床边监护仪连续监测。

（2）降温毯置于患者躯干部,背部和臀部皮肤温度较低,血循环减慢,容易发生压疮,每小时翻身一次,避免长时间压迫、血运减慢而发生压疮。

（3）防治肺部感染。亚低温状态下,患者自身抵抗力降低,气管切开后较易发生肺部感染。加强翻身叩背、吸痰,呼吸道冲洗时将冲洗液吸净是关键护理措施。

（十五）精神与心理护理

不论伤情轻重,患者都可能对脑损伤存在一定的忧虑,担心今后的工作能否适应、生活是否受影响。护士对患者从机体的代偿功能和可逆性多作解释,给患者安慰和鼓励,以增强自信心。对饮食、看书、学习等不宜过分限制,早期锻炼有利康复。因器质性损伤引起失语、瘫痪者,宜早期进行训练与功能锻炼。

（十六）康复催醒治疗的护理

目前认为颅脑伤患者伤后持续昏迷1个月以上为长期昏迷。长期昏迷催醒治疗应包括:预防各种并发症、使用催醒药物、减少或停用苯妥英钠和巴比妥类药物、交通性脑积水外科治疗等。

高压氧是目前用于长期昏迷患者催醒的行之有效的方法之一,颅脑伤昏迷患者一旦伤情平稳,应该尽早接受高压氧治疗,疗程通常过 30d 左右。对于高热、高血压、心脏病和活动性出血的昏迷患者应该慎用此类治疗以防发生意外。

长期昏迷的正规康复治疗包括早期和后期康复治疗。早期康复治疗是指患者在伤后住院期间由医护人员所进行的康复治疗;后期康复治疗指是患者出院后转至康复中心,在康复体疗、心理等方面的医护人员指导下进行的康复训练和治疗。康复治疗的原则包括以下几点。

（1）从简单基本功能训练开始循序渐进。

（2）放大效应:如收录机音量适当放大,选用大屏幕电视机、放大康复训练器材和生活用具,选择患者喜爱的音像带等。

（3）反馈效应:在整个训练康复过程中,医护人员要经常给患者鼓励、称赞和指导性批评。有条件时将患者整个康复治疗过程进行录像定期放给患者看,使其感到康复的过程中,神经功能较前逐渐恢复,增强自信心。

（4）替代方法:若患者不能行走则教会患者如何使用各种辅助工具行走。

（5）重复训练,是在相当长的康复训练过程中,既要让患者反复训练以促进运动功能重建,又要不断改进训练方法和器材,才能不使患者产生厌倦情绪。迄今已经有大量随机双盲前瞻性临床观察结果表明,正规康复治疗对重型颅脑伤患者运动神经功能恢复较未接受正规康复治疗患者明显。早期(<35d)较晚期(>35d)开始正规康复治疗的患者神经功能恢复快一倍以上。对正规康复治疗伤后 7d 内开始与 7d 以上开始者进行评分,前者明显高于后者。一般情况下,早期康复治疗疗程 1～3 个月,重残颅脑伤患者需要 1～2 年。

目前临床治疗颅脑伤患者智能障碍的主要药物包括三大类:儿茶酚胺类、胆碱能类和智能增强剂。近年来发现神经节苷脂和促甲状腺释放激素对颅脑伤患者智能的恢复也有促进作用。

颅脑伤患者伤后智能障碍主要临床表现为:记忆力障碍、语言障碍和计数能力障碍。记忆力障碍主要包括视觉记忆力障碍、听觉记忆力障碍、空间记忆力障碍和颞叶定向障碍;语言障碍主要包括阅读理解障碍、失认症、失写症、语言理解障碍、发音和拼音障碍等。近年来采用智能训练和药物结合治疗颅脑伤患者智能障碍已受到人们重视。智能康复训练加药物治疗有助于颅脑伤患者的智能恢复。然而,智能康复训练应与体能康复训练同期进行。目前我们的智能康复训练主要包括仪器工具训练、反复操作程度训练以及帮助记忆力的技巧训练等。

康复期伤病员需加强心理护理:对于轻型伤员应鼓励尽早自理生活、防止过度依赖医务人员。要鼓励他们树立战胜伤病的信心,清除"脑外伤后综合征"的顾虑。脑外伤后综合征是指脑外伤后患者所出现的临床精神神经症或主诉,主要包括头痛、眩晕、记忆力减退软弱无力、四肢麻木、恶心、复视和听力障碍等。应该向伤员作适当解释,让伤员知道有些症状属于功能性的,可以恢复。对于遗留神经功能残疾伤员的今后生活工作问题,偏瘫失语的锻炼等问题,应该积极向伤员及家属提出合理建议和正确指导,帮助伤员恢复,鼓励伤员面对现实、树立争取完全康复的信心。

第二节　脊髓损伤

一、疾病概要

(一)病因与病理分类

1.病因

脊髓损伤是脊柱损伤后的严重并发症。椎体骨折、脱位或结核、肿瘤等疾病均可损伤脊髓或马尾,导致受伤平面以下的感觉、运动、反射活动及括约肌功能完全丧失,称为完全性截瘫;部分丧失时称为不完全性截瘫。

2.病理分类

按脊髓损伤的部位和程度,可分为脊髓震荡、脊髓损伤和马尾损伤。

(1)脊髓震荡:是最轻微的脊髓损伤。脊髓出现暂时性功能抑制,呈弛缓性瘫痪,损伤平面以下的感觉、运动、反射及括约肌功能丧失。常在数分钟或数小时内完全恢复。

(2)脊髓损伤:包括脊髓受压和脊髓实质性破坏,可以是部分挫伤,也可以是完全断裂。早期也呈弛缓性瘫痪,损伤平面以下肢体的感觉、运动和反射完全或部分丧失。若及时解除压迫,可促使脊髓功能部分或全部恢复。

(3)马尾损伤:L_2以下的椎体骨折脱位可引起马尾损伤,导致损伤平面以下的感觉、运动和反射消失。

(二)治疗原则

应及早解除脊髓压迫,减轻脊髓水肿,尽可能恢复脊髓功能。对椎体骨折或脱位者,尽早施行手术复位和固定,并进行功能锻炼。

二、护理评估

(一)健康史

有脊柱严重受伤史,评估受伤的时间、原因和部位,受伤时患者的体位、急救、搬运和运送的方式等。

(二)身体状况

(1)脊髓损伤表现为受伤平面以下单侧或双侧的感觉、运动、反射的全部或部分丧失,常伴膀胱平滑肌麻痹和排尿反射消失,导致尿潴留,充盈性尿失禁。

(2)脊髓半切征,损伤平面以下同侧肢体的运动和深感觉丧失,对侧肢体的痛觉和温觉丧失。

(3)颈髓损伤患者常出现四肢瘫痪:上颈椎损伤的四肢瘫均为痉挛性瘫痪,往往当即死亡;下颈椎损伤上肢表现为迟缓性瘫痪,下肢表现为痉挛性瘫痪。可因肋间肌瘫痪而出现腹式呼吸,呼吸道分泌物不易排出,易发生肺部感染。

(4)胸髓损伤表现为截瘫。

(5)并发症有高热、大便失禁、尿失禁、便秘、压疮、坠积性肺炎等。

(三)心理状态

患者对损伤后发生的功能失调往往难以承受,对预后丧失治愈的信心,表现为无助和绝望。

(四)辅助检查

主要为影像学的检查结果。

三、护理诊断及相关合作性问题

(一)低效性呼吸形态/清理呼吸道无效

与高位截瘫呼吸肌神经损伤及活动受限有关。

(二)躯体移动障碍

与四肢瘫痪有关。

(三)便秘及排尿异常

与括约肌功能障碍有关。

(四)沐浴/卫生自理缺陷

与四肢瘫痪后活动或功能丧失有关。

(五)有皮肤完整性受损的危险

与长期卧床、四肢瘫痪致躯体活动受限有关。

（六）焦虑/恐惧

与瘫痪而丧失生活自理能力和担心预后有关。

四、护理目标

（1）患者在呼吸机的辅助下能维持正常呼吸。

（2）患者在他人协助下能变换体位或移动肢体，并积极进行康复锻炼。

（3）能自主排尿和排便。

（4）生活自理能力逐渐恢复。

（5）未出现压疮等其他并发症。

（6）能正确对待疾病，接受现实，积极配合治疗和护理。

五、护理措施

（一）心理护理

由于患者脊髓受伤截瘫后，引起的生活自理能力丧失，使患者产生很大心理压力，因此护理上需加强对患者的心理支持，尊重患者，主动关心患者，耐心听患者的倾诉，满足其生活需求，避免不良的心理刺激；向患者和家属解释有关脊髓损伤、如何配合治疗、护理和康复的知识，帮助患者掌握正确的应对和自我护理的方法；鼓励家属协助患者提高社会适应能力和自我照顾能力，维护自尊，提高生活质量。

（二）加强生活护理

尽量满足患者的各种需求，做到饭、药、水、便器"四到床边"。坚持做好基础护理，保持病室空气新鲜，病床单位整洁，使患者倍感舒适。

（三）提供丰富的营养

应依据患者平时的饮食习惯，提供色、香、味俱全，营养丰富的饮食，以增强身体抵抗力。鼓励患者多食新鲜水果和蔬菜，多饮水，多食纤维素，以利大便通畅。

（四）提高生活自理能力

定期评估肢体感觉、运动及肌张力的变化，保持瘫痪肢体的关节处于功能位，防止关节屈曲、过伸、过展。协助患者翻身，按摩肢体，活动关节，促进血液循环。教会患者如何完成某些日常生活活动，如穿衣、进食、躯体移动、训练规律排便和排尿等，鼓励患者克服困难进行力所能及的自主活动，提高生活自理能力。

（五）维持体温正常

颈段脊髓损伤时，自主神经系统功能紊乱，受伤平面以下皮肤不能出汗，对气温的变化丧失了调节和适应能力，患者常产生高热（达 40℃以上）或低温（35℃以下）。

1.高热降温

动态观察体温的变化；首先应行物理降温，必要时遵医嘱药物降温；要降低室内温度，调节湿度，开窗通风散热。保证能量和水分的摄入。

2.低温保暖

注意保暖，适当调高室温，必要时采用物理升温，但使用热水袋、电热毯等设施时，应严格控制温度，以防烫伤。

(六)预防呼吸道并发症

截瘫患者因长期卧床,尤其颈椎骨折者,痰液引流不畅,肺及气管内分泌物不易排出,容易导致坠积性肺炎。护理人员应在适当止痛基础上,鼓励其深呼吸、用力咳嗽,促进肺膨胀和排痰;多翻身、变换体位,有助于引流痰液;轻轻叩击胸背部,以利痰液松脱,促进排痰和肺的膨胀。痰液稠厚可雾化吸入,以稀释痰液便于排出。伴肺不张时,可用导管吸出气管或支气管内分泌物,必要时用气管镜吸痰。高位脊髓损伤伴呼吸困难者,早期行气管切开,是减少呼吸道梗阻和防止肺部感染的重要措施。

(七)预防泌尿系统感染

截瘫早期,留置导尿,持续引流尿液,2~3周后改为定时开放,每4~6小时开放1次,以训练膀胱反射性或自律性收缩功能。预防泌尿系感染和膀胱萎缩。鼓励患者多饮水,以增加尿量。必要时,每天冲洗膀胱1~2次,定时消毒尿道口周围。一般每周更换一次导尿管。

(八)预防压疮

截瘫患者因长期卧床、截瘫平面以下的皮肤感觉丧失、自主神经功能紊乱导致局部缺血,在受压的骨隆突处容易发生压疮。应每2~3小时翻身一次,定期按摩受压部位,用气圈或棉垫使骨隆突处悬空,有条件者可使用特制的翻身床、小垫床、电脑分区域充气床垫、波纹气垫等,以减轻局部压迫。对已经形成的压疮应及时处理创面,促进愈合。

(九)健康指导

1.功能锻炼

恢复期的患者要坚持主动和被动的功能锻炼,指导患者进行未瘫痪部位的主动锻炼和瘫痪部位的被动锻炼,防止肌肉萎缩和关节僵硬,以利于功能的恢复。锻炼应按要求每天坚持,并有计划地进行。

2.加强安全意识

应做好有关安全方面的宣传,进行各种意外情况下防范知识的教育,避免损伤,如注意施工安全,规范操作,劝诫驾车者勿高速驾驶酒后驾车等。创伤现场急救及搬运患者时注意局部保护,妥善固定,防止加重损伤。

第三节　脑血管疾病

一、颅内动脉瘤

(一)病因及发病机制

1.先天性动脉瘤

最为常见,占全部动脉瘤的80%~90%,常发生在颅内各动脉的分叉部,主要由于动脉管壁中层缺少弹力纤维,平滑肌较少及血流动力学方面可使动脉瘤形成。

2.动脉硬化性动脉瘤

占10%~18%,常发生于40~60岁年龄段,主要由于动脉壁有粥样硬化破坏动脉壁的内弹力层和中层,动脉瘤多呈梭形扩张。

3.感染性动脉瘤

占全部动脉瘤的 0.5%～2.0%,由于细菌栓子经血液播散停留在脑动脉终末支或动脉分叉部,动脉周围炎性病灶如颅骨感染、脑脓肿、脑膜炎等侵蚀动脉壁形成感染性动脉瘤。

4.外伤性动脉瘤

占全部动脉瘤的 0.5%,是颅脑损伤、手术创伤直接伤及动脉管壁形成假性或真性动脉瘤。

(二)临床表现

在动脉瘤未破裂之前,绝大多数患者无临床症状,个别可因体积较大,压迫相邻神经与脑组织产生相应的症状和体征。动脉瘤破裂则引起蛛网膜下隙出血或脑内血肿。

1.蛛网膜下隙出血

颅内动脉瘤最常见的症状为单纯性蛛网膜下隙出血,主要是动脉瘤壁薄,而发生血液渗出,血流入蛛网膜下隙,表现为突然剧烈头痛,头痛部位可局限前额或枕部或遍及全头,伴有恶心呕吐,烦躁不安,面色苍白,颈项强直,全身出虚汗,有短暂的不同程度的意识障碍。一般无肢体瘫痪,感觉障碍或失语等局灶体征。由于动脉瘤部位不同可发生硬脑膜下血肿、脑内血肿、脑室内血肿。临床还可出现颅内压增高,严重者发生脑疝。动脉囊壁破裂可造成大出血,患者深昏迷,瞳孔散大,呼吸骤停,在几分钟或几小时内死亡。颅内动脉瘤的再出血占 15%,而再出血的病死率为 40%～60%。颅内动脉瘤再出血时间为 7～10d 者最多。

2.局部症状

(1)动眼神经麻痹:在颈内动脉后交通支动脉瘤中有 30%～53%患者可出现病侧动眼神经麻痹,其表现为病侧眼睑下垂,瞳孔扩大,光反应消失,眼球固定。

(2)偏头痛:常见于颈内动脉瘤,表现为病侧眼眶或前额部的搏动性疼痛,压迫同侧颈总动脉时,头痛可暂缓解。

(3)单侧眼球突出:多见于病变侧海绵窦内动脉瘤,大型动脉瘤可压迫海绵窦而引起眼静脉回流障碍,眼球结膜充血水肿,常伴有Ⅲ、Ⅳ、Ⅵ脑神经不完全麻痹。小型动脉瘤破裂可形成海绵窦内动静脉瘘,出现搏动性突眼,伴有血管杂音,球结膜水肿,眼底静脉增粗和搏动。

(4)视野缺损:多发生于大脑前交通动脉瘤,可压迫视神经或视交叉,表现病侧不同视野缺损,如单侧颞侧偏盲,单侧鼻侧偏盲,不典型双颞偏盲等。

(5)其他症状:椎动脉、小脑后下动脉、脊髓前后动脉瘤可引起小脑体征及后组脑神经损害,上颈髓压迫症状。

3.脑血管痉挛所致脑缺血

颅内动脉瘤破裂引起的蛛网膜下隙出血可引起脑血管痉挛。严重脑血管痉挛可造成脑缺血,如脑梗死,其发生率占 21%～62%,其中 34%～46%的患者出现神经系统病理体征。脑血管痉挛使脑组织缺血性梗死而发生脑水肿,颅内压增高,出现不同的神经功能障碍,表现为偏瘫,感觉减退,失语,二便失禁,昏迷等症状。

(三)辅助检查

1.CT 扫描

CT 扫描显示颅内动脉瘤较低,仅为 10%～30%。

2.脑血管造影

能显示动脉瘤的部位、大小、形态、数目,囊内有无血栓,动脉痉挛程度,侧支动脉供应情况。

3.腰穿

怀疑蛛网膜下隙出血时,可行腰穿检查,脑脊液多呈粉红色或血色。

4.MRI成像扫描

MRI检查可显示颅内各部位的动脉瘤与周围重要结构关系,可明确动脉瘤大小,瘤周脑组织情况和动脉瘤内血栓。

(四)处理原则

目前颅内动脉瘤分非手术治疗、手术治疗和血管内栓塞治疗。非手术治疗包括:①绝对卧床休息4周以上,保持患者安静;②适当降低血压,降低脑灌注压,减轻脑血流对动脉壁冲击;③应用抗纤维蛋白溶解酶药物;④应用脱水药物抗脑水肿,降低颅内压;⑤缓解脑血管痉挛。手术治疗:开颅夹闭动脉瘤蒂是最理想的方法。

二、颅内动静脉畸形

(一)病因及发病机制

颅内和椎管内血管畸形属先天性中枢神经系统血管发育异常,可分为五种类型:①动静脉畸形;②海绵状血管瘤;③毛细血管扩张;④静脉畸形;⑤静脉曲张;其中动静脉畸形最常见。颅内动静脉畸形是一团发育异常的病态脑血管,畸形血管团内有脑组织,其周围脑组织因缺血而萎缩,呈胶质增生带,有时伴增生性出血。

(二)临床表现

1.出血

畸形血管破裂可导致脑内、脑室内或蛛网膜下隙出血,出现意识障碍,头痛、呕吐等症状,但小的出血临床症状不明显。出血多发生在脑内,1/3引起蛛网膜下隙出血。

2.抽搐

成人21%~67%以抽搐为首发症状,一半以,上发生在30岁前,多见于额、颞部动静脉畸形(AVM)。额部AVM多发生抽搐大发作,顶部以限局性发作为主,AVM发生抽搐与脑缺血、病变周围进行性胶质增生以及出血后的含铁血黄素刺激大脑皮质有关。14%~22%出过血的AVM会发生抽搐。

3.头痛

一半AVM患者有头痛史。头痛可呈单侧局部,也可全头痛,间断性或迁移性。头痛可能与供血动脉、引流静脉以及窦的扩张有关,有时与AVM小量出血、脑积水和颅内压增高有关。

4.神经功能缺损

未破裂出血的AVM中,4%~12%有急性或进行性神经功能缺损。脑内出血可致急性神经功能缺损。由于AVM盗血作用或合并脑积水,患者神经功能缺损呈进行性,表现为运动、感觉、视野以及语言功能障碍。个别患者可有头颅杂音或三叉神经痛。

5.儿童大脑大静脉畸形

也称大脑大静脉动脉瘤,可以导致心力衰竭和脑积水。

(三)辅助检查

1.头部 CT

经加强扫描 AVM 表现为混杂密度区,大脑半球中线结构无移位。在急性出血期,CT 可以确定出血的部位及程度。

2.头部 MRI

因病变内高速血流表现为流空现象,另外,MRI 能显示良好的病变与脑解剖关系,为切除 AVM 选择手术入路提供依据。

3.脑血管造影

全脑血管造影并连续拍片,可了解畸形血管团大小、范围、供血动脉、引流静脉以及血流速度。有时还可见由对侧颈内动脉或椎基底动脉系统的盗血现象。

4.脑电图检查

患侧大脑半球病变区及其周围可出现慢波或棘波。

(四)处理原则

1.手术切除

为治疗颅内 AVM 的最根本方法,不仅能杜绝病变再出血,还能阻止畸形血管盗血现象,从而改善脑血流。应用显微手术技术,手术切除效果满意。对 AVM 出血形成血肿的急诊患者,有条件者应在术前完成脑血管造影,以明确畸形血管情况。患者已发生脑疝,无条件行脑血管造影,可紧急开颅手术,先清除血肿降低颅压,抢救生命,待二期手术再切除畸形血管。未行血管造影切除畸形血管是危险的。位于脑深部重要功能区如脑干、间脑等部位 AVM,不适宜手术切除。

2.介入神经放疗

术前1~2周应用 IBCA 胶、球囊栓塞巨大动静脉畸形令其体积缩小,为手术切除提供条件,也可治愈某些小型的 AVM。

三、高血压性脑出血

(一)病因及发病机制

高血压病常导致脑底的小动脉发生病理性变化,突出表现是在小动脉的管壁上发生玻璃样或纤维样变性和局灶性出血、缺血和坏死,削弱了血管壁的强度,出现局限性的扩张,并可形成微小动脉瘤。高血压性脑出血是在这样的病理基础上,因情绪激动、过度脑力与体力劳动或其他因素引起血压剧烈升高,导致已病变的脑血管破裂出血所致。其中豆纹动脉破裂最为多见,其他依次为丘脑穿通动脉、丘脑膝状动脉和脉络丛后内动脉等。而发生于延髓或中脑者极为少见。病理方面,血肿造成周围脑组织受压、缺血、脑梗死、坏死、同时伴严重脑水肿,易由此发生急剧的颅内压增高与脑疝。

(二)临床表现

临床特点为突然出现剧烈头痛,并且多伴有躁动、嗜睡或昏迷。血肿对侧出现偏瘫、瞳孔的变化,早期两侧瞳孔缩小,当血肿扩大,脑水肿加重,遂出现颅内压增高,引起血肿侧瞳孔散大等脑疝危象,出现呼吸障碍,脉搏减慢,血压升高。随后即转为中枢性衰竭。出血量少时,血肿可以自行吸收消散,症状逐渐缓解。

(三)辅助检查

头颅 CT 检查对急性脑出血的定位准确,表现为高密度影区,出血可破入脑室。

(四)处理原则

根据高血压病史及临床特点,突然意识障碍和偏瘫一般不难做出诊断。脑 CT、MRI 协助诊断。高血压性脑出血的外科治疗,应在非手术治疗未能奏效而出血尚未引起原发或继发的致命损害时才有价值。手术治疗的目的在于消除血肿、降低颅内压,解除脑疝的发生和发展,改善脑循环,促进受压脑组织的及早恢复。目前手术方法有传统的开颅血肿清除术、小骨窗血肿清除术。

有报道高血压性脑出血患者手术时机选择在发病后 7～24h 进行,其手术疗效较好,术后颅内再出血风险及全身并发症发病率较低。非手术治疗包括绝对卧床、镇静与稳定血压,应用脱水药、止血药,保持水、电解质平衡,支持疗法,并注意保持呼吸道通畅。

四、脑缺血性病变

(一)病因及发病机制

脑的供应动脉狭窄或闭塞可引起脑缺血性病变,严重者可引起死亡。缺血性脑卒中的发病率高于出血性脑卒中,占脑卒中总数的 60%～70%。颈内动脉和椎动脉都可出现闭塞和狭窄,年龄多在 40 岁以上,男性较女性多。颈内动脉或椎动脉狭窄和闭塞的主要原因是动脉粥样硬化。

另外,胶原性疾病或动脉炎引起的动脉内膜增生和肥厚,颈动脉外伤,肿瘤压迫颈动脉,小儿颈部淋巴结炎和扁桃体炎伴发的颈动脉血栓以及先天颈动脉扭曲等,均可引起颈内动脉狭窄和闭塞。颈椎病骨质增生或颅底陷入压迫椎动脉,也可造成椎动脉缺血。

(二)临床表现

根据脑动脉狭窄和闭塞后,神经功能障碍的轻重和症状持续时间,分三种类型。

1.短暂性脑缺血发作(TIA)

颈内动脉缺血表现为突然肢体运动和感觉障碍、失语,单眼短暂失明等,少有意识障碍。椎动脉缺血表现为眩晕、耳鸣、听力障碍、复视、步态不稳和吞咽困难等。症状持续时间短,可反复发作,一天数次或数十次。可自行缓解,不留后遗症。脑内无明显梗死灶。

2.可逆性缺血性神经功能障碍(RIND)

与 TIA 基本相同,但神经功能障碍持续时间超过 24h,有的患者可达数天或数十天,最后逐渐完全恢复。脑部可有小的梗死灶,大部分为可逆性病变。

3.完全性卒中(CS)

症状较 TIA 和 RIND 严重,不断恶化,常有意识障碍,脑部出现明显的梗死灶。神经功能障碍长期不能恢复,完全性卒中又可分为轻、中、重三型。

(三)辅助检查

1.脑血管造影

显示不同部位脑动脉狭窄闭塞或扭曲。

2.头部 CT 和 MRI

急性脑缺血性发作 24～48h 或以后,CT 可显示缺血病灶。MRI 提示动脉系统的狭窄和闭塞。

3.颈动脉 B 超检查和经颅多普勒超声探测

可诊断颈颅内动脉狭窄、闭塞。

4.脑血流量测定

^{133}Xe 清除法局部脑血流测定,可显示不对称性脑灌注。

(四)处理原则

1.颈动脉内膜切除术

适用颈内动脉颅外段严重狭窄(狭窄程度超过 50%),狭窄部位在下颌骨角以下,手术可及者。完全性闭塞 24h 以内亦可考虑手术,闭塞超过 24~48h,不宜手术。

2.颅外—颅内动脉吻合术

对预防 TIA 发作效果较好。可选用颞浅动脉大脑中动脉吻合,枕动脉小脑后下动脉吻合,枕动脉—大脑后动脉吻合术等。

五、护理

(一)护理评估

1.健康史

排除其他疾病如脑血管意外等病史及遗传因素。

2.身体状况

了解患者是否存在所患脑血管疾病的相应症状和体征及并发症,是否有感觉、运动障碍,疼痛区域、疼痛的持续时间。术后患者伤口引流液的颜色、量及性质。

3.心理—社会状况

了解患者对所患疾病是否存在担心预后引起的紧张和焦虑等心理问题。同时了解患者的家属支持情况及家庭经济状况。

(二)护理诊断及医护合作性问题

(1)疼痛:与脑血管病变有关。

(2)有压疮的可能:与感觉、运动功能障碍有关。

(3)潜在并发症:颅内压增高、脑疝危象。

(三)护理目标

(1)患者的疼痛减轻,舒适感增加。

(2)患者无压疮发生。

(3)患者颅内压增高、脑疝的早期迹象能够得到及时预防、发现和处理。

(四)护理措施

1.密切观察病情

严密观察患者的意识状态、瞳孔大小、呼吸、脉搏、血压、神经功能缺失等变化,颅内压增高的症状,防止并发症的发生。观察肢体活动情况。

2.一般护理

保持呼吸道通畅、给氧。供氧能减少术后恶心、呕吐的发生,术后恶心、呕吐发生率在 20%~70%,术中及术后 24h 给氧,恶心、呕吐发生率减少 43%,同时还可以预防脑血管痉挛。

术后 6h 无恶心、呕吐时,允许进食。术后卧床 2d,严格限制活动,限制体力活动 3～4 周。术后遵医嘱给予镇静药及止痛药,栓塞后巨大动脉瘤血栓形成时,患者可能出现剧烈头痛,注意观察及时对症处理。加强皮肤护理和口腔护理,预防压疮。瘫痪保持功能位。病情稳定后,做被动运动和按摩。

3.高血压性脑出血患者的护理

高血压性脑出血昏迷患者应细致护理,及时防治肺炎、胃出血等并发症。气管插管和过度换气与渗透疗法常常是降低颅内压和逆转即将发生脑疝的最快方法。

(1)绝对卧床,使头部抬高 15°,松解衣服,注意保暖,急性期勿搬动患者,躁动患者注意约束,防止坠床,呼吸困难者给予氧气吸入。

(2)输液速度不宜过快以免增加心脏负担,影响颅内压,每天输液量不宜超过 2000mL,注意水、电解质平衡,酸碱平衡。

(3)有血肿腔引流的患者应观察引流量颜色,引流袋每 24h 更换 1 次。

(五)护理评价

(1)患者的疼痛是否减轻,舒适感是否增加。

(2)患者有无压疮发生。

(3)患者颅内压增高、脑疝的早期迹象是否能够得到及时预防、发现和处理。

第四节　脑积水

脑积水是由于脑脊液循环受阻、吸收障碍或分泌过多,使大量的脑脊液积聚于脑室系统或蛛网膜下隙,导致脑室或蛛网膜下隙扩大,形成头颅扩大、颅内压增高和脑功能障碍。

一、评估要点

(一)病因

受伤后颅内出血或新生儿、婴儿期化脓性、结核性或其他各类脑膜炎,由于血液或炎性渗出物造成蛛网膜粘连,致使脑脊液循环发生障碍。

(二)症状

出生或病后不久,患儿呈现头围明显增大,头颅异常增大与面部不成比例,囟门扩大张力增高,颅骨缝增宽。发展迅速的脑积水可出现颅内压增高症状。患儿表情呆滞,反应迟钝。

(三)辅助检查

头围异常增大,且面颅不成比例,X 线颅骨摄片示颅腔扩大,囟门增宽和骨缝分离。CT扫描显示脑室扩大程度和脑皮质厚度。

二、护理要点

(一)护理问题

(1)潜在并发症,如颅内压增高。

(2)有感染的危险。

（二）护理措施

1.术前准备

术前给予适当营养,维持基本需要,提高手术耐受力。采取降低颅内压的措施。

2.术后护理

①脑脊液分流,可使颅内压下降而撕破脑皮质的血管,形成硬脑膜下血肿,因此应注意生命体征的变化。②预防感染,须极力避免在感染尚未完全控制的情况下施行分流术。③注意观察伤口局部情况,伤口出现炎症,及时处理;如渗出过多,应及时更换敷料,并寻找原因。④当患儿躁动、哭闹时,首先应排除是否为颅内压增高;如为切口疼痛,可给予镇痛药物,但应谨慎。⑤患儿在分流术后再次出现颅内压增高或脑室扩大表现,是施行再次分流术的指征。

三、健康教育

1.告知患儿的父母学会辨认分流功能异常或发生感染的征兆。

2.鼓励患儿父母正视现实,并进行有关疾病知识的宣教。

3.教会患儿父母如何观察生长发育。

第五节　急性脑疝

一、临床表现

（一）小脑幕切迹疝

典型的临床表现是颅内压增高的基础上,出现进行性意识障碍,患侧瞳孔最初有短暂的缩小,以后逐渐散大,直接或间接对光反射消失。病变对侧肢体瘫痪、肌张力增加、腱反射亢进、病理征阳性。严重者双侧眼球固定及瞳孔散大、对光反射消失,四肢全瘫,去大脑强直,生命体征严重紊乱,最后呼吸、心跳停止而死亡。

（二）枕骨大孔疝

临床上缺乏特征性表现,容易被误诊,患者常有剧烈头痛,以枕后部疼痛为甚,反复呕吐,颈项强直或强迫体位,生命体征改变出现较早,意识障碍出现较晚。当延髓呼吸中枢受压时,患者早期即可突发呼吸骤停而死亡。

二、治疗原则

应立即静脉快速输入高渗脱水剂,争取时间尽快手术,去除病因。若难以确诊或虽确诊但无法切除者,选用脑脊液分流术、侧脑室体外引流术或病变侧颞肌下减压术等姑息性手术来降低颅内压。

三、急救护理

（一）脑疝发生后应作紧急处理

保持呼吸道通畅,并吸氧,立即静脉快速输入甘露醇、地塞米松、呋塞米等,以暂时降低颅内压;同时紧急做好术前检查和手术前准备,密切观察生命体征、瞳孔的变化。对呼吸功能障碍者,立即气管插管进行辅助呼吸。

(二)病情观察

观察意识、生命体征、瞳孔和肢体活动的变化。意识反映了大脑皮质和脑干的功能状态,是分析病情进展的重要指标;急性颅内压增高早期患者的生命体征常有"两慢一高"现象;瞳孔的观察对判断病变部位具有重要的意义,颅内压增高患者出现病侧瞳孔先小后大,对光反应迟钝或消失,应警惕小脑幕切迹疝的发生;小脑幕切迹疝压迫患侧大脑脚,出现对侧肢体瘫痪,肌张力增高,腱反射亢进,病理反射阳性。

第六节　颅内肿瘤

一、疾病概要

颅内肿瘤简称脑瘤,系颅内原发性及继发性肿瘤的总称,它包括原发性和继发性两大类。原发性脑瘤起源于颅内各种组织,如脑膜、脑组织、脑神经、脑血管、垂体、胚胎残余组织等。胶质瘤、脑膜瘤和垂体腺瘤为颅内三大原发性肿瘤。继发性颅内肿瘤是身体其他部位的恶性肿瘤转移而来。颅内肿瘤约占全身各种肿瘤的 2%,可发生于任何年龄,最常见于青壮年或中年,男性多于女性。发病部位以大脑半球最多,其次为鞍区、脑桥小脑三角、小脑、脑室。成年人则以大脑半球的胶质细胞瘤为多,少年儿童以颅后窝及中线区域的恶性肿瘤多见。老年人转移瘤多见。

(一)病因

颅内肿瘤的确切病因尚未完全清楚,目前认为与先天因素、遗传因素、理化因素和生物因素等有关。

(二)分类

1.按组织发生学分类

(1)发源于神经胶质的肿瘤:如星形细胞瘤、星形母细胞瘤、多形性胶质母细胞瘤、少突胶质细胞瘤、髓母细胞瘤及室管膜瘤。

(2)发源于脑膜的肿瘤:如脑膜瘤、脑膜肉瘤及蛛网膜囊肿。

(3)发源于垂体的肿瘤:如生长激素腺瘤、泌乳激素腺瘤、促肾上腺皮质激素腺瘤等。

(4)发源于脑神经的肿瘤:如听神经瘤、三叉神经鞘瘤等。

(5)发源于血管细胞的肿瘤:如各种血管瘤及血管网织细胞瘤。

(6)发源于胚胎残余组织的肿瘤:如颅咽管瘤、脊索瘤、胆脂瘤、皮样囊肿及畸胎瘤。

(7)发源于松果体的肿瘤:如松果体瘤及松果体母细胞瘤。

(8)由其他部位转移或侵入的肿瘤:如各种转移瘤及鼻咽癌等。

2.按肿瘤好发部位分类

(1)幕上肿瘤:①大脑半球:如胶质瘤凸面脑膜瘤及转移瘤;②鞍区:如垂体瘤、颅咽管瘤、异位松果体瘤；③脑室内：室管膜瘤、脉络丛乳头状瘤；④前颅凹与中颅凹底：如嗅沟、蝶骨嵴、鞍旁脑膜瘤。

（2）幕下肿瘤：①小脑半球：如胶质瘤、血管网织细胞瘤、转移瘤等；②小脑蚓部肿瘤：如髓母细胞瘤；③桥脑小脑角区肿瘤：如听神经瘤、脑膜瘤及胆脂瘤；④脑干肿瘤：如胶质瘤；⑤第四脑室：如室管膜瘤。

（三）病理生理

肿瘤本身能侵犯并破坏正常组织，引起感觉、运动与认知功能障碍；又因肿瘤体积的占位效应，脑水肿、脑脊液循环阻塞、硬脑膜静脉窦阻塞或脑脊液吸收障碍，造成颅内压增高，对脑组织、脑神经与脑血管产生压迫症状，甚至出现脑疝。脑肿瘤疾病的严重性取决于肿瘤的大小、位置、生长速度和恶性程度。

（四）治疗原则

1.手术治疗

手术切除是首选的治疗手段。显微手术在神经外科的广泛应用，有助于切除肉眼难以识别的病理组织，且能避免损伤正常脑组织。近年来，超声吸引手术器（CUSA）与CO_2激光都已用于神经外科领域，为脑瘤切除创造了新的条件。

2.降低颅内压

肿瘤所致的颅内压增高，是产生临床症状并危及患者生命的直接原因。因此，降低颅内压在颅内肿瘤的整个治疗过程中始终是中心问题，常用脱水治疗、激素治疗、冬眠低温治疗、脑脊液外引流等，以缓解症状，争取治疗时间。

3.放疗

适用于肿瘤位于重要功能区或部位深不宜手术、患者全身情况差而不允许手术及对放射治疗较敏感的颅内肿瘤。

4.化疗

化学药物治疗逐渐成为颅内肿瘤综合治疗的一部分。

5.伽玛刀或X刀治疗

两者均是将普通放射原与立体定向计算机技术结合，在极高精度的条件下，经体表三维定位照射脑内肿瘤，使之变性坏死。对周围正常组织损伤极小。对位于脑内深部、毗邻重要功能区的肿瘤有很好的治疗效果。

6.介入治疗

使用特殊的导管，在脑血管数字减影造影条件下，于术前将供血丰富的肿瘤血管予以栓塞，减少术中出血，或选择恶性肿瘤的供血血管，注射化学药物或（和）栓塞，使肿瘤生长受到抑制。

7.其他治疗

如免疫治疗、中医药治疗等。

二、护理评估

（一）健康史

询问有无肿瘤家族史；内外环境中有无生物、化学、物理等各种刺激因素；身体上有无原发性癌肿。

(二)身体状况

1.颅内压增高

90％以上的患者可出现颅内压增高症状和体征,通常呈慢性、进行性加重过程。若未得到及时治疗,重者可引起脑疝,轻者可引发视神经萎缩,约80％的患者发生视力减退。

2.定位症状与体征

此为肿瘤所在部位的脑、神经、血管受损害的表现。因肿瘤的类型、部位不同对脑组织造成的刺激、压迫和破坏各异。这一类症状与体征可反映脑瘤的部位所在,因而称之为定位症状。

三、护理诊断及相关合作性问题

(1)疼痛:与肿瘤侵犯神经、颅内压增高和手术切口有关。

(2)体液不足:与呕吐、尿崩症、应用利尿脱水药等有关。

(3)营养失调:低于机体需要量与肿瘤消耗、呕吐、放疗和化疗等有关。

(4)有受伤的危险:与感觉、运动、视力障碍等有关。

(5)有感染的危险:与机体免疫力降低,放疗或化疗造成骨髓抑制有关。

(6)焦虑、恐惧:与疾病威胁、害怕手术、担心预后等有关。

(7)潜在并发症:有脑疝的可能。

四、护理目标

(1)患者疼痛缓解,舒适感增强。

(2)患者体液维持平衡,尿量正常。

(3)营养状况得到改善,体质增强。

(4)患者日常生活需求得到满足,无意外伤害发生。

(5)感染危险降低到最低限度。

(6)患者正视和接受病情,获得精神支持,情绪改善。

五、护理措施

(一)观察病情

颅内肿瘤常引起颅内压增高而发生脑疝,可危及生命。因此,重点观察生命体征、意识和瞳孔等变化。

(二)生活护理

(1)体位:安置患者斜卧位,有利于静脉回流,降低颅内压,减轻疼痛。

(2)休息:提供安静舒适环境,适当活动与休息,如癫痫发作应卧床并加床栏保护,切忌用力按压或约束肢体,以免发生骨折;防止癫痫发作引起窒息,下床活动时注意安全。

(3)饮食:能进食的患者应说明加强营养的重要性,鼓励患者进食高蛋白、高维生素、高糖类的清淡、易消化饮食,以增进营养。有呛咳或进食困难者,可采用鼻饲或全肠外营养支持。必要时,输血或输清蛋白等。

(4)基础护理:适时提供皮肤,口腔护理及生活上的照料。

(5)避免诱发颅内压增高的因素。

(三)治疗配合

(1)降低颅内压:①协助医生做脑脊液体外引流,以缓解颅内压,但排放速度不可过快,防止颅内压骤减而造成脑室塌陷或桥静脉撕裂,从而引起颅内出血;②脱水治疗时,应观察有无水、电解质失衡征象;③低温疗法时,要控制好降温的速度。加强护理,严密观察病情变化,预防并发症;④用激素者需注意防治感染。

(2)减轻放、化疗的毒性反应:①放射治疗患者常出现全身反应,如虚弱、乏力、头痛、头晕、厌食等,可在照射后静卧半小时。注意保护照射区野皮肤,加强营养,补充维生素 C、维生素 B_6 或复合维生素 B;②化疗后可出现颅内压升高、骨髓抑制、消化道反应、剥脱性皮炎等,故在化疗时辅以降颅内压药,并根据患者反应给予适当处理。鼓励患者坚持完成治疗计划。

(3)保持呼吸道通畅:随时清除口腔分泌物及呕吐物,不能自主排痰者应及时吸痰,雾化吸入。必要时,行气管切开并按气管切开常规护理。

(4)尿崩症处理:应定期监测电解质、血气分析,准确记录 24 小时出入液量。及时发现和处理水、电解质和酸碱失衡。

(四)心理护理

找出焦虑、恐惧的原因,以热情的态度、温和的语言与患者接触,建立良划好的护患关系;鼓励患者说出内心感受和最关心的问题;提供治疗信息;对患者表现出的各种心理和行为反应表示理解;向患者介绍国内外颅内肿瘤治疗的进展和成功的典型病例,给患者以心理支持。

(五)术前准备

注意颅内压升高者术前不可灌肠。

(六)术后护理

(1)体位:全麻未醒者,取侧卧位或平卧头偏向一侧,有利于呼吸道通畅;意识清醒后,取头高半卧位,以利于颅内静脉回流。小脑幕上开颅术后,应卧向健侧或取仰卧位,避免切口受压;小脑幕下开颅术后,早期宜无枕侧卧或侧俯卧位;体积较大肿瘤切除后,因颅腔留有较大空隙,24 小时内手术切口部位应保持在上方,避免突然翻动时脑和脑干移位,引起大脑上静脉的断裂、硬脑幕下出血或脑干的功能衰竭。

(2)观察病情:重点观察意识状态、生命体征及瞳孔的变化。注意观察切口敷料及引流情况。若敷料:上渗出液为黄色,可能有脑脊液漏出,应及时通知医生处理。脑脊液外漏者取半卧位,抬高头部以减少漏液。为防止颅内感染,头部包扎使用无菌绷带,枕上垫无菌治疗巾,并经常更换。定时观察有无浸湿,并在敷料上标记浸湿范围,评估渗出程度。

(3)保持呼吸道通畅:鼓励患者做深呼吸及有效地咳嗽排痰,协助翻身拍背,雾化吸入,并给予氧气吸入。

(4)营养:清醒患者吞咽反射恢复后,即可进食流质饮食,并指导患者摄取足够营养。较大的脑手术或全身麻醉术后患者有恶心、呕吐或消化道功能紊乱时,术后可禁食 1～2 天。颅后窝手术或蜗神经瘤手术后,因舌咽、迷走神经功能障碍而发生吞咽困难、饮水呛咳者,术后应严格禁食、禁饮,采用鼻饲供给营养,待吞咽功能恢复后逐渐练习进食。术后长期昏迷的患者,主要经鼻饲提供营养,不足者可经肠外途径补充。鼻饲后勿立即搬动患者,以免引发呕吐和误吸。

(5)控制脑水肿：脑手术后均有脑水肿反应，故术后补液宜控制在成人每天 1500～2000mL。在使用利尿脱水药时，要注意水、电解质的平衡。若有额外丢失，如气管切开、脑室引流、呕吐、高热、大汗淋漓等应酌情补足。因此，需定期监测电解质、血气分析，准确记录 24 小时出入液量。

(6)并发症的观察和护理：①出血：颅内术后出血是最危险的并发症，多发生于术后 24～48 小时内。术后出血的主要原因是术中止血不彻底或电凝血痂脱落，也可因患者呼吸道不畅、二氧化碳蓄积不安、用力挣扎等引起颅内压骤然增高，进而引发出血，故术后应严密观察患者生命体识、瞳孔的变化，避免增高颅内压的因素。一旦发现患者有颅内出血征象，应及时报告并做好再次手术止血的准备；②感染：常见的有切口感染、脑膜炎及肺部感染。需关注发热的时间，有无头痛、呕吐及意识障碍，脑脊液检查白细胞是否增加及有无混浊等。切口感染常发生于术后 3～5 天，患者感切口疼痛缓解后再疼痛，局部有明显的红肿、压痛及皮下积液表现，头皮所属淋巴结肿大压痛。脑膜炎常发生于术后 3～4 天，患者外科热消退之后再次出现高热，或术后体温持续升高，伴头痛、呕吐、意识障碍，甚至出现谵妄和抽搐，脑膜刺激征阳性，腰椎穿刺见脑脊液混浊，甚至为脓性，细胞数增加。肺部感染多发生于术后 1 周左右，患者全身情况差，伴呼吸道症状。预防手术后感染的主要方法是严格无菌操作，常规使用抗生素，加强营养支持及基础护理；③中枢性高热：系下丘脑、脑干病变或损害引起，多于术后 48 小时内出现，体温高达 40℃以上，同时伴意识障碍、瞳孔缩小、脉搏过快、呼吸急促等自主神经功能紊乱症状。中枢性高热一般物理降温无效，需及时采用冬眠低温治疗；④尿崩症：主要发生于鞍上手术后，如垂体腺瘤、颅咽管瘤等手术累及下丘脑，影响抗利尿激素分泌所致。患者出现多尿、多饮、口渴，每天尿量超过 4000mL，尿比密（比重）低于 1.005。在给予垂体后叶素治疗时，应准确记录 24 小时出入液量，根据尿量的增减和血清电解质含量调整用药量。多尿期间须注意补钾，每 1000mL。尿量补充 1g 氯化钾；⑤顽固性呃逆：常发生在第 3～4 脑室或脑干手术后患者。对呃逆伴胃胀气或胃潴留患者，应安置胃管抽空胃内容物，还可通过压迫眼球或眶上神经、捏鼻、刺激患者咳嗽等，以遏制呃逆；⑥癫痫发作：多发生在术后 2～4 天脑水肿高峰期，因术后脑组织缺氧及皮质运动区受激惹所致。当脑水肿消退、脑循环改善后，癫痫常可自愈。对拟做皮质运动区及其附近手术的患者，术前常规给予抗癫痫药物预防。癫痫发作时，应及时给予抗癫痫药物控制，注意保护患者，避免意外受伤；⑦胃出血：下丘脑及脑干受损后可引起应激性糜烂、溃疡、出血。患者呕吐大量血性或咖啡色胃内容物，并伴有呃逆、腹胀及黑便等症状。出血量多时可引发休克。可给予抑制胃酸药预防，一旦发现胃出血，应立即放置胃管，抽净胃内容物后用小量冰水洗胃，经胃管或全身应用止血药物，必要时输新鲜血。

(7)镇静止痛：切口疼痛术后 24 小时内最剧烈，给予一般止痛药可奏效；颅内压增高所引起的头痛，多发生在术后 2～4 天脑水肿高峰期，需依赖脱水、激素治疗降低颅内压，头痛方能缓解；术后血性脑脊液刺激脑膜引起的头痛，可于术后早期行腰椎穿刺引流血性脑脊液，以减轻脑膜刺激症状，还可降低颅内压，直至脑脊液逐渐转清，头痛自然消失。应注意脑手术后不论何种原因引起的头痛，均不可轻易使用吗啡和哌替啶。因此类药物有抑制呼吸的作用，吗啡还有使瞳孔缩小的不良反应，影响临床观察。

（七）健康指导

嘱患者增进营养，注意休息，保持乐观情绪；向患者说明放疗和化疗的目的、方法、时间、疗程及治疗对机体的负面影响，并指导如何应对；说明手术后继续治疗的重要性和方法以及随访的重要性、时间和地点；加强功能锻炼，康复训练应在病情稳定后早期开始，包括肢体的被动及主动运动、语言能力及记忆力的恢复，教会患者及家属自我护理的方法，加强练习，尽早、最大限度地恢复功能，以恢复自理及工作能力，力争尽早回归社会。

第七节　脑动静脉畸形

脑动静脉畸形系指一种先天性脑血管发育异常。脑内血管星集团状的迂回走行，动静脉之直接沟通或吻合短路，两者之间正常的毛细血管联络结构阙如称为脑动静脉瘘。

一、病因病理及发病机制

病因为胚胎发育异常的先天性畸形。在胚胎期脑血管胚芽演化过程中即在不同阶段发生病变。由于动脉压力大而静脉压力低，短路血流通畅，其通路日益扩大。畸形血管团的体积范围亦日增，有几条灌注动脉和引流静脉可增粗如索。畸形区的静脉压增高，远端静脉因血液回流不畅而怒张，病变区血管壁菲薄，极易破裂出血。瘘口大小不一。大型者血管畸形成团，通常有核桃大小，甚至拳头大小，可涉及 1～2 个脑叶，呈楔形或三角形。小型者肉眼难见，通常不超过 20～30mm，如米粒大小。绝大部分病变区位于幕上半球浅部，而于中线及深部较少。供血动脉以大脑中动脉为多，而颈外动脉的脑膜支及头皮动脉供血较少。

二、临床表现

颅内动静脉畸形的人群发病率为 0.02%～0.05%，占脑疾病的 0.15%～30%。男性多于女性，临床发病年龄高峰是 20～40 岁，平均 25 岁，尽管约有 1% 的动静脉畸形出血多发生在 15 岁以内。60% 在 40 岁以前发病，大多数在 50 岁以前出现症状。60 岁以上发病者少见。据近 200 例 AVM 病例资料统计，60 岁以上仅占 3%，临床上以头痛为主，多数不需治疗干预。脑动静脉畸形的主要症状是出血、癫痫和头痛，可以单独存在，也可合并发生。

（一）出血

约有 50% 的动静脉畸形患者的症状为出血引起。是 AVM 的主要临床表现，可分为脑内出血、脑室出血和蛛网膜下隙出血。经大宗病例统计，脑 AVM 患者中 68% 有出血症状。有学者在病理研究中发现，10%～15% 临床无出血症状的患者。脑 AVM 的胶质增生区周围有含铁血黄素及巨噬细胞，提示有少量、隐性的无症状性出血，这说明脑 AVM 的出血率比实际统计的还要高。资料显示出血率占 53%。AVM 出血的特点是：①出血年龄轻：出血的高峰年龄比动脉瘤早，为 15～20 岁。半数以上的出血发生于 30 岁以前。②出血的程度较轻：出血后病死率只及动脉瘤的 1/3。③出血部位以脑内为多。④早期再出血发生率较低。⑤再出血的间隔时间长且无规律。⑥出血后发生血管痉挛者比动脉瘤轻。颅内出血者发病突然，往往在体力活动或情绪波动时发病，临床表现为剧烈头痛、呕吐，甚至意识丧失。体检有颈项强直、

Kernig 征阳性、腰穿脑脊液可呈血性。

(二)癫痫

以癫痫为首发症状者约占 20%,国内学者凌锋教授报道 162 例中 37 例有癫痫史(占22.8%)。主要由于脑 AVM 的动静脉短路,畸形血管团周围严重盗血,脑细胞供血不足所致。因此其发生率与 AVM 的大小、位置和类型有关。

一般来说,位于皮层的大型 AVM 及呈广泛毛细血管扩张型 AVM 癫痫发生率高,出血前后多发生癫痫主要与出血后含铁血黄素沉积致周围胶质增生形成致癫灶有关;还与盗血和畸形血管团压迫有关。

(三)头痛

以头痛为首发症状的约占 15%。头痛虽不是 AVM 的特征性症状,但对患者的困扰极大,常使患者难以忍受。从畸形的部位来看,凡颞叶底面或累及到硬膜者有头痛,推测可能系硬膜三叉神经感觉支受到影响之故。某些患者有脑膜脑 AVM,仅仅栓塞了颈外动脉所供应的脑膜 AVM 头痛就能大为减轻。或可为一佐证。颅内压高也是一种引起头痛的重要因素。

(四)缺血及颅内杂音

部分患者可因盗血半球长期供血不足致进行性偏瘫,因合并有动静脉瘘可闻及颅内吹风样杂音,因引流静脉异常造成颅内压增高、占位效应和眼球突出等症状。

三、辅助检查

(一)头颅 X 线平片

头颅 X 线平片显示颅骨板障血管影明显,或颅骨内板局限被侵蚀而显示模糊影或骨质菲薄,脑膜中动脉沟迂曲变宽,少数病灶伴有病理性环形钙化影。

(二)脑脊液

血管未破裂前脑脊液正常,出血时脑脊液呈均匀血性。

(三)脑血管造影

依靠脑血管造影可发现畸形血管,扩张迂曲而成簇团。如有血肿则常见血管移位,有时显示来自颈外的供血动脉。

(四)脑电图

脑电图异常率占 61%。

(五)CT 脑扫描

CT 脑扫描可显示大脑局限性或半球部位低密度影,必要时增强扫描。凡脑血管造影阴性面被 CT 扫描证实者,则称为隐匿性脑血管畸形。

四、诊断及鉴别诊断

(一)诊断

诊断主要依据:①青年人多发,有蛛网膜下隙出血和(或)脑出血史。②有癫痫发作史,特别是局限性癫痫,或偏头痛发作史。③有局限性神经定位征。头顶部血管杂音,单侧突眼等。④依靠脑血管造影或 CT 证实。

(二)鉴别诊断

本病主要应与偏头痛及其他病因所致的癫痫相鉴别。

五、治疗

(一)控制癫痫

选用镇静剂控制或减轻癫痫发作程度及次数,苯妥英钠 0.1g,3 次/天;或苯巴比妥 0.03g,3 次/天。

(二)出血期

出血期按急性出血性脑血管病内科治疗。

(三)病因治疗

争取同时将畸形血管切除。若仅为蛛网膜下隙出血,经内科治疗待病情稳定后,选择适当时机再施行畸形血管切除术,目的在于防止出血,控制癫痫,改善脑功能。脑动静脉畸形是由动脉与静脉构成,有的包含动脉瘤与静脉瘤,脑动静脉畸形有供血动脉与引流静脉,其大小与形态多种多样。一般部位的脑动静脉畸形,可采用手术切除病灶或微导管血管内栓塞治疗;位于重要功能区、位置特别深的脑内或巨大病灶,可采取在数字减影下动脉内栓塞的方法,以减少畸形血管病灶的血液供应,使病变减小或有利于进一步的手术切除或 γ 刀放射治疗。手术方法是先找到供应动脉,于靠近病变处夹闭切断。切勿远离病变以防阻断供应邻近脑组织的分支,然后分离畸形血管,完全分离后再夹闭引流静脉,将病变切除。对大的高血流病变应分期手术,先行人工栓塞或手术阻断供应动脉,使病变血流减低,改善周围脑血循环,1～2 周后再作病变切除。

六、护理

(一)术前护理

(1)患者要绝对卧床,并避免情绪激动,防止畸形血管破裂出血。

(2)监测生命体征,注意瞳孔变化,若双侧瞳孔不等大表明有血管破裂出血的可能。

(3)排泄的管理:向患者宣教合理饮食,嘱其多食富含纤维素的食物,如水果、蔬菜等,以防止便秘。观察患者每日粪便情况,必要时给予开塞露或缓泻剂。

(4)注意冷暖变化,以防感冒后用力打喷嚏或咳嗽诱发畸形血管破裂出血。

(5)注意安全,防止患者癫痫发作时受伤。

(6)危重患者应做好术前准备,如剃头。若有出血进行急诊手术。

(二)术后护理

(1)严密监测患者生命体征,尤其注意血压变化,如有异常立即通知医师。

(2)患者持续低流量氧气吸入,并观察肢体活动及感觉情况。

(3)按时予以脱水及抗癫痫药物,防止患者颅压增高或癫痫发作。

(4)如有引流,应保持引流通畅,并观察引流量、色及性质变化。短时间内若引流出大量血性物质,应及时通知医师。

(5)患者癫痫发作,应保持呼吸道通畅,并予以吸痰、氧气吸入,防止坠床等意外伤害,予床挡保护并约束四肢,口腔留置口咽通气导管,配合医师给予镇静及抗癫痫药物。

(6)长期卧床活动量较少的患者注意肺部情况,及时给予拍背,促进有效咳痰,防止发生肺部感染,还须定期拍 X 线胸片,根据胸片有重点有选择性地进行拍背。

（7）术后应鼓励患者进食高蛋白质食物，以增加组织的修复能力，保证机体营养供给。

（8）清醒患者保持头高位（床头抬高30°）以利血液回流，减轻脑水肿。

（9）准确记录出入量，保证出入量平衡。

（10）对有精神症状的患者，适当给予镇静剂，并注意患者有无自伤或伤害他人的行为。

（11）给予患者心理上的支持，使其对疾病的痊愈有信心，从而减轻患者心理负担。

第八节　颅内动脉瘤

一、病因和危险因素

（一）病因

颅内动脉瘤的发病原因是多因素的，绝大多数囊性动脉瘤目前认为是先天性血管发育不良和脑血管后天性获得病变共同作用的结果。此外，创伤和感染也可引起动脉瘤。高血压、吸烟、饮酒、滥用可卡因、避孕药、某些遗传因素也被认为与动脉瘤形成有一定关系。通常按其不同病因分为五类：先天性（发育性）、感染性、外伤性、动脉硬化性、剥离性（壁间动脉瘤、夹层动脉瘤、动脉剥离）。

（二）危险因素

目前认为体力劳动、情绪波动、酒后、解便等均可引起动脉瘤突然破裂，而年龄、性别、吸烟、饮酒、高血压已被证实是颅内动脉瘤的危险因素。

1.年龄

颅内动脉瘤可以发生于任何年龄，但儿童及青年发病较少，以40～60岁多见。另外，研究提示，相对年长者可以增加其他危险因素引起颅内动脉瘤的概率。

2.性别

是颅内动脉瘤发生、发展的高危因素，女性比男性更易患动脉瘤。相关报告表明，女性直到50岁以后，其动脉瘤的概率才明显增加，绝经后女性发病率高于绝经前女性。这主要是由于荷尔蒙因素引起的，即雌激素有利于抑制颅内动脉瘤的形成。另外，脑血管壁内的胶原蛋白含量在绝经后明显减少，进一步促进了动脉瘤的形成。

3.吸烟、饮酒、吸毒

（1）吸烟：吸烟作为高危因素，可以明显促进颅内动脉瘤形成，增加颅内动脉瘤破裂的机会。研究表明，吸烟是除饮酒、高血压，服用非类固醇类抗感染药物和麻醉药物以外引起颅内动脉瘤的独立危险因素，且每日吸烟20支以上具有更高的风险性。其主要原因是吸烟可以引起及加重动脉粥样硬化，从而导致动脉壁的剪切力发生变化，血管壁内膜层增厚及管壁脆性增加促进了管壁中弹力蛋白的降解，从而形成动脉瘤；进而促进已存在的动脉瘤增长，最终引起动脉瘤破裂。另外，吸烟被认为可以促进大动脉瘤及多发动脉瘤的形成。而长期随访研究证实，停止吸烟可以减少颅内动脉瘤破裂引起SAH的概率。

（2）饮酒：饮酒也被认为是颅内动脉瘤的危险因素。但有人认为，饮酒仅在相对短的时间内与动脉瘤性 SAH 相关,这主要是因为饮酒可以在短期内影响血压的变化,从而引起动脉瘤破裂;而酒精本身并不是导致颅内动脉瘤形成及促进其生长的主要原因。

(3)吸毒:关于吸毒与颅内动脉瘤的关系最近也不乏报告。可卡因中毒有助于颅内小动脉瘤的发生与破裂,这主要由于暂时性高血压及心动过速所引起,而长期使用可卡因者能够改变颅内动脉瘤的自然进程。Davis 等报告,可卡因使用者颅内动脉瘤破裂的平均年龄为 32.8 岁,而非可卡因使用者为 52.2 岁,前者病死率明显上升。因此,可卡因滥用对于颅内动脉瘤来说,是一个危险因素,尤其是对于年轻的可卡因吸食者来说,更是如此。

4.冠心病

多以冠状动脉粥样硬化为疾病基础,动脉粥样硬化可引起血管壁发生退行性改变,使动脉的顺应性和抗张强度降低。动脉硬化不仅限于冠状动脉,更容易发生在颅内动脉,而颅内动脉位于蛛网膜下隙,缺乏血管外组织支持,与颅外动脉相比,无外弹性膜,管壁较颅外相同直径的动脉薄。颅内动脉硬化本身可以减弱血管的弹性,增强血管脆性,血管壁内弹力膜层出现损坏甚至断裂。因此,极容易在血管壁的上述病变基础上引发颅内动脉瘤。

5.高血压

是以体循环动脉压增高为主要表现的临床综合征,是最常见的心血管疾病,可分为原发性和继发性两大类。高血压早期仅表现为心排出量增加和全身小动脉张力的增加,高血压持续及进展即可引起全身小动脉病变,表现为小动脉玻璃样变,中层平滑肌细胞增生、管壁增厚、管腔狭窄,使高血压维持和发展,并进而导致重要靶器官如心、脑、肾的缺血损伤。同时,高血压可促进动脉粥样硬化的形成及发展,后者引起血管壁发生退行性改变,使动脉的顺应性和抗张强度降低,从而在动脉瘤形成过程中起重要作用。脑动脉壁由内膜、中层平滑肌和薄层胶原物质构成的外膜组成细胞外基质(ECM)是颅内动脉壁中非常重要的成分,由成纤维细胞分泌的大分子聚合物构成,对维护动脉壁的完整性,保持动脉的弹性和抗张力起着非常重要的作用,特别是它可以通过与动脉壁细胞的相互作用,参与对细胞和平滑肌的调控,为血管壁细胞发挥生理作用提供了必要的框架。正常情况下,ECM 各种成分的降解和合成受到

多种蛋白酶及其抑制剂等共同调控,处在一个稳定的代谢过程中。一旦这种平衡被某些因素打破,再加上高血压导致的脑部小动脉硬化、脑动脉壁薄弱的特点及脑循环血量较大等因素,动脉壁中层发生纤维化,动脉壁的内弹性膜损伤,进而促进动脉瘤的发生。Zhang 等通过对 20 只自发性高血压大鼠和 10 只 Wilster Kyoto 大鼠在相同条件下进行对照研究发现:一年后,2 只自发性高血压大鼠在基底动脉分叉处出现动脉瘤,而对照组未发现:对动脉瘤标本进行光镜和电镜观察,发现首先是基底动脉分叉处内膜移行处有损伤,其次是内皮细胞缺失,内膜退行性改变,内弹性膜断裂,淋巴细胞或红细胞局部浸润。因此,笔者认为,长期全身动脉高血压是导致动脉瘤的病因之一。

6.糖尿病

由多种病因引起的以慢性高血糖为特征的代谢紊乱,可引起多系统损害,导致眼、肾、神经、心脏、血管等组织的慢性进行性病变,引起功能缺陷及衰竭。糖尿病的血管病变主要表现在微血管瘤形成、微循环障碍和微血管基底膜增厚。

二、发病机制

绝大多数囊性动脉瘤目前认为是先天性血管发育不良和脑血管后天性获得病变共同作用的结果。此外，创伤和感染也可引起动脉瘤。高血压、吸烟、饮酒、滥用可卡因、避孕药、某些遗传因素也被认为与动脉瘤形成有一定关系。

三、临床表现

颅内动脉瘤的临床表现与动脉瘤的大小、部位及是否破裂有关。未破裂的颅内动脉瘤主要表现为因压迫周围结构而产生相应的局部症状，如眼睑下垂、眼球突出、偏头痛、三叉神经痛和眼肌麻痹等症状。破裂的颅内动脉瘤主要表现为蛛网膜下隙出血的症状和体征。动脉瘤性蛛网膜下隙出血的典型临床表现是突然发作的剧烈头痛、呕吐、畏光、烦躁不安，随后有短暂的意识丧失，清醒后有各种神经功能障碍和脑膜刺激症状。

(一)诱因及先兆症状

发病前多有明显诱因，如剧烈运动、过劳、激动、排便、咳嗽、饮酒等；少数可在安静状态下发病(12%～34%)。20%～50%确诊为 SAH 前几天至几周有明显的或非寻常的严重头痛一预警性头痛，其特点为：头痛可在任何部位。可单侧也可双侧。约50%发生在大量 SAH 之前通常突然起病，通常存在 1d 或 2d，但也可持续数分钟至数小时或 2 周不等。70%出现伴随症状和体征，大约 30%病例有恶心和呕吐；30%患者有颈部疼痛和僵硬；15%有视觉改变，如视物模糊或双影；20%的有运动或感觉障碍；疲乏、眩晕或意识丧失各20%。约50%患者会看医生，但常被误诊。

(二)警兆症状

颅内动脉瘤的体积一般都很小，在未破裂之前无临床症状。只有少数体积较大的动脉瘤因压迫邻近神经组织而引起症状。由于动脉瘤破裂后的病死率和致残率都很高，如能在发生 SAH 之前即可得出诊断，其治疗效果将大为改观。

(三)SAH 的典型临床表现

90%存在头痛：经典的头痛：突然、剧烈和持续性，经常伴有恶心、呕吐、脑膜刺激征，局灶神经系统症状和意识丧失；爆炸样头痛："一生中最剧烈的头痛"；12%感觉到破裂；8%头痛从轻度逐渐加重；92%一发病即非常剧烈；可发生在任何部位，可单侧或双侧；75%表现头痛、恶心和呕吐；66%突然发生头痛伴有意识丧失或局灶缺损；50%有或仅有轻度头痛和轻度脑膜刺激征或中度至重度头痛不伴神经功能缺损或颅神经麻痹；75%在 SAH 最初 24h 和第 4 天有颈强直(74%、85%、83%、75%)；在最初 24h，40%意识清楚，67%言语流利；69%运动功能正常；50%的表现与脑膜炎相似，头痛、颈项强直、恶心、呕吐、畏光和低热；33%以上患者存在短暂的意识丧失。

四、辅助检查

(一)腰椎穿刺

腰椎穿刺是诊断动脉瘤破裂后 SAH 的直接证据，在 CT 未发明以前常用以确定动脉瘤的破裂，目前只用于有警兆症状但 CT 为阴性的患者，以判断近期是否曾有 SAH 的发生。由于动脉瘤破裂后常有颅内压增高，故腰椎穿刺放液应慎重进行，以免导致脑瘤；而且放脑脊液不宜过多，以防止颅内压降低使动脉瘤壁内外压力差增大，导致动脉瘤破裂。

(二)电子计算机断层扫描(CT)

CT 被认为是蛛网膜下隙出血的首选检查,且能确定出血范围、血肿大小、脑梗死等,有助于动脉瘤的定位。CT 检查中密度不同的同心环图像"靶环征"是巨大动脉瘤的特征性表现。随着 CT 技术的发展,三维 CT 血管造影重建技术(3D-CTA)对颅内动脉瘤诊断的帮助越来越大。目前 CTA 主要用于动脉瘤的诊断和夹闭术后的复查。多层螺旋 CT 三维血管造影(MS3D-CTA)容积重建(VR)是一项新技术。目前临床上多采用最大强度投影(MIP)、表面遮盖显示(SSD)、CT 仿真内镜(CTVE)进行图像后处理重建。VR 诊断颅内动脉瘤的敏感度为 98%~100%,特异度为 100%,准确度为 99%,与 DSA 基本一致。但 VR 技术也有一定缺陷,其易受颅底骨质干扰,只能显示血管及动脉瘤的表面,不能区分血管壁的钙化,同时对于血管及动脉瘤内的血栓也显示较差。

(三)磁共振扫描(MRI)

MRI 能很好地显示动脉瘤的全部及其与周围组织的关系,动脉瘤内血块及血流部分皆能分别显示出来,连续扫描还能显示瘤内的涡流,可用于诊断动脉瘤的大小和部位。而磁共振血管造影(MRA)可以显示整个脑血管系统,不仅可以显示动脉瘤内的血流情况,还可清晰地显示瘤蒂。在直径>3mm 的动脉瘤中 60%~95% 可由 MRA 发现、且 MRA 无须造影剂,可以部分代替 DSA 检查。对于 DSA 检查正常的患者,也有必要复查 MRA。但总的来说,CTA 和MRA 对解剖细节的显示还不能替代 DSA。

(四)多普勒超声检查(TCD)

主要用于对术前颈总动脉、颈内动脉、颈外动脉及椎基底动脉的供血情况,从而对结扎这些动脉后或颈内外动脉吻合后血流方向和血流量做出估计。而在动脉瘤栓塞或开颅动脉瘤颈夹闭术中。TCD 检查还可以帮助预测治疗后患者是否存在脑缺血的风险。而术后,TCD 检查则可用于脑血管痉挛的检测。

(五)数字减影血管造影(DSA)

DSA 是影像增强技术、电视技术和计算机技术相结合的产物。它是将造影前、后获得的数字图像进行数字减影,在减影图像中消除骨骼和软组织结构,使低浓度的造影剂所充盈的血管在减影中显示出来,有较高的图像对比度。DSA 是颅内动脉瘤诊断的金标准。凡患者有SAH、自发的Ⅲ~Ⅳ颅神经麻痹或后组颅神经障碍等。均应行 DSA 检查。造影能显示动脉瘤的部位、大小、形态、数目,动脉硬化及动脉痉挛的范围、程度、瘤蒂大小及是否适合夹闭等。此外,还可了解血管的正常与变异、侧支循环。约 16% 的动脉瘤内有血栓形成、动脉瘤与动脉影像重叠或动脉痉挛使动脉瘤不显影,再造影时约有 20% 的动脉瘤可再度显影。但这种 DSA也存在一些不足之处。因血管走行的重叠、成角及投照角度选择不当等原因造成诊断和治疗困难,甚至误诊、漏诊。由于其不能很好地显示动脉瘤的三维立体结构,在指导手术及栓塞治疗时也非常不方便。三维数字减影血管造影:该 DSA 具有的旋转功能为多角度观察靶目标提供了方便,有效地排除了血管成角、重叠等常见因素的干扰,可提供动脉瘤颈、载瘤动脉、周围血管结构的重要信息,对动脉瘤诊断的准确性明显优于 2D-DSA。对于 Hunt-Hess 分级Ⅰ~Ⅱ级者应尽早造影,一般认为出血后 3d 内造影并发症最少,第 4 天开始增加,2~3 周最高。Ⅲ~Ⅳ级并怀疑有颅内动脉瘤者也应尽早造影。Ⅴ级者可做 CT 或 MRI 检查以排除血肿和脑积水,以免造影加重症状。但 DSA 是一项有创检查,可引起一系列并发症:严重的非神经系统并发症占 0.3%~0.8%;严重的暂时性神经系统并发症占 0.5%~2.3%;永久性神经系统并发症占 0.1%~0.5%。另外,操作过程中导致动脉瘤破裂出血占 2.6%。

急症或门诊患者可先行头部 CT 平扫,若证实有自发性 SAH 或颅内血肿并怀疑脑血管疾病,特别是颅内动脉瘤者应立即行 CTA 或 MRA 检查以明确病因。对于有介入治疗指征 CTA 或 MRA 显示欠佳者,DSA 既可明确诊断又可继续进行介入治疗。

五、治疗原则

(一)颅内动脉瘤的非手术治疗

非手术治疗的主要目的在于防止再出血和脑动脉痉挛等主要适用于下述情况:患者病情不适合手术;诊断不明确需进一步检查;患者拒绝手术或手术失败;作为手术前后的辅助治疗手段。非手术治疗主要包括:绝对卧床休息、镇痛、抗癫痫、控制血压等。用 TCD 检测颅内动脉压,维持正常的脑灌注压,积极预防和治疗脑动脉痉挛。

(二)颅内动脉瘤的手术治疗

目前颅内动脉瘤的手术治疗主要采用显微外科技术,其核心思想在于将动脉瘤排除于脑循环之外,并减轻动脉瘤对邻近结构的占位效应。手术方法主要有动脉瘤颈夹闭或结扎术、动脉瘤电凝固术、动脉瘤铜丝导入术、立体定向磁性栓塞术、动脉瘤包裹加固术、激光凝固术等。但动脉瘤预夹闭术仍是首选方法。手术时机的选择尚有争议,早期手术(SAH 后 48~72h 内)可避免再出血。并可清除蛛网膜下隙出血以缓解致命性的动脉痉挛。但于早期手术时脑水肿较重,使动脉瘤暴露困难容易损伤脑组织。

术中容易引起动脉瘤破裂。当然患者血压不正常,颅内压过高,有急性心、肺疾病等,推迟手术以完善术前准备也是合理的。说明延期手术虽不能明显减少再出血的发生率,但其他方面的效果还是和早期手术相当的。而早期手术虽能减少再出血。但不减少缺血性神经功能缺失或其他并发症。

(三)颅内动脉瘤的血管内介入治疗

血管内治疗是指利用介入治疗的方法,单纯或在其他材料的辅助下,将栓塞材料填塞入瘤腔内,或将载瘤动脉闭塞。随着栓塞材料的发展和栓塞技术的成熟,已成为 AN 开颅夹闭术的一种有效替代。在欧美国家已成为 AN 手术治疗的首选方法。

目前临床运用的血管内栓塞技术主要有动脉瘤囊内单纯微弹簧圈技术、球囊再塑形技术、支架结合微弹簧圈技术、双微导管技术。

1.动脉瘤囊内单纯微弹簧圈技术该技术适用于治疗窄颈动脉瘤

(1)栓塞材料:5~7F 软头导引导管、导丝导引微导管(10、14、18 系列)、与微导管配套的微导丝(10、14、18 系列)、可控解脱弹簧圈和解脱系统、液态栓塞材料及其栓塞系统。

(2)栓塞要点:尽可能采用全身麻醉,全身肝素化(SAH 后 4h 之内除外)。根据造影结果选择 1~2 个最佳工作角度,使瘤颈和瘤体均显示清楚。根据动脉瘤的位置及形态进行微导管塑形。微导管的操作要缓慢平滑地行进,不能跳跃式前进。微导管头端不能顶在动脉瘤壁上。弹簧圈的选择要根据造影动脉瘤的结果,第一个弹簧圈的直径应该大于瘤颈,等于或稍大于瘤体最小径,尽可能长一些,使其在瘤内能紧贴瘤壁盘成簇状。对于新近出血的小动脉瘤,应尽可能选择柔软的弹簧圈。弹簧圈的位置放置合适后要进行造影证实,确信无正常血管闭塞再行解脱。弹簧圈填塞要尽可能致密。

2.球囊再塑形技术

该技术适用于治疗宽颈动脉瘤。再塑形技术的优点是:充盈的球囊可以暂时固定微导管;有效防止了弹簧圈经瘤颈突入载瘤动脉;反复充盈球囊可使弹簧圈的填塞更紧密,提高完全闭塞率。ONYX 也必须在 RT 的配合下应用。

3.支架结合微弹簧圈技术

该技术适用于宽颈、梭形或夹层动脉瘤,分 3 种。

(1)顺序式:先骑跨动脉瘤开口放置支架,再使微导管穿过支架网眼进入动脉瘤腔,送入弹簧圈栓塞动脉瘤。

(2)平行式:先将微导管插入动脉瘤腔内,再骑跨动脉瘤开口放置支架,继而送入弹簧圈栓塞动脉瘤。

(3)分期式:支架放置 1 个月后再行弹簧圈栓塞,此时支架因内膜化而相对固定。

4.双微导管技术

该技术是指在动脉瘤内放置 2 个微导管,交替送入弹簧圈,观察弹簧圈稳定后再解脱。交互编织的弹簧圈在动脉瘤腔内的稳定性强,不易突入载瘤动脉。由于在 1 根载瘤动脉内同时操作 2 根微导管,故技术难度增加,缺血性并发症的发生率也相应增加。

5.血管内栓塞治疗材料

(1)表面改良的弹簧圈:新一代电解式可脱性弹簧圈(GDC)－Matrix 弹簧圈:被覆共聚物涂层聚乙二醇－聚乳酸,其体积占弹簧圈总体积的 70%。在 90d 内可在体内完全被吸收。动物实验表明,同老一代 GDC 相比,Matrix 弹簧圈致血栓能力更强。能促进动脉瘤腔内纤维结缔组织增生,故有望降低动脉瘤再通率,同时栓塞后动脉瘤的体积可随共聚物的吸收而缩小。但临床效果尚待调查和随访。

HES 弹簧圈被置于血液中 5min 后,羧基的去质子化作用使共聚物吸收水分面膨胀,20min 后膨胀完全,弹簧圈直径达原来的 3 倍。这种能在体内自发膨胀的生物弹簧圈有望提高动脉瘤的完全栓塞率和降低远期再通率。

放射性弹簧圈:将 32P 植入普通弹簧圈表面制成放射性弹簧圈,32P 的原位放射作用能促进动脉瘤瘤腔纤维化和瘤颈新生内皮生长,从而有望降低动脉瘤远期再通率。

32P 释放的 B 射线穿透力极弱。不接触弹簧圈的组织可免受放射影响。纤毛弹簧圈:将涤纶纤毛覆于可脱弹簧圈表面,增强弹簧圈的致血栓性。可用于栓塞巨大动脉瘤或破裂动脉瘤的子囊,也可用于闭塞载瘤动脉。

(2)带膜支架:支架被覆共聚物薄膜即带膜支架,又名人工血管。薄膜成分可以是可降解性共聚物(如聚乙醇酸、聚乳酸等),也可以是不可降解性共聚物(如聚氨酯、硅树脂、聚酯等)。带膜支架能够在血循环中屏蔽动脉瘤并重建载瘤动脉,是治疗颅内巨大、宽颈或梭形动脉瘤的理想选择,但只能用于无重要侧支或穿支发出的动脉节段,如颈内动脉后交通段以下水平或椎动脉远离小脑后下动脉开口的节段。另外,与裸支架相比,带膜支架有更强的诱导内皮增生和致血栓的作用,也更难以被送入颅内靶点。柔软、易于输送和具有良好生物相容性的颅内专用带膜支架有待发展。

（3）非黏附性液体栓塞剂：Onyx套装包括次乙烯醇异分子聚合物（EVOH）、二甲基亚砜溶剂（DMSO）和作为显影剂的微粒化钽粉。EVOH是一种非黏附性栓塞材料，不溶于水，溶于DMSO。DMSO遇血液时迅速弥散，预先溶于其中的EVOH则沉淀析出为海绵状团块，在靶点成为永久性栓塞物。液体栓塞剂与动脉瘤腔的高匹配性是固体栓塞剂无法比拟的，栓塞体积比理论上可达100%，尤其适用于巨大或形状不规则的动脉瘤。由于Onyx的非黏附性，微导管不会被黏滞于动脉瘤腔内，允许术者从容进行介入操作。Onyx必须在球囊再塑形技术配合下应用，球囊对动脉瘤领的有效封堵和Onyx的缓慢、间歇注射是防止Onyx漏入载瘤动脉的关键。Onyx的固有缺点在于DMSO的潜在血管毒性，但在实际应用中只要严格掌握注射剂量和速度，即可避免血管毒性反应。

六、护理措施

（一）术前护理

1.详细询问病史、认真查体、全面评估，找出护理问题，指定切实可行的护理措施。

2.休息与卧位：对脑动脉瘤及破裂出血的待术患者，应安置于安静、清洁的病室，减少探视、禁止喧哗。绝对卧床休息，床头抬高不得超过30°，不得坐起和自己进食。护士取物、关门动作要轻，护理操作应稳，避免一切不良刺激，保持情绪稳定，对意识不清躁动不安的患者应专人守护，加强床边防护，可遵医嘱给镇静剂。

3.指导患者进食富含纤维素的食物，适当应用缓泻剂。保持大便通畅，禁止灌肠。防止因着凉而引起用力打喷嚏或咳嗽，以免增加腹压及反射性地增加颅内压而引起颅内动脉瘤再次破裂出血。

4.做好心理护理：由于动脉瘤位于颅内，且症状多、痛苦重，既需绝对卧床别人照料，又要面临于术的选择和准备。患者容易出现恐惧、焦躁不安、消极悲观、失落无助等负面情绪。护士应充分理解患者，掌握沟通技巧，策略地讲解疾病的有关知识、自我调整心态的重要性和配合治疗护理的益处，通过护士的安慰、关爱、疏导和支持以及娴熟的护理操作赢得患者信任，使其正视疾病、选择手术。

5.病情观察：观察并记录患者瞳孔、意识、头痛及生命体征的变化，注意观察血压、颅内压高低，遵医嘱用药，维持在正常范围，发现问题及时报告医生并进行相应处理；

6.正确应用脱水剂、降压药及抗纤维蛋白溶解药物及抗脑血管痉挛药，观察其疗效及不良反应。

7.按神经外科术前护理：常规做好合血、备皮（剃头）、药物过敏试验、遵医嘱术前禁饮食、留置尿管、术前用药等。

（二）术后护理

1.安排患者在安静、光线柔和、空气新鲜的病室，绝对卧床休息。

2.全麻清醒后，血压平稳者，抬高床头15°～30°，以利颅内静脉回流。清醒患者避免情绪波动，保持乐观情绪，烦躁患者可适当约束，必要时给予镇静剂，有癫痫发作者遵医嘱按时给予抗癫痫药物。

3.颅内引流管的护理：妥善固定引流管，防止脱管；保持引流通畅，避免受压、扭曲、折叠、成角,定时由近端向远端挤压;密切观察引流液的颜色、性质及量,并准确记录。

4.密切观察意识、瞳孔及生命体征的变化。如有异常及时报告医生处理。

5.遵医嘱用药,保持血压平稳术后血压应控制在患者基础血压略高水平,血压过高,可造成血管破裂再出血,血压过低,可导致脑供血不足、脑梗死。

6.应用抗脑血管痉挛的药物:动脉瘤破裂围手术期脑血管痉挛发生率为21%～62%,且持续2周左右,遵医嘱应用高血压、高灌注、高血液稀释(3H)疗法。解除脑血管痉挛,增加脑血流量,改善微循环和脑代谢,保护脑组织。降低颅内再出血、脑梗死的发生率。

第九节 颅骨骨折

颅骨骨折在闭合性颅脑损伤中约占1%,在重度颅脑损伤中约占70%。其临床意义主要在于同时发生的脑膜、血管、脑及脑神经损伤。颅骨骨折的部位和类型有利于受伤机制及病情的判断。

一、颅骨的应用解剖

颅骨由额、枕、蝶、筛骨各1块和顶、颞骨各2块构成,具有保护脑的作用,可分为颅盖及颅底两部分,分界线为眉弓、颧弓、外耳道上缘、乳突、上项线及枕外隆凸的连线。

颅盖:颅盖是由额骨鳞部、顶骨、颞骨鳞部和枕骨鳞部上半所组成,各骨块之间形成骨缝,有冠状缝、矢状缝、人字缝。颅盖骨均为扁骨,其厚度不一,枕外隆凸处最厚,可达1cm,枕、颞骨鳞部较薄,仅1～2mm,在不同部位颅骨钻孔时应注意此特点。颅盖骨一般由外板、板障、内板3层组成,在颅骨较薄的地方,板障不明显。外板较厚1～2mm,内板较薄约0.5mm,因此,外伤时颅骨内板易发生骨折,骨折后可及深面的硬脑膜、血管、脑组织而形成颅内血肿及脑损伤。板障内含板障静脉,构成颅内外静脉的交通。

颅底:颅底由额骨眶部、蝶骨体及蝶骨大小翼、筛骨筛板、颞骨岩部和鳞部、乳突部内面、枕骨下部构成,由前到后被蝶骨嵴与岩骨嵴分成颅前窝、颅中窝、颅后窝。

颅前窝:主要由额骨的眶部及筛骨筛板构成。颅前窝中央最前方为盲孔,盲孔后方为突出的鸡冠,为大脑镰前部的附着点。鸡冠两侧为筛板,其上有许多筛孔,嗅丝由此通过,颅前窝两侧为不平滑的眶部。颅前窝骨板较薄易发生骨折,损伤嗅丝,可致嗅觉减退乃至丧失。由于颅底与硬脑膜附着紧密,骨折时易撕裂硬脑膜而引起脑脊液鼻漏。颅脑损伤尤其枕部着力时,额叶底部在骨嵴上摩擦而引起额极与额叶底面的脑挫裂伤和血肿。

颅中窝:主要由蝶骨体、蝶骨、蝶骨大翼、颞岩部前面及部分颞鳞部构成,分为中间部的蝶鞍与对称的两侧部。蝶鞍中央为垂体窝,容纳垂体。前方为鞍结节、视交叉沟及向两侧连通的视神经管,内行视神经与眼动脉,后方为鞍背,两侧有前床突、中床突、后床突3个骨性突起,再往外为纵行颈动脉沟及海绵窦,内行颈内动脉。颅中窝骨折伤及海绵窦时可出现致命性鼻腔大出血和海绵窦综合征。蝶鞍下方为蝶窦,蝶骨体骨折伤及蝶窦时可出现脑脊液鼻漏。侧部容纳颞叶,有许多裂孔自前至后分布其上,眶上裂位于前内方,通向眶腔,动眼、滑车、展神经、三叉神经第 1 支及眼静脉通过眶上裂,此处骨折可出现眶上裂综合征。其后为圆孔、卵圆孔、棘孔、破裂孔,圆孔内走行,上颌神经、卵圆孔内走行下颌神经及通海绵窦导血管,棘孔有脑膜中动脉及棘孔神经通过,脑膜中动脉损伤时,有时需堵塞棘孔才能止血。破裂孔上为软骨封闭,其上有颈内动脉横过,内穿行发自面神经的岩浅大神经及导血管。颞骨岩尖部有三叉神经压迹,为三叉神经半月节存在部位,其上有展神经、滑车神经经过,此处损伤可致岩尖综合征。颞骨岩部后方为鼓室盖,将鼓室与颅中窝分隔,此处骨折可出现脑脊液鼻漏及面神经麻痹、失听。颅中窝外侧有脑膜中动脉沟,此处骨折可出现硬脑膜外血肿,为硬膜外血肿好发部位。

颅后窝:由颞骨岩部后面和枕骨各部组成。其中央为枕骨大孔,有延髓与脊髓相连,另有椎动脉、副神经脊髓根通过。枕骨大孔两侧有舌下神经管,舌下神经由此出颅。前上方为斜坡,承托脑桥及延髓,斜坡下为咽后壁,因此枕骨大孔骨折时,可伤及舌下神经及延髓,斜坡骨折时可出现咽后壁血肿。颅后窝两侧部上缘为岩,上窦,颞岩部后面有内耳门,内有面听神经及迷路动静脉通过,内耳门后下方有颈静脉孔,内行颈内静脉,舌咽、迷走、副 3 对脑神经,骨折通过颈静脉孔可出现颈静脉孔综合征。颈静脉孔连于乙状窦,乙状窦向两侧连通于横窦。颅后窝后壁的中部为呈十字形的枕内粗隆。

二、颅骨的生物力学性质

颅骨共由 8 块骨组成,骨间有骨缝紧密相连,具有分散暴力和保护脑组织的作用。颅骨的各种力学性能中最主要的是强度和刚度两种。强度是指生物材料或非生物材料组成的构件抵抗破坏的能力,有高低之分。刚度是指构件抵抗变形的能力,有大小之分。颅骨的内、外板均有较高的刚度与强度,能以变弯和受压的形式承受外力的静态力与冲击力。板障在头部受外力时能阻止内外板的接近并承受剪应力,还可通过自身的压缩变形吸收部分冲击能量。随年龄增长,板障增厚,到老年时期可能占到整个骨厚的一半以上,使颅盖骨强度下降,脆性增大,容易骨折。

三、颅骨损伤机制

当颅骨受到外来冲击力作用时,其内部出现薄膜力和弯曲压应力相加得到较大的压应力,内表面上两者相减得到较小的拉重力或压重力。因为颅骨承受压应力的能力很强,而承受拉重力的能力较弱,所以往往内表面受拉而破坏,如果颅骨较薄,则弯曲拉重力远大于薄膜压应力,即颅骨内部的拉重力不能被较多的抵消,此处就极易发生骨折。颅骨骨折的发生机制主要有两种形式。

(一)局部弯曲变形引起骨折

当外力打击颅骨时,先是着力点局部内陷,而作用力停止时颅骨又迅速弹回而复位,当外力较大使颅骨变形超过其弹性限度,则首先在作用点的中央发生内板断裂继而周边外板折断,最后中央部的外板及周边部的内板亦发生断裂。一般情况下全过程的时间为 1‰s 至 2‰s。颅骨破损后形状大体上呈向内的喇叭形,一般仍有局部地方相连。

(二)普遍弯曲变形引起的骨折

头颅的骨质结构及形状近似一个具有弹性的球体,颅骨被挤压在两个以上的力量之间,可引起头颅的整个变形。当颅骨的变形超过其弹性限度则发生骨折。当暴力为左右方向时,骨折线往往垂直于矢状线,常通过颞部及颅底。当暴力是前后方向时,骨折线是纵行,与矢状线平行,并往往伸延到枕骨鳞部。当暴力为上下方向时,可由脊柱之对抗力而造成颅底的环形骨折。

影响颅骨损伤的各种因素:影响颅骨损伤严重程度的主要因素为外力的大小、作用面积大小、打击延续时间的长短、打击的动量、受击时头部运动状态、打击点的位置以及颅骨自身的几何力学特性。

四、颅骨骨折的影响因素

(一)外力大小、延续时间及作用面积的影响

因为外力和它所产生的应力大体上成正比,所以外力越大,损伤越严重。如果外力作用时间短到不足以使颅骨完成破损过程,则损伤就轻。此外,如果外力作用面积越小(通常指撞击物体很尖锐),损伤亦越重。

(二)打击物动量(mγ)的影响

m 为击物的质量,ν 为打击物与头部之间相对运动的速度。动量越大,损伤越严重。如果 m 较大而 ν 较小,通常出现线形骨折,反之容易出现穿透情况。

(三)撞击时头部运动状态的影响

此运动状态有 3 类,第 1 是外来物向头部袭击,此时头可看成支持在有弹性颈部上的物体,在受击过程中能够退让,使外来加于其上的一部分能量被颈部及颈部以下的部位所吸收。第 2 类是头部处于固定状态(如靠在墙壁或地面上)在受击时不能退让,此种情况要比上一类状态严重些。第 3 类是运动着的头部撞上较大的物体,在头部已撞上该物体后,颈部及其以下部位尚未与物体接触,它们继续运动并向头部冲撞。这类状态的损伤比第 2 类都要严重。有时颅骨会在受力点出现凹陷变形,而在受力点相对的另一侧出现外凸变形,称为对冲性颅骨骨折。

(四)外力打击方向与骨折的关系

外力垂直作用于颅盖部多产生凹陷骨折或粉碎骨折;暴力斜行或切线作用于颅盖部多引起线形骨折,骨折线多与外力方向相平行,有时向颅底伸延。

(五)外力作用于头的部位与骨折的关系

同于颅骨几何形态很复杂,各部分结构形式、厚度及材料性质均不相同,所以外力作用在不同点处对颅骨损伤的程度及骨折线的走向均有影响,根据临床统计,大体有如下规律。

(1)当额部前方受撞击时,多产生额骨垂直部和颅前窝前后纵向骨折,其次是前后的斜行骨折。如作用点在前额的外侧,亦可产生左右横行的线形骨折,并可越过中线达对侧颅前窝底。

(2)当顶骨前方或额骨后部受冲撞时,骨折常向颞前区伸延,在冲击力较大的情况下,也可能同时向各个方向扩展。在顶骨上方撞击时,骨折多发生在颅盖的一侧,也可发生横过中线的双侧性骨折,经过颅顶中线的骨折可损伤上矢状窦。有时骨折延伸到颅中窝底,经蝶骨向颅底发展,也可经过颞骨岩部向颅中窝的内侧和颅后窝发展。偶见由于脊柱的对抗作用产生枕骨大孔周围的环形骨折。

(3)暴力作用于颞部,以左右方向的横行骨折为多见,骨折线可经颞骨鳞部延伸到颅中窝底,也可经过蝶骨到达对侧颅中窝底,其次为左右走行的斜行骨折亦较多,而前后纵行骨折则

少见。

(4)在枕骨范围内受撞击时,如着力点在一侧枕部多见前后方向的纵行骨折或斜行骨折。骨折线由着力点向颅后窝底延伸,也可经颞骨岩部,伸延到颅中窝,有时可见枕乳缝或人字缝下部的颅缝分离。

(5)当来自下方撞击由脊柱传到枕骨大孔时,骨折从枕骨大孔向前或向侧方扩展。

(6)暴力冲击点愈近颅底水平,颅盖和颅底联合骨折的发生率愈高。

五、颅骨骨折的分类

(一)按骨折的形状分类

1.线形骨折

骨折呈线条形,大多是单一的骨折线,分支状、放射状和多发线形骨折少见。骨折线宽度多为 1～3mm,个别宽者可达 1cm 以上,线形骨线占颅盖骨折的 2/3 以上,颅底骨折几乎都是线形骨折。外伤性颅缝分离亦属于线形骨折范畴,以人字缝分离多见,矢状缝和冠状缝分离少见。

颅骨生长性骨折是线形骨折不断扩大所致,当婴幼儿颅盖部线形骨的骨折线中间有骨膜或蛛网膜等间隔时,不仅阻止骨折愈合,而且骨折的缝隙不断受到蛛网膜下隙、膨出的脑组织或形成的囊肿的冲击,骨折缘逐渐地被侵蚀和吸收,一般多在数月出现搏动性膨出的肿块,而且肿块不断增大,称颅骨生长性骨折。

2.凹陷骨折

为致伤物直接冲击颅盖所致,间接暴力沿脊柱上传造成枕骨大孔区环形凹陷骨折仅偶见,婴幼儿多为乒乓球样凹陷骨折。凹陷骨折约占颅盖骨折的 1/3,多发生于颞部,其次为额部和顶部,枕部很少见。凹陷骨折片常刺破硬脑膜和损伤脑实质,造成局部脑挫裂伤,常合并各种类型颅内血肿,尤其是脑内血肿。

3.粉碎骨折

为暴力直接作用于颅盖所致。一般暴力较大,与头部接触面积广,形成多条骨折线,分隔成若干骨碎块,有些骨片互相重叠,有些轻度陷入。局部脑膜撕裂和脑组织常有广泛的挫裂伤,可合并各种类型的颅内血肿。

(二)按颅骨骨折部位分类

1.颅盖骨折

为暴力直接冲击颅盖部所致,骨折多位于颅盖范围内,也常延伸到颅底。颅盖骨折发生率较颅底骨折多 1～2 倍。骨折的形态依次为线形骨折、凹陷骨折和粉碎骨折。

2.颅底骨折

多为内开放性线形骨折,大多数颅底骨折系颅盖骨折向颅底伸延之联合骨折,单纯发生在颅底的骨折少见。骨折线有横行、纵行及环形 3 种。骨折线可累及一个或两个颅窝,累及 3 个颅窝者很少。

由于硬脑膜与颅底粘连紧密,该部位不易形成硬脑膜外血肿,而易合并硬脑膜撕裂造成内开放,产生脑脊液漏。进出颅腔的大血管和脑神经都经颅底,故颅底骨折常造成脑神经损伤和颈内动脉—海绵窦瘘等并发症。颅后窝骨折可伴有原发性脑干损伤。

（三）按创伤的性质分闭合性和开放性骨折

1.闭合性骨折

系骨折部位的头皮非全层裂伤，骨膜未裂开，因而颅骨与外界不相通。

2.开放性骨折

指骨折部位头皮全层裂开，颅骨与外界连通。

六、临床表现

（一）颅盖骨折

颅盖骨折有多种形式，除开放性及某些凹陷形颅盖骨折，在临床上可能显示骨折的直接征象外，闭合性骨折往往只显示骨折的间接征象，其确诊常有赖于 X 线或 CT 检查。

1.闭合性颅盖骨折的临床表现

骨折处头皮肿胀，自觉疼痛，并有压痛。线形骨折的表面，常出现头皮挫伤和头皮血肿。颞肌范围的明显肿胀、张力增高和压痛，常是颞骨线形骨折合并颞肌下淤血的征象。

外伤性颅缝裂开在小儿比较常见，早期可出现沿颅缝走行的条状头皮血肿。骨膜下血肿或迅速形成巨大的帽状腱膜下血肿常暗示深面有颅盖骨折。凹陷骨折多发生于额部及顶部，受伤部位多伴有头皮挫伤和血肿。触诊时常可摸及骨质下陷，可出现骨片浮动感或骨擦音。但切忌反复，粗暴操作，不应为获得此项体征而增加硬脑组织损伤甚至出血的危险。在单纯头皮血肿触诊时，常有中央凹入感，易误诊为凹陷骨折，此时需拍颅骨切线位片加以鉴别。有人认为颅骨凹陷深度小于 1cm 时多无硬脑膜裂伤，而凹入的碎骨片深度超过 2cm 时，应高度怀疑有硬脑膜裂伤之存在。

凹陷骨折在皮质功能区可出现相应的刺激或损害症状。凹陷骨折在静脉窦上可引起致命性大出血，或压迫静脉窦引起颅内压增高。广泛的凹陷骨折由于减少了颅腔的容积亦可引起颅内压增高。

2.开放性颅盖骨折

多发生于锐器直接损伤，少数为火器伤。受伤局部之头皮呈全层裂开，其下可有各种类型的颅骨骨折。伤口内可有各种异物如头发、碎骨片、泥土及布屑等。此种骨折硬脑膜如完整称为开放性颅骨骨折；当硬脑膜也有破裂时则称为开放性颅脑损伤。累及大静脉窦的粉碎骨折，可引起致命性大出血。

（二）颅底骨折

颅底骨折以线形骨折为主骨折线常通向鼻窦或岩骨乳突气房，由此分别与鼻腔或外耳道连通，亦称为内开放性骨折。其临床表现虽然都是骨折的间接征象，却是临床确诊的重要依据。

颅底骨折依其发生部位不同，分为颅前窝骨折、颅中窝骨折和颅后窝骨折，临床表现各有特征，兹分述如下。

1.颅前窝骨折的临床征象

前额部皮肤有挫伤和肿胀，伤后常有不同程度的口鼻出血。有时因血液吞入胃中，而呕吐出黑红色或咖啡色液体。如颅前窝底部骨折撕裂颅底部脑膜及鼻腔黏膜时，即出现脑脊液鼻漏，脑脊液常与血液相混，而呈淡红色，滴在吸水纸上有浸渍圈。因含糖可用尿糖试纸测试。

脑脊液漏可因呛咳、挣扎等因素而加剧。偶尔气体由鼻窦经骨折线进入颅腔内,气体分布于蛛网膜下隙、脑内或脑室内,称为外伤性颅内积气。脑脊液鼻漏一般于伤后数日常能自停。

伤后逐渐出现眼睑的迟发性皮下瘀斑,俗称"熊猫眼"征。出血因受眶筋膜限制,而较少扩展至眶缘以外,且常为双侧性,应与眼眶部直接软组织挫伤鉴别。眶顶骨折后,眶内出血,还可使眼球突出,如出血在球结膜之下由后向前延伸,血斑常呈扇形分布,其基底位于内外眦,后界不明,而尖端指向角膜及瞳孔,亦常为双侧性,检查时,瘀斑不随之移动。这一特征可与直接眼部挫伤所致球结合膜触动球结合膜内片状出血相区别。

骨折线累及筛板,撕裂嗅神经导致嗅觉丧失,当骨折线经过视神经孔时,可因损伤或压迫视神经而导致视力减退或丧失。

颅前窝骨折也常伴有额极及额叶底面的脑挫裂伤以及各种类型的颅内血肿。

2.颅中窝骨折的临床征象

临床上常见到颞部软组织肿胀,骨折线多限于一侧颅中窝底,亦有时经蝶骨体达到对侧颅中窝底。当骨折线累及颞骨岩部时,往往损伤面神经和听神经,出现周围性面瘫、听力丧失、眩晕或平衡障碍等。如骨折线经过中耳和伴有鼓膜破裂时,多产生耳出血和脑脊液耳漏,偶尔骨折线宽大,外耳道可见有液化脑组织溢出。临床上应仔细检查,以除外外耳道壁裂伤出血或因面颌部出血流入外耳道所造成的假象。如岩部骨折鼓膜尚保持完整时,耳部检查可发现鼓膜呈蓝紫色,血液或脑脊液可经耳咽管流向鼻腔或口腔,需注意与筛窦或蝶窦骨折伴发的脑脊液漏相鉴别。

骨折线经过蝶骨,可损伤颈内动脉产生颈内动脉海绵窦瘘,表现为头部或眶部连续性杂音、搏动性眼球突出、眼球运动受限和视力进行性减退等,颈内动脉损伤亦可形成海绵窦段颈内动脉瘤,动脉瘤破裂后又形成颈内动脉海绵窦瘘。有时颈内动脉损伤或外伤性颈内动脉瘤突然破裂,大量出血经骨折缝隙和蝶窦涌向鼻腔,发生致死性鼻腔大出血,如不能果断、迅速地控制和结扎颈总动脉,患者将死于出血性休克。

当眶上裂骨折时,可损伤眼、滑车、展神经,以及三叉神经第1支,出现眼球运动障碍和前额部感觉障碍,即为眶上裂综合征。

3.颅后窝骨折的临床征象

常有枕部直接承受暴力的外伤史,除着力点的头皮伤外,数小时后可在枕下或乳突部出现皮下淤血(Battle征),骨折线经过枕骨鳞部和基底部,也可经过颞骨岩部向前达颅中窝。骨折线累及斜坡时,可于咽后壁见到黏膜下淤血,如骨折经过颈内静脉孔或舌下神经孔,可分别出现吞咽困难、声音嘶哑或舌肌瘫痪。骨折累及枕骨大孔,可出现延髓损伤的症状,严重时,伤后立即出现深昏迷,四肢弛缓,呼吸困难,甚至死亡。

七、辅助检查

(一)X 线平片

颅骨 X 线检查可以确定有无骨折和其类型,亦可根据骨折线的走行判断颅内结构的损伤情况,以及合并颅内血肿的可能性,便于进一步检查和治疗。

颅骨摄片时,一般应摄常规的前后位和侧位片,有凹陷骨折时,为了解其凹陷的深度应摄以骨折部位为中心的切线位。当怀疑枕骨骨折和人字缝分离时,需摄额枕半轴位或汤氏

(Towne)位；如前额部着力，伤后一侧视力障碍时，应摄视神经孔位；眼眶部骨折拍柯位，疑诊颅底骨折时，如病情许可，应摄颏顶位。颅盖骨折经颅骨 X 线检查确诊率为 95%～100%，阅片时应注意骨折线的部位和分支不规则，边缘比较锐利，借此可与颅骨的血管沟纹鉴别。当骨折线经过脑膜中动脉主干及其分支、横窦沟或矢状中线时，应警惕合并硬膜外血肿。线形骨折也要与颅缝区别，颅缝有特定部位，呈锯齿状，内板缝的投影亦不如骨折线清晰锐利。颅缝分离较骨折少见，常见于儿童及青少年，多发生于人字缝、矢状窦和冠状缝，表现为颅缝明显增宽，或有颅缝错位或重叠，两侧颅缝宽度相差 1mm 以上或宽度超过 1.5mm 即可诊颅缝分离。

颅盖部凹陷骨折可为全层或仅为内板向颅内凹陷，呈环形或星形，借切线位片了解其深度，结合临床症状分析伴发的脑损伤。

颅底骨折经 X 线检查确诊率仅为 50% 左右。诊断时必须结合临床表现。即使颅骨平片未发现骨折线，如临床表现符合，也应确定为颅底骨折。当骨折线经过额窦、筛窦、蝶窦和岩骨时，应注意是否伴发脑脊液漏，并警惕这类内开放性颅骨骨折有并发颅内感染的可能。另外阅片时还要注意颅底骨折的间接征象，如颅底骨折脑脊液漏可出现鼻窦和（或）乳突积液表现，窦腔混浊，密度增高。鼻窦或乳突损伤，可于颅骨周围或颅内出现气体。颅内积气如果不是穿入骨折，则属内开放骨折。

（二）颅脑 CT 扫描

CT 扫描观察软组织和骨质的两种窗位，有利于发现颅骨平片所不能发现的骨折，尤其是颅底骨折。CT 扫描可显示骨折缝隙的大小，走行方向，同时可显示与骨折有关的血肿，受累肿胀的肌肉。粉碎性骨折进入脑内的骨片也可通过 CT 扫描三维定位而利于手术治疗。CT 扫描还是目前唯一能显示出脑脊液漏出部位的方法。Bruce 报道平扫定位率达 50%，如采用碘剂脑池造影 CT 扫描则可达 69%。扫描时应注意不同部位采用不同方法。额窦最好应用轴位，筛窦、蝶窦及中耳鼓室盖部的骨折观察一般采用冠状扫描。应注意的是如果有损伤脊髓的情况存在，不宜采用冠状扫描。

八、诊断

一般情况下，根据头外伤史，临床查体及 X 线检查（包括 X 线平片和 CT 扫描）不难做出诊断，对于颅骨骨折因其有典型的临床征象，在没有特殊检查的情况下，可依临床征象做出诊断。

九、治疗原则与措施

（一）颅盖部线形骨折

闭合性颅盖部单纯线形骨折，如无颅内血肿等情况，不需手术治疗。但应注意观察颅内迟发性血肿的发生。开放性线形骨折，如骨折线宽且有异物者可钻孔后清除污物咬除污染的颅骨以防术后感染，如有颅内血肿按血肿处理。

（二）凹陷骨折

凹陷骨折的手术指征：①骨折片下陷压迫脑中央区附近或其他重要功能区，或有相应的神经功能障碍者；②骨折片下陷超过 1cm（小儿 0.5cm）或因大块骨片下陷引起颅内压增高者；③骨折片尖锐刺入脑内或有颅内血肿者；④开放性凹陷粉碎骨折，不论是否伴有硬脑膜与脑的损伤均应早期手术。位于静脉窦区凹陷骨折应视为手术禁忌证，以防复位手术引起大量出血。

1.闭合性凹陷性骨折

可根据骨折的部位、大小、颅内有无血肿选用不同的方法治疗,对范围较少且远离静脉窦的凹陷骨折,选用直切口或弧形切口,显露骨折区域,在骨折凹陷裂纹旁钻一孔,用骨撬将陷入的骨片掀起,对凹陷范围较大骨折片尚未游离整复困难者或伴颅内血肿,可采用取骨瓣法,用加压或锤击法整复。对于小儿的颅骨骨折,为避免影响脑的发育,应积极采用手术复位。对新生儿的颅骨骨折应尽可能采用非手术复位方法,最简单适用的方法是应用胎头吸引器复位。当胎头吸引器复位失败或有颅内血肿或头皮下有脑脊液潴留时,采用手术复位。

2.开放性凹陷骨折

必须彻底清创,用生理盐水反复冲洗伤口,清除血块与异物,切除无生活能力的头皮、骨片、脑膜与脑组织等,必要时可延长切口,用牵开器拉开以显露骨折处,在摘除碎骨片时,手法应轻柔,对难以取出的骨片,切不可暴力扭转拉出,与骨膜相连的骨片应尽量保留。骨折片陷入超过2cm者,多有硬脑膜破裂,此时可根据颅内有无血肿及脑组织挫裂伤的程度决定是否扩大骨窗,清除血肿及破碎的脑组织,最后缝合修补硬脑膜。硬脑膜未破裂者,除有硬膜下出血外,一般不可轻易切开,以免导致颅内感染。

(三)颅底骨折

原则上采用非手术对症治疗,颅骨骨折本身无特殊处理,为防治感染,需应用抗生素。伴有脑脊液耳鼻漏者,应保持局部清洁,头高位卧床休息,禁止堵塞鼻孔、外耳道,禁行腰穿及用力擤鼻,并应用大剂量抗生素预防感染,大多数瘘口在伤后1～2周内愈合,1月以上不愈者,开颅修补硬脑膜裂孔。伴有脑神经损伤者,可注射维生素 B_1、维生素 B_6 及 B_{12} 和激素、血管扩张剂,也可行理疗针灸。视神经受骨片或血肿压迫者,应及时行视神经减压术,但对外伤后即刻失明的患者多无效果。对伤后出现致命性大量鼻出血患者,需立即气管插管,排除气道内积血,使呼吸通畅,随即填塞鼻腔,压迫伤侧颈总动脉并迅速输液、输血必要时手术以抢救患者生命,颅后窝骨折伴延髓有受压损伤患者,应尽早气管切开,呼吸机辅助呼吸,颅骨牵引,必要时进行枕肌下减压术。

十、专科护理

(一)护理要点

严密观察患者意识、瞳孔及生命体征变化,做好脑脊液鼻漏、耳漏的护理,加强患者安全护理。

(二)主要护理问题

1.有感染的危险

与脑脊液外漏有关。

2.清理呼吸道无效

与脑损伤后意识不清有关。

3.有受伤害的危险

与脑损伤、颅内高压引起的意识障碍和视力障碍有关。

4.营养失调:低于机体需要量

与发病后高代谢、呕吐有关。

5.知识缺乏

缺乏脑脊液漏后体位护理和预防感染方面的相关知识。

6.焦虑

与患者受伤后疼痛、恐惧有关。

7.体像紊乱

与伤后形象改变有关。

8.潜在并发症

继发脑损伤、颅内血肿、癫痫、颅内低压综合征、颅内压增高。

(三)护理措施

1.一般护理

将患者安置在安静、舒适、温、湿度适宜的病房内,减少人员探视,避免交叉感染及不良因素的刺激。及时做好各项检查,制订合理的治疗及护理方案。

2.对症护理

(1)脑脊液漏护理:①绝对卧床休息,脑脊液耳漏患者取患侧卧位,脑脊液鼻漏患者取半坐卧位,避免漏出的脑脊液逆流入颅内引起感染。②保持颜面、外耳道、鼻腔、口腔的清洁,在鼻部和耳部放置干棉球,发现潮湿及时更换,并记录,以便准确估计脑脊液外漏的量。③鼻漏未停止前不可从鼻腔插入任何管道,禁止鼻饲和经鼻吸痰等,禁止做腰穿及耳、鼻滴药、冲洗、堵塞等。④告知患者不可用力咳嗽、屏气排便、擤鼻涕及打喷嚏,以免颅内压骤然变化导致颅内积气或脑脊液逆流。⑤注意观察有无颅内感染的征象,漏出的脑脊液颜色、性质、量有无异常。⑥遵医嘱合理应用抗生素。

(2)呼吸道护理:给予患者侧卧位,及时清除口腔、鼻腔分泌物;对于昏迷患者给予体位排痰或者吸痰护理;有咽部受阻的患者,给予口咽或鼻咽通气道,必要时行气管插管术或气管切开术,保持呼吸道通畅。定时协助患者翻身叩背,预防坠积性肺炎发生。

(3)安全护理:对于癫痫和躁动的患者给予专人护理,提供有护栏的病床,必要时给予约束带进行肢体约束性保护,防止坠床发生。癫痫发作时注意保护患者安全。

(4)饮食护理:急性期给予禁食水,提供肠外营养供给,观察患者水、电解质的情况。如可以进食时,应给予高热量、高蛋白、高维生素、易消化吸收的软食,如新鲜肉类、水果及蔬菜等。避免进食干硬、辛辣、刺激性食物,防止引起呛咳而加重脑脊液漏。

(5)心理护理:稳定患者情绪,护理人员要关心、体贴患者,耐心向患者及家属讲述疾病的相关知识,给予理解与支持,根据患者性格特点帮助建立乐观面对疾病的信心。

(6)潜在并发症的观察及护理:严密观察患者的瞳孔、意识及生命体征变化,观察有无癫痫发作的早期迹象及颅内低压征,及早发现颅内出血和颅内压增高,加强巡视病房,及时通知医生给予相应处理。

十一、健康指导

(一)疾病知识指导

1.概念

颅骨骨折是指颅骨受到暴力作用所致的颅骨结构发生改变。往往是因为钝性外力或穿透性损伤造成的。外力的大小、作用的方向、减速距离和颅骨的受力面积以及颅骨的受力部位决定颅骨骨折的性质。按照骨折的部位可分为颅盖骨折和颅底骨折;按照骨折形状可分为线性骨折、凹陷性骨折和粉碎性骨折;按照骨折是否与外界相通分为开放性骨折、闭合性骨折。

2.主要的临床症状

如下所述。

(1)颅盖骨折:线性骨折发生率较高,表现为局部压痛、肿胀;凹陷性骨折可扪及下陷区,若骨片位于脑重要的功能区,如运动区、语言区,可引起偏瘫、失语、局限性癫痫等神经系统定位病征;粉碎性骨折是外力作用后造成以着力点为中心的放射状骨折,可不出现凹陷错位、引起脑受压情况。

(2)颅底骨折:颅底的结构凹凸不平、骨嵴隆突、骨沟骨管纵横交错。颅底部的硬脑膜与颅底紧密连接,在受到强烈暴力导致颅底骨折时,易撕裂硬脑膜,出现脑脊液漏,也常因出现脑脊液鼻漏、耳漏而确诊,还可表现为局部软组织肿胀、脑神经损伤,骨折线通过气窦时可导致颅内积气发生。依据骨折部位的不同,可分为颅前窝骨折、颅中窝骨折和颅后窝骨折。

1)颅前窝骨折:当骨折累及筛板时,可将骨板上的硬膜撕破而导致脑脊液鼻漏。受损伤神经为嗅神经和视神经,出现嗅觉丧失和视力下降。可有鼻出血、眶周软组织瘀斑(熊猫眼征)和球结膜下瘀血症状。

2)颅中窝骨折:当骨折累及颞骨岩部撕裂硬脑膜而出现脑脊液耳漏;若骨膜完整则脑脊液可经咽鼓管流向鼻咽部,出现脑脊液鼻漏。受损伤神经为面神经和听神经,表现为周围性面瘫、听力下降、眩晕及平衡障碍。当骨折损伤颈内动脉时,可出现搏动性突眼、进行性视力障碍及颅内杂音。

3)颅后窝骨折:骨折累及斜坡时出现咽后壁血肿,在乳突部可见迟发性皮下瘀斑。骨折累及枕骨大孔时可并发延髓损伤,出现意识障碍和呼吸困难。颅后窝骨折在临床上少见。

3.颅骨骨折的诊断

可通过颅骨 X 线检查、头颅三维 CT 成像技术进行诊断。

4.颅骨骨折的处理原则

(1)颅盖骨折:单纯线性骨折本身不需要特殊治疗,仅需卧床休息,给予对症治疗。对于骨折引起的硬膜外血肿或脑脊液漏需要进行进一步处理。凹陷性骨折陷入深度<1cm 且无临床症状者不需要手术处理;凹陷>1cm 或出现压迫症状者可考虑手术行骨折片复位,如有颅内压增高症状应对症治疗。

粉碎性骨折时应先手术行骨片摘除,必要时于 3～6 个月后行颅骨成型术。

(2)颅底骨折:以防止感染为主。若发生脑脊液漏应注意不可填塞,保持五官清洁,取患侧卧位或平卧位并结合抗感染治疗。大部分漏口经处理后可在伤后 1～2 周内自愈,对持续漏液 4 周以上仍未愈合者,宜实施手术治疗。颅中窝骨折时,若伴有海绵窦动静脉瘘者,应早期进行压迫患侧颈总动脉,每日 4～6 次,每次 15～30 分钟,对部分瘘孔较小者有一定效果,但对为时较久、症状有所加重或迟发动静脉瘘者,应及早手术治疗。颅后窝骨折时,若有呼吸功能紊乱或颈脊髓受压时应早行气管切开术、颅骨牵引,必要时人工辅助呼吸。

5.颅骨骨折的预后

单纯的颅骨骨折治疗效果较好,预后较好。如果骨折并发脑挫裂伤、颅内血肿等,则需要手术治疗,会影响颅骨骨折的预后。

(二)饮食指导

1.指导患者进食高热量、高蛋白、高维生素、易于消化的流食或半流食。禁烟酒及辛辣、刺激的食物,进食后保持口腔清洁。

2.颅底骨折的患者应禁止鼻饲,不可经鼻腔留置胃管,避免颅内感染。

3.进食速度宜慢,避免呛咳,食物不宜过稀,也不宜过硬或过稠,指导患者正确吞咽和有效咳嗽。

(三)用药指导

1.应用抗生素预防感染时,应询问有无药物过敏史,试敏结果阴性时方可使用,严密观察患者有无慢性过敏反应。

2.出现脑脊液流失过多引起低颅压综合征时,应严格遵循补液原则给予补液。

(四)日常生活指导

1.颅骨缺损的患者要保护好头部,出门戴保护帽,避免剧烈晃动和撞击,洗头时动作轻柔。

2.有癫痫发作的患者应按时服药,不可随意停药和更改剂量。保证患者安全,发作时注意保护头部和保持呼吸道通畅。

3.并发视神经损伤时给予眼罩保护,叮嘱患者不宜单独下床活动,并定期检查视力、视野,避免用手揉或按压眼球,尽量减少用眼,进行功能锻炼恢复视力;面神经损伤时可导致患侧眼睑闭合不全,应该给予保护,眼睛干燥时可用眼药水滴眼,饮水时使用吸管避免发生呛咳;听神经损伤患者应加强功能训练,注重运用肢体、眼神等沟通技巧。

4.有癫痫症状的患者应避免高空作业、游泳、驾车等,外出时有专人陪护,并指导家人应对癫痫发作的方法。

第十节　脑挫裂伤

脑挫裂伤是指外力作用于头部,造成脑组织器质性损伤,是一种常见的原发性脑损伤。

一、致伤机制及病理

脑挫裂伤是脑挫伤和脑裂伤的统称,脑挫裂伤可发生在受暴力直接作用的相应部位,但更常见于受暴力打击的对冲部位,并且往往较为严重。脑挫裂伤的严重程度与受暴力的作用部位、作用方向和颅内的解剖特点密切相关。加速性损伤(指静止的头颅突然受到外力作用,瞬间从静态转为动态时所造成的脑损伤)时,暴力打击处颅骨变形或发生骨折,造成相应部位及其附近脑挫裂伤。减速性损伤(指运动着的头颅突然撞到静止物体,瞬间由动态转为静态时所造成的脑损伤)时,暴力作用的对冲部位,常造成广泛的脑挫裂伤。因前颅底和蝶骨嵴表面粗糙不平,当枕顶部受力时,使对侧额极、额底和颞极撞击于这些骨性结构并产生相对摩擦,引起广泛的脑挫裂伤,此种损伤方式最为常见。而枕叶因周围结构光滑平坦,对冲性损伤则很少见。脑实质内的挫裂伤是因为脑组织的变形和剪应力所造成,见于不同结构脑组织之间,以挫伤和点状出血为主。

脑挫裂伤的病理改变:轻者见脑表面瘀血水肿,有点片状出血灶,血性脑脊液;重者脑实质挫碎、破裂,局部出血、水肿,甚至形成血肿,受损脑组织缺血坏死。早期显微镜下可见,神经元胞质空泡形成、尼氏体消失、核固缩碎裂溶解,轴突肿大、断裂,脑皮质层次结构消失,灰白质界限不清。胶质细胞肿胀,毛细血管充血、水肿明显等。4~5d后坏死组织开始液化,血液分解,周围组织出现含铁血黄素染色。1~3周坏死、液化的区域逐渐被吸收、囊变,周围胶质细胞增生修复最终形成瘢痕块。

二、临床表现

脑挫裂伤的临床表现因致伤因素和损伤部位不同而有很大差别。轻者可无原发性意识障碍;重者可致深度昏迷,功能损伤严重,直至死亡。

(一)意识障碍

意识障碍的程度是脑挫裂伤轻重的客观指标。脑挫裂伤患者意识障碍一般较严重,多伤后立即昏迷、昏迷时间可由半小时至数小时、数日、数月乃至持续昏迷或植物生存至死亡。长期昏迷者多有广泛脑皮质损害或脑干损伤存在。

(二)挫裂伤病灶症状

因损伤部位和程度不同而各异,损伤位于皮质功能区可出现偏瘫、失语、感觉障碍及癫痫发作,如仅伤及额颞叶前端的非重要功能区时可无神经系统定位症状表现。若在观察过程中出现新的神经系统阳性体征时,应及时进行 CT 检查以排除新出现的损伤。

(三)生命体征改变

生命体征多有明显改变,早期有面色苍白、冷汗、血压下降、脉搏缓慢、呼吸深慢等迷走神经兴奋症状,以后出现血压升高、脉搏加速、呼吸加快等交感神经兴奋症状。若持续低血压,常提示脑干损伤严重或有其他合并损伤。当血压心率恢复正常后,出现血压升高,脉搏慢而有力,呼吸深慢,则应警惕颅内血肿、脑水肿、脑肿胀。脑挫裂伤患者体温可轻度升高,若持续高热则多伴有下丘脑损伤。

(四)其他症状

患者清醒后常有头痛、头晕、恶心、呕吐等。头痛多为钝痛、胀痛、跳痛,呈持续性或间歇性,可因震动、噪声等因素刺激而加重。早期的恶心、呕吐可因第四脑室底部呕吐中枢受脑脊液冲击,蛛网膜下腔出血刺激脑膜,前庭系统受刺激或咽下的血性液刺激胃黏膜引起。呕吐一般随颅内压的下降及血性脑脊液的吸收而逐渐减轻或消失。

(五)脑膜刺激征

脑挫裂伤后由于蛛网膜下腔出血,患者常出现脑膜刺激征。闭目畏光,颈项抵抗,Kerning征、Brudzinski 征阳性。持续 1 周左右脑膜刺激征渐减轻或消失。如持续不好转,应注意是否合并有颅颈交界处损伤或颅内继发感染。

三、诊断与鉴别诊断

根据外伤史和临床表现及 CT 扫描,一般病例能明确诊断。CT 扫描脑挫裂伤典型表现:

在低密度脑水肿区中出现多发、散在、斑点状高密度出血灶，也可融合。病变广泛则有占位表现，出血吸收后则变成低密度区。MRI检查脑挫裂伤特征表现：急性非出血性挫伤和撕裂伤呈等 T_1 或长 T_1 与长 T_2 信号。出血性损伤其信号随时间而变化，在含铁血红蛋白期呈等 T_1 与等 T_2 信号；脱氧血红蛋白期呈等 T_1 信号，短 T_2 信号；正铁血红蛋白期呈短 T_1 与长 T_2 信号；含铁血黄素期呈长 T_1 与短 T_2 信号。

鉴别诊断：①与脑震荡鉴别：脑挫裂伤昏迷时间较长，常有神经系统阳性体征，脑脊液呈血性，而脑震荡昏迷时间短，一般不超过半小时，有逆行性遗忘，无神经系统阳性体征，CT扫描可以明确诊断。②与原发性脑干损伤鉴别：脑挫裂伤患者昏迷程度深浅各异，血压多偏高，呼吸正常或稍快，瞳孔多无改变，锥体束征可有可无，多有颈项强直，无去大脑强直，腰穿脑脊液压力可升高，而原发性脑干损伤患者昏迷较深，持续时间更长，血压正常或偏低，可见病理性呼吸，瞳孔多变，后组脑神经损伤多见，出现单侧或双侧锥体束征，早期出现去脑强直，腰穿脑脊液压力多不增高。③与颅内血肿鉴别：脑挫裂伤发生后即昏迷，症状及体征在伤后立即出现，一般比较稳定，并且可逐渐好转；颅内血肿属继发性损害，症状及体征在伤后一段时间逐渐出现并呈进行性加重，多有中间意识好转期。CT扫描呈高密度影。

四、治疗

创伤性脑损伤约占创伤总数的10%，死亡率却位居所有创伤之首。因此，采取及时合理的治疗对患者的预后很重要。脑挫裂伤的治疗包括非手术治疗和手术治疗。对多数脑挫裂伤者以非手术治疗为主，目的是尽可能减少脑损伤后的一系列病理生理改变，维持机体平衡，严密观察，预防颅内血肿及各种并发症。手术治疗是出现继发性颅内血肿或难以控制的颅内高压，为挽救生命而采取的救治措施。

（一）非手术治疗

1.严密观察病情

脑挫裂伤患者多有程度不等的意识障碍，在积极治疗的同时要密切注意临床表现的演变及生命体征的变化。伤情严重、昏迷程度深者，要入住ICU病房，持续动态监测生命体征并随时观察意识、瞳孔及肢体活动的变化。要及时清除呼吸道呕吐物、分泌物等以保持呼吸道通畅。对估计昏迷时间长，伴有严重颌面伤及胸部伤或伤后有误吸者，为确保呼吸道通畅，应尽早气管切开。必要时予呼吸机维持正常呼吸。早期出现休克者要紧急输血或用血液代用品，同时要查明引起休克的其他严重的合并伤并给予相应处理。

2.脑水肿的防治

脑挫裂伤时常发生脑水肿，尤其在严重脑挫裂伤时，应及时降颅压。首先，应卧床，在无明显低血压时头部抬高 $15°\sim30°$，有利于减轻头部水肿。输液量每日 $1500\sim2500mL$，保持出入量基本平衡。如有频繁呕吐或合并尿崩症等情况可酌情增加入量，以免过分脱水致不良后果。其次，予脱水利尿治疗，目前最常用药物有渗透性脱水药和利尿药两类。渗透性脱水药有甘露醇、甘油制剂、浓缩血浆及人体血清蛋白等。利尿药有利尿酸钠、呋塞米等。甘露醇应用时间点不宜过早，剂量不宜过大，时间不宜过长，颅脑损伤患者在无紧急病情时，一般伤后12h内不应用脱水剂。可根据颅压升高程度选择剂量和间隔时间，成人每次 $0.25\sim1g/kg$，间隔 $4\sim12h$，快速注入，给药后 $15\sim30min$ 见效，可维持 $90min\sim6h$。甘油果糖 $250\sim500mL$ 每 $8\sim$

12h 一次。人体血清蛋白 10g 每日 2 次,既可脱水又能补充蛋白质。但最近有研究发现白蛋白增加重型颅脑创伤患者死亡率。利尿酸钠和呋塞米均为强有力的利尿剂,利尿酸钠成人剂量 25～50mg,呋塞米 20～40mg,肌内注射或用 10％ 葡萄糖水 20mL 溶解后由静脉缓缓注入。重型颅脑伤后进行颅内压动态监护,根据颅内压变化应用脱水药,可避免脱水剂滥用所致的并发症。

3.肾上腺皮质激素

常用药物有地塞米松和甲泼尼龙,早期认为这两种药物能抑制脂质过氧化,稳定细胞膜,改善血-脑屏障,保护脑细胞,减轻脑水肿,帮助脑功能恢复,伤后用药越早越好。地塞米松 5～10mg,每日 2～4 次,甲泼尼龙 40mg,每日 1～4 次,静脉注射。依病情数日后减量。现在多数研究认为激素使用无效,且可增加感染率。

4.亚低温治疗

目前亚低温治疗方法已比较规范,在严重脑挫裂伤治疗方面已取得良好效果。亚低温不仅能减轻脑损伤后病理损害程度,并且能促进神经功能的恢复。亚低温治疗最好在伤后 12h 以内开始,且越早越好,温度控制在 32～35℃最佳。

5.对症治疗

控制癫痫发作,可根据发作类型选用抗癫痫药物给予口服或注射,如大发作和局限性发作,选用药物次序为苯妥英钠、苯巴比妥、卡马西平、丙戊酸钠;小发作时常用丙戊酸钠、乙琥胺、地西泮;精神运动发作首选卡马西平,其次为苯妥英钠、苯巴比妥、丙戊酸钠;肌阵挛发作宜选用地西泮、硝基地西泮或氯硝地西泮。制止躁动,可用地西泮或冬眠药物。出现精神症状时可用奥氮平、奋乃静等。防治肺部、泌尿系统感染及消化道溃疡,加强营养及功能锻炼等。

6.其他药物治疗

三磷酸腺苷、辅酶 A、胞二磷胆碱、纳洛酮、神经节肯脂、脑复康及尼莫地平等,以兴奋中枢神经功能,提高脑血流量,增加能量代谢。促进脑细胞代谢功能的恢复。

7.腰椎穿刺

蛛网膜下腔出血较严重者,可反复腰椎穿刺,引流血性脑脊液,改善脑脊液循环,减轻症状。

(二)手术治疗

原发性脑挫裂伤一般不需要手术治疗,但有继发性损害引起颅内高压甚至有脑疝形成时,为挽救生命积极手术治疗是必要的。

1.手术指征

关于脑挫裂伤手术指征的确定,目前国内较统一的观点认为:①脑实质损伤的患者,如有进行性神经功能损害,药物控制高颅压无效,CT 显示占位效应明显。②GCS 评分 6～8 分的额颞顶叶挫裂伤,体积＞20mL,中线移位＞5mm 或伴随基底池受压。③急性脑实质损伤灶占位＞50mL。④急性脑实质损伤患者。通过脱水等药物治疗后颅内压(ICP)≥25mmHg,脑灌注压(CPP)≤65mmHg。符合上述条件的应手术治疗。对于急性脑实质损伤后无意识改变和神经功能损害表现,药物能有效控制高颅压,CT 无明显占位,可在严密观察意识和瞳孔等病情变化下。继续药物治疗。

另外,有些学者认为,对于双额叶和(或)外侧裂区的脑挫裂伤,手术指征应适当放宽。尽早手术对改善预后,减少死亡率和重残率很有意义。因为这些部位有其特殊性。前额底骨质粗糙不平,损伤常较广泛,其后邻下丘脑、脑干等重要结构,而侧裂区大血管集中,损伤后易影响血循环,造成脑肿胀的恶性循环,病情进展快,死亡率高。

2.手术方法

手术主要术式为标准外伤大骨瓣开颅术,在治疗严重广泛脑挫裂伤、恶性颅内高压方面已取得良好效果,得到普遍认可。有时以双额叶为主的脑挫裂伤也可行双额去骨瓣减压术。

(1)标准大骨派减压术:手术操作要点如下:①体位:仰卧。头偏对侧约45°,手术侧肩下垫高20°。②切口:起自颧弓上耳屏前1.5cm,于耳郭上方向后上方绕顶结节后至矢状线中点沿中线向前,至前额部发际下,形成大"?"形皮瓣。③骨窗:向前平皮缘,向下平颧弓上缘,向上距正中线2cm,其余部分紧邻皮缘下开窗,范围相当于一侧幕上颅骨的2/3以上,面积平均为12cm×15cm。④硬膜"十"字或放射状剪开,大小接近骨窗,并有利于硬膜减张缝合;⑤颅内操作:仔细检查,彻底清除血肿及挫裂、坏死组织,止血确实;⑥减张缝合硬膜,恢复颅腔的生理密闭性。术后逐层缝合颞肌、筋膜、帽状腱膜及皮肤。手术区放置引流管。

(2)双额大骨瓣开颅减压术:手术操作要点如下:①体位:平仰卧位,头正中位,垫高15°～30°。②切口:沿冠状缝画线,两侧经翼点至颧弓。③骨窗:向下至眉弓上缘,向,上邻近皮缘,两侧至翼点,整块取下骨瓣。④前端"十"字过矢状窦切开硬膜并结扎矢状窦和剪开大脑镰,硬膜切开范围接近骨窗,并有利于硬膜减张缝合。⑤颅内操作:仔细检查,彻底清除血肿及挫裂、坏死组织,止血确实。⑥减张缝合硬膜,恢复颅腔的生理密闭性。术后逐层缝合颞肌、筋膜、帽状腱膜及皮肤。手术区放置引流管。

以上介绍为标准去骨瓣减压术式,临床上要根据每个患者的情况制定不同的个体化去骨瓣减压方案,如脑挫裂伤较轻的可缩小骨窗,双额骨瓣减压如病变较轻,颅内压增高不是非常严重,也可中央保留骨桥,不结扎上矢状窦。

3.术后处理

(1)体位:取上半身抬高15°～30°为宜、保持呼吸道通畅。

(2)密切观察意识、瞳孔、生命体征、言语反应及肢体活动等,每1～2h观察一次。

(3)昏迷者,术后禁食1～2d后可酌情予鼻饲,由于脑水肿,术后前3d每1补液量不超过2000mL,(有尿崩者除外),第3d后补液除用葡萄糖液外,每日可用生理盐水(或葡萄糖溶液)500mL,尿量增多,可补充氯化钾,并注意电解质变化。

(4)应用脱水剂降颅内压,最好在颅内压监护下应用。

(5)应用广谱抗生素预防感染,及止血药物、抗癫痫药物等应用。

(6)切口如有出血或脑脊液流出,应立即给予相应处理。引流物一般术后48～72h拔出,如颅内压高,而引流管又有引流物流出也可延至7d拔出,以便引流出血性脑脊液,降低颅内压。拆线时间幕上切口术后7～9d,幕下切口术后10～14d,营养不良者应推迟拆线。

五、护理

(一)心理护理

患者及家属因无心理准备而出现焦虑、恐惧不安等情绪。护上应引导患者及家属说出所担忧的事,并给予满意的解释。对需要手术者如实向患者及家属介绍手术的必要性及可能出现的问题,多与患者及家属沟通,关心体贴患者,及时发现情绪变化进行安慰和开导,并给予鼓励和支持,帮助患者树立信心。

(二)饮食

急性期及需手术者禁食、禁水,神志清楚,无呕吐,吞咽功能良好者可予流质,并逐渐过渡到普食。昏迷 2～3d 未清醒者应尽早给予鼻饲流质,提倡早期肠内营养支持。胃肠内营养不能满足机体需要时,应静脉补充营养,如脂肪乳剂、氨基酸等。

(三)体位

1.颅内压增高时取头高位,以利于颅内静脉回流,降低颅内压。

2.脑脊液漏时,取平卧位或头高位,以减轻脑脊液漏并促使漏口粘连闭合

3.昏迷患者取平卧且头偏向一侧或侧卧、俯卧位,以利口腔及呼吸道分泌物引流,保持呼吸道通畅。

4.休克时取平卧或头低仰卧位,以保证脑部血氧供给,但时间不宜过长,以免增加颅内瘀血。

(四)症状护理

1.颅内高压

(1)严密观察并记录患者的意识、瞳孔、生命体征及头痛、呕吐情况。

(2)抬高床头 15°～30°,以利颅内静脉回流,减轻脑水肿;吸氧以改善脑缺氧,降低脑血流量。

(3)控制液体摄入量,成人每日补液量不超过 2000mL,液体应在 24h 内均匀输入,不可在短时间内过快或大量输入,以免加重脑水肿。

(4)避免一切引起颅内压增高的因素,如呼吸道梗阻、高热、剧烈咳嗽、剧痛、便秘、癫痫发作及情绪波动等。

(5)遵医嘱适当应用镇静、镇痛剂,但禁用吗啡、哌替啶,以免抑制呼吸中枢。

(6)使用甘露醇时应观察尿量及肾功能,以防发生急性肾功能衰竭。静脉输注甘露醇时应保证快速滴注。一般 250mL 应在 30min 内输完,避免药物外渗引起组织坏死,一旦发生液体外渗应立即更换静脉穿刺部位,局部外涂达氢锌霜或了 0.5％普鲁卡因局部封闭。

2.躁动

(1)分析引起躁动的原因,包括颅内高压状态、呼吸道不畅导致的缺氧、尿潴留引起的膀胱过度充盈、大便干结引起的强烈排便反射、呕吐物或大小便浸透衣服,瘫痪肢体受压以及冷、热、痛、饥饿等因素。

(2)当患者突然由安静转为躁动,或由躁动转为安静嗜睡状态时,都应提高警惕,观察是否有病情恶化。特别应考虑是否存在颅内高压或呼吸道梗阻。

(3)勿轻率给予镇静剂,以防混淆病情观察,对确诊为额叶挫裂伤所致躁动,可给予适量镇静剂。

(4)对于躁动患者不能强加约束,捆绑四肢,以免造成患者过度挣扎使颅内压进一步增高及加重能量消耗。

(5)防止意外受伤,可加床栏防止坠床,必要时由专人守护。

(6)注射时需有人相助以防断针,勤剪指甲以防抓伤,保持床单位平整以防皮肤擦伤。

3.癫痫

(1)遵医嘱立即给予抗癫痫药或镇静剂,如地西泮 10mg 肌肉注射或静脉注射,或苯巴比妥钠 0.1g 肌肉注射。

(2)立即松解患者衣扣和裤带,头偏向一侧,清理呼吸道分泌物,保持呼吸道通畅,并予氧气吸入。

(3)用纱布包裹的压舌板垫在患者上下牙齿之间,防止咬伤舌及颊部,同时避免舌后坠影响呼吸,发生窒息。

(4)注意保护患者,避免过度用力按压患者,以防患者碰伤、肌肉撕裂、骨折或关节脱位。

(5)注意观察意识、瞳孔及生命体征的变化,并准确记录。

4.呕吐

(1)观察并记录呕吐的次数、性质及伴随症状,呕吐物的性状、量、色,为治疗提供依据。

(2)协助患者侧卧,头偏向一侧,及时清理呕吐物,保持呼吸道通畅,防止窒息。

(3)及时更换受污染的床单被服,清洁口腔及周围皮肤,使患者舒适。

(4)呕吐不止者,需暂停进食,呕吐缓解后,应及时补充水分和营养。

(5)准确记录 24h 出入液量,定时检测血电解质,为补液提供依据,维持水电解质平衡。

5.头痛、头昏

(1)卧床休息,注意卧位的合理调整,避免过度劳累和精神紧张。

(2)去除诱发或加重头痛的因素,例如创造安静舒适的环境,保持大小便通畅,减少或避免咳嗽、大幅度转头、突然的体位改变等。

(3)重视患者主诉,严密观察意识、瞳孔、生命体征的变化。

(4)适时向患者解释头痛的原因,理解、同情患者的痛苦,关心、安慰患者。

(5)针对原因进行处理。

6.意识障碍

(1)保持呼吸道通畅,预防肺部并发症。

(2)加强泌尿系统的护理,防止尿路感染。

(3)加强营养支持护理,防治胃肠系统并发症。

(4)定时翻身、按摩、便后及时处理,保持皮肤清洁干燥,预防压疮及皮肤破损。加强五官护理、口腔护理,眼睑闭合不全者予金霉素眼膏外涂,防止口腔炎、角膜炎等并发症。

第三章　新生儿疾病的护理

第一节　新生儿红臀

新生儿红臀也称尿布皮炎，是新生儿期的一种常见和多发的皮肤损害性疾病，表现为肛周、会阴部和腹股沟皮肤潮红、糜烂、溃疡，伴散在红色斑丘疹，或脓点及分泌物，是由于臀部长期过于潮湿及尿便共同作用引起的。据有关报道，新生儿红臀的发生率为14.1％，有腹泻的婴儿发生率更高。

一、临床表现

红臀发生在尿布包裹的部位，如臀部、会阴、阴囊、大腿内侧等处。轻症表现为皮肤血管充血，臀部皮肤发红粗糙，表面干燥；严重者会有明显的皮肤糜烂，有渗出液，还伴有红色丘疹、水泡，可发生皮肤出血、破溃，并可导致继发感染，引起败血症。红臀可根据皮肤损害程度分为三度。

二、预防要点

（一）做好日常护理

保持臀部清洁干燥，勤换尿布。每次换尿布时都用柔湿巾由前至后擦净臀部，大便时用温水清洗干净。臀部皮肤可涂鞣酸软膏、凡士林油膏和婴儿护臀膏。

（二）避免湿热环境

病房内保持空气流通新鲜，定时消毒，室温调节在22～24℃，湿度保持在55％～65％。避免使用不透气的塑料布和橡皮布，有大便时及时更换尿布，防止臀部皮肤始终处于湿热的环境中。

（三）调整喂养方式

提倡母乳喂养，母乳易消化吸收，产生的粪便刺激性小，能降低红臀的发生率。

（四）减少机械刺激

选用质地柔软，吸水性好的尿布，包裹时松紧适宜，并经常更换，腹泻时增加更换次数，保持臀部清洁干燥，并经常更换体位，减少皮肤局部受压。

（五）防止交叉感染

护理操作时须洗净双手，严格执行消毒隔离制度。

三、患儿的护理和管理

（一）一般护理

（1）保持室内空气新鲜，环境温度保持在22～24℃，早产儿室温在24～26℃，湿度保持在55％～65％，定期进行空气消毒。

（2）做好基础护理：保持患儿皮肤清洁干燥，每日或隔日沐浴一次，每次换尿布用温水洗净臀部或用柔湿巾擦净臀部,避免用肥皂和热水烫洗,避免使用含有乙醇的湿巾,待皮肤干后再换上干净的尿布。若使用非一次性尿布,必须清洗干净,以减少对皮肤的刺激。接触患儿前后洗净双手,防止交叉感染。

(3)勤换尿布:每次大小便后均需更换尿布,选用质地柔软、透气性好、吸水性好的尿布,必须大小合适,包裹时松紧适宜。研究者建议:有大便时立即更换,非新生儿更换 1 次/3～4 小时;国内护理常规是新生儿更换 1 次/2～3 小时,对于腹泻的患儿,加强观察,尿布上有大便即予更换。

(4)观察病情:对腹泻、光疗等患儿,要及时观察其病情变化,并记录尿布皮炎的进展和消退情况以及大便的次数、形状和颜色。

(5)饮食护理:奶具严格消毒,奶温保持适宜,尽量母乳喂养。腹泻和乳糖不耐受的患儿,可给予去乳糖奶粉,必要时加用肠道收敛药物如蒙脱石散等。

(二)物理措施

局部氧疗,温暖的氧气吹入能促进臀红部位的皮肤干燥,局部血管扩张,促进局部血供,能增加局部组织的供氧,在创面形成一定的高氧环境,氧化分解坏死组织,加快正常组织细胞氧合,提高新陈代谢,有利于创面修复,同时杀灭尿布皮炎部位的厌氧菌,加快红臀的愈合。氧疗时氧气管距离皮肤 0.5～1cm,用未经湿化的纯氧,直吹臀部。

(三)药物治疗

1.皮肤保护膜

保护膜是临床上预防和护理红臀较为有效的一种液体敷料。此膜能在皮肤上形成一层无色、防水、防摩擦的保护膜,使皮肤和外界刺激物有效隔离,从而避免了对破损皮肤的化学刺激和物理摩擦,避免了细菌感染,保护了皮肤的完整性,促进受损皮肤的愈合。

2.加用皮肤护肤粉

护肤粉能在皮肤表面形成一层天然保护屏障,阻隔汗渍、尿液等对皮肤的刺激,并能有效吸收排泄物,保持皮肤的干燥。

3.润肤油

植物性润肤油含有丰富的不饱和脂肪酸,能诱导血管扩张,在局部皮肤喷洒后,能改善受损皮肤的微循环,并可形成脂质保护膜,防止水分流失,防止尿液、汗液等对皮肤的浸渍。也可与皮肤保护膜联合应用。

4.维生素类

脂溶性维生素 αD、维生素 E,这两种维生素均能在患儿臀部皮肤上形成一层保护膜,能促进细胞间质中黏多糖合成的功能,从而保持上皮细胞的完整性,维生素 αD 能增加患儿的细胞和体液免疫功能,增强上皮和黏膜的抵抗力,发挥预防感染的作用。

5.抗真菌药物和抗生素药膏

对于真菌感染引起的尿布皮炎可用抗真菌药膏涂臀,每天 2～3 次,臀部有湿疹时可涂含激素类适合新生儿使用的药膏进行涂抹。另外,抗生素和抗真菌药联合使用对治疗感染导致的尿布皮炎效果显著。换尿布时将药膏用棉签轻轻涂于患处,每日 2～3 次。

6.其他药膏

根据临床情况可以选择氧化锌、炉甘石洗剂以及一些中药进行红臀的治疗。炉甘石洗剂具有消炎、止痒、吸湿、收敛、保护皮肤等作用。也可与碘合用,联合应用时能有效保护局部皮肤,促进创面修复,增强抗感染作用。

第二节　新生儿硬肿症

新生儿硬肿症(scleredema neonatorum)是由寒冷损伤、感染、早产和窒息等多种原因引起的,以皮肤、皮下脂肪变硬伴有水肿为特点的一组症状群。常伴有低体温,可继发肺出血、休克、多脏器功能衰竭,是新生儿期的危重急症。其中以寒冷损伤为多见,称寒冷损伤综合征。主要发生在冬春寒冷季节,与产后环境温度有关,早产儿发病率高。

一、临床表现

主要发生在冬春寒冷季节,或重症感染时。多发生于生后一周内新生儿,以早产儿多见。主要表现为低体温和硬肿。

(一)一般表现

吮乳差或拒乳,哭声弱或不哭,反应低下,也可出现呼吸暂停。

(二)低体温

全身及肢端冰凉,轻度低体温 36～36.4℃,中度低体温 32～35.9℃,重度低体温＜32℃,低体温时常伴有心率减慢。

(三)硬肿

皮肤紧贴皮下组织,不易提起,按之似橡皮样感,严重时肢体僵硬不能活动。皮肤先深红色后转为暗红色,严重者呈青紫色,伴水肿者有指压凹陷,硬肿呈对称性。

1.硬肿发生的顺序

小腿→大腿外侧→下肢→臀部→面颊→上肢→全身。

2.硬肿面积估计

头颈部 20％、双上肢 18％、前胸及腹部 14％、背部及腰骶部 14％、臀部 8％、下肢 26％。严重硬肿可妨碍关节活动,胸部受累可致呼吸困难。

(四)多器官功能损害

早期不吃、不哭、反应低下,随着体温降低,硬肿加剧,可出现心音低钝、心率减慢、尿少或无尿等微循环障碍的表现。严重者可导致呼吸、肾脏、循环等多脏器功能损害,合并弥散性血管内凝血而危及生命,肺出血是较常见的并发症。

二、诊断要点

(一)病史

在寒冷季节,环境温度低或保温不足;或有诱发本病的疾病,如严重感染史、窒息、摄入不足或能量供给低下。

（二）临床症状

（1）低体温，轻度低体温 36～36.4℃，中度低体温 32～35.9℃，重度低体温＜32℃，夏季感染者不一定出现低温。

（2）对称性的皮肤硬肿，多发生在全身皮下脂肪积聚部位，皮肤紧贴皮下组织不能移动，表现为硬、亮、冷、肿、色泽暗红，严重时肢体僵硬，不能活动。

（3）多器官功能受损甚至衰竭，常合并肺炎、败血症。

新生儿由于腋下含较多棕色脂肪，寒冷时氧化产热，使局部温度升高，腋温高于或等于肛温。正常状态下，棕色脂肪不产热，腋温低于肛温。重症硬肿症因产热棕色脂肪耗尽，腋温低于肛温。因此，腋—肛温差可作为棕色脂肪产热状态的指标。

三、治疗原则

复温是治疗低体温患儿的关键措施，低体温持续时间过长，病情易于恶化。正确复温防止复温后休克及肺出血。合理供给液量及热卡，积极去除病因，合理用药，维持脏器功能，积极纠正器官功能紊乱。

（一）复温

复温是治疗新生儿硬肿症低体温的重要措施之一，近几年主张快速复温，复温方式方法以 1990 年全国新生儿学术会议所制订的复温方法为依据高于体温的 1～2℃的暖箱温度复温。

研究表明，采用上述快速复温法比传统复温法（将患儿置于预热至 26℃的暖箱内，以后每小时提高箱温 1℃，6 小时后至 32℃恒温复温）能明显缩短复温时间和硬肿消退时间。

（二）热量和液体补充

复温过程中营养、水分和氧气的供给：复温的一方面是增加自身产热，而自身产热需要充足的热卡和水分的供给。

（三）控制感染

根据血培养和药敏结果应用敏感、肾毒性小的药物。严格遵守无菌操作原则，加强手卫生，做好消毒隔离工作。

（四）纠正器官功能紊乱

1.纠正休克改善微循环

对有微循环障碍及有休克表现的患儿，在维持心功能前提下及时纠酸、扩容，心率低者首选多巴胺，5～10μg/(kg·min)，小剂量多巴胺有扩张肾、脑血管的作用，可增加尿量。

2.DIC

在血小板减少高凝状态立即用肝素，首剂 1mg/kg，6 小时后按 0.5～1mg/kg 给予，若病情好转改为 8 小时 1 次，逐渐停用，两剂肝素后应给予新鲜全血或血浆 20～25mL，或低分子肝素钙 10～20U/(kg·d)。

3.急性肾衰竭

尿少或无尿应严格限制液量，在循环量保证前提下给予呋塞米 1～2mg/kg。若并发高血钾，应限制钾的摄入，严重者给予胰岛素静脉输注或 10%葡萄糖酸钙静脉滴注，以拮抗钾对心脏的毒性作用。心率快者可酌情使用毒毛花苷。

4.肺出血的治疗

肺出血一经确认,应尽早给予气管插管正压通气治疗,以扩张肺泡减少渗出。同时给予注射用蛇毒巴曲酶或凝血酶原复合物及纤维蛋白原,并可输注新鲜全血或新鲜血浆,合用止血剂如维生素 K_1 等。积极治疗肺出血的原因,如 DIC、肺水肿、急性心肾衰竭等。

5.中药治疗

以温阳祛寒、活血化瘀为主,可用丹参等注射。

四、患儿的护理和管理

(一)遵循正确的复温原则

复温是护理低出生体重儿的关键措施,低体温持续时间过长,病情易于恶化。按照硬肿症正确的复温方法进行复温,入院后用低温计测量肛温,做好记录,然后根据不同体温进行处理,方法同治疗原则中的复温法。

复温过程中用低体温计测量肛温,每 2 小时一次,体温恢复正常 6 小时后改为 4 小时一次,并做好记录。暖箱的温度要定时监测,操作尽量在暖箱内进行,避免打开大门,而影响箱内温度的恒定。

(二)合理喂养

除了恢复体温外还要及时补充热量,喂养困难者可采用部分或完全静脉营养,早产儿吸吮力弱或硬肿吞咽困难者,可予滴管或鼻饲喂养。喂养时要耐心、细致、少量多次,间歇喂养,以保证足够的营养和热量的摄入。病情好转后,逐渐增加奶量。喂养过程中要严密观察患儿的面色,以免呕吐引起窒息。重症患儿可用全静脉营养,待肠道功能恢复后开始喂养。

(三)预防感染

严格遵守无菌操作原则,接触患儿前后要洗手,保持皮肤的完整性,经常更换体位,操作时动作轻柔,防止损伤皮肤而引起感染。

(四)病情观察

1.严密观察体温、脉搏、呼吸、硬肿范围与程度的动态变化,观察暖箱的温度与湿度,及时调整并做好记录。

2.观察尿量:尿量有无和多少是估计预后的重要指标。认真记录尿量,每小时小于 $1mL/kg$ 应及时报告,尽早处理,防止肾衰竭。

3.观察患儿皮肤颜色和循环状况,随着体温的恢复,皮肤颜色可由青紫转为红润,肢端温度凉转为温暖。

4.观察有无出血倾向:肺出血是硬肿症患儿死亡的重要原因。如突然面色青紫,呼吸增快,肺部湿啰音增多,呼吸道内吸出血性液体,提示有肺出血,及时报告医生并做好抢救准备。

(五)合理用氧

硬肿症患儿多为早产儿,呼吸中枢不健全,易发生缺氧和呼吸暂停,对有窒息史、感染合并缺氧及休克的患儿给予氧气吸入,合理控制用氧浓度,防止氧中毒。并密切观察用氧疗效,及时调整用氧浓度。

(六)并发症的护理

发生肺出血呼吸衰竭者给予气管插管正压呼吸,并及时清理呼吸道分泌物,保持呼吸道通畅。休克时及时补充血容量,改善微循环,并严格控制补液速度和液体量,防止补液过快而引起肺水肿和心力衰竭。

合并 DIC 时,应在实验室检查监测下于早期高凝状态时慎用肝素治疗,有出血倾向或已有出血者可应用止血药物,如维生素 K_1、酚磺乙胺等。

第三节　新生儿医源性皮肤损伤

一、新生儿医源性皮肤损伤的类型及分析

(一)新生儿常见医源性皮肤损伤

医源性皮肤损伤是指在医疗上由于操作不当或仪器故障所造成的与原发病无关的皮肤损伤。

1.粘贴敷料的方法不正确

一般的黏胶中均含有乳胶颗粒,由于新生儿皮肤的特点,更易引起过敏。粘贴敷料时,若将敷料绷紧,先贴于皮肤的一部分,再贴剩余的部分,就会引起敷贴下皮肤张力的改变,于新生儿皮肤解剖结构上的特点,在外力的作用下,更易导致张力性损伤,这可能被许多人忽视。

2.皮肤消毒剂的影响

新生儿入院时抢救紧急,穿刺消毒液未彻底干燥即粘贴敷贴,其皮肤受损的原因与皮肤消毒剂的影响不无关系。

3.割伤划伤

进行头皮静脉穿刺时,一般需将穿刺处毛发剔除,而在剃发过程中,极易造成头皮上肉眼所忽视的细微损伤。患儿指甲长,又躁动,易抓伤自身皮肤;还有衣被破损或是线头缠绕指(趾)端,引起指(趾)端发紫甚至坏死。

4.摩擦伤

主要见于躁动患儿,尤其是裸体暴露于蓝光箱及暖箱保暖的患儿。蓝光箱床的底面及四周是硬质的有机玻璃板、暖箱睡垫的周围也是较硬的材质。患儿因哭闹,活动过多碰撞、摩擦引起骨突处皮肤破损,活动过多引起双足外踝皮肤擦伤;因大腿内侧与一次性尿裤粘贴处摩擦引起皮肤发红,甚至破损;给患儿擦澡时用力过猛,也易引起摩擦伤。

5.压伤

使用改良鼻塞持续气道正压,鼻塞对鼻中隔的压伤;NCPAP 管道装置本身有一定重量,为了防止管道内水分倒流入鼻腔,NCPAP 管道必须低于鼻腔,从而对鼻腔产生一定的压力,当这种压力长时间作用于局部皮肤,超过毛细血管的正常压力时,即可阻断毛细血管对组织的灌注,引起组织缺血、缺氧甚至坏死。

6.烫伤

抢救台感温探头脱落或未贴紧皮肤,没有及时发现致烫伤;沐浴用水或热水袋、暖箱、蓝光箱、烤灯使用不当引起烫伤。

(二)药物外渗护理原因分析

1.药源性因素

新生儿皮肤细嫩,血管壁薄,通透性高,过酸或过碱均可导致酸碱平衡失调,影响上皮细胞吸收水分,血管通透性增加,组织缺血缺氧,干扰血管内液的正常代谢和机能,引起静脉损伤。人体血浆渗透压的正常范围为 $280\sim310$ mOsm/L。当输入高渗液体时,由于溶液的高渗可使毛细血管内皮细胞脱水,发生萎缩和坏死,产生无菌性炎症。新生儿常见外渗药物包括外渗性的化学物质、高分子抗生素、高营养性物质和血管收缩剂等。外渗患儿局部皮肤表现:皮肤呈苍白或红晕,静脉血管周边逐渐肿胀。头皮静脉输液外渗局部一般会有肿块鼓起,较易发现;上肢静脉肿胀呈弥散性,较难察觉。在静脉滴注脂肪乳剂外渗时,局部皮肤不红肿,但有白色颗粒状沉积物稍突出表面;苯巴比妥静脉外渗皮肤会出现苍白或微红、青紫、丘疹、水疱、紫黑色甚至溃烂;如使用 20%甘露醇、10%葡糖糖酸钙、氯化钙、抗生素、抗病毒类药物、能量合剂和多巴胺等药物外渗所致皮肤损伤时,若为轻度炎症改变:局部组织出现大片红肿、肿痛、沿血管出现条索状的红线;若为重度:局部皮肤苍白继而出现水疱,更严重者皮肤直接由红变为紫黑色,形成溃疡。

2.患儿因素

新生儿的皮肤稚嫩,角质层薄,皮下毛细血管丰富,局部防御能力差;新生儿血管细短、管壁薄、弹性差、耐受力差,早产儿比足月儿的血管更细、弹性更差;新生儿静脉穿刺部位面积小,难以固定,加之不受约束等常易引起静脉输液外渗。

3.护士因素

选择静脉穿刺的部位不当,静脉穿刺技术不熟练,固定方法不正确,观察巡视不到位。

二、常见医源性皮肤损伤的预防及处理

(一)静脉外渗造成的皮肤损伤

1.加强输液操作管理

认真评估、选择适合的部位及血管,提高穿刺成功率;针柄处根据情况用小棉球衬垫,禁止覆盖穿刺点;输液针柄用条形胶布交叉固定于肝素帽上;输注特殊药物时有明确的床头标识,$15\sim30$ 分钟观察 1 次,做到"一看二摸三对比",如有渗漏及时报告,根据药物性质采取不同处理方法;沐浴时使用一次性手套保护留置针;需长期输入强刺激性药物的患儿选用 PICC,很多护理机构限制外周静脉输注葡萄糖的浓度不超过 12.5%,而氨基酸浓度不超过 2%,钙和钾的浓度也要比中心静脉输注的更加稀释。

2.透明质酸酶的应用

任何一个发生静脉外渗的新生儿都是透明质酸酶(hyaluronidase,HAase)的适用者。这样可以减少疼痛和组织受损的程度,同时可以使静脉外渗的机体朝着一个比较好的方向发展,透明质酸酶是一种多黏多糖,它可以提高药物的分布和吸收,如发生静脉外渗,需立即拔针,抬高外渗处的肢体,外渗处的皮肤不能采用湿热敷,抬高肢体将会促进静脉的修复,湿热敷可能使组织软化,但随后将会使软化的组织发生坏死,治疗必须迅速或在发生静脉外渗后 1 小时内进行。及时发现和治疗是最重要的,透明质酸酶的使用可以使之向好的结果发展,建议以15 单位/mL的浓度给药,透明质酸酶可以使药物在短时间内迅速吸收,从而避免组织的坏死

和脱落,外渗静脉周围皮下注射透明质酸酶,用 1mL 的注射器向穿刺点和 4 个部位分次注射 0.2mL 的溶液。每次注射时需要更换针头,避免交叉感染。

3.酚妥拉明的应用

对于静脉使用多巴胺以及肾上腺素而出现局部皮肤发白,应立即予以处理:①甲磺酸酚妥拉明注射液,配制成 1mg/mL 皮下注射,再用余液外用湿敷坏死处皮肤。酚妥拉明是短效的非选择性 α 受体($α_1$,$α_2$)阻滞剂,能拮抗血液循环中肾上腺素的作用,使血管扩张而降低周围血管阻力,改善微循环,其半衰期短,约 1.5 小时,使用时要严密观察心率与血压,如出现血压降低,心率增快,休克,低血糖、心律失常等,应慎用。②在外敷药物同时,需轻柔按摩患处,加快血液循环,促使外敷药物充分吸收,有利于坏死皮肤尽快修复。

4.留置针的透明敷贴的选择

可选用低敏性、透气性能良好的透明敷贴,降低致敏的可能性。正确使用皮肤消毒剂,应待消毒剂完全自然干燥后,再粘贴敷料。正确粘贴敷料,将敷料自然下垂,将穿刺点置于敷料的中央,从穿刺点向四周轻压透明敷贴。

（二）压伤的预防和处理

为保证 NCPAP 很好的密封性,又不会引起皮肤不适、鼻组织的压迫性坏死和疼痛,应用亲水性敷料粘贴于患儿鼻部,避免早产儿鼻中隔受损,可以取得良好的效果。根据患儿的鼻孔间距大小,将亲水性敷贴用剪刀进行裁剪。亲水性敷料是一种具有低过敏、亲水性的敷料,透气、防水、防菌,常用于促进伤口愈合,也可用于保护完好无损但有可能受损的皮肤,亲水性敷料有一定厚度,柔软,贴合性好,可以降低鼻塞对鼻中隔的压力,减少鼻塞和鼻塞底托与早产儿皮肤机械性摩擦。除了压力外,该方法应用简单,效果确切,可以在临床推广。其他还应注意定期(每 2~4 小时)检查受压部位,对于 NCPAP 可以采用鼻塞鼻罩交替使用的方法减少压伤的发生,选择合适大小的鼻塞和鼻罩以及帽子、应用正确的佩戴方法对于预防 NCPAP 导致的鼻部压疮很重要,另外一旦有发生的迹象也可以考虑使用高流量鼻导管与 NCPAP 交替使用。

（三）烫伤的预防和处理

经常检查抢救台肤温探头贴紧皮肤,暖箱感温器有无被其他物品覆盖,沐浴时做好水温监测,热水浴时先放冷水,再冲热水,水温控制在 37~39℃,以手臂内测试水温以热而不烫为宜;安全使用暖箱,光疗箱,辐射台,加强巡视,2~4 小时监测体温 1 次,并记录箱温,做好交班;不主张使用红外线烤灯照射。一旦发生烫伤,现场立即用冷水冲洗或冷敷创面,创面未污染,水疱表皮完整者,不去除水疱,创面用灭菌生理盐水冲洗后,水疱低位刺孔引流,用无菌纱布轻试创面,再外用重组人表皮生长因子衍生物喷洒创面,然后用烫伤膏例如磺胺嘧啶银油纱布换药覆盖无菌纱布包扎,隔日换药 1 次。对于水疱表皮已破损者,则去除疱皮,动作要轻柔,以防再损伤,然后用生理盐水冲洗,外喷重组人表皮生长因子衍生物后用烫伤膏油纱布换药包扎。对于小面积烫伤和一些特殊部位的烫伤,如头面部、颈部、会阴部、臀部创面,予灭菌生理盐水冲洗后暴露,外喷重组人表皮生长因子衍生物,轻轻擦拭上烫伤膏冷霜,每日 2 次,并保持创面清洁干燥。后期用具有生肌作用的烧伤湿润膏换药。

第四节 新生儿压疮

压疮(pressure ulcer)又称压力性溃疡,是身体局部组织长期受压,引起血液循环障碍,局部持续缺血缺氧,组织营养缺乏,致使皮肤失去正常功能而出现的软组织溃烂和坏死。2007年,美国国家压疮专家组将压疮定义更新为:压疮是皮肤或皮下组织由于压力、剪切力或摩擦力而导致的皮肤、肌肉和皮下组织的局限性损伤,常发生在骨隆突处。

一、新生儿压疮的危险因素

(一)外在因素

压疮的发生主要与压力、剪切力和摩擦力有关,其首要因素是压力。

1.压力、剪切力、摩擦力

(1)压疮的发生与压力的大小和受压时间长短有关。除了自身身体的压力外,还有来自外力,如持续正压给氧时 CPAP 鼻塞子对鼻中隔的压力,机械通气时气管插管对鼻部的压力,及各种管路对皮肤局部的压力等。

(2)为了预防新生儿 VAP 及新生儿胃食管反流的发生,将患儿体位抬高 15°～30°。但抬高患儿上身同时会对其产生剪切力。

(3)摩擦力作用于皮肤会损伤皮肤的角质层。在 NICU,患儿裸露在暖箱中,烦躁时易与包被或床面形成摩擦。

另外,在搬动患儿时拖、拉、拽可形成摩擦力而损伤皮肤。

2.潮湿的环境

新生儿因发热、出汗、呕吐、大小便、引流物等,使皮肤长期处于潮湿的环境中。过度潮湿可引起皮肤软化及抵抗力降低,潮湿会浸润皮肤组织,削弱皮肤角质层的屏障作用,造成局部皮肤水肿,有害物质易于通过且利于细菌繁殖,使得上皮组织更容易受到损伤,从而引起压疮,并可增加皮肤表面的摩擦力易产生水疱或破溃。

3.体位因素

新生儿头部占了整体身体总长的 1/4 比例,头部所占比重最大,呼吸机患儿由于体位的限制,昏迷患儿无自主活动,当他们仰卧时枕部成了最主要的受压点,加上新生儿头发稀少,皮下脂肪少增加了对压力和剪切力的敏感性,因此仰卧时的危重儿压疮多发生在枕后。全身及局部水肿患儿,除了头枕部外,足跟及足踝部也成为压疮的高发部位。

4.手术

手术对患儿来讲也是一个危险因素,手术过程中患儿处于麻醉状态,肌肉松弛,感觉丧失,长时间固定于一个体位,增加了对局部皮肤的压力。

5.药物

对于一些重症患儿,血管加压药的使用和液体复苏会导致压疮的发生。大剂量血管活性药物的 α—受体效应可引起外周组织血管收缩,进一步加重缺氧、缺血。而液体复苏会导致循环受损、水肿以及阻碍毛细血管对营养物质的交换。

(二)自身因素

1.营养状况

营养不良是导致压疮发生的因素之一,也是直接影响其愈合的因素。

2.全身水肿

重症新生儿有低蛋白血症、全身体位性水肿是发生压疮的高危因素。水肿时组织间隙过量的液体积聚使组织细胞与毛细血管之间的距离加大,氧与营养物质运输时间延长,水肿液的堆积还可压迫局部毛细血管,致使局部血流量减少,造成细胞营养障碍、循环障碍。因此水肿部位易发生组织损伤、溃疡,并且不易愈合。

3.生理因素

新生儿皮肤薄嫩,皮下毛细血管丰富,角质层发育差,局部防御能力弱,加上新生儿免疫功能差,皮肤黏膜屏障抵抗力弱,受外界刺激后易破损感染。

4.疾病因素

因缺血缺氧导致患儿意识障碍,不同程度的昏迷,自主活动减少或无自主活动,或机械通气的患儿体位和活动受限,重症新生儿无改变自主活动的能力,长时间受压使受压部位神经麻痹,血液循环障碍,造成皮肤长时间缺血,皮下组织坏死而形成压疮。

5.其他因素

与护理人员素质相关,危重新生儿因病情危重,护理人员往往注重患儿的抢救措施及治疗等方面,而忽略了对压疮的评估及预防。

二、NICU患儿压疮的好发部位

(一)头枕部

头枕部是新生儿发生压疮最常见的部位。因为新生儿头占身体总长的1/4比例,年龄越小头部重量占身体比重越大,重力主要集中在头部,因此头枕部发生压疮的危险性最大。

(二)鼻中隔

危重新生儿的呼吸支持会使用机械辅助呼吸或持续气道正压给氧(CPAP),长期CPAP的鼻塞和气管插管会对患儿的鼻部皮肤产生长时间的压力,易使鼻中隔和鼻部皮肤破损,出现压疮。因为鼻梁部属缺乏脂肪组织保护、肌肉层较薄的骨隆突处,一旦受压,引起血液循环障碍。

(三)留置针固定处

静脉留置针尾翼和肝素帽较硬,留置时间较长,而新生儿皮肤娇嫩,长时间留置和透明敷料压迫过紧易致局部皮肤产生压疮。另外,患儿因哭闹出汗,敷料又不透气,增加了压疮的危险。

(四)各管路压迫处

危重新生儿留置管路较多,如胃管、气管插管、引流管、输液管等,若放置不妥或固定方法不对,管路压于患儿身下,极易造成局部皮肤压伤。另外,氧饱和度探头缠绕过紧和不及时更换位置也会使缠绕处皮肤形成压伤。

(五)新生儿外踝

新生儿仰卧时四肢呈蛙状,裸露在暖箱中,双足外踝与床面接触时间最长,哭吵时活动度大,使外踝部与床面摩擦而出现破损。

三、新生儿压疮的分期

美国压疮协会(national pressure ulcer advisory panel,NPUAP)将压疮分为六期,具体描述如下:

(一)可疑深部组织损伤

皮下软组织受到压力或剪切力的损害,局部皮肤完整可出现颜色改变,紫色或暗红色,或出现血疱,相比于周围组织会有疼痛、硬结、糜烂、皮温增高或降低的变化。

(二)淤血红润期

为压疮的初期,又称为Ⅰ度压疮。皮肤受压部位出现暂时的血液循环障碍,呈暗红色,并有红、肿、热、痛或麻木感。解除压力30分钟后,皮肤颜色不能恢复正常,但皮肤完整。此期可逆,解除压力后可阻止进一步发展。

(三)炎性浸润期

炎性浸润期又称Ⅱ度压疮。病变累及真皮层,受损皮肤呈紫红色,有完整的或破裂的充血性水疱,水疱底面潮湿红润,或有表浅的溃疡。

(四)浅度溃疡期

浅度溃疡期又称Ⅲ度压疮。全层皮肤破损,皮下组织受损或坏死,可延及但不穿透皮下筋膜。此期水疱进一步扩大感染后有脓液覆盖。

(五)坏死溃疡期

坏死溃疡期又称Ⅳ度压疮。全层皮肤破损,深度组织坏死,肌肉、骨或肌腱、关节或关节囊等支持性结构受损;可出现邻近组织的破坏和窦道形成。坏死组织发黑,脓性分泌物多,有臭味。

(六)无法分期

全层伤口,失去全层皮肤组织,被坏死组织(黄色、黄褐色、灰色、绿色或棕色)或焦痂(黄褐色、棕色或黑色)所覆盖,只有去除这些坏死组织后才能分期。

四、新生儿压疮的风险评估

使用压疮评估量表可对患儿发生压疮的危险因素做定性、定量的综合分析,以协助筛选易于发生压疮的患儿。关于新生儿压疮风险评估量表,国外采用的是新生儿皮肤风险评估量表(NSARS)。

五、新生儿压疮的预防措施

(一)水床和水枕的使用

危重新生儿入院后第一时间给予水床或水枕,可采用3升输液袋制作水床和水枕。

(二)更换体位

定时翻身更换体位是缓解局部受压的主要预防措施。

(三)新型敷料的应用

在高危人群可能受压部位贴新型敷料是临床上预防压疮的重要手段。临床上常用的敷料有自黏性泡沫敷料、水胶敷料、液体敷料等。新型敷料的使用可在受压皮肤表面形成一层保护屏障,减少受压部位的剪切力,改善局部供血供氧情况,阻碍水分和各种微生物侵入保持皮肤正常 pH 和适宜温度,有效预防压疮。

1.头部压疮的敷料使用

有水肿和进行亚低温治疗的患儿尽早剃净头发,并且在头部枕骨、耳后骨隆突处等贴上新型泡沫敷料以保护患儿皮肤。泡沫型敷料可减轻头部受压部位的压力。

2.鼻部压疮的敷料使用

对应用 CPAP 鼻塞或气管插管的患儿,在使用前将新型泡沫敷料剪成大小尺寸与患儿鼻部相符的工字形,贴于患儿鼻部,需将新型泡沫敷料能较好地覆盖于鼻部,包括鼻中隔、双侧鼻翼和上唇近鼻部,再固定气管插管,CPAP 鼻塞需选择大小合适的,勿固定太紧,减少对局部皮肤的压迫。

3.导管压疮的敷料使用

外科术后各类导管固定不当会对皮肤造成压迫,固定前可以将新型泡沫敷料先贴在皮肤上,再用透明敷贴将导管贴于敷料上,使导管不直接受压于皮肤,而预防压疮的发生。

(四)保护患儿的皮肤

保持患儿皮肤清洁干燥,床单位干燥平整无杂物,各类导管或导线需妥善固定,勿压于患儿身下。

(五)营养支持

营养不良不仅是压疮发生的内因,也是直接影响压疮愈合的因素。危重患儿应积极治疗原发病,消除引起水肿的原因,改善心、肺、肾功能,改善全身营养情况,纠正低蛋白血症,降低压疮风险。

六、新生儿压疮伤口的护理

每日评估伤口的性质、颜色,判断伤口的分级和进展。

(一)压疮初期的处理

避免局部继续受压,增加翻身次数,新型泡沫敷料覆盖减压保护,促进上皮组织的修复。

(二)水疱的处理

未破溃的小水疱应减少局部摩擦,防止破裂,让其自行吸收;大水疱则应在无菌条件下,用注射器穿刺抽吸疱内渗液,消毒皮肤后再覆盖无菌敷料。此期也可配合硝酸甘油按摩,但要注意避开水疱,在水疱周围的皮肤处按摩,以免水疱破裂。

(三)开放性伤口的处理

应每日换药,以清除坏死组织、清洁创面和预防感染为主。保持局部清洁,以外科无菌换药法处理创面,每次清创要彻底,先剪去压疮边缘和底部的坏死组织,直至出现渗血的新鲜创面,以利于健康组织的修复和生成。清创过程中用生理盐水冲洗,直至伤口彻底干净。然后选择新型敷料贴于患处,如银离子敷料、水胶体或泡沫敷料等。

(四)感染性伤口的处理

根据伤口性质,考虑有感染者给予做分泌物培养和药敏试验,并针对性使用全身抗生素。

NICU 患儿由于自身生理、病理及治疗干预形成了压疮的危险因素。其中压力、摩擦力、潮湿、运动受限、营养不良是导致患儿压疮发生的居于前几位的危险因素。及时评估患儿发生压疮的危险因素,采取针对性的有效预防措施,可以极大限度地降低医院获得性压疮的发生率,提高护理质量。

第五节　新生儿大疱表皮松解症

大疱性表皮松解症(epidermolysis bullosa,EB)是一组较为罕见的常染色体显性或隐性遗传性多基因水疱样皮肤疾病,发生率为 1/50 000 活产儿,根据皮肤分离的显微结构分为 3 型:单纯型、营养不良型和交界型。其特征为皮肤受压或摩擦后即可引起大疱,被归于机械性大疱病,易发生在受外力影响的部位,如四肢关节等处。临床表现变异性大,内脏器官可受累。伤口修复后可遗留皮肤损害和结痂。

一、临床表现

(一)单纯型

本型较常见,一般多在生后 24 小时内起病。可分为 11 种不同亚型,其中最严重的亚型在出生时即可明显表现。3 种最为常见的亚型均为常染色体隐性遗传,包括泛发性大疱性表皮松解症、局限性大疱表皮松解症和疱疹样大疱性表皮松解症。其中泛发性大疱性表皮松解症起病于新生儿,皮损多见于手、组合四肢,也可见掌、跖过度角化和脱屑,不累及甲、牙齿和口腔黏膜。疱疹样大疱性表皮松解症出生时即可起病,是最严重的亚型,水疱分布于全身,可累及口腔黏膜,躯干和四肢。少数水疱严重,易于继发感染,但很少危及生命,一般青春期症状可减轻。

(二)营养不良型

本型患儿往往有明确的家族史。临床表现因遗传方式不同而有差异。

1.显性营养不良型

皮损松弛大疱,愈后留有萎缩性瘢痕、白斑和棕色斑,常伴有粟粒疹。毛发、牙齿常不累及。

2.隐形营养不良型

除皮损松弛大疱外,可有血疱,愈后留有萎缩性瘢痕、白斑和棕色斑。黏膜易累及。

(三)交界型

本型较为严重,愈后差。最常见的类型为 Herlitz 型、mitis 型和泛发性良性营养不良型。其中 Herlitz 型又称为致死型,患儿死于婴儿期,是最严重的大疱表皮松解症,出生时即可发病,可累及多功能脏器,常合并呼吸道梗阻,部分可侵犯消化道和泌尿系统。

二、诊断检查

本病主要特征为皮肤受压或摩擦后即可引起大疱。主要根据临床表现,病史及体征进行诊断。可参考病理诊断:电镜,免疫及荧光法进行分型。

三、治疗原则

新生儿大疱表皮松解症的治疗依据以下原则:保护创面,无菌操作;皮肤护理,预防感染;

给予营养支持,保持水电解质平衡;大剂量维生素 E 治疗;皮肤外用辅料使用,促进保护伤口;并发症处理。

四、患儿的护理和管理

EB 患儿由于基因缺失影响皮肤的附着性,压力、摩擦和热力等均可引发水疱、血疱,如不及时处理,小水疱融合成大水疱,形成皮损,带来疼痛。

(一)基础护理

患儿置暖箱,裸体暴露,更换尿布及任何操作动作应轻柔,避免与皮肤摩擦。做好口、脐、臀护理,保持患儿皮肤的清洁,防止感染。

(二)疱与创面护理

伤口愈合过程包括三个阶段,即炎症期、肉芽组织形成期和瘢痕形成期。EB 患儿由于基因问题,愈合过程容易停留于炎症期,如果处理不当可能导致广泛区域的慢性溃疡。处理原则:选择合适的敷料促进炎症期愈合进展,减少肉芽组织形成期和瘢痕形成期的再损伤。

创面用银离子敷料和泡沫敷料进行换药,严格采用无菌操作,清洁皮肤时戴无菌手套,局部先用无菌生理盐水脉冲式冲洗创面,将坏死组织和血痂尽量冲洗干净。为减少小水疱受压后张力引起水疱范围拓展,积极处理水疱,以 1mL 空针针头"十字对穿"水疱,让水疱内液体自然流出,无感染的创面浮皮予以保留。换药时注意观察皮肤有无感染,对腐败的痂皮要彻底清除,再用生理盐水冲洗伤口至洁净。

采用使用银离子敷料,经裁剪后粘贴在伤口表面,范围超过边缘 2cm,再以泡沫敷料无边型敷料覆盖,弹力绷带缠绕固定。不能以纱布绷带固定,以免脱落的棉线缠绕伤口造成皮损。手足指趾破溃处以美皮康包裹后应戴上无菌柔软小布套。隔日换药。用柔软无菌棉垫抬高、分隔双腿,双足悬空,避免摩擦导致伤口愈合不良。每次换药时应注意有无新的水疱出现。银离子敷料是一种新型抗菌敷料,银离子敷料作用是接触和杀死机制,具有高效的杀灭致病微生物的作用。

泡沫敷料湿性敷料是一种新型的软聚硅酮泡沫敷料,具有以下优点:垂直吸收,防止浸渍;不粘连伤口,防止再创和疼痛;具有高吸收能力和减压能力,换药时间和换药周期极大降低;良好的创面保湿、保温和透气能力;顺应性好,患儿感觉舒适。

(三)疼痛护理

针对口腔水疱,我们喂养时给予软奶头,减轻吮奶疼痛。对于奶头应每天消毒更换,预防口腔感染。EB 换药时引发剧烈的疼痛,可遵医嘱给予镇痛剂或者镇静剂。结合口服糖水的方法使患儿保持安静配合的状态。

(四)输液护理

患儿手足均有水疱,应选择粗大的静脉,如腋下静脉、腹股沟静脉,避免反复穿刺增加皮损,同时避免在四肢进行穿刺。穿刺区皮肤以透明敷贴无张力的粘贴在穿刺部位,直型留置针连接肝素帽下可垫棉球防止压迫造成新的水疱,尽量不再粘贴过多的胶布于皮肤,采用泡沫敷料右边型边缘的胶布固定。

(五)保护性隔离

患儿安置在暖箱中,暖箱和床单位彻底消毒,婴儿床单位用物均高压灭菌,每日更换。暖箱每日使用消毒湿巾纸擦拭内外表面,更换暖箱水槽内的无菌水,每周予更换暖箱终末消毒。给予适宜箱温及湿度。

医护人员进行各种检查,护理操作前后均应以 3M 快速洗手液洗手。听诊器、体温表专人使用,定时消毒。每次医护人员进入病房穿隔离衣,戴口罩,进行护理操作时,戴无菌手套,严格执行无菌操作,各种治疗护理集中进行。

(六)观察病情变化

每小时观察患儿生命体征、反应、面色、哭声、皮肤颜色、吮奶、有无呕吐、四肢活动、肢温情况并记录。观察患儿有无新的大疱发生,以及伤口敷料是否干燥,有无渗液。

(七)以家庭为中心的护理

患儿家庭如有家族史,家长容易产生恐惧和自卑感。应积极沟通仔细讲解本病的相关知识,允许家长洗手穿隔离衣进入病室探视患儿,指导他们如何正确护理皮肤创面、选择合适的伤口敷料、减少机械力对皮肤的伤害,出院后帮助患儿过正常生活,获得医疗护理支持。帮助家属树立信心,如果需要再生育,可通过产前诊断帮助优生优育。

第六节　新生儿高未结合胆红素血症

新生儿高胆红素血症以高未结合胆红素血症较为常见,新生儿高未结合胆红素血症(unconjugated hyperbilirubinemia of newborn 由胆红素生成过多、肝胆对胆红素摄取和结合能力低下、肠肝循环增加所致,临床表现为皮肤、巩膜黄染,粪便色黄,尿色正常,血清未结合胆红素升高等。

一、临床表现

母乳喂养的新生儿出现黄疸,足月儿多见,黄疸在生理性黄疸期内(2 天～2 周)发生,但不随生理性黄疸的消失而消退。黄疸程度以轻度至中度为主,重度较少见,血胆红素浓度在 205.2～342μmol/L(12～20mg/dL),极少数可达到 342μmol/L(20mg/dL)以上。以未结合胆红素升高为主。患儿的一般状况良好。生长发育正常,肝脏不大,肝功能正常,HBsAg 阴性。目前母乳性黄疸分为早发型和迟发型两类。

早发型母乳性黄疸与新生儿生理性黄疸比较,前者在出生后第 3～4 天胆红素的峰值可超过生理性的平均值。且黄疸消退时间较长。迟发型母乳性黄疸的出现时间稍晚,可在生理性黄疸减轻后又加重,即常在出生后 7～14 天出现,不论早发型或迟发型母乳性黄疸,一旦停喂母乳或改喂配方乳 48～72 小时,黄疸即可明显减轻,若再开始喂哺母乳,黄疸可重新出现,但不会达到原来的程度。

二、治疗

本病确诊后无须特殊治疗,对于足月健康儿,一般不主张放弃母乳喂养,而是在密切观察下鼓励母乳少量多次喂哺。美国儿科协会(AAP)近年已制订母乳性黄疸的处理方法,确诊后无须特殊治疗,应在密切观察下给予少量多次喂奶,并监测血清胆红素浓度。

三、护理和管理

(一)评估患儿

(1)病史的询问,新生儿的体格检查及实验室数据的收集在新生儿高未结合胆红素血症的评估中占有重要的作用。

(2)评估新生儿黄疸进展状况

1)皮肤:皮肤有无苍白、出血点、脓疱疹。

2)脐部:有无红肿及分泌物。

3)呼吸系统:有无呼吸困难、肺部啰音。

4)消化系统:有无肝脾大。

5)神经系统:出现神萎、激惹、凝视、肌张力降低、肌张力增高、生理反射减弱、生理反射消失,应警惕胆红素脑病的发生。

(3)正确区分高未结合胆红素血症和高结合胆红素血症。

(二)母乳喂养的护理

1.产妇的护理

分娩前向产妇及家属宣教母乳喂养的重要性,母乳喂养对产妇的预后、生理功能的恢复及新生儿免疫力的影响,鼓励产妇母乳喂养。确诊母乳性黄疸后,如果是轻度或中度的黄疸主张继续母乳喂养,当产妇采取乳房亲授喂养,可通过增加母乳喂养次数来增加母乳的摄入量,每天 8～12 次,不仅可预防早发型母乳性黄疸,增加喂奶次数也可刺激肠道蠕动,通过增加排便次数减少粪便中的胆红素吸收,给予肠道最佳的管理。初乳是天然的泻药,可以促进胎粪的排出,减少胆红素的吸收。

2.新生儿的护理

(1)出生后持续评估 4～14 天胆红素的指标,胆红素指标有一个逐渐地下降过程,对于大多数的新生儿,没有必要中断母乳,即使胆红素达到了光疗水平。

(2)观察黄疸的程度,可见性黄疸首先出现在头部和脸部,然后从头至尾进展。四肢的皮肤特别是在掌部及足底表面,最后被影响。轻者仅限于面颈部,重者可延及四肢躯干部和巩膜,粪便色黄,尿色正常。

(3)胆红素的测量:黄疸程度的判断不能仅依靠于视觉,应通过经皮胆或血清胆红素的测量。经皮胆红素(transcutaneous bilirubin,TcB)测量具有无创、操作简单等特点,测定部位包括额部(额眉弓连线中点上 1cm 皮肤)和胸部(胸骨平第二肋间水平皮肤)。测量时,探头面应与皮肤紧密垂直接触,不留空隙,待测试仪闪光,读取显示屏上的数据。

(4)新生儿在离开产院前,医院应为新生儿父母提供书面告知内容,包括黄疸疾病的介绍,新生儿黄疸监测的四个方面包括精神状况、喂养状况、皮肤的颜色、大便的颜色和新生儿黄疸监测的必要性。

(三)出院前护理

护理人员应为每一例新生儿建立高胆红素血症的危险因素评估的记录,对于生后 72 小时即将出院的新生儿尤为重要。评估方法是出院前检测血清总胆红素(total serum bilirubin,TSB)或 TcB,并把结果绘成曲线图。根据危险因素的评估,给予针对性的随访,减少严重高胆红素血症的发生。美国儿科学会最新新生儿黄疸诊疗指南中将胎龄≥35周新生儿黄疸危险因素进行分类。

第七节　新生儿高结合胆红素血症

新生儿高结合胆红素血症(conjugated hyperbilirubinemia of newborn)是由多种病因导致肝细胞和(或)胆道对正常胆汁的分泌和(或)排泄功能障碍或缺损,伴有结合胆红素增高。

临床上黄疸出现较迟,但呈进行性,黄疸渐由淡黄转深黄,新生儿可因皮肤瘙痒而烦躁,可有肝脾大,血中以结合胆红素增多为主,尿色深黄,尿三胆阳性,粪呈淡黄色或陶土色,粪胆元阳性,临床以肝炎综合征为最常见。主要为肝损害,严重程度不等。

一、护理评估

(一)评估对象

生后2周出现黄疸的新生儿。

(二)评估内容

家族史、妊娠期、出生前后的病史、体格检查。一旦胆汁淤积伴有结合性胆红素增高就诊断确立,半乳糖血症、脓毒症、甲状腺功能减退、对胆道闭锁的评估也至关重要。胆道闭锁手术的成功也取决于其尽早地评估。

二、皮肤的观察与护理

黄疸是本病的主要症状,随着病情的好转,黄疸应逐渐减退,若是进行性加重或出现烦躁,嗜睡,应及时与医师联系,防止肝硬化的发生。由于血清胆红素的增高,经皮肤排泄刺激机体产生瘙痒,应保持患儿的皮肤清洁,床单位的整洁,及时修剪指甲,防止因皮肤抓伤引起的感染。

三、营养状况的观察及喂养护理

观察患儿的胃纳情况,皮下脂肪厚度情况,体重情况,采取合理饮食。合理饮食可促进肝细胞的再生和修复,有利于肝功能的恢复,延缓疾病的进展。对于拒乳、呕吐、腹泻等胃肠功能紊乱的新生儿还应加强口腔护理。

四、出血倾向的观察

注意前囟是否隆起,饱满,有无贫血貌。全身皮肤有无出血点,如发现针刺部位渗血不止,皮肤黏膜有出血点和瘀斑时,应及时与医生沟通。

五、大小便的观察

人巨细胞病毒(CMV)的感染可导致胆管完全闭塞,大便颜色变浅呈陶土色,小便颜色变黄。护理中应密切观察患儿的尿液的色、泽、量,并及时留取标本。

六、婴儿听力损害

早期干预除常规完成营养脑细胞药物的治疗外,可以给患儿定时播放音乐,或听母亲的心跳声,引导家属通过听觉刺激法,促进患儿残余听力的恢复。

七、感染的观察及预防

患儿抵抗力低,对自身感染与交叉感染具有高度易感倾向。为预防感染应采取隔离措施,限制探视,医护人员接触患儿前、后洗手,防止交叉感染。

八、并发症的护理

胆汁淤积症常见并发症为瘙痒、吸收障碍、营养不良。

(一)瘙痒

在新生儿中这一表现并不明显,多数发生在年长儿和成人。

(二)吸收的障碍

胆汁酸传输给肠道过少,形成胆汁淤积,导致脂肪和脂溶性维生素吸收不良。必需脂肪酸的缺乏导致长链三酰甘油摄入不足和吸收不良,表现为生长障碍、干燥鳞片状皮疹,血小板减少症和免疫功能受损。

(三)营养的管理

营养管理从最初的入院开始,包括生长参数的记录,入院时做好营养评估,每周测量体重和身高,记录体重年龄比和身高体重比。胆汁淤积性黄疸的患儿可给予中链脂肪酸(MCT)配方奶。中链脂肪酸更容易吸收,它是脂肪热量的更好来源。严重营养不良的胆汁淤积症患儿应该给予额外的卡路里以赶超生长,如果日间口服奶量不够,可以增加夜间肠道喂养,尽可能地全肠道喂养。

第八节　新生儿高胆红素脑病

新生儿高胆红素脑病(bilirubin encephalopathy)为新生儿高胆红素血症的严重并发症,是指血中过高的游离间接胆红素通过未成熟的血—脑屏障(blood—brain barrier,BBB)进入中枢神经系统导致的神经细胞中毒变性,轻者一般无临床症状,严重者可出现核黄疸(kernicterus)。

一、临床表现

胆红素脑病指胆红素对基底节及各种脑干神经核毒性所致中枢神经系统临床表现,胆红素侵犯基底神经核(苍白球/丘脑下核)导致肌张力异常,手足徐动症。侵犯动眼神经核导致斜视,凝视性瘫,特别是不能上视。侵犯听神经(螺旋神经节、听神经细胞体)导致神经感觉性听力丧失表现为脑干诱发电位异常,因结构无异常,耳声反射正常。胆红素脑病分为急性胆红素脑病和慢性胆红素脑病,前者是指生后1周出现的胆红素毒性的急性期表现,后者又称核黄疸,是指胆红素毒性所致的慢性、永久性临床后遗症。

二、预防和治疗

防止新生儿高胆红素血症的发生是预防高胆红素脑病的关键。一旦出现高胆红素血症必须及早进行处理,降低血清胆红素,防止未结合胆红素的游离,防止其发展为核黄疸。

(一)清蛋白的输注

早产儿一般都会面临低蛋白血症,因此清蛋白的结合位点少。新生儿及早产儿黄疸应及时输注清蛋白,提升血清蛋白的总量。

(二)药物

有些药物(水杨酸酯、苯甲酸钠、磺胺类制剂)会与胆红素竞争清蛋白结合位点或取代那些与位点松散连接的胆红素。服用磺胺类药物时同时注射清蛋白时,会出现清蛋白与药物主动结合,而影响了黄疸的治疗效果。

(三)纠正酸中毒和低氧血症

氢离子的产生和无氧代谢可以阻止清蛋白对胆红素的绑定,当血清 pH 7.1 时,清蛋白绑定胆红素的能力下降一半。在缺氧状态时产生的游离脂肪酸也会竞争清蛋白位点。

三、护理和管理

(一)病情观察

观察黄疸出现的时间,黄疸色泽变化,了解黄疸的进展。区分生理性与病理性黄疸,密切观察患儿体温、脉搏、呼吸、吸吮力、肌张力和脐带、皮肤颜色及大小便情况。观察患儿皮肤颜色,贫血程度及肝脏大小变化,早期预防和治疗心力衰竭,同时注意观察黄疸患儿的全身症状,以便对重症患儿及早发现及时处理。

(二)预防感染

新生儿免疫功能较差,易遭细菌等侵袭。严格无菌操作,尤其要防止交叉感染,医护人员接触患儿前后应洗手,各种治疗护理集中操作,防止皮肤破损后细菌侵入后引起感染,细菌毒素可加速红细胞的破坏并抑制葡萄糖醛酸转移酶的活性,使血中未结合胆红素浓度增高,因此要注意保护婴儿皮肤、脐部及臀部清洁,防止破损感染。

(三)液体与营养

保证充足的水分和营养供应,特别是采用光疗时,为防止不显性失水,根据日龄及体重给予静脉液体输注,当奶量达到全肠内营养时不用再额外补充液体。

(四)抚触护理

抚触护理能增加新生儿的食欲,加速肠道正常菌群生长,尿胆原生成增多,未结合胆红素生成减少,减少肠肝循环,同时使胆汁分泌增多,胆红素排泄增多,降低新生儿血中的胆红素含量。对防止早产儿胆红素脑病的发生,降低神经系统后遗症,提高新生儿生存率及生活质量均有着举足轻重的作用。抚触时从患儿头面部、胸部、再到腹部、四肢、背部进行有序抚触。如患儿烦躁、哭闹则停止抚触,待患儿情绪稳定后再抚触。护士可将抚触护理教会患儿母亲和家属,出院后可继续进行。

(五)抽搐的护理

患儿抽搐时,记录抽搐持续的时间、频率及表现。抽搐时患儿常伴有 SPO_2 下降,及时给予氧气吸入,缓解缺氧的症状。对于抽搐持续状态的患儿,遵医嘱使用止痉药物,并评估患儿的止痉效果及呼吸系统有无抑制。保持环境安静,置暖箱,各种治疗护理集中操作,减少对患儿的干扰和刺激,诱发抽搐。

（六）光疗的护理

详见新生儿光照疗法及换血护理。

（七）换血的护理

详见新生儿光照疗法及换血护理。

（八）健康宣教

（1）做好患儿家属的健康教育，宣传新生儿黄疸的预防知识，了解患儿黄疸的情况和程度，取得家长的配合。

（2）确诊的胆红素脑病后期应尽早给予康复护理，脑组织在出生后 0～6 个月尚处于迅速生长发育阶段，异常姿势和运动尚未完全固定化，因此在这一时期及时干预，包括视觉、听觉、嗅觉、触觉、运动刺激。早期的干预及神经功能锻炼可促进脑结构发育和功能的代偿，对神经系统发育和智能成熟有重要的影响。所以，早期及时对患儿进行相关康复护理干预，对新生儿的神经系统发育和智能恢复具有重要的作用。

第九节　新生儿溶血病

新生儿溶血病（hemolytic disease of the newborn，HDN）是因母婴血型不合引起的同族血型免疫性疾病，临床上以胎儿水肿和（或）黄疸、贫血为主要表现，严重者可遗留严重后遗症，甚至死亡。

一、临床表现

新生儿溶血病的临床表现轻重不一，取决于抗原性的强弱、个体的免疫反应、胎儿的代偿能力和产前的干预措施等因素。Rh 溶血病临床表现较为严重，进展快，而 ABO 溶血病的临床表现多数较轻。Rh 溶血病一般不发生在第一胎，而 ABO 溶血病可发生在第一胎。主要表现有胎儿水肿、黄疸、贫血、肝脾大、胆红素脑病、其他如低血糖，出血倾向。

二、治疗及预防

（一）光疗

如怀疑溶血病，首先给予积极光疗，并随访评价病情。

（二）药物治疗

静脉丙种球蛋白封闭新生儿网状内皮系统吞噬细胞 FC 受体，抑制溶血。如胆红素明显上升，或存在低蛋白血症时可给静脉清蛋白输注，增加与胆红素的联结，减少游离胆红素进入脑内。

（三）换血疗法

如病情继续发展，尤其是确诊为 Rh 溶血病，需进行换血疗法，防止发生核黄疸，减少血型抗体。换血指征：血清胆红素达到换血标准，出现胎儿水肿或早期胆红素脑病表现。

但现在更强调预防，给 Rh 阴性妇女注射抗－D 免疫球蛋白，预防时机为：①在分娩 Rh 阳性婴儿72 小时内；②流产后；③产前出血、宫外孕；④输入 Rh 阳性血制品。在下次妊娠 28 周时再注射抗－D免疫球蛋白。

三、护理

(一)疾病的评估

新生儿溶血性疾病的患儿可能出现黄疸和苍白,伴有严重贫血、胎儿水肿或在出生时表现为完全正常。患有新生儿溶血病婴儿的胰腺细胞有畸形生长的风险,从而有低血糖的风险。仔细的体格检查可以及时发现存在的头皮血肿或其他病变。全身有瘀点或瘀斑的发生可能与宫内感染或败血症有关。先天畸形应当引起重视,染色体疾病可增加黄疸的发生。黄疸和脐疝与先天性甲状腺功能不全也有关。

(二)黄疸的监测与评估

(1)每4～6小时监测TcB或血清胆红素,判断其发展速度。

(2)观察新生儿有无核黄疸的早期症状,当出现食欲缺乏、嗜睡、呕吐、声音低、拥抱反射低、肌张力强直、手足不完全弯曲,应考虑为胆红素侵袭神经系统表现,晚期可出现角弓反张、颈后倾。

(3)当未结合胆红素超过清蛋白运载能力或超过肝脏代谢负荷,血中增高的游离胆红素可通过血－脑屏障,弥散入脑组织而致脑细胞受损,导致胆红素脑病,新生儿并发胆红素脑病会出现呼吸暂停、癫痫、昏迷甚至死亡。

(4)观察大小便排出情况,注意量、性质、次数及颜色。

(5)观察有无出血倾向,体检中发现胎儿有头部血肿,身上有瘀斑、出血点或紫癜,考虑宫内感染或败血症可能。

(三)病情观察

1.生命体征

观察体温、脉搏、呼吸及有无出血倾向;光疗照射时注意保暖,确保体温稳定,24小时心电监护观察SPO_2的波动,必要时给予吸氧改善缺氧症状,同时防止因光疗诱发的呼吸暂停。

2.神经系统

伴有新生儿溶血的黄疸极易引起脑损伤,临床护理中观察患儿哭声、吸吮力和肌张力,判断有无核黄疸发生。

3.大小便观察

大小便次数、量及性质,通过尿胆素的氧化,大便的颜色为棕色,当存在胎粪延迟排出,应考虑有无胎粪栓塞或外科疾病,及时发现配合对症处理,促进大便及胆红素排出。

4.处理感染灶

观察皮肤有无破损及感染灶,脐部是否有分泌物,如有异常及时处理。

(四)临床护理

1.胎儿水肿的管理

患儿由于软组织的水肿会出现全身肿胀,大量的液体聚集在胸膜、心包和腹膜之间,由于心肌缺氧表现出呼吸困难,护士应配合尽早地机械通气改善通气不足,实时监测血气分析,及时纠正代谢性酸中毒。

2.耐心喂养患儿

黄疸期间常表现为吸吮无力、食欲缺乏,护理人员应按需调整喂养方式如少量、多次、间歇喂养等,保证奶量的摄入。

3.补液管理

合理安排补液计划,及时纠正酸中毒。根据不同补液内容调节相应的速度,切忌快速输入高渗性药物,以免血－脑屏障暂时开放,使已与清蛋白联结的胆红素进入脑组织。

4.药物的管理、

高胆红素血症药物的使用,可以加快正常代谢途径,清除胆红素,抑制胆红素的肝肠循环,干扰胆红素形成。输注清蛋白可加速胆红素的排出,丙种球蛋白可以降低胆红素上升的速度,特别是 TSB 接近于换血指标时降低同族免疫性溶血的换血需要。剂量为 $500mg\sim1g/kg$ 静脉维持 $2\sim4$ 小时,必要时 12 小时后重复使用一次。输注血制品时,应双人核对,单独一路静脉使用,输入 20% 的人血清蛋白时,为减少对外周血管的损伤应与等渗液体 1:1 稀释。

5.皮肤的保护

胎儿水肿或头部血肿的患儿应使用安全剔发器剔除其头部毛发,头部安放水枕,给予必要的缓冲,减轻头部与床单位产生的压力,全身水肿明显的患儿可以在身体下方安置水袋,减少局部皮肤的受压,并每隔 $2\sim4$ 小时翻身检查皮肤情况并更换体位。血肿的患儿,每班观察记录血肿的大小,翻身时防止压迫。

6.光照疗法的护理

参见新生儿光照疗法及换血护理。

7.换血疗法的护理

参见新生儿光照疗法及换血护理。

(五)健康教育

(1)疾病的宣教:解释黄疸的原因及告知必要的治疗与检查,使家长了解病情,取得家长的配合。

(2)对于新生儿溶血症,做好产前咨询及孕妇预防性服药。

(3)发生胆红素脑病者,给予康复治疗和护理。

(4)若为红细胞 G－6－PD 缺陷者,需忌食蚕豆及其制品,患儿衣物保管时勿放樟脑丸,并注意药物的选用,以免诱发溶血。

第十节　新生儿光照疗法及换血

一、新生儿光照疗法

太阳光照对降低患儿黄疸有好处,应用光疗(phototherapy)治疗新生儿高胆红素血症最早是在 1958 年由英国 Cremer 及其同事提出。如今光疗已成为新生儿高胆红素血症的常规治疗。

(一)光疗的指征

光疗是高胆红素血症最普通的治疗,不仅可有效地降低胆红素水平,并能减少换血的需要,也可减少超低出生体重儿神经系统的损伤。目前比较公认的是 2004 年美国儿科学会推荐的光疗参考标准。

各种原因所致的高未结合胆红素血症均可进行光疗,除应根据监测的胆红素浓度外,黄疸出现的时间及患儿的出生体重及临床症状是光疗指征的评估因素。

(二)光疗的方法

光疗通过光的能量来改变胆红素的形状和结构,将胆红素转换为光胆红素结构异构体。光胆红素结合体不需要结合并且可在胆汁和尿液中迅速排出。

常用的光疗光源有日光、白色或蓝色荧光管、卤素灯,发光二极管(LED)。最有效的光疗光源是蓝色荧光管或特别设计的发光二极管。特殊蓝光管比普通蓝光管提供更多的辐射。特殊蓝光管提供的光主要是蓝绿光谱,胆红素对蓝绿灯光谱的吸收最佳。特别在蓝色光谱区域接近 460nm,当灯光的光谱在 425~475nm 光穿透皮肤良好而且最大程度地被胆红素吸收。光纤光疗毯也是有效的,他们利用高强度的卤素灯源通过光纤束传递光源。光纤光疗方便实用既不会影响母婴的接触,也可适用于门诊患儿的治疗。目前的光疗方法有单面光疗法(简称单光)、双面光疗(简称双光)、冷光源光疗床、毯式光纤治疗仪、密集型光疗。

(三)光疗照射时间和剂量

光疗照射有连续照射和间断照射,后者照射 6~12 小时后停止 2~4 小时再照,也有照8~12 小时后停 16 或 12 小时,临床以实际情况而定。若为 Rh 溶血病或黄疸较重的 ABO 溶血病则照光时间较长,需 48~72 小时,高胆红素血症需 24~48 小时可获得满意效果。

(四)光疗的效果及影响因素

光疗的效果取决于光源能量的输出(光的辐射),从光源到新生儿的距离,新生儿在光源下暴露的区域。光疗的效力不仅仅取决于灯光的剂量,同时高胆红素的原因及严重程度也要考虑。

(五)新生儿光疗的护理

光疗的护理工作很重要,护理工作的质量对光疗的效果产生直接的影响。

1.光疗前的准备

任何新生儿光疗开始之前先进行实验室与体格检查评估,一旦光疗开始,每 4~12 小时监控血胆红素,因为视觉的评估不再可靠。新生儿溶血病还应检测血细胞比容。

(1)设备的检查:普通灯管式光疗设备使用前应检查灯管是否全亮并擦去灯管上的灰尘,使用前及使用中发现有不亮的灯管应及时调换。

(2)环境准备:暖箱内或光疗箱内光疗时,待灯下温度在 30℃时,将患儿放入,置远红外上光疗时,设置肤温 36.5℃后给予光疗。光疗前在患儿的四周围上白色床单,既可以增加光的反射又可避免患儿与周围物体的碰撞。

(3)患儿准备:光疗前,保持患儿皮肤清洁,根据患儿的疾病危重度选择擦身或沐浴,洗澡后不应扑粉,以免阻碍光线照射皮肤,患儿全身不要抹乳霜、油和任何液体防止光线的照射引起灼伤。患儿全身裸露,除会阴部给予大小合适的光疗尿布保护,尽可能多的暴露皮肤面积。

光疗前剪短指甲,防止因哭闹或烦躁抓破皮肤。

(4)仪器准备:光疗过程中应给予患儿心电监护,监测生命体征,预防意外发生。

2.光疗过程中的护理

(1)保证患儿安全:光疗箱内光疗时,患儿的肘部、踝部给予透明敷贴保护,以防止患儿烦躁与物体产生摩擦。光疗对视网膜会产生毒性作用,新生儿在接受光疗时需佩戴合适的眼罩。光疗时,患儿应处于全程心电监护中,便于病情变化的观察。

(2)患儿体位的安置:光疗前,患儿应置于床中央,确保患儿的全身皮肤可以被照射。若患儿烦躁、移动体位,巡回时应及时纠正,并及时调整光疗灯的位置。护理中传统的概念认为,翻身可以增加胆红素的暴露,但最近有研究结果显示光疗时定时翻身,并不增加光疗效果。

(3)温度控制:当患儿面对光疗时,皮肤面积最大化的暴露,此时处于全身裸露状态,睡在暖箱内的新生儿,由于光疗照射在暖箱的有机玻璃上,环境温度升高,因此新生儿的体温需要更好的被监测。每 4 小时测量体温一次,测量体温时应关闭光疗灯,减少误差。肤温≥37.5℃时<38℃给予下调环境温度 0.5℃,当肤温≥38℃,遵医嘱给予降温处理。

(4)保证体液的平衡:光疗下的足月儿及近足月儿易哭闹、出汗,显性失水增加,早产儿在光疗下的不显性失水造成的体液平衡失调对其影响更大,因此每 4 小时必须监测患儿的公斤体重尿量,必要时给予体液补足。传统的光疗会产生新生儿热环境的急速变化,增加外周血流速度和不显性水分丢失,但 LED 灯管的热量输出相对较低,引起不显性失水的可能性较低。有研究提出对于足月儿只要给予足够的奶量,额外的静脉补液通常是不需要的。

(5)病情的观察:光疗时,注意观察患儿的全身情况,有无抽搐、呼吸暂停及青紫的表现,对于烦躁的患儿应及时给予安抚及镇静防止意外的发生。观察时,应关闭光疗灯,结果更可靠。观察患儿的皮肤情况,如出现大面积的光疗皮疹或青铜征,通知医生考虑暂停光疗。

(6)胆红素监测:光疗能改变血胆红素的结果,当患儿接受光疗时,胆红素水平应该通过实时监测来评估光疗的效果,并决定是否需要换血。当护士抽取总胆红素时,应该关闭光疗灯。

3.光疗后护理

光疗结束后应再次进行全身沐浴或擦身,并检查全身有无破损及炎症。如在暖箱内进行的光疗,患儿体温采用的是箱温控制,光疗停止后,应将暖箱温度上调同光疗前温度。光疗停止后,胆红素水平至少应随访 24 小时防止明显反弹的发生。

4.光疗的并发症及其护理

(1)青铜症:患儿在皮肤、血清、尿液会出现深灰棕色的变色。这种现象的发病机制不是完全清楚,可能的原因是光疗后产生的胆红素分解产物在皮肤上沉积,仅发生在伴有胆汁淤积的新生儿中,当光疗停止或胆汁淤积解除后,着色消失。

(2)皮疹:罕见的紫癜和大疱爆发被报道在伴有严重胆汁淤积的新生儿给予光疗时。近来有研究指出给予密集型光疗有可能会增加学生时代黑色素痣的数量。光疗时,由于组胺的释放,患儿的皮肤出现皮疹,暂停光疗后皮疹逐渐消退。

(3)不显性水分丢失和体温控制:传统的光疗会产生新生儿热环境的急速变化,会增加外周血流速度和不显性水分丢失。暴露在光疗下,特别是低出生体重新生儿和辐射床上新生儿,不显性失水明显增加,严重者可出现脱水。在暖箱或伺服控制器中心的新生儿会出现体温过高,在婴儿床的新生儿会出现肢端凉和紧张。光疗中的新生儿同样会表现出大便水分丢失的增加,或出现暂时性的乳糖不耐症。因此新生儿的体温、体重、摄入和排泄每班监测。当足月儿给予足够的喂养护理时,通常不需要给予额外的静脉补液。

(4)眼部损害:动物研究证明灯光存在潜在的视网膜毒性反应。新生儿在接受光疗时需佩戴合适的眼罩,完全覆盖但防止过多的压力在眼睛上,放置时避免把鼻子封住。每4小时去除眼罩并评估新生儿的眼睛,每次喂奶及家属探望时摘下眼罩,可以和患儿产生互动。

(5)发热:光疗灯管开启后会产生热能,患儿的体温会随着环境温度的上升而出现发热,因此,患儿应置于带有温度伺服器的暖箱或辐射台下光疗,每4小时测量体温,观察体温的变化,在测量体温时应关闭光疗灯管,以防止灯管的照射引起的误差。

(6)腹泻:大便稀薄呈绿色,每日4~5次,主要原因与光疗分解产物经肠道排出时,刺激肠壁引起肠蠕动增加。注意观察患儿出入量的平衡,做好大便次数、形状、量的记录,观察有无脱水貌。大便后,及时更换尿布,涂抹鞣酸软膏,防止红臀的发生。

5.情感支持

黄疸疾病及高胆红素血症的治疗会使家长感到不安或内疚。提供给家长和家庭始终一致的信息,心理支持十分必要,应该减轻父母的恐惧、内疚和害怕,同时帮助家庭度过他们的困难时刻。医护人员应强调高胆红素血症是每个新生儿生后的一个短暂现象,每个孩子都必须去适应。

家长经常会担心灯光会对新生儿的眼睛造成永久性的伤害。第一次使用光疗前,应向家长做好解释工作。暖箱,光疗灯会增加生理和情感的屏障,在父母和他的孩子之间产生分离感。父母亲可能会避免进入新生儿室与他们的孩子在一起,不情愿触碰或参与护理,因为他们害怕打断了孩子的光疗,潜在的妨碍了孩子的治疗进程。医护人员应该鼓励家长在光疗期间继续探视,在医护人员的指导下喂养和照护孩子。光疗休息时可以去除眼罩,让父母亲参与喂奶,与患儿有更多的社交活动和面对面交流。

二、新生儿换血

换血在新生儿黄疸病史中占有独特的地位,除立即控制高胆红素血症,换血还可纠正严重的贫血,去除溶血性疾病的致敏红细胞和抗体,去除额外的非结合胆红素,防止核黄疸的发生。

(一)换血指征

如溶血患者积极光疗失败,TSB水平在4~6小时内下降达不到1~2mg/dL(17~34μmol/L),或TSB水平上升速率在48小时内达到25mg/dL(428μmol/L),就需考虑换血。目前比较公认的对晚期早产儿和足月儿可参考2004年美国儿科学会推荐的换血参考标准。

(二)换血的方法与步骤

1.血源选择

Rh血型不合应采用Rh血型与母亲相同,ABO血型与患儿相同的血源;ABO血型不合者可用O型的红细胞加AB型血浆的混合血;其他罕见血型溶血应根据具体的血型抗体类别来决定血源,其他原因高胆红素血症可选用与患儿同型血。

2.换血前准备

(1)核对换血知情同意书,并有家长签字。

（2）物品准备：带有辐射的远红外台、心电监护仪、氧气设备、吸引装置、输液输血加温器、竖式输液泵＊2、横式输液泵＊2、电子秤、一次性注射器、输血器、10％GS 500mL，0.9％Nacl 250mL，体温计、三通接头、留置针、无菌手套等。

（3）环境准备：换血操作应在手术室或经消毒处理的环境中进行。

（4）患儿准备：术前停喂奶一次，并抽出胃内容物以防止呕吐。置患儿于远红外台，给予必要的约束，烦躁的患儿遵医嘱给予镇静剂镇静。选择合适的外周血管，建立 2 个静脉通道（常规补液、输血）和 1 个动脉通道（出血），动脉条件差的患儿可用大静脉通道替代动脉通道。传统方法为通过脐血管换血，近年越来越多地采用周围血管换血，并可根据患儿脐带保留情况及周围血管置管难易情况，将脐血管与周围血管组合应用。

（5）实验室检查：换血前、中、后抽取血标本，送检生化、血气分析、血糖等以判断换血效果及病情变化。

（6）换血量的计算：新生儿血容量的 2 倍，换血量为 150～180mL/kg。双倍换血量可换出 85％～90％的致敏红细胞，降低 60％的胆红素和抗体。换血前，血液经双人床旁核对，核对内容见输血制度。

3.换血中

整个换血中要严格无菌操作，操学者穿戴无菌手术衣，佩戴无菌手套。从动脉端抽出血，从静脉端输入血，抽出和注入同时进行。

（1）根据患儿的生命体征及换血耐受情况，换血速度从少量开始，采取先慢后快的原则，整个换血过程大约 2～2.5 小时。

（2）输出量与输入量的设定：排血泵的速度＝输血泵的速度＋肝素生理盐水注射泵的速度。换血过程中注意保暖，密切观察全身情况及反应，每 5 分钟测量 T、P、R、BP，并在换血记录单上记录。

（3）注射器内不能有空气进入，防止空气栓塞，每换出 50mL 血，用 10IU/mL 的肝素钠稀释液冲洗动脉通路，防止动脉通路阻塞。

（4）每换出 100mL 血，监测血糖，根据血糖情况及时调整补液速度。

（5）两袋血之间用 0.9％Nacl 冲洗输血器。

（6）换血中严密观察有无抽搐、呼吸暂停、呼吸急促等表现。

（7）换血达到一半时，再次送检血气、血生化、电解质、血清胆红素。

（8）换血时观察输出血量与进入量是否一致，换血过程中如出量处或进量处有一处暂停，另一处必须同步停止，防止发生失血性休克或体液过多引起肺水肿。

（9）备血的使用会引起糖电解质的紊乱。抗凝剂溶液中枸橼酸钠会结合二价离子如钙和镁，因此在整个流程中试验室检测钙镁是必须的。每换 100mL 血需要评估血钙。临床低血钙症状包括激惹，心动过速。如果发现低血钙，给予缓慢输注 10％葡萄糖酸钙 1mL。

（10）外周动静脉同步换血时，置管技术及保持动静脉畅通在换血过程中至关重要。换血过程中确保肝素不可进入患儿体内。同时观察置管肢体远端皮肤颜色，换血中出现手部皮肤苍白或轻微发绀，肤温稍凉，经抬肢、热敷后好转，考虑为输入血液温度过低致血管痉挛。

4.换血后

(1)血生化的监测:由于血源为库存血,大量的换入极易引起高血钾、低血钙,换血后常规抽血查血生化,注意观察有无高血钾、低血钙症状。如高血钾时可引起心律失常,严重时致心脏停搏;低血钙时心动过缓、抽搐、喉痉挛、发绀等。

(2)换血完毕后,病情稳定的患儿可考虑拔除动脉。

(3)观察黄疸程度和核黄疸症状:因换血后组织内的胆红素可回入血浆,加上骨髓或脾脏中致敏红细胞的分解,以及换入红细胞的衰老破坏,均可使血清中胆红素再次升高或超过换血前浓度。因此,术后每4小时测胆红素值1次;密切观察患儿黄疸程度,有无核黄疸的早期表现:如嗜睡、肌张力低下、吸吮反射减弱等,必要时按换血指征再次换血。

(4)换血后继续光疗,密切观察患儿的黄疸程度及有无拒食、烦躁、抽搐、呼吸等变化。根据血红蛋白决定是否需要输血。

(5)换血后,观察3~4小时,情况良好,可正常喂养。

部分研究报道,换血可降低大约45%~85%的胆红素水平,在换血前1小时给予25%清蛋白按每公斤体重1克的使用,可以增加40%的胆红素换出量。输注后血浆和组织水平达到平衡,胆红素上升到大约换血前60%的水平,但它可使血容量暂时增加,因此充血性心力衰竭或严重贫血患儿不宜使用。

(三)换血的并发症

在换血的过程中,存在许多的并发症,国外研究显示因换血引起的病死率达0.5%,因此选择换血应慎之又慎,操学者应熟悉其并发症,并且换血应当在医疗资源相对丰富的医疗环境下执行。

1.感染

菌血症、肝炎、巨细胞病毒感染、疟疾、AIDS。

2.血管并发症

血凝块或气泡栓塞、下肢动脉痉挛、血栓形成、有可能发生重要脏器的栓塞。

3.凝血功能紊乱

凝血功能紊乱可能由于血小板减少或凝血因子减少引起。两倍换血后血小板可能减少50%以上。

4.电解质紊乱

主要表现高血钾和低血钙。

5.低血糖

低血糖很可能发生在母亲糖尿病的婴儿以及胎儿骨髓成红血细胞增多症的婴儿。

6.代谢性酸中毒

库存血源比枸橼酸磷酸盐右旋糖抗凝的血源较少引起代谢性酸中毒现象。

7.代谢性碱中毒

代谢性碱中毒可能是由于肝脏对血源中的枸橼酸盐防腐剂的清除迟缓所致。

8.坏死性小肠结肠炎

有人提出在换血后坏死性小肠结肠炎的发病率会增加。因此,换血后尽可能地把脐静脉导管拔除。换血后有发生肠梗阻的可能性,因此建议至少观察 24 小时后再喂养。

(四)换血常见护理问题

1.动脉留置针置管脱出

留置针固定不牢,患儿躁动不安时易使留置针脱出。

2.感染

未按要求严格无菌操作,环境污染,常会导致术后败血症。

3.患儿四肢抖动,抽搐

换血可引起不良反应,如低血糖、低血钙、血钾异常等。

4.心血管功能异常

(1)输入低温的库血和库血中钾的含量过高。

(2)入量与出量不同步。

(五)护理对策

1.保持患儿安静

置患儿于舒适温暖的远红外线保暖台上;术前按医嘱使用镇静药镇静,以减轻因患儿哭闹不安给穿刺置管带来的难度;并准备好安慰奶嘴,如术中患儿觉醒,及时给予吸吮安慰,减少因饥饿带来的四肢乱动和哭闹;术中及时更换湿尿布,减少大小便对患儿的刺激,增加患儿的舒适感;有肢体约束带固定的患儿,应采用柔软的夹板棉垫,松紧适度。

2.严格无菌操作

换血应在手术室内进行,保证环境的清洁无菌,换血前应准备好所需的药物和器械,检查各种导管和器械的完好,避免因准备不足而增加入员走动次数;换血时各管道连接严密,避免反复打开管道接头,最好采用全密封式换血,防止引起败血症的感染。

3.严密观察病情变化

术中除常规监测患儿的生命体征外,还要注意患儿的意识变化、皮肤黄染的进展、四肢肌张力情况,有无四肢抽搐抖动等;及时抽血送血标本,动态监测胆红素值、血钙、血糖、血钾等,如检查提示低钙、低糖,每换血 100mL 按医嘱静脉注射葡萄糖酸钙和静脉注射 5%～10%的葡萄糖 1～2mL。

4.把好血液质量关

尽量使用 3 天内的新鲜血液,避免库血中的高血钾引起的心室纤维性颤动、心脏停搏。库血未经逐渐复温而立即输入,可引起心血管机能障碍。换血时,使用带有加温功能的输液器,对血液进行加温 37～37.5℃。换血使用的输液泵要保证良好地运转功能,严密观察输入量与输出血量,换血前电子秤对血液收集袋去皮归零,每 30 分钟观察电子秤的数据,保证输入量与输出量相一致。换血中同时有持续静脉补液应尽量减慢流速,避免输液过量过速导致心力衰竭。

第十一节　新生儿颅内出血

一、早产儿生发层基质－脑室内出血

(一)临床表现

早产儿 IVH 的临床表现虽不特异,但若患儿突然出现病情恶化、血压下降、代谢性酸中毒需立即完善头颅 B 超明确有无颅内出血,其最终诊断主要依赖床旁头颅 B 超,根据超声严重度可将其分为四期,Ⅰ期局限于生发层基质的出血,Ⅱ期出现脑室内出血但不伴脑室扩张,Ⅲ期脑室内出血>50%伴脑室扩张,随着颅内出血的进展致静脉回流受阻、继而使白质出现Ⅳ期改变、即出血性脑实质梗死(HPI)。

(二)处理原则

主要是在急性期维持脑灌注压、体液和电解质平衡,避免缺氧、高碳酸血症、酸中毒发生,避免快速输注高渗溶液或扩容,合理地进行呼吸机管理避免气胸的发生,动态随访头颅 B 超及监测头围生长,了解出血的进展程度及有无脑积水的发生。虽然部分中心已通过对重度颅内出血患儿早期行腰椎穿刺或侧脑室穿刺放脑脊液以减少脑积水的发生,但和保守治疗比较并不具备统计学优势,需进一步的证据支持。

二、蛛网膜下隙出血

(一)临床表现

少量的蛛网膜下隙出血(subarachnoid hemorrhage,SAH)在早产儿和足月儿中较常见,多为自限性、预后较好,临床往往缺乏特异性症状。少量的出血可无临床表现,尤其是在足月儿中缺乏特异性表现。

出血严重时,足月儿可在生后 2~3 天出现激惹或反应差,继而出现惊厥,但很少会进行性恶化或危及生命;早产儿若合并严重的围生期窒息则会危及生命。

(二)处理原则

对于易发生 SAH 的高危儿(早产、产伤、窒息缺氧)需要密切观察有无出现激惹、反应差或惊厥等表现。处理以支持治疗为主。对于发生惊厥的患儿需给予止惊药物对症处理,保持气道开放。

出血量大时,需输血支持、维持血压循环稳定;记录 24 小时出入液量,完善血电解质和生化,明确有无继发性的抗利尿激素分泌异常综合征,维持体液和电解质平衡。监测头围大小,明确有无出血后脑积水发生。

三、硬脑膜下出血

(一)临床表现

硬脑膜下的出血可以自行缓慢吸收,因此临床症状不多见。若有严重的产伤且出血量较多时,因血液的积聚可以引起急性颅内压增高的临床表现,患儿可较早表现为反应低下、激惹、喂养不耐受、局灶性抽搐、前囟隆起、头围增大、出血部位对侧肢体肌张力减低、出血部位同侧的第Ⅲ对颅神经(动眼神经)功能受限;少量的出血可形成蛛网膜下隙血肿,引起蛛网膜下隙的渗出,继而逐渐出现颅内压增高的表现。

(二)处理原则

MRI、CT 可以用于临床诊断,而 MRI 在评估出血量、渗出程度和大脑后颅窝部位的病变时优于 CT。头颅 B 超在观察大脑后部病变时并不具备优势。需观察口唇黏膜颜色,注意有无贫血发生,需动态随访血红蛋白和血细胞比容,出血量多时需要输血支持;出血、血肿可使黄疸消退延迟,需动态随访胆红素避免胆红素脑病的发生;维持体液、电解质、循环、呼吸的稳定,密切观察神经系统表现,若出现惊厥需给予止惊对症处理。

四、新生儿颅内出血的护理和管理

(一)一般护理

室内温度保持在 24~26℃,湿度保持在 55%~65%,体位适宜,抬高肩部,侧卧,避免分泌物或呕吐物吸入呼吸道造成窒息和吸入性肺炎,对抽搐、分泌物多的患儿应及时吸痰,保持呼吸道通畅。保持皮肤口腔的清洁,静脉输液时速度宜慢,以防快速扩容加重出血。

(二)防止噪声及镇静

保持患儿绝对安静,换尿布、喂奶等动作要轻,治疗和护理操作集中进行,尽量少搬动患儿头部,避免引起患儿烦躁,加重出血,必要时按医嘱给予镇静剂,用药时要记录用药的时间、剂量及效果。

(三)病情观察

1.意识和精神状态的观察

注意观察有无烦躁不安、反应迟钝、嗜睡或昏迷现象,患儿出血量较少或小脑幕出血为主者,早期常表现为兴奋状态,不易入睡,哭闹不安,如病情继续发展,则出现抑制状态,嗜睡、反应低下甚至昏迷,因此需要动态观察,及时发现细微的意识变化,报告医生并做好记录,给予相应的处理。

2.观察瞳孔和各种反射

瞳孔大小不等、边缘不规则表示颅内压增高;双侧瞳孔扩大,对光反应和各种反射均消失,表示病情危重。

3.囟门的观察

前囟饱满紧张提示颅内压增高,颅内出血量大,应及时报告医生采取处理措施,以免引起脑疝。

4.观察患儿喂养中的反应

出血早期禁止直接哺乳,以防因吸奶用力或呕吐而加重出血,可用奶瓶喂养,当患儿出现恶心、呕吐则提示颅内压增高。注意观察患儿的吃奶情况。因患儿常有呕吐及拒食,甚至吸吮反射、吞咽反射消失,故应观察患儿热量及液体摄入情况,以保证机体生理需要。脱水治疗时应密切观察患儿精神状态、囟门、皮肤弹性、尿量及颜色变化,以防脱水过度导致水电解质平衡失调。

(四)健康教育

临床一旦发现患儿有脑损伤时,应尽早指导家属早期功能训练和智能开发,并鼓励家属坚持长期治疗和随访,以提升患儿生存质量。

（五）颅内出血的预防

新生儿尤其早产儿在生后前 4 天很容易发生颅内出血，有研究显示大约 50％的出血发生在生后 24 小时内，因此对新生儿颅内出血的预防应该从出生之后立即开始。

第十二节　新生儿缺氧缺血性脑病

缺血缺氧性脑病（hypoxic ischemic encephalopathy，HIE）是新生儿死亡和儿童致残的主要原因，文献报道，10％～60％HIE 新生儿死亡，至少 25％存活儿存在远期的神经系统发育后遗症。

一、亚低温的实施条件

合适的亚低温起始、持续时间以及温度和降温方式选择是保证亚低温安全有效实施的关键。

（一）治疗窗

缺氧缺血所致脑损伤可分为两个阶段，原发性损伤主要为缺氧缺血即刻引起细胞损伤和再灌注损伤，继发损伤主要为继发的能量衰竭和迟发性脑细胞死亡。脑保护作用随着损伤后亚低温实施时间的推移进行性降低。尽量争取在早期（缺氧缺血后 6 小时内）给予亚低温治疗，可最大限度降低脑损伤。

（二）亚低温持续时间

1.短时间亚低温

持续 0.5～3 小时亚低温在缺氧缺血损伤后即刻实施，在不同模型中神经保护作用不一。有学者研究表明，持续 3 小时的亚低温治疗，神经保护作用可持续 6 周以上，提示短时间亚低温可能对相对轻的损伤有效，但必须即刻实施，若延迟至原发损伤后 15～45 分钟则无效，其机制可能与抑制再灌注损伤有关。

2.低温持续时间

长达 72 小时的亚低温治疗有显著的神经保护作用。

（三）亚低温程度

有研究表明体温降至 29℃，无神经保护作用，可能与血黏滞度增加、使心输出率降低、脑血流量下降有关，在脑保护和副作用之间，可能存在一个界限温度。

（四）选择性头部降温

可根据脑保护目的不同选择降温方式，若需全脑保护，以全身降温为好，若注重皮层保护，选择性头部降温为佳。

（五）其他

细胞成熟度直接影响缺氧缺血后亚低温的脑保护。亚低温只能延缓、不能阻断缺氧缺血的脑损伤，但可延长缺氧缺血后治疗窗，激活体内自身保护机制或与其他药物治疗起协同作用。

二、亚低温对各脏器功能的影响

文献表明体温低于 32℃可能发生一系列并发症,主要有:

(一)心功能不全、低血压

新生儿缺氧缺血后存在不同程度心肌损伤,低温可进一步加重损伤,导致心排出量降低。对 11 个 RCT 的 Cochrane 系统综述结果表明,亚低温组较对照组更易发生窦性心动过缓。

(二)影响肾功能

有学者研究新生兔发现体温降低 2℃可明显影响肾血流动力学和肾小管水钠的重吸收引起寒冷性多尿。

(三)血液系统影响

低温可致血黏滞度升高、血细胞比容升高、血管容积降低,影响血小板功能,使 PT 和 PTT 时间延长、出血时间延长,引起循环衰竭和 DIC 等。

(四)肺出血和新生儿出血性坏死性小肠炎(NEC)

文献报道新生儿体温<30℃多有肺出血表现,可能与左心排出量下降,肺水肿和外周血血小板降低有关;NEC 与低温造成肠道缺血有关。

(五)影响代谢

低温可使代谢率升高、氧离曲线左移、氧利用率降低、药物代谢降低、离子钾细胞内移致低钾血症、系统酸中毒等。

(六)影响内分泌功能

成人研究表明,体温下降 1℃,肾上腺素水平升高 400%,同时皮质醇、氧耗明显升高,TSH 升高、ADH 降低,新生儿无相关报道。

(七)影响免疫功能

低温可引起免疫抑制,尤其是细胞免疫功能;中性粒细胞活力降低(吞噬作用);体温降至 29℃时,骨髓中内毒素刺激的中性粒细胞释放减少,有病例报道连续 5 天 34℃治疗,肺炎发生、脓毒血症升高、肺炎等。

三、亚低温的入组标准

目前国内某医院新生儿科对于满足以下 3 个条件的 HIE 患儿,在生后 6 小时之内即开始亚低温治疗:

1.患儿≥36 周(可不考虑体重)且在出生后 6 小时内。

2.且满足以下任何一条:

(1)生后 Apgar 评分持续到 10 分钟仍小于 5 分。

(2)生后需要持续复苏≥10 分钟。

(3)生后 60 分钟内动/静脉血气 pH≤7.0。

(4)碱剩余≥16mmol/L。

3.生后出现中度到重度缺氧缺血性脑病表现:

(1)意识水平改变:反应差、嗜睡甚至昏迷加任何以下一项。

(2)躯干或四肢姿势异常。

(3)异常反射(包括膝腱反射和瞳孔反射异常等)。

(4)吸吮、拥抱和恶心等原始反射减弱或消失。

(5)临床抽搐发作。

符合以下任一项的患儿不予亚低温治疗：

1.患儿胎龄＜36周,不考虑体重。

2.已知明显的波及主要脏器的先天性发育畸形或染色体病变(21,18,13－三体等)。

3.严重贫血(小于10g/dL)。

4.严重宫内感染。

5.严重(中度以上)活动性颅内出血或DIC状态。

6.发绀型先天性心脏病。

四、亚低温治疗的护理和管理

(一)温度的控制与管理

亚低温治疗时保持核心温度是整个亚低温治疗的关键。必须保证直肠温度探头插入为4cm,避免随排便反射使体温探头脱出导致测量不准。保护冰毯不受脑电极片或其他锐器损伤。同时依据有否寒战、心率与血压变化逐步调整降温的速度,直到体温稳定在指定范围内,以免体温过度下降。亚低温治疗结束必须复温,一般选择自然复温方法,每4小时复温1℃,至体温升至35℃,可维持2～3小时再继续复温。需在12小时以上使患儿体温恢复至37℃左右。严禁复温过快而导致血管扩张、回心血量减少,造成低血容量性休克,甚至颅内压反跳等一系列并发症。

(二)病情观察

根据缺氧缺血性脑病及亚低温可能出现的不良反应或并发症进行观察并记录。

(1)观察患儿意识、反应、四肢肌张力情况以及有无激惹惊厥发生,缓慢复温时需观察有无出现惊厥等异常表现。复温后动态观察患儿的神经系统表现,开奶后观察有无喂养不耐受、吸吮吞咽功能落后等表现,可给予一定的功能训练。

(2)观察患儿的心率以及血压变化,亚低温治疗过程中可能会引起心率减慢、各种心律失常、血压下降等临床症状,应持续动态心电、血压监护,必要时可行24小时有创血压持续监护。尽量少搬动患儿,保持患儿的安静。换尿布时忌过度抬高臀部,以免引起颅内压的改变。

(3)低温时咳嗽反射和吞咽反射均减弱,易致呼吸道分泌物不易排出而发生肺炎或肺不张,应及时进行雾化吸入、吸痰以预防肺部感染。

(4)记录24小时出入液量,测量体重,观察有无穿刺点渗血不止、消化道出血等表现,亚低温期间出现的严重凝血功能障碍等并发症,有时需提前终止亚低温治疗。

(三)皮肤护理

患儿行亚低温治疗时,需注意全身皮肤情况。如出现皮肤花纹,说明末梢血液循环差,需加强皮肤护理,可以予以按摩,特别是受压部位,严防冻伤发生;小幅度更换体位,防止压疮。复温后,注意观察有无硬肿发生。

第十三节 新生儿脑室周围白质软化

脑室周围白质软化(periventricular leuko—malacia,PVL)是早产儿发生脑损伤和脑瘫的主要原因,包含两大类:局灶型和弥散型。PVL 与远期运动认知障碍相关,目前早产儿更多见的是弥散型脑室周围白质损伤,局灶型较少见。

一、临床表现

可以早期(生后 7~14 天)通过床旁头颅 B 超检查了解有早期侧脑室外上方对称性回声增强及后期(纠正胎龄 36 周)有无局灶性囊腔形成,但在弥散型 PVL 中的应用价值有限,因此可选择头颅 MRI(纠正胎龄足月)。局灶型 PVL 主要累及大脑深部白质,因而可损伤支配下肢运动功能额皮质脊髓束下行纤维,因此可遗留明显的对称性运动缺陷,包括:对称性痉挛性双侧瘫、下肢重于上肢,智力低下。弥散型 PVL 损伤严重,可累及视觉、听觉和躯体感觉功能相关的神经纤维,出现视听感觉障碍、皮质盲、失聪、癫痫等。

二、处理原则

预防早产、围生期窒息缺氧、感染以及避免低碳酸血症对于减少 PVL 发生率是至关重要的,而产前给予母亲硫酸镁、早产儿亚低温治疗和吸入一氧化氮治疗是否具有保护作用尚未可知。

应该指出,早产儿脑白质损伤的发生与早产儿自身脑血管发育及局部代谢特点有关,重在预防。产科在预防早产的同时,及时处理母亲孕期的并发症,避免有可能引发的胎儿新生儿脑血流动力学改变。

常规的床边颅脑超声检查,可及时发现白质早期损伤,在疾病早期积极去除病因,保证脑的血液供应,对逆转白质的损伤性水肿是十分重要的。对白质损伤的患儿,应纳入随访对象,及时发现智力运动、视听感官功能发育过程中存在的问题,予以个体化的后期治疗,包括不同月龄促进小儿智能发育一系列干预性措施,物理康复、视听功能训练等。这些患儿经合理的治疗,会在功能上得到一定程度的恢复。

三、患儿的护理与管理

(一)一般护理

护理原则主要在于维持患儿体温恒定,避免低体温发生;注意动态监测血压、心率,维持血压、心排出量的稳定。

(二)病情观察

监测 24 小时出入液量、体温、喂养,及时发现有无感染症状;加强手卫生、按需清理气道、及早拔出中心静脉,减少呼吸机相关肺炎和院内感染的发生。

(三)疼痛干预

集中操作,注意动作轻柔,以减少疼痛刺激,鼓励袋鼠式护理,进行早产儿疼痛评估,给予合适的干预以减少疼痛导致的脑血流波动。

（四）对症处理

对于肢体痉挛或体位异常的患儿,需给予保护、辅助关节适度活动、避免失用性萎缩的发生;对于吞咽障碍、依赖鼻饲喂养的患儿,需耐心训练吞咽功能、减少呛咳后发生吸入性肺炎的风险。

（五）随访宣教

PVL 患儿需在出院满一个月后随访,根据患儿的纠正年龄,满 40 周未满 1 个月时做体格检查、营养评估、NBNA 评分;纠正年龄满一个月未满 12 个月时做体格检查、营养评估、Amil－Tison(52 项神经运动)检查;随访血常规,查看贫血情况;根据住院期间的情况,指导家属完善眼底 ROP 的检查及听力筛查、随访 CT、脑电图、磁共振等检查。指导患儿至康复科做 GMS 评估;至患儿 12、18 个月,至儿保门诊或康复科做智力测试及运动评估。

此外,对于 PVL 患儿在出院时即应指导家属做早期干预(口腔按摩训练、新生儿按摩和被动操)治疗。

PVL 是造成早产儿脑损伤和脑瘫的高危因素,一旦确诊脑瘫将会对整个家庭和社会造成沉重负担,而研究证实通过一定的肢体功能训练、视听功能训练等早期康复治疗,可明显改善患儿预后。患儿出院时,医务人员务必明确告知家属早期干预的重要性,鼓励家属坚持长期随访,根据干预结果及时调整干预手段和干预周期,共同为提升患儿生存质量而努力。

四、预后

局灶型 PVL 与脑瘫密切相关,弥散型 PVL 与远期认知和行为缺陷有关。患儿早期头颅 B 超若提示出现囊腔形成和脑室扩张,则 60%～90% 远期会遗留神经学发育异常。

第十四节　新生儿脑积水

一、定义

脑积水(hydrocephalus)指由于脑脊液蓄积及脑脊液循环障碍导致脑室系统扩张,多伴有颅内压增高和头围显著增大(＞2SD),少部分患儿可仅有脑室扩张而无明显的头围增大。

二、临床表现

由于颅内压增高和出血后脑积水,患儿每周头围增长多≥2cm,伴有头皮静脉曲张、颅缝分离、前囟饱满、头部听诊可闻及血管杂音(Galen 静脉畸形)、呼吸暂停、心动过缓、喂养不耐受(伴或不伴呕吐)、双眼落日征、激惹或反应差等。

三、处理原则

孕 15～18 周行胎儿超声检查明确有无胎儿脑积水存在,了解母亲有无梅毒、弓形虫、巨细胞等感染。羊水穿刺可以明确有无合并脑积水的染色体畸形(13－三体、18－三体)、X－连锁的中脑导水管狭窄(可伴有拇指屈曲畸形)、脑先天发育畸形(Dandy－Walker 综合征)、测甲胎蛋白的水平了解有无发生神经管缺损的高危因素。

对于新生儿,全身体格检查明确有无合并其他畸形。眼底检查明确有无宫内感染引起的脉络膜视网膜炎。每周动态随访头围,若头围增长速度>2cm/周,提示脑室扩张进展迅速,必要时临床医生需给予多次腰椎穿刺放脑脊液(每次 10~15mL/kg)、脑室穿刺、药物治疗以改善颅内压,目前的主要治疗方法为脑室腹膜腔分流手术(适合大多数脑积水患儿)、第三脑室造瘘术(适合非交通性和部分交通性脑积水患儿及因脑室内条件所限,如出血、感染、隔膜等无法放入分流管的患儿)。

四、预后

目前对于接受分流术治疗患儿,其存活率可高达 90%。然而,当存在以下几种情况时往往提示预后不佳:

(1)分流术前大脑皮层厚度<1cm。

(2)Dandy-Walker 畸形预后最差,其次为中脑导水管狭窄,交通性脑积水和脊髓脊膜膨出预后稍佳。

(3)胼胝体体积减小多伴有非言语性认知功能和运动功能障碍。

(4)早产儿出血后脑积水,若存在有重度 IVH、脑室周围出血后梗死、脑室周围白质软化、需 VP 分流缓解颅高压、分流后感染等,往往提示预后较差。

五、患儿的护理和管理

(一)术前护理

(1)护理时需观察患儿有无出现呼吸暂停、心动过缓、喂养不耐受(伴或不伴呕吐)、激惹或反应差。保证呼吸道通畅、循环血压的稳定,部分危重患儿尚需呼吸机辅助通气。保持病房空气流通,定时通风换气。

(2)减少搬动,头下垫以软枕头偏向一侧,可抬高床头 15°~30°,预防压疮。

(3)饮食:术前合理喂养,保证营养。

(4)做好父母支持,帮助家长树立起战胜疾病的信心。

(5)应用甘露醇降压时一定要快速滴入,在半小时内滴完,不可漏入皮下,以防局部皮肤组织坏死。

(6)做好术前准备,术前禁食 4~6 小时,给予备皮(剃头),以含氯己定葡萄糖酯的清洗液清洁头、颈、胸、腹部及脐孔的皮肤。

(二)术后护理

(1)密切观察患儿的神志、瞳孔及其他生命体征的变化。观察患儿有无头痛、头晕、恶心、呕吐,及其程度和特点。

(2)观察头部及腹部伤口敷料,发现敷料渗血渗液、脱落及时通知医生更换。

(3)监测体温波动情况,一般每日两次,如发现体温超过 38℃以上时,须同时监测血常规、神经呼吸系统改变等提示继发中枢感染的症状。遵医嘱正确使用抗生素、止血药和营养神经药物,并根据患儿情况及时进行补液及补充电解质。

(4)患儿术后 6 小时平卧,6 小时后尽量保持 15°~30°的斜坡健侧卧位,避免体位突然改变,后期需经常更换体位,避免长时间压迫手术部位及储液囊部位,出现头皮溃疡甚至储液囊外露。

(5)饮食:禁食禁水 6 小时,6 小时后喂奶,并予少量多餐。

(6)观察患儿的腹胀、腹痛情况,保持患儿大便通畅,必要时给予缓泻剂。

(7)做好患儿家属的心理护理,消除紧张恐惧心理。

(8)脑室外引流的护理:出现颅内感染、分流管堵塞时,可以通过放置脑室外引流管将脑脊液引流至体外,放置时间5～7天。引流管滴定管需高出侧脑室10～15cm,即外耳道水平。

1)遵医嘱控制引流速度及引流量,若引流过快过多,易出现低颅压性头痛、恶心、呕吐,此时应抬高或暂夹闭引流管。头部活动应适当限制,搬运时应暂夹闭引流管。

2)观察引流液液平面是否随咳嗽上下波动,不波动表明引流管出现堵塞,应及时通知医生。

3)观察引流液情况,出现混浊、呈毛玻璃状或有絮状物提示颅内感染。

4)更换引流管时,注意严格无菌操作,先夹闭引流管,给予安尔碘棉签离心式消毒接口处至少2次,更换后予无菌纱布或无菌薄膜敷贴包裹接口处,护理时动作轻柔,避免牵拉引流管。

(9)并发症的护理

1)分流管堵塞:最多见,发生率为14％～58％。表现多同于术前,可出现意识障碍、反应迟钝、呕吐、囟门膨隆、头围继续增大。应密切观察患儿的神志、瞳孔及其他生命体征的变化,观察切口及皮下隧道是否有积液。可通过按压分流泵判断分流管堵塞情况,行头颅CT检查,确诊患儿是否存在分流管堵塞。严重者应手术拔除分流管。

2)感染:发生率为7％～10％。表现为高热、局部手术切口裂开等。应观察体温变化,头部及腹部伤口敷料是否干燥,保持患儿皮肤清洁、干燥。新生儿术后应适当约束,防止误抓敷料及伤口。经常更换体位,避免长时间压迫致压疮。保持空气清新,避免人多的场合。一旦出现感染征象,应及时就诊。

3)分流过度:造成低颅压。观察患儿有无恶心、呕吐、嗜睡、囟门凹陷及原有神经症状加重等表现。需要注意体位改变时(卧位变为直立位),动作幅度不宜过大。需到神经外科门诊随访,如植入物为可调压分流管,医生可体外调节阀门,降低分流速度。

(三)健康指导

(1)术后患儿应避免头部的碰撞、意外,避免暴力撞击分流管所经皮肤区域及颈部剧烈活动,防止折断。婴幼儿因其没有安全意识,动作发育的关键时期如练习爬、坐、站立、行走、跑、跳等,容易摔倒,家属应加强监护。

(2)注意补充与脑密切相关的物质,主要有脂肪(不饱和脂肪酸)、蛋白质、糖、维生素C、B族维生素、维生素E、钙、微量元素锌、铜、硒等。

第十五节　新生儿败血症

新生儿败血症(neonatal septicemia)系指病原体侵入新生儿血液循环,并在其中生长繁殖,产生毒素所造成的全身性感染,其发病率及病死率均较高,尤其是早产儿和长期住院者。

新生儿败血症有早发型与晚发型之分,对早发型败血症的时间界定目前尚没有定论:澳大利亚界定值在生后 48 小时内；美国定在生后 72 小时内；也有定在 5 天的，而多数国家定在 7 天，国内目前采用的标准是以 7 天为界。

一、病因

（一）病原菌

引起败血症的病原菌在不同年代有着较大的变化。国内的致病菌以葡萄球菌最多，其次为大肠埃希菌等肠道细菌，GBS 感染也有增加趋势。凝固酶阴性葡萄球菌（coagulase－negative staphylococci，CONS）等条件致病菌仍是主要致病菌。金黄色葡萄球菌主要见于皮肤化脓性感染。

新生儿革兰氏阴性菌败血症为 15.1%～26.2%，其中大肠埃希菌仍占有重要地位，克雷伯菌属败血症在发达城市呈上升趋势，其次为铜绿假单胞菌和阴沟肠杆菌，其他假单胞菌、不动杆菌属、沙雷菌属等也占一定比例。

（二）感染途径

1.产前感染

母孕期血内细菌可经胎盘感染胎儿。

2.产时感染

胎膜早破、产程延长时，细菌上行污染羊水，或胎儿通过产道时吸入、吞入该处细菌使胎儿感染，再发展为败血症。

3.产后感染

细菌从脐部、皮肤黏膜损伤处侵入，也可由呼吸道、消化道等侵入血液。

二、临床表现

早发型败血症与晚发型败血症临床表现相似，无特异性。

（一）全身表现

1.体温改变

足月儿常发热，早产儿和低出生体重儿常体温不升。

2.一般状况

患儿常表现为精神欠佳、食欲缺乏、哭声减弱、体温不稳定、体重不增等，病情发展较快，如不及时治疗很快即可不吃、不哭、不动、面色不好、精神萎靡、嗜睡。

3.黄疸

有时是败血症唯一的表现，常为生理性黄疸延迟消退，或生后一周开始出现黄疸，黄疸迅速加重或退而复现，严重时可发展为胆红素脑病。

4.休克表现

患儿面色苍白，皮肤出现大理石样花纹，脉细速，尿少，尿闭，肌张力低下，血压降低（<2000g 者<30mmHg，>3000g 者<45mmHg）。指压皮肤发白后恢复原有肤色需时越长表明周围循环越差。

（二）各系统表现

1.皮肤、黏膜

硬肿症，皮下坏疽，脓疱疮，脐周或其他部位蜂窝织炎，甲床感染，皮肤烧灼伤，瘀斑、瘀点。

抽血针孔处渗血,甚至弥散性血管内凝血(DIC)。

2.消化系统

食欲缺乏、腹胀、呕吐、腹泻,严重时可出现中毒性肠麻痹或新生儿坏死性小肠结肠炎。

3.呼吸系统

气促、发绀、呼吸不规则或呼吸暂停。

4.中枢神经系统

易合并化脓性脑膜炎,表现为嗜睡、激惹、惊厥、前囟张力及四肢肌张力增高等。

5.血液系统

可合并血小板减少,出血倾向,抽血针孔处渗血,呕血、便血、血尿、肺出血,甚至 DIC。贫血迅速加重提示有溶血或出血。

6.其他

泌尿系统感染、骨关节化脓性炎症及深部脓肿等。

三、实验室检查

1.血培养:血培养是诊断的"金标准"。

2.直接涂片找细。

3.检测细菌抗原。

4.其他检查

(1)外周血常规:白细胞总数$<5.0×10^9$/L 或未成熟的中性粒细胞/总的中性粒细胞(Immature/Total neutrophils,I/T)$\geqslant$20%有诊断价值。

(2)急相蛋白:C—反应蛋白(c—reactive protein,CRP)$\geqslant$15mg/L 提示败血症。

(3)血沉:微量血沉$\geqslant$15mm/h 提示败血症(并发 DIC 时则可减慢)。

四、治疗

(一)抗菌治疗

对病原菌不明的败血症常用青霉素类加氨基糖苷类,一旦有药敏结果,尽量选用一种针对性强的抗生素。一般采用静脉滴注,疗程 7~14 天。GBS 及 G—菌所致化脓性脑膜炎疗程14~21 天。

(二)对症支持治疗

及时纠正酸中毒、电解质紊乱,休克患儿可用血浆和清蛋白扩容。纠酸扩容后无改善可静脉滴注多巴胺和多巴酚丁胺,平均每分钟 5~20μg/kg,小剂量开始,按心率、血压增减剂量。纠正缺氧,黄疸较重者及时予以蓝光光疗防止胆红素脑病。有抽搐时用镇静、止痉药,有脑水肿及时给予降颅压处理。

(三)其他治疗

可少量多次输血或输血浆以增加机体抵抗力等。

五、护理和管理

(一)产时护理

孕妇分娩过程中和脐带结扎应严格执行无菌技术操作,对胎膜早破、产程延长的新生儿应进行预防性治疗,对有感染及发热的母亲应用广谱、能通过胎盘屏障的抗生素,复苏窒息的新生儿尽量减少交叉感染的机会。复苏用 T－组合器(或简易呼吸器)、面罩、喉镜、听诊器、辐射台等用物一人一用一消毒,复苏环境空气、地面、台面常规消毒。

(二)加强新生儿基础护理

1.皮肤护理

新生儿皮肤黏膜娇嫩,很多眼睛看不到的小破损常会成为细菌入侵的门户,做好皮肤护理至关重要。应选择面料柔软、吸汗及透气性强的衣服和包被。保持皮肤清洁干燥,每日行沐浴或床上擦浴,动作轻柔,注意颈下、腋下、腹股沟等皮肤褶皱部位的清洁,洗头时注意不能让水进入外耳道。勤换尿不湿,防止尿布皮炎发生。

2.口腔护理

新生儿口腔黏膜不能擦伤,切记不能挑"马牙"。口腔清洁可用无菌棉签蘸生理盐水轻轻擦拭内颊部、上颚、牙龈、舌上下等,对气管插管患儿可采用1‰碳酸氢钠漱口水进行擦拭,每 4 小时 1 次。

3.脐部护理

保持脐部皮肤清洁、干燥,不需要特殊处理。如脐部渗血、渗液,可用 0.2‰～0.5‰碘附或75‰的酒精由脐根部向外擦洗,根据具体情况决定频次。尿布不能遮盖脐部,防止尿液污染导致脐部感染。

(三)其他护理

(1)每日测体温 4 次,体温不稳定者每1～2 小时测一次,维持体温恒定。当体温不升或低体温时,及时予以保暖措施;当体温过高时,予以松开包被、温水擦浴或沐浴等物理降温措施,新生儿一般不予药物降温。

(2)保证抗菌药物有效进入体内,观察用药疗效,注意药物间的配伍禁忌和毒副反应。

(3)及时处理局部感染灶,如脐炎、鹅口疮、脓疱疮、皮肤破损等,防止感染继续蔓延扩大。

(4)保证营养供给,静脉营养可补给经口喂养热卡的不足。

(5)加强巡视,密切注意患儿生命体征,观察有无黄疸、休克或各系统的异常表现,发现问题及时通知医生,积极处理。

(6)向家属讲解新生儿败血症相关知识,指导家属如何居家照顾新生儿,教会家属识别新生儿败血症异常表现,告知家属随访时间和注意事项等。

第十六节 新生儿细菌及真菌感染

新生儿感染起病隐匿,症状缺乏特异性,很难与非感染性疾病鉴别,但进展迅速,在数小时内即可出现休克,多脏器功能损害甚至导致死亡。

一、细菌感染

新生儿细菌感染发病率高,尤其是早产儿、极低出生体重儿。国外败血症、脑膜炎、尿路感染的早产儿比足月儿高 3～10 倍,国内发病率更高,是导致新生儿死亡的重要原因。

(一)病原菌及感染途径

1.病原菌

常定植在人体内的细菌或在周围环境内的腐生菌,一般对成人无致病性,但均可引起新生儿感染。

(1)全身感染:国内以葡萄球菌最常见,其次是大肠埃希菌等肠道杆菌。

(2)肺炎:产时感染美国以 GBS 常见,国内以大肠埃希菌最多。

(3)尿路感染:75%以上为大肠埃希菌,其次为克雷伯菌、铜绿假单胞菌、变形杆菌等。

(4)化脓性关节炎、骨髓炎:85%为金黄色葡萄球菌。

(5)腹泻:致病性及产毒性大肠埃希菌以及鼠伤寒沙门菌最常见。

(6)皮肤化脓性感染:国内常见,以表皮葡萄球菌、腐生葡萄球菌为主。

(7)化脓性结膜炎:是新生儿最常见的眼部疾患,以沙眼衣原体为首。

(8)中耳炎:2 周内以 GBS、革兰氏阴性(G^-)菌、葡萄球菌为主,2 周后足月儿以肺炎链球菌、流感杆菌、卡他布兰汉菌常见。

2.感染途径

(1)产前感染:通过胎盘血行感染胎儿导致新生儿感染者以病毒为主。

(2)产时感染:常见于胎膜早破、产程延长等细菌上行污染羊水,胎儿吸入污染羊水或血性分泌物所致。

(3)产后感染:胎儿娩出后,金葡菌迅速定植于脐部、鼻腔,院内主要通过医护人员手及污染的诊疗用品传播。

(二)临床表现

1.局部表现

肺炎、化脓性皮肤感染、结膜炎、脐炎、尿路感染、腹泻、骨髓炎或关节炎。

2.全身表现

常见于败血症,体温改变,精神食欲欠佳、哭声减弱、体重不增等出现较早,不吃、不哭、不动、面色不好、气促、发绀,呼吸暂停、神萎、嗜睡,黄疸、腹胀、腹泻,严重时可出现坏死性小肠结肠炎(NEC)、弥散性血管内凝血(DIC),甚至感染性休克。合并化脓性脑膜炎时有中枢神经系统症状,如激惹、双目凝视、惊厥、前囟张力及四肢张力增高。

(三)诊断检查

1.细菌学检查

(1)细菌培养:血培养是诊断金标准。还可做分泌物培养,脑脊液培养,尿培养等。

(2)病原菌抗原及 DNA 检测。

2.非特异性检查

hs-CRP 可作为新生儿败血症的理想初筛指标,并联合 WBC、I/T 及 PLT 可以互补,降低诊断新生儿败血症的漏诊率。

(四)治疗原则

1.抗菌治疗

在使用抗生素前应尽可能做细菌培养,根据药敏结果合理选择抗菌药物。革兰氏阳性菌可以选择广谱抗生素,革兰氏阴性菌对氨基糖苷类和头孢类敏感。革兰氏阳性菌中以肺炎链球菌和表皮葡萄球菌为主,万古霉素仍然是治疗革兰氏阳性球菌感染的最有效药物。金黄色葡萄球菌感染,萘夫西林和苯唑西林是最常用的。耐甲氧西林金葡菌对半合成类青霉素耐药时,可以选择万古霉素。李斯特菌常用氨苄西林治疗。Shigellaand 沙门氏菌对氨苄西林和第三代头孢菌素敏感等。

2.支持治疗

静脉补液及对症治疗。

3.其他治疗

输血、静脉注射人免疫球蛋白、清除局部感染灶。

二、真菌感染

真菌属于条件致病菌,可存在于健康人的皮肤及黏膜处,当机体免疫力低下时可侵袭机体,引起机会性感染。它不但可侵犯皮肤、黏膜,而且可以侵犯肌肉、骨骼和内脏。由真菌引起的感染较为顽固,病程较长,容易反复。

(一)临床表现

1.念珠菌感染

(1)局部感染:鹅口疮、尿布皮炎、脐带炎、泌尿道感染、腹膜炎。

(2)全身性感染:呼吸困难、喂养不耐受、体温不稳定、血小板减少症。

2.隐球菌病

主要侵犯肺部,临床症状不典型,病初表现为吃奶差,哭声异常或嗜睡,逐渐出现肢体痉挛或惊厥,角弓反张,常伴有黄疸和肝脾极度肿大,发热。可有血小板减少症。

3.曲霉菌病

常累及多个器官,发生慢性炎症。极其少见,新生儿以肺曲霉病为主。

4.毛霉菌病

常引起呼吸道和消化道感染,无特异症状。

(二)诊断检查

细菌学培养是真菌感染确诊的依据。

(三)治疗原则

抗真菌治疗,常用两性霉素 B、氟康唑、伏立康唑。此外保证水、电解质及能量的供给,根据患儿临床表现进行对症支持治疗。

三、护理和管理

新生儿细菌及真菌感染大多为继发性感染,重在预防,为新生儿提供良好的生活环境,基础护理方法得当,注意营养供给提高其自身免疫力等可有效预防感染的发生。

1.病情观察:加强巡视,注意观察患儿的生命体征,面色,神志,意识,有无双目凝视、惊厥、颅内压增高等,观察患儿有无呼吸困难、心律失常、血压下降、皮下出血,眼睑水肿等全身和局部异常表现,如有发现立即报告医生,及时给予处理。

2.加强病区管理。

3.落实隔离措施。

4.做好基础护理。

5.保持呼吸道通畅。

6.合理使用药物：使用抗生素前先做细菌学培养，采集血标本时最好两人配合，严格无菌操作，避免标本污染，影响检查结果。如有局部感染灶时应做好局部感染灶分泌物培养。根据药敏结果和医嘱合理使用抗生素等药物，严格控制液体速度及总量，保证液体准确及时进入患儿体内。

7.合理供给营养：根据患儿体重、日龄、病情等给予合理的喂养，必要时给予鼻饲喂养以及遵医嘱使用静脉营养。

8.心理护理：及时与患儿家属沟通患儿病情，提供心理支持，增加家属支持患儿治疗的信心。

第十七节　新生儿先天性梅毒

先天性梅毒（congenital syphilis，CS）又称胎传梅毒，是梅毒螺旋体（treponema pallidum，TP）经胎盘直接侵入胎儿所致。

一、临床表现

（一）皮肤黏膜损害

胎传梅毒新生儿中，有15％会出现皮肤黏膜损害，即出现鼻炎。后期可出现鼻阻塞、软骨炎、鼻中隔穿孔、马鞍鼻畸形、声音嘶哑、哭泣无声等临床症状。多数先天性梅毒患儿以不同特征皮损就诊（水疱、脓疱、红斑、糜烂、皲裂等），主要为暗红色斑丘疹伴皮肤脱屑样改变及出血点，以四肢为主，尤其手心、足心为多见。

（二）网状内皮系统表现

大多数具有早期胎传梅毒的临床症状的患儿会出现肝脾大，肝大可单独出现，脾大往往和肝大同时出现。

1/3肝受累的患儿会直接或间接的出现黄疸。25％～50％的患儿可见全身性坚硬、有弹性、无压痛的淋巴结肿大。一般认为肱骨内上髁淋巴结肿大是胎传梅毒的重要特征。

（三）骨骼系统损害

大多数骨骼受累的患儿无任何症状，偶尔可产生疼痛和假性麻痹，后者又称帕罗假性麻痹。患儿骨骼梅毒的体征仅限于骨骺炎的体征，包括桡骨、股骨、肱骨等骨骺部位依次均可累及。骨梅毒主要表现为长骨干骺端出现透明带，骨膜下骨样组织增生增厚，临时钙化带增宽，可见低密度的骨质破坏。

（四）血液学表现

早期胎传梅毒主要血液学特点有贫血、白细胞增多或白细胞减少和血小板减少。

（五）中枢神经系统损害

胎传梅毒神经系统受累，可从无症状到急性梅毒性脑膜脊膜炎。在新生儿梅毒病例中，

40%～60%可出现脑脊液异常,但神经梅毒的临床表现一直要到出生后3～6个月时才能比较明显地出现。

(六)眼损害

早期胎传梅毒可出现三种眼损害:脉络膜视网膜炎、青光眼和葡萄膜炎。

(七)肾脏病变

肾病综合征在2～3个月时出现,伴有水肿、腹腔积液、低蛋白血症、蛋白尿,伴有血尿和管型尿的肾小球肾炎较少见。

(八)其他表现

梅毒性肺炎(白色肺炎)一般不常见;早期胎传梅毒可出现腹泻,可因胰腺炎导致吸收不良或直接累及肠黏膜所致。

二、检查诊断

(一)梅毒螺旋体检查

取早期梅毒皮损表面分泌物等作暗视野显微镜检查,找到有活动能力的苍白螺旋体,即为阳性结果,具有诊断价值。

(二)非梅毒螺旋体血清试验

(1)性病研究实验室试验(VDRL)。

(2)快速血浆反应素(RPR)及环状玻片试验/甲苯胺红布加热血清试验(TRUST):RPR是VDRL试验的改良法,容易判断结果。TRUST主要用于梅毒的筛选和疗效观察。

(3)梅毒螺旋体血清试验:以梅毒螺旋体作为抗原检测血清中的特异性抗体,可用于肯定诊断。

(4)X线检查:梅毒螺旋体累及骨骼,X线上可见干骺端增宽,其远侧有一带状密度增高区,为钙化软骨区。严重者可见骨骺分离。干骺端周围可见片骨膜增生,呈骨膜炎表现。多为对称性。

三、治疗

以早期发现、早期诊断、早期治疗为原则。先天性梅毒是一种可预防的疾病,产前检查及孕期梅毒治疗是预防先天性梅毒的重要措施。

(一)药物治疗

青霉素为治疗先天性梅毒的首选药物,且一定要依据不同型的梅毒采取相应的治疗剂型、剂量和疗程,治疗方法为使用足量青霉素。为阻止神经梅毒,患儿应被予以足量的青霉素:100～150U/kg,静脉注射,分成2～3次/日,至少10～14天。若新生儿不能随访时,部分医生推荐单剂量苄星青霉素50 000U/kg肌内注射。

(二)治疗后随访

每2～3个月随访一次RPR,梅毒母亲新生儿如果出生时RPR阴性,应随访到6个月均阴性;如果RPR开始阳性,随访应持续到RPR转阴性,或连续两次抗体滴度下降超过4倍以上。

四、护理和管理

(一)有效隔离

因梅毒患儿发育相对较差,抵抗力低,易患肺炎、肠炎等疾病,应单独隔离或与其他梅毒患儿同处一室,实行保护性和接触隔离。患儿亲属在探视期间,应穿戴隔离服,减少探视时间及次数,防止交叉感染发生。

护理人员在日常的医疗护理操作过程中,应加强自我防护。保持病室空气新鲜、温湿度适宜,做好环境消毒。患儿用过的衣物、被服打包后待集中回收消毒处理。患儿用过的诊疗用具,如暖箱、输液泵、听诊器等用消毒剂进行擦拭消毒。

(二)皮肤护理

入院后予更换消毒过的柔软棉内衣,避免穿化纤衣裤。脓疱疹溃烂处用0.5%的碘附消毒后涂以抗生素软膏,4次/日。若患儿皮肤干裂明显,则涂抹鱼肝油,防止皮肤裂伤。加强翻身,用纱布或人工皮保护患儿骨突处,以防压疮形成。加强患儿基础护理:眼部用生理盐水清洗,如分泌物较多,清洗后给予眼部滴眼液;采用生理盐水或1%碳酸氢钠溶液清洁患儿口腔,如有鹅口疮可用制霉菌素溶液涂擦;保持脐部皮肤清洁、干燥,如脐部渗血、渗液可用0.2%～0.5%碘附或75%的酒精由脐根部向外擦洗,根据具体情况决定频次;每次大小便后,及时清洗臀部,更换尿不湿,防止红臀尿布皮炎发生。各种操作集中进行,动作应轻柔,尽量减少对患儿不必要的刺激。

(三)梅毒假性麻痹护理

梅毒患儿大都有不同程度的骨损害,较严重的出现梅毒假性麻痹,这些患儿四肢呈弯曲状态,张力大,不能自然放松伸直,牵拉时患儿出现尖叫,提示有剧烈疼痛。梅毒假性麻痹患儿常常出现哭闹、烦躁不安,因此在治疗护理操作时动作轻柔,不采取强行体位。

(四)用药观察

青霉素治疗过程中,护士应注意观察是否出现皮肤红疹、皮炎等皮肤过敏反应现象,用药后加强巡视,以防不良反应的发生,如因螺旋病毒被大量杀死引起的吉海反应。

(五)病情观察

患儿生命体征及一般情况观察注意。加强全身检查,及时发现皮疹、斑疹、大疱及脱皮现象及其他皮肤变化。

观察甲床,口腔黏膜及角膜有无炎症表现。观察患儿是否出现张口呼吸,脓血样分泌物及鼻前庭湿疹样溃疡等梅毒性鼻炎症状。观察有无黄疸及贫血,有无神经系统症状如颈项强直、角弓反张、惊厥等。由于新生儿先天性梅毒常累及到心、肝、脾、肺、皮肤黏膜等器官和神经系统、血液系统等。在护理过程中应加强对患儿以上各器官、系统表现的观察,做到尽早发现,尽早治疗。

(六)出院指导

向患儿家长讲解有关先天性梅毒的相关知识及注意事项,并告知患儿家长随访以及复诊检查对疾病治疗和康复的重要意义,以保证患儿得到正确、全程、彻底的治疗。患儿出院后继续隔离,并避免接触各种传染患者,以免交叉感染。叮嘱患儿家长出院后应带患儿进行为期1年的复诊,每隔2个月来医院复诊1次进行血清学检查,在复诊期间,当血清学检查结果呈现阳性或血清学滴度升高,呈现出疾病复发的症状时应及时入院再治疗。神经梅毒患儿应每6个月进行脑脊液检查直至细胞数正常、VDRL阴性。

第十八节　新生儿钙镁磷代谢紊乱

一、低钙血症

血清总钙<1.8mmol/L(7.0mg/dL)或血清游离钙<0.9mmol/L(3.5mg/dL)定义为低钙血症(hypocalcemia)。

(一)临床表现

症状轻重不同,轻症可以无临床表现;严重者主要表现为神经肌肉的兴奋性增高。①心动过缓呼吸暂停,QT间期延长或心律失常;②神经肌肉激惹如惊跳、惊厥、敲击面神经/肌肉抽搐(Chvostek征)、手足搐搦(新生儿少见)、喉痉挛(新生儿少见)。

慢性低钙血症的临床表现:常有维生素D缺乏病,呼吸暂停,佝偻病的临床表现、骨矿化不全、碱性磷酸酶增加、肋骨长骨骨折等表现。

(二)诊断检查

1.血清或血浆总钙(tCa)和游离(iCa)、镁、磷(P)、清蛋白(与总Ca平行变化)、血肌酐(Cr)、血气分析(酸碱状态影响iCa)。

2.心电图:QT间隔延长。

3.血清或血浆甲状旁腺激素、维生素D代谢物测定,应与钙同时监测。

4.其他检查:血糖、EEG、脑影像学检查、惊厥或怀疑败血症者腰椎穿刺。

(三)治疗原则

静脉补钙可能会造成不良反应,包括肾结石、心律不齐、心搏骤停,皮下钙沉积可导致皮肤坏死。因此对早期表现的低钙血症或无症状的低钙血症可以等待观察而不是干预治疗。有严重症状的低钙血症才需要静脉补钙。最好通过中心静脉进行补钙。

1.早期低钙血症

如果血总钙<1.5mmol/L或存在低钙血症症状,10~20mg/kg元素钙(10%葡萄糖酸钙或10%CaCl₂每毫升分别提供9mg和27mg的元素钙);加入葡萄糖液中在EKG监护下缓慢输注,必要时重复。如果存在低镁血症,进行治疗。治疗直到症状缓解或游离钙正常,随后给予含钙的配方乳或合适奶制品喂养。

2.晚期低钙血症

应积极寻找病因,针对病因进行治疗。由于多数可以经肠道喂养,可以口服钙剂,50~75mg/kg元素钙,直到离子钙正常,然后减半,口服2天停止。非母乳喂养婴儿可给予数周的低磷配方奶;某些疾病有时可能需要长期钙和维生素D治疗。

(四)患儿的护理与管理

1.监测血钙

生后24~36小时测血钙;患儿出现低血钙症状时测血钙。治疗低血钙期间每日测血钙。

2.遵医嘱补钙

血液电解质总钙小于1.8mmol/L,游离钙小于0.9mmol/L。10%葡萄糖酸钙1~

2mL/kg,加 5％葡萄糖 1～2 倍稀释后放入开放瓶滴入;临床在输注葡萄糖酸钙时,建议使用中心静脉输注或大血管。

选择单独一路通畅外周静脉连接开放瓶滴入,观察静脉滴入情况,静脉滴注完用生理盐水冲管确保无药液外渗,注意毒副反应。

钙剂静脉滴注过快可导致心脏停搏而致死,如心率＜100 次/min 应暂停注射;钙剂外溢渗可造成组织坏死;有甲状旁腺功能不全的患儿除补钙外遵医嘱予口服维生素 D_3;低钙血症伴低镁血症时,单纯补钙惊厥不易控制,甚至使血镁更低,应遵医嘱同时补镁;在记录单上描述静脉滴入情况,双人核对有无钙剂外渗,确认后签名。有症状者补钙每 8 小时 1 次,症状控制后补钙每天 1 次并持续 3 天。

3.钙剂外渗处理

一旦钙剂外渗,应即刻停止静脉滴入,同时使用透明质酸酶对症处理。处理越早,则预后越好。

二、低磷血症

国内定义为血磷＜1.5mmol/L,对于早产儿定义为＜1.0mmol/L。国外有文献定义为血清磷＜4mg/dL(1.29mmol/L)。

(一)临床表现

轻、中度多无明显临床症状。严重者[血清磷＜1.0mg/dL(0.32mmol/L)]较少见,多发生于肠外营养时磷的摄入量不足。

严重的低磷血症可出现肌无力,反射低下,惊厥或昏迷,呼吸衰竭及脱机困难,并可能与多脏器功能障碍有关。

1.骨骼发育异常

佝偻病或早产儿代谢性骨病。低磷血症是早产儿代谢性骨病或佝偻病常见异常发现,多由于钙磷缺乏导致。

2.神经肌肉系统

可出现肌电图异常,肌酸磷酸激酶(CPK)增高,脑电图呈现混乱性慢波和弥散性异常,神经传导速度下降,引起肌无力、肌张力减退、抽搐、腱反射消失、意识障碍、昏迷等。

3.呼吸系统

主要表现为呼吸困难,严重者导致呼吸衰竭和撤机困难。

4.循环系统

低血磷导致能量生成障碍,ATP 供能不足,影响心肌舒缩,导致心肌受损、心肌收缩力减弱;严重者发生心力衰竭。

5.血液系统

可导致溶血,有核红细胞增多、白细胞功能不全和血小板减少。白细胞功能减退,趋化性及吞噬功能减低,抗感染能力下降。

(二)诊断检查

血磷、尿磷检查,PTH。必要时检测维生素 D 代谢。红细胞脆性实验,血小板计数等。X线、骨密度检测等对诊断骨骼病变有帮助。

(三)治疗原则

1.合理喂养

纯母乳喂养的新生儿可以每 100mL 母乳中加入 5～10mg 无机磷可以维持血清磷的浓度,减少钙的排泄,提高钙在体内的贮存。早产儿给予母乳喂养时可给予母乳添加剂,尽量不用足月儿配方奶喂养早产儿。

2.肠外营养时注意磷的补充

0.4mL/(kg·d) 的甘油磷酸钠可以避免磷缺失。如果已经发生低磷血症,可给予 1～2mL/(kg·d)甘油磷酸钠持续静脉滴注。补充磷的同时注意钙的补充,一般给予 10%葡萄糖酸钙 1～2mL/(kg·d)。

3.减少肾脏磷的排泄

停用利尿剂、治疗低镁血症,避免血容量过多,积极纠正碱中毒等。

4.病因治疗

补充维生素 D_3,治疗甲亢等。

(四)患儿的护理与管理

1.高危人群的管理

持续性代谢性酸中毒、呼吸窘迫综合征的患儿也可发生钙磷比例不合适,此时酸碱失衡,碳酸盐增加或高碳酸血症减少了肾小管对磷的重吸收,导致相对的低磷血症和高钙血症,尿磷和钙的分泌增多,发生肾钙化的风险增加。临床一般需积极纠正原发病,对症处理。

2.遵医嘱补充磷元素

对于肠内营养未建立者均应常规补充磷元素。临床护理人员在静脉补磷时必须使用输液泵匀速输注;此外,磷元素与脂肪乳剂存在配伍禁忌,两者应分两路输注。

三、低镁血症

血清镁的正常值为 0.6～1.1mmol/L,血清镁低于 0.6mmol/L(<1.5mg/dL)称为低镁血症(hypomagnesemia)。

(一)临床表现

无特异性,以神经肌肉的兴奋性增高为主,如烦躁、惊跳、抽搐等。惊厥每日可达 1～10 次,每次持续数秒或数分钟自行缓解。新生儿可仅表现为眼角、面肌小抽动。四肢强直及两眼凝视,有的可表现为阵发性屏气或呼吸停止。严重低镁血症可出现心律失常。

低镁血症与低钙血症在临床表现上难以区分,且 2/3 低镁血症伴发低钙血症,因此在低钙血症患儿经钙剂治疗无效时应考虑有低镁血症的可能。

(二)诊断检查

血镁低于 0.6mmol/L(1.6mg/dL)时诊断可成立,但血镁并不能完全反映体内镁的情况,测 24 小时尿镁比血镁更能反映实际情况,尿镁排出是低的。或做镁负荷试验,如只保留 40% 可出现症状。

1.一般检查

血清镁、总钙和离子钙、磷、血糖(每 12～24 小时检测 1 次,共 2 次)、血肌酐(Cr)、胎粪/尿液毒物检查毒。

2.特殊检查

甲状旁腺激素、消化道引流液检查（镁、钾、和锌）、其他检查（例如，母亲血清镁和钙）。

3.ECC

主要表现为 T 波平坦、倒置及 ST 段下降，无特异性。QT 间期正常，可与低钙血症鉴别。

(三)治疗原则

早期配方乳喂养或肠外营养可减少低镁血症的发生。

1.紧急处理：临床出现抽搐时可立即肌内注射 25％硫酸镁 0.2～0.4mL/kg，或静脉注射 2.5％硫酸镁 2～4mL/kg。

2.有症状者：静脉给予镁元素，0.1～0.2mmol(2.5～5mg)(25％硫酸镁 0.1～0.2mL/kg)，10～15 分钟以上，根据临床症状改善可重复，每 8～12 小时 1 次。如果无静脉通路，也可肌内注射同样剂量。如果临床需要也可口服给予。

3.无症状者：口服 50％硫酸镁 0.2mL/(kg·d)，稀释 4～6 倍分次给予，吸收最好，不良反应最少。新生儿期应用其他镁制剂的资料较少。

4.伴有低钙的低镁血症，用钙剂及维生素 D 治疗多数无益，甚而可使血镁更低，此时应强调单独用镁治疗。

5.治疗原发病：慢性肠道丢失者、可同时缺乏钾和锌，需要同时治疗。

(四)患儿的护理与管理

1.遵医嘱补充镁元素

对无症状者可口服 50％硫酸镁；有症状者常静脉补充 25％硫酸镁，早产儿不作肌内注射，注射过浅可致局部坏死。给硫酸镁治疗过程中，尤其在静脉给药时，如患儿出现肌张力低下、深腱反射消失或呼吸抑制等血镁过高表现时，需立即静脉注射 10％葡萄糖酸钙 2mL/kg，以降低体内磷的水平。

2.病情观察

低镁血症与低钙血症在临床表现上难以区分，但严重低镁血症可出现心律失常。因此，当患儿出现不明原因心律异常时，医务人员应思考是否为低镁血症所致。

第四章　儿科疾病的护理

第一节　风湿热

风湿热是 A 组乙型溶血性链球菌感染后发生的结缔组织免疫性炎性病变。临床表现为发热,多伴有心肌炎、关节炎,还可见舞蹈病、皮下小结及环形红斑。心脏损害最为严重且多见,慢性反复发作可使 2/3 的患儿形成风湿性心脏瓣膜病。好发年龄为 6～15 岁。冬春季节和潮湿、寒冷地区发病率高。

一、病因及发病机制

风湿热是 A 组乙型溶血性链球菌咽峡炎后的自身免疫性疾病,风湿热的发病机制与 A 组乙型溶血性链球菌的特殊结构成分和细胞外产物有关:①由于链球菌抗原的分子模拟,抗链球菌抗体可与人体组织产生免疫交叉反应导致器官损害。②链球菌抗原与抗链球菌抗体形成循环免疫复合物,沉积于关节滑膜、心肌、心瓣膜后激活补体成分,产生炎症病变。③细胞免疫损伤。④遗传机制。

二、病理

病变累及全身结缔组织,基本病变为炎症和具有特征性的"风湿小体"(Aschoff 小体)。病理过程可分为渗出、增生和硬化三期,仅各期病变可同时存在。

风湿热的渗出期可见变性、水肿、淋巴细胞和浆细胞浸润等渗出性炎症反应,主要累及心脏、关节滑膜及周围组织、皮肤等结缔组织。持续 2～3 个月后进入增生期,风湿小体或风湿性肉芽肿的形成是其特点,病变主要局限于心肌和心内膜。增生期 3～4 个月,是诊断风湿热的病理依据。硬化期炎性细胞减少,风湿小体中央变性和坏死物质被吸收,纤维组织增生和瘢痕形成,造成二尖瓣、主动脉瓣的狭窄和关闭不全。

三、临床表现

半数病例在发病前 1～4 周有上呼吸道感染史。关节炎呈急性起病,心肌炎及舞蹈病初发时多呈缓慢过程。风湿热临床表现轻重不一,取决于疾病侵犯的部位和程度。

(一)一般表现

发热、不适、疲倦、面色苍白、食欲差、鼻出血、多汗和腹痛等症状。

(二)主要表现

1.心肌炎

心肌炎是本病最严重的表现,小儿风湿热以心肌炎起病占 40%～50%,年龄愈小,心脏受累的机会愈多,以心肌炎及心内膜炎多见,亦可发生全心炎。

(1)心肌炎:轻者可无症状。常见心率增快与体温升高不成比例,心尖区第一心音减弱,可出现早搏、心动过速等心律失常。心尖部可闻及Ⅱ～Ⅲ收缩期杂音,为相对性二尖瓣关闭不全及狭窄的表现。

（2）心内膜炎：主要侵犯二尖瓣，其次为主动脉瓣。二尖瓣关闭不全表现为心尖部全收缩期杂音，向腋下传导，左侧卧位听诊明显，有时可闻及二尖瓣相对狭窄所致舒张期杂音，约20％发生主动脉瓣关闭不全，在胸骨左缘第3肋间可闻及舒张期叹气样杂音。多次复发可造成心瓣膜永久性瘢痕形成，导致风湿性心瓣膜病。

（3）心包炎：心前区疼痛、心动过速、呼吸困难，有5％～10％病例心底部听到心包摩擦音；少数积液量多时心前区搏动消失，心音遥远，有颈静脉怒张、肝大等心脏压塞表现。

2.关节炎

年长儿多见，以游走性和多发性为特点，主要累及膝、踝、肘、腕等大关节，局部出现红、肿、热、痛，以疼痛和功能障碍为主。经治疗关节功能可恢复，不留强直或畸形。轻症患儿仅有关节酸痛而无局部红肿表现。

3.舞蹈病

女童多见，以四肢和面部肌肉为主的轻重程度不等的、不自主、不协调、无目的的快速运动，呈现皱眉、挤眼、努嘴、伸舌等奇异面容和颜面肌肉抽动、耸肩等动作，在兴奋或注意力集中时加剧，入睡后消失。轻症可在数周内消失，病重者即使治疗也要持续3～4个月。

4.皮下结节

好发于肘、腕、膝、踝等关节伸侧的骨质隆起或肌腱附着处，为粟米到豌豆大小、可活动无压痛的硬结，常在起病数周后才出现，经2～4周自然消失。

5.环形红斑、结节性或多形性红斑

以环形红斑最常见，一般在风湿热后期出现，多分布于躯干及四肢屈侧，呈环形或半环形，如钱币大小，色淡红或暗红，边缘可轻度隆起，环内肤色正常。多于数小时或1～2d内消失，反复出现，不留痕迹。

四、实验室和其他检查

（一）血常规

轻度贫血，周围血白细胞总数和中性粒细胞增多，伴核左移现象。

（二）风湿热活动期实验室指标

血沉增快、C反应蛋白和黏蛋白增高。

（三）抗链球菌抗体测定

抗链球菌溶血素"O"（ASO）、抗链激酶（ASK）和抗透明质酸酶（AH）增高，说明近期有过链球菌感染，提示风湿热可能。

五、风湿热的诊断

急性风湿热初次发作，大多在3个月内恢复，仅有严重的心肌炎者风湿活动持续超过6个月。复发常在再次感染链球菌后出现，初次发病后复发率为75％。风湿热的预后主要取决于是否发展为慢性风湿性心瓣膜病，初发时心脏明显受损，多次复发及并发心力衰竭者常发展为慢性风湿性心瓣膜病，预后不佳。而单纯性关节炎、舞蹈病者大多能自然痊愈。因此，风湿热的早期诊断、及时有效治疗与防止复发特别重要。目前临床广泛采用Jones的诊断标准来诊断风湿热。

在确定链球菌感染证据的前提下,有两项主要表现或一项主要表现伴两项次要表现即可做出诊断。但做出完整诊断要注意三点:除外其他疾病;有无心肌炎以决定治疗与预后;是否处于风湿活动。

六、治疗要点

(一)一般治疗

卧床休息,加强营养,补充维生素 A、C 等。

(二)清除链球菌感染

应用大剂量青霉素静脉滴注 2 周左右,以彻底清除链球菌感染。青霉素过敏者可改用红霉素等。

(三)抗风湿治疗

心肌炎时宜早期使用肾上腺皮质激素,停用激素之前用阿司匹林治疗量接替,以防激素停药反跳;无心肌炎患儿可用阿司匹林抗感染。

(四)对症治疗

有充血性心力衰竭时可予利尿剂、洋地黄制剂和血管扩张剂,及时纠正电解质紊乱;舞蹈病可用苯巴比妥、安定等镇静剂。

七、护理诊断

(一)心排出量减少

与心脏受损有关。

(二)疼痛

与关节受累有关。

(三)焦虑

与疾病的威胁有关。

(四)潜在并发症

药物治疗不良反应。

(五)体温过高

与感染有关。

八、护理措施

(一)防止发生严重的心功能损害

1.观察病情

注意患儿面色、呼吸、心率、心律及心音的变化,如有烦躁不安、面色苍白、多汗、气急等心力衰竭的表现,详细记录,及时处理。

2.限制活动

根据病情限制活动量。急性期卧床休息 2 周,有心肌炎时轻者绝对卧床 4 周,重者 6~12 周,至急性症状完全消失,血沉接近正常时方可下床活动,伴心力衰竭者待心功能恢复后再卧床 3~4 周。活动量应据心率、心音、呼吸、有无疲劳而调节。一般恢复至正常活动量所需时间为:无心脏受累者 1 个月,轻度心脏受累者 2~3 个月,严重心肌炎伴心力衰竭者 6 个月。

3.加强饮食管理

给予易消化、高蛋白、高维生素食品,少量多餐,有心力衰竭者适当限制盐和水,详细记录出、入水量,并保持大便通畅。

4.药物治疗

遵医嘱抗风湿治疗,有心力衰竭者加用洋地黄制剂,同时配合吸氧、利尿,维持水、电解质平衡等治疗。

5.生活护理

做好一切生活护理。

(二)减轻关节疼痛

关节痛时,可让患儿保持舒适的体位,避免痛肢受压,移动肢体时动作轻柔,用热水袋热敷局部关节止痛,并做好皮肤护理。

(三)心理护理

关心爱护患儿,耐心解释各项检查、治疗、护理措施的意义,争取合作。及时解除患儿的各种不适感,如发热、出汗、疼痛等,增强其战胜疾病的信心。

(四)正确用药,观察药物作用

服药期间应注意观察药物的不良反应,如阿司匹林可引起胃肠道反应、肝功能损害和出血,饭后服用或同服氢氧化铝可减少对胃的刺激,加用维生素 K_1,可防止出血;泼尼松可引起消化道溃疡、肾上腺皮质功能不全、精神症状、血压增高、电解质紊乱、抑制免疫等,应密切观察;心肌炎时对洋地黄敏感且易出现中毒,服药期间应注意有无恶心、呕吐、心律不齐、心动过缓等不良反应,并应注意补钾。

(五)降低体温

观察体温变化,注意热型。高热时采用物理降温并遵医嘱抗风湿治疗。

(六)健康教育

向患儿及家长讲解疾病的有关知识和护理要点,使家长学会病情观察、预防感染和防止复发的各种措施,合理安排患儿的日常生活,防止受凉,改善居住条件,避免寒冷潮湿,避免去公共场所,不参加剧烈的活动以免过劳,定期门诊复查。

第二节　儿童类风湿性关节炎

儿童类风湿病(JRD)是一种全身性结缔组织病,多见于 16 岁以下的儿童。主要临床表现为长期不规则发热、皮疹、淋巴结肿大,还可伴有肝、脾、胸膜和心包等内脏损害,且迟早会出现关节炎症状。经治疗多能缓解,有自愈倾向。若反复发作可致关节畸形和功能丧失。年龄越小全身症状越重,年长儿常以关节症状为主。JRD 在小儿结缔组织疾病中占第二位,男女发病之比为 3∶1。

一、病因及发病机制

病因不清,一般认为与感染(病毒、支原体或其他病原等持续感染)、自身免疫、遗传(HLA－B27阳性率高)及寒冷、潮湿、疲劳、营养不良、外伤、精神因素等有关。发病机制中有一系列复杂的免疫过程参与,导致了组织损伤。

二、病理

早期病变关节呈非特异性水肿,充血,纤维蛋白渗出、淋巴细胞和浆细胞浸润,反复发作后滑膜组织坏死或纤维组织增厚呈绒毛状向关节腔突起,附着于软骨上并向软骨延伸形成血管,从而破坏关节软骨;淋巴样细胞也在滑膜中聚集,且局部有大量的活化 T 细胞,致炎症细胞因子大量增加;反复连续的炎症侵蚀关节软骨,致关节面粘连融合,并被纤维性或骨性结缔组织所代替,导致关节僵直、变形;受累关节周围可以发生肌腱炎、肌炎、骨质疏松、骨膜炎;淋巴结呈特异性滤泡增生和生发中心增多,分泌免疫球蛋白及类风湿因子的浆细胞增多。胸膜、心包膜及腹膜可见纤维性浆膜炎;皮疹部位毛细血管有炎症细胞浸润,皮下小结中心为坏死组织、纤维素和免疫复合物以及增生的纤维细胞、肉芽肿;眼部病变可见虹膜睫状体炎及肉芽肿样浸润。

三、临床表现

本病临床表现各型极为不同,根据关节症状与全身症状分为三型:

(一)全身型(still 病)

全身型约占 JRD 的 20%,多见于 2～4 岁幼儿。以全身症状起病,发热和皮疹为典型症状,发热呈弛张热,常高达 40℃以上,可持续数周或数月,能自行缓解但易复发。发热期常伴一过性多形性皮疹,以胸部和四肢近端多见,随体温升降而时隐时现。关节症状较轻,部分病例后期出现多发性大关节炎症状。胸膜、心包或心肌可受累。肝、脾、淋巴结常有不同程度肿大。

(二)多关节型

多关节型约占 JRD 的 30%,多见于学龄儿童。起病缓慢,全身症状轻,仅有低热、食欲缺乏、消瘦、乏力、贫血。其特征是进行性多发性关节炎,随后伴关节破坏。关节炎可由一侧发展到对侧,由指、趾等小关节发展到膝、踝、肘等大关节;先呈游走性,后固定对称。发作时产生肿痛与活动受限、晨僵是本型的特点。反复发作者关节发生畸形和强直,并常固定于屈曲位置。可有轻度肝、脾和淋巴结肿大,约 1/4 患儿类风湿因子阳性,最终有一半以上的患儿有严重关节炎。

(三)少关节型

少关节型约占 JRD 的 50%,多见于较大儿童。全身症状较轻,有低热或无热;常侵犯单个或 4 个以内的关节,以膝、踝、肘大关节为主,多无严重的关节活动障碍。少数患儿伴虹腹睫状体炎,有的可出现髋及骶髂关节受累,甚至发展为强直性脊柱炎。

四、实验室和其他检查

(一)血液检查

在活动期可有轻度或中度贫血,多数患儿白细胞数增高,以中性粒细胞增高为主;血沉加快,C 反应蛋白、黏蛋白大多增高。

（二）免疫检测

IgG、IgM、IgA 均增高，部分病例类风湿因子和抗核抗体可为阳性。

（三）X 射线检查

早期可见关节附近软组织肿胀；晚期可见骨质稀疏和破坏，关节腔窄，关节面融合，骨膜反应和关节半脱位。

五、治疗要点

本病治疗原则为减轻或消除症状，维持正常生活，保持关节功能，防止关节畸形。

（一）一般治疗

急性期应卧床休息，合理饮食，病情好转后适当活动。有关节变形、肌肉萎缩、活动受限等病变时应配合理疗、热敷、红外线照射、按摩，必要时做矫形手术。

（二）药物治疗

应用抗感染药物，根据药物作用长短分为快作用（非甾类抗感染药）类、慢作用（病情缓解药）类、类固醇激素和免疫抑制剂等。

1.非甾类抗感染药（NSAID）

用于早期 JRD 改善临床症状。临床上可选用萘普生、布洛芬、吲哚美辛（消炎痛）、双氯芬酸（扶他林）、吡罗昔康（炎痛喜康）等。

2.病情缓解药（DMARD）或慢作用的抗风湿药

如 NSAID 类治疗 3～6 个月无效，加用青霉胺、氨甲蝶呤等。

3.类固醇激素

伴有心肌和眼部病变者，宜早用激素，常用泼尼松。

4.免疫抑制剂

免疫抑制剂适用于上述药物均无效或有严重反应者，或伴有严重合并症的重症 JRD。常用硫唑嘌呤与环磷酰胺，可单独使用或与激素联合应用，应注意不良反应。

六、护理诊断

（一）体温过高

与非化脓性炎症损害有关。

（二）躯体移动障碍

与慢性非化脓性滑膜炎有关。

（三）焦虑

与疾病对健康的威胁有关。

（四）潜在并发症

药物不良反应。

七、护理措施

（一）降低体温

监测体温变化，注意热型。观察有无皮疹、眼部受损及心功能不全表现，有无脱水体征。高热时采用物理降温法（有皮疹者忌用乙醇擦浴），及时擦干汗液，更换衣服，保持皮肤清洁，防止受凉。保证患儿摄入充足水分及热量，并给予高热量、高蛋白、高维生素、易消化饮食。遵医嘱使用抗感染药物进行病因治疗。

（二）减轻关节疼痛，维护关节功能

1.急性期卧床休息，注意患儿体位。注意观察关节炎症状，如有无晨僵、疼痛、肿胀、热感、运动障碍及畸形，可用夹板、沙袋固定患肢于舒适位以减轻关节疼痛，用被架保护患肢不受压。教给患儿用放松、分散注意力的方法控制疼痛或局部湿热敷止痛。

2.急性期过后尽早开始关节的康复治疗，指导家长帮助患儿做被动关节运动和按摩，经常变换体位，缓解病理过程，保证关节功能，减少致残率。鼓励患儿在日常生活活动中尽量独立，并提供帮助独立的设备。设计出允许范围内的游戏，将治疗性的运动融入游戏中，如游泳、抛球、骑脚踏车、踢球、捻黏土等，以恢复关节功能，防止畸形。若运动后关节疼痛肿胀加重可暂时停止运动。对关节畸形的患儿，注意防止外伤。

（三）药物不良反应的观察

非甾类抗感染药常见不良反应有胃肠道反应，此外对凝血功能、肝、肾和中枢神经系统也有影响。故长期用药应每2～3个月检查血常规和肝、肾功能。

（四）心理护理与健康教育

关心患儿，多与患儿及家长沟通，了解病情，并予精神安慰，提高战胜疾病的信心。指导患儿及家长对受损关节的功能锻炼，帮助患儿克服因慢性病或残疾造成的自卑心理。不要过度保护患儿，多让患儿置身于现实生活中，并且多尝试新的活动，奖赏其独立性；鼓励患儿参加正常的活动和学习，使其身心健康发展。

第三节 过敏性紫癜

过敏性紫癜是一种以小血管炎为主要病理改变的全身性血管炎综合征。非血小板减少性皮肤紫癜、关节肿痛、腹痛、便血及尿血、蛋白尿等综合表现是本病的重要特征。各种年龄均有发病，多见于2～8岁儿童，男女发病比例为2：1。四季均有发病，但冬春季多见。病程有时迁延反复，但预后大多良好。

一、病因及发病机制

病因不清，本病可能与遗传、免疫反应有关。致敏原可为病原体（细菌、病毒或寄生虫）、药物（抗生素、磺胺药、异烟肼、水杨酸、苯巴比妥等）、食物（鱼、虾、蛋、奶等）或花粉、昆虫叮咬等。机体对这些因素产生不恰当的免疫应答，形成免疫复合物沉积于小血管，引起皮肤、胃、肠、关节等的广泛性毛细血管炎，导致水肿和出血。

二、病理

全身性白细胞碎裂性小血管炎是本病基础病变，皮肤小血管周围有多形核细胞、淋巴细胞、嗜酸性细胞浸润。皮损处毛细血管壁及肾小球血管壁上有大量 IgA 沉积和少量补体及其他免疫反应物沉积。胃肠道、关节滑膜、肾脏、中枢神经系统均可见毛细血管、小动脉、小静脉炎症及局部水肿和纤维细胞肿胀，血管壁灶性坏死，纤维沉积。肾小球可见广泛 IgA 免疫复合物及少量 IgG、IgM、C_3 沉积,系膜基质和系膜细胞增生,病变轻者为轻度系膜增生、微小病变、局灶性肾炎,重者为弥散增生性肾炎伴新月体形成。

三、临床表现

多见于学龄儿童及青年,多为急性起病,始发症状以皮肤紫癜为主。约半数患儿有腹痛或关节肿痛。病前 1~3 周常有上呼吸道感染史。

(一)皮肤紫癜

紫癜多见于下肢伸侧及臀部,部分累及上肢、躯干、面部。大小不等、形态不一、高出皮肤、压之不褪色,在膝、踝、肘等关节处呈现对称性分布,分批出现,呈紫红色。重症可融合成大疱致出血性坏死。常伴有神经血管性水肿,易见于头皮、眼睑、口唇、耳、手足背、四肢、会阴等处。

(二)关节肿痛

1/2~2/3 患儿有关节肿痛,单发或多发,呈游离性,活动障碍,以膝、踝等大关节多见。关节积液为浆液性,而非出血性。多数关节症状在几天后就消失,不留畸形,但可以在疾病活动时复发。

(三)胃肠道症状

约 2/3 患儿有以脐周或下腹部绞痛样腹痛伴呕吐为主,为肠壁水肿、痉挛所致。半数人有大便隐血试验阳性或肉眼血便,患儿常因急性腹痛,便血起病而误诊为急腹症,甚至错行开腹手术。偶有肠套叠、肠梗阻、肠穿孔等并发症。

(四)肾脏症状

30%~60%患儿有肾脏病变表现,称为紫癜性肾炎。多在病程 1~8 周出现肾炎综合征或单纯性血尿、蛋白尿表现。也有先于皮疹出现尿异常者。多数人肾损害较轻。肾外症状少。个别重症患儿表现肾病综合征症候。约 6%患儿进展为慢性肾炎,极少数因急性肾衰竭死于尿毒症。

(五)其他表现

偶有惊厥、失语、昏迷以及肢体麻痹。急性期也可能出现肝脾肿大;个别患儿有肌肉内出血、鼻出血、牙龈出血,可出现类风湿结节、心肌炎、心包炎、喉头水肿、哮喘、肺出血、眼球病变及睾丸肿胀等病变。

四、实验室和其他检查

约半数患儿的毛细血管脆性试验阳性。外周血白细胞数正常或轻度增高,可伴嗜酸性粒细胞增高。血小板计数、出血和凝血时间、血块退缩试验和骨髓检查均正常。尿液检查可有血尿、蛋白尿、管型尿。大便潜血试验可呈阳性反应。血清 IgA 浓度往往增高,IgG、IgM 水平升高或正常。

五、治疗要点

本病无特效治疗。控制感染,对症处理和积极寻找并避免过敏原。

(一)去除诱因

尽可能查明诱因以去除或避免过敏原,如慢性咽喉炎、龋齿、寄生虫感染、结核病灶等应予彻底清除。注意发现引起过敏的食物和药物。

（二）对症治疗

有出血者应卧床休息，消化道症状明显者应予软食或禁食，大出血者分次输血。卡巴克洛可增加毛细血管对损伤的抵抗力。大剂量维生素 C（2～5g/d）、抗组织胺药及钙剂等可减轻过敏反应强度，恢复毛细血管壁完整性，缓解患儿腹痛症状。

（三）皮质激素与免疫抑制剂

皮质激素能有效缓解免疫损伤，解除肠道痉挛，减轻肠壁水肿，故对腹型紫癜最有效。但不能阻止病变发生或缩短病程，也不能防止复发。肾病或急进性肾炎者可用甲基强的松龙冲击治疗，或联合用环磷酰胺以抑制严重免疫损伤。

（四）抗凝治疗

可选用肝素、潘生丁、尿激酶等。

六、护理诊断

（一）皮肤完整性受损

与变态反应性血管炎有关。

（二）疼痛

与关节和肠道变态反应性炎症有关。

（三）潜在并发症

消化道出血、紫癜性肾炎。

七、护理措施

（一）促进皮肤恢复正常功能

观察皮疹的形态、颜色、数量、分布，是否反复出现，详细记录皮疹变化情况。保持皮肤清洁，防擦伤和小儿抓伤，如有破溃及时处理，防出血和感染；衣着宽松、柔软，保持清洁、干燥。避免接触可能的各种致敏原，同时遵医嘱使用脱敏药等。

（二）减轻或消除关节肿痛与腹痛

保持患脏功能位置，协助患儿选取舒适体位：膝下放一小平枕，使膝关节处于伸展位；根据病情使用热敷或冷敷，教会患儿利用放松、娱乐等方法减轻疼痛。做好日常生活护理；患儿腹痛时应卧床休息，尽量守护在床边。遵医嘱使用肾上腺皮质激素，以缓解关节痛和解除痉挛性腹痛。

（三）密切观察病情

观察有无腹痛、便血等情况，同时注意腹部体征。消化道出血者应卧床休息，限制饮食，给予无渣流食，出血量多时要考虑输血并禁食，经静脉补充营养。观察尿色、尿量、尿液性状及尿比重的改变，定时做尿常规检查，若有血尿和蛋白尿，提示紫癜性肾炎，按肾炎护理。

（四）健康教育

过敏性紫癜可反复发作和并发肾损害，给患儿和家长带来不安和痛苦，故应针对具体情况予以解释，帮助其树立战胜疾病的信心。做好出院指导，有肾脏及消化道症状者宜在症状消失后 3 个月复学；同时教会患儿和家长继续观察病情，合理调配饮食，定期来院复查，及早发现肾脏并发症。

第四节　水痘

　　水痘是由水痘-带状疱疹病毒引起的急性、具有高度传染性的出疹性疾病,临床特征是轻度全身症状和分批出现斑丘疹、疱疹、结痂并存,皮疹呈向心性分布。

一、病因与发病机制

　　水痘-带状疱疹为同一种病毒,属 α 疱疹病毒亚科,呈圆形,核心为双 DNA,外层为针状脂蛋白囊膜,只有一个血清型。该病毒在外界生存力弱,不耐高温,不耐酸,不能在痂皮中存活。人是该病毒的唯一已知的自然宿主。

　　病毒经上呼吸道侵入机体,在局部皮肤、黏膜细胞及淋巴结内复制,而后进入血流,形成第 1 次病毒血症。病毒随血流和淋巴液侵入单核-巨噬细胞系统再次增生后释放入血流,形成第 2 次病毒血症,病毒散布全身各组织器官而发病。临床上水痘皮疹分批出现与病毒间歇性播散有关。发病后 2～5d 特异性抗体出现,病毒血症消失,症状随之缓解。水痘的皮肤病变仅限于去皮的棘状细胞层,呈退行性变和水肿。细胞液化后形成单房性水疱,疱液含有大量病毒。随后由于疱疹内炎症细胞和组织残片增多,疱液变浊,病毒数量减少,结痂。由于病变浅表,愈后不留瘢痕。

二、流行病学

　　水痘患儿是唯一的传染源,病毒存在于皮肤黏膜组织、疱疹液及血液中,可通过鼻咽分泌物排出,经飞沫传播和直接传播。出疹前一天至疱疹完全结痂时均有极强的传染性。任何年龄均可发病,高峰为 6～9 岁,6 个月以下婴儿少见(如孕妇产前感染水痘,可经过胎盘传给胎儿,出现先天性感染)。感染水痘后可获持久免疫,但可发生带状疱疹。本病全年均可发病,但以冬春季多见。

三、临床表现

(一)临床分期

1.潜伏期

　　水痘潜伏期 7～21d,平均 14d 左右。

2.前驱

　　症状或仅有轻微症状,如低热、不适、厌食、头痛、咽痛、咳嗽等上呼吸道感染症状,持续1～2d进入出疹期。

3.出疹期

　　(1)皮疹形态:分批出现的红色斑疹或斑丘疹,迅速发展为清亮、卵圆形、露珠状小水疱,3～5mm,周围有红晕,经 24～48h 水疱内存物变混浊,继发感染可形成脓疱,中央凹陷,然后破溃,从中心开始干缩,迅速结痂,因此在疾病高峰期,丘疹、新旧水疱和结痂同时存在为水痘的重要特征。

　　(2)皮疹分布:皮疹分布呈向心性分布,开始为躯干,以后至面部、头皮、四肢远端较少,瘙痒较重,部分小儿可发生在口腔、咽喉、结膜、生殖器等处,破溃后形成溃疡,常有疼痛。

（二）并发症

1.皮肤继发感染

皮肤继发感染最常见，如脓疱疮、蜂窝织炎等，多为继发于金黄葡萄球菌或 β 溶血性链球菌 A 族细菌感染。

2.水痘肺炎

水痘肺炎儿童不常见，临床症状发展迅速，X 射线改变常持续 6～12 周，偶有死亡报道。

3.水痘脑炎

水痘脑炎发生于出疹后 3～8d，症状与病毒性脑炎相似。

四、实验室和其他检查

血常规检查大部分正常，偶有轻度白细胞增加。使用单抗免疫荧光法检测病毒抗原，敏感性高于传统培养法。取新鲜疱疹刮片，用瑞氏染色找到多核巨细胞和核内包涵体，可供快速诊断。病毒 DNA 检测，即用聚合酶链反应检测患儿呼吸道上皮细胞和外周血白细胞中的特异病毒 DNA，此病毒分离简便，是早期诊断方法。

五、治疗要点

主要是对症处理，供给足够水分和易消化的食物。避免因抓伤而继发感染，皮肤瘙痒可用止痒剂，如用含 0.25％冰片的炉甘石洗剂或 5％碳酸氢钠溶液局部涂擦。对免疫功能受损或正在应用糖皮质激素的患儿，应将糖皮质激素减量至生理量并尽快停药。使用抗病毒的药物，首选阿昔洛韦，应用越早越好。

若有条件早期使用丙种球蛋白，可中和病毒，减轻症状和缩短疗程。并发肺炎、皮肤继发感染时应给抗生素治疗，并发脑炎应给予相应的特殊处理。

六、护理评估

（一）健康史

询问所在地区有无水痘流行，近 2～3 周有无水痘接触史和预防接种史，糖皮质激素和免疫抑制剂等药物应用史。

（二）身体状况

注意有无上呼吸道感染的表现；评估皮疹情况，如询问出疹顺序，观察皮疹特点、发展过程、有无继发感染。

（三）社会心理因素

水痘为自限性疾病，约 10d 自愈，预后良好，很少发生并发症。但有免疫缺陷的患儿或应用免疫抑制剂、糖皮质激素的患儿感染水痘后病情较重，预后不良。水痘传染性较强，可在托幼机构中引起流行，注意评估家长及保育人员在水痘预防、护理和消毒隔离方面的知识水平。

七、护理诊断

（一）皮肤完整性受损

与水痘病毒感染和继发细菌感染有关。

（二）有传播感染的可能

与呼吸道及疱疹排出病毒有关。

(三)潜在并发症

肺炎、脑炎、心肌炎等。

八、护理措施

(一)恢复皮肤完整性

1.保持室内空气新鲜及恒定的温度与湿度。患儿衣着宽松,衣被不宜过厚,要利于散热,以免造成患儿不适,增加痒感。勤换内衣,消毒水洗浴,减少继发感染。剪短指甲,婴幼儿可戴手套,以免抓伤皮肤、继发感染或留下瘢痕。

2.患儿因皮肤瘙痒吵闹时,可用镇静剂、抗组胺类药物,局部可用炉甘石洗剂。若疱疹破溃,局部可用1%甲紫或抗生素软膏,防止感染。

(二)病情观察

密切观察病情,注意患儿精神、体温、食欲等,及时发现并发症,并予以相应的治疗及护理。

(三)预防感染的传播

采取呼吸道隔离至疱疹结痂或出疹后7d,保持室内空气新鲜,集体机构可采用紫外线消毒。避免接触水痘患儿,对于高危人群的接触者,可应用丙种球蛋白或带状疱疹免疫球蛋白减轻发病后症状。

(四)家庭护理

无并发症时可在家中隔离治疗,指导家长观察病情,做好皮肤护理,提醒家长病程中禁用肾上腺皮质激素。

第五节　流行性腮腺炎

流行性腮腺炎是儿童期一种常见的由腮腺炎病毒引起的急性、全身性病变,以腮腺非化脓性肿痛为主要特征,其他唾液腺亦可累及。

一、病因与发病机制

腮腺炎病毒属副黏液病毒科,基因组为单股副链 RNA 病毒,该病毒仅有 1 个血清型,自然界中人是本病毒唯一宿主。腮腺炎病毒在外界抵抗力弱,福尔马林或紫外线均能将其杀灭,加热至 $55\sim60℃$ 20min 或乙醇中 $2\sim3$min 失去感染性,但耐低温。腮腺炎病毒经口鼻侵入机体后,在上呼吸道上皮细胞内繁殖,引起局部炎症和免疫反应,如淋巴细胞浸润、血管通透性增加及 IgA 分泌等。然后侵入血液,引起病毒血症,播散入不同器官,如腮腺、舌下腺、颌下腺、生殖腺、中枢神经系统等;病理改变是腮腺非化脓性炎症,包括间质水肿、点状出血、淋巴细胞浸润和腺泡坏死等。因腮腺导管阻塞,唾液淀粉酶排出受阻而血和尿中淀粉酶增高,睾丸、胰腺等亦可发生非化脓性炎症改变。

二、流行病学

流行性腮腺炎呈全球性分布,四季均有流行,以冬春季节多见。早期患者和隐性感染者为传染源,患儿在腮腺肿大前 7d 至腮腺肿大后 9d 可从唾液中排出病毒,隐性感染者排毒时间与患儿一样。病毒通过直接接触、飞沫、唾液污染物传播。人群对本病普遍易感，感染后具有持久免疫。

三、临床表现

(一)临床分期

1.潜伏期

潜伏期 12～25d，平均 18d。

2.前驱期

一般较轻，可有发热、头痛、肌病(特别是颈部)、厌食、不适和呕吐。病儿可诉"耳痛"，咀嚼时加剧。此期很短，数小时至 1～2d。

3.腮腺肿胀期

腮腺逐渐肿大，以耳垂为中心，向前、后、下扩大，边缘不清，表面皮肤不红，触之有弹性感，有疼痛及触痛，张口和咀嚼特别是吃酸性食物时疼痛加重，腮腺导管开口红肿，通常一侧腮腺先肿大，数日内对侧肿大。腮腺肿大 1～3d 达高峰，4～5d 后逐渐缩小，整个过程 6～10d。此期患儿仍可有中度发热，颌下腺、舌下腺、颈淋巴结可同时受累。

(二)并发症

1.神经系统并发症

腮腺炎病毒是嗜神经组织病毒，脑膜脑炎是腮腺炎最常见的并发症，常发生于腮腺炎后 3～10d，表现为发热、头痛、呕吐、颈项强直，少数患儿可发生惊厥。预后良好，偶见死亡及神经系统后遗症者。

2.生殖系统

睾丸炎是男孩常见的并发症，青春前期少见，症状出现在腮腺炎肿胀 4～8d，临床症状为发热、寒战、头痛、恶心、下腹痛，睾丸肿痛和变硬，邻近皮肤水肿、发红，大多数病例有附睾受累。病程 3～7d。7％青春后期女性患者可并发卵巢炎，有发热、呕吐、下腹疼痛及压痛，但不影响日后生育功能。

四、实验室和其他检查

血常规检查白细胞数大多正常或稍增高，分类可见淋巴细胞相对增多。血清和尿淀粉酶测定，血清及尿淀粉酶活力与腮腺肿胀程度平行，一般 2 周左右恢复正常。约 90％的患儿血、尿淀粉酶轻至中度增高。病原免疫学检查，患者唾液、脑脊液、尿或血中可分离出病毒。特异性抗体检测，特异性 IgM 阳性提示近期感染。

五、治疗要点

本病为自限性疾病，主要为对症处理。急性期避免刺激性食物，多饮水，给予营养丰富的流质和半流质饮食。早期可试用利巴韦林 15mg/(kg·d)静脉滴注，疗程 5～7d，并发脑膜脑炎者给予镇静、降颅压等治疗，并发睾丸炎时应局部冰敷并用阴囊托将睾丸抬高以减轻疼痛，可用肾上腺皮质激素进行治疗 3～7d。

六、护理评估

(一)健康史

询问本地区有无流行性腮腺炎流行及发病前有无与腮腺炎患儿接触史和疫苗接种史。

（二）身体状况

评估腮腺肿痛特点，其疼痛与进食和咀嚼是否有关，局部皮肤是否发红、感觉过敏，有无胀痛和压痛，腮腺导管开口处有无红肿，压之有无脓性分泌物等。腮腺炎可伴多腺体受累，注意检查颌下腺、睾丸有无肿大，有无神经系统体征和发热情况。

（三）社会心理因素

流行性腮腺炎是儿童时期最常见的传染病，好发于学龄儿童。本病预后良好，伴有脑炎、肾炎、心肌炎者偶有死亡，应积极预防。应注意评估家长对疼痛的认识及护理能力。目前部分地区在小儿生后14个月常规给予减毒腮腺炎活疫苗或麻疹、风疹、腮腺炎三联疫苗（MMR），99％可产生抗体，已获满意效果。

七、护理诊断

（一）疼痛

与腮腺非化脓性炎症有关。

（二）体温过高

与病毒感染有关。

（三）潜在并发症

脑膜脑炎、睾丸炎。

（四）有传播感染的可能

与病毒排出体外有关。

八、护理措施

（一）减轻疼痛

给予患儿半流质、软食，保证充足营养及液量供给。避免酸、辣刺激性食物。保持口腔清洁，防止继发感染。腮腺局部可予冷敷或中药涂敷，或采用氦氖激光局部照射减轻局部症状。

（二）降低体温

注意休息，多饮水，高热患儿给予物理降温，如头部冷敷、温水或酒精擦浴或小剂量退热剂应用，注意监测体温。

（三）病情观察

密切观察患儿体温变化，有无呕吐、头痛、烦躁、颈项强直等神经系统症状与体征。注意观察睾丸有无肿大、触痛，邻近皮肤水肿、发红。并发睾丸炎可给予局部冰敷并用阴囊托将睾丸抬高以减轻疼痛，或遵医嘱采用药物治疗。

（四）预防感染传播

流行性腮腺炎患儿应隔离至腮腺肿胀完全消退为止。对其呼吸道的分泌物及其污染物应进行消毒。保持室内空气新鲜，集体机构可采用紫外线消毒。对易感儿童接种腮腺炎减毒活疫苗或流行期间给予腮腺炎高价免疫球蛋白。

（五）健康教育

流行性腮腺炎患儿无并发症时可在家隔离治疗，指导家长做好隔离、用药、饮食、退热及局部护理和病情观察，若有异常情况出现须及时就诊。

第六节　急性感染性喉炎

急性感染性喉炎（acute infectious laryngitis）为喉部黏膜急性弥散性炎症，以犬吠样咳嗽、声嘶、喉鸣、吸气性呼吸困难为临床特征。冬春季发病较多，常见于婴幼儿。

一、病因及发病机制

由病毒（副流感病毒、流感病毒等）或细菌（金黄色葡萄球菌、链球菌和肺炎链球菌等）感染引起，或并发于麻疹、流感、百日咳等急性传染病。由于儿童喉部解剖特点，炎症时易充血、水肿导致喉梗阻。

二、治疗要点

1.保持呼吸道通畅：可用糖皮质激素雾化吸入，消除黏膜水肿。痰液多者给予祛痰剂，必要时直接喉镜吸痰。

2.控制感染：选择敏感抗生素，常用青霉素、大环内酯类或头孢菌素类。

3.糖皮质激素治疗：一般可口服泼尼松，Ⅱ度以上喉梗阻者应静脉应用地塞米松或氢化可的松。

4.对症治疗：缺氧者予以吸氧，烦躁不安者可给予镇静剂，不宜使用氯丙嗪及吗啡，以免加重呼吸困难。

5.经上述处理仍有严重缺氧或有Ⅲ度以上喉梗阻者，应及时行气管切开术。

三、护理评估

（一）健康史

询问患儿近期有无上呼吸道感染、传染病接触史、过敏史；有无受凉、劳累等诱因。

（二）身体状况

起病急，症状重，可有发热、犬吠样咳嗽、声音嘶哑、吸气性喉鸣和三凹征。哭闹及烦躁常使喉鸣及气道梗阻加重，出现发绀、面色苍白、心率加快等缺氧症状。一般白天症状轻，夜间入睡后因喉部肌肉松弛，分泌物阻塞而症状加重。喉梗阻者若抢救不及时，可窒息死亡。体检咽部充血，喉镜检查可见喉部、声带有不同程度的充血、水肿。

按吸气性呼吸困难的轻重程度，将喉梗阻分为4度。

1.Ⅰ度

安静时无症状，仅于活动或哭闹后出现吸气性喉鸣和呼吸困难，听诊肺部呼吸音及心率均无改变。

2.Ⅱ度

安静时出现有喉鸣和吸气性呼吸困难；肺部听诊可闻及喉传导音或管状呼吸音，心率加快。

3.Ⅲ度

除上述喉梗阻症状外，患儿因缺氧而出现烦躁不安、口唇及指（趾）发绀，双眼圆睁，惊恐万状，头面部出汗；肺部呼吸音明显降低，心率快，心音低钝。

4.Ⅳ度

患儿呈衰竭状态,昏睡状态或昏迷,面色苍白发灰,由于呼吸无力,三凹征可不明显;肺部听诊呼吸音几乎消失,仅有气管传导音,心律不齐,心音低钝、弱。

(三)心理-社会状况

评估患儿家长对急性喉炎相关知识的了解程度。家长有无因患儿出现声音嘶哑、吸气性呼吸困难等而表现出内疚、悔恨等心理。评估在患儿发生喉梗阻时,患儿及家长是否因担心呼吸困难危及生命而出现焦虑、恐惧情绪。

四、常见护理诊断/问题

(一)低效性呼吸型态

与喉头水肿有关。

(二)体温过高

与喉部感染有关。

(三)恐惧

与呼吸困难和窒息有关。

(四)知识缺乏

家长缺乏护理患儿的知识。

五、预期目标

1.患儿不适感减轻。

2.患儿体温维持正常。

3.患儿气道保持通畅;年长儿能顺利排痰,婴幼儿可有效咳嗽。

六、护理措施

(一)维持有效呼吸

室内空气宜清新,注意通风,温湿度适宜,以减少对喉部的刺激,减轻呼吸困难。置患儿于舒适体位,保持安静,合理安排各项操作,减少对患儿刺激。予雾化吸入以迅速消除喉头水肿,恢复气道通畅。有缺氧症状者给予氧气吸入。遵医嘱给予抗生素、糖皮质激素及镇静剂。若出现急性喉梗阻症状,立即通知医生,给予喉头喷雾或雾化吸入糖皮质激素,必要时协助医生行气管切开术。

(二)维持体温正常

保持安静,注意休息,尽量减少活动以减低氧的消耗。监测体温变化,高热时给予温水擦浴等物理降温,或遵医嘱用降温药物。补充水分和营养,给予流质或半流质易消化饮食。耐心喂养,避免呛咳。

(三)心理护理

护士可通过暗示、诱导等方法使患儿情绪逐渐趋于稳定;允许家长陪护;病情稳定后,通过讲故事、做游戏等活动转移其注意力。

(四)健康教育

护士应告知家长由于空气干燥,患儿夜间或睡眠中病情突然加重时,可使患儿立即吸入温暖、湿润的空气,减轻喉部水肿;建议家长在患儿喉炎急性发作缓解后,在室内使用加湿器。

七、护理评价

经过治疗及护理,患儿不适感能否缓解;患儿体温是否能维持正常;患儿能否保持气道通畅;年长儿是否能顺利排痰,婴幼儿能否有效咳嗽。

第七节　肺炎

肺炎(pneumonia)是指不同病原体或其他因素(如吸入羊水、油类或过敏反应等)所引起的肺部炎症。以发热、咳嗽、气促、呼吸困难和肺部固定湿啰音为主要临床表现,重症可累及循环、神经及消化等系统而出现相应的临床症状。肺炎是婴幼儿时期的常见病,四季均可发病,以冬春寒冷季节及气温骤变时多见,占我国住院儿童死亡原因的第一位,是我国儿童重点防治的"四病"之一。

一、分类

肺炎目前尚无统一的分类方法,常用分类方法如下。

(一)病理分类

支气管肺炎、大叶性肺炎、间质性肺炎等。儿童以支气管肺炎最为多见。

(二)病因分类

1.感染性肺炎

病毒性肺炎、细菌性肺炎、支原体肺炎、衣原体肺炎、原虫性肺炎、真菌性肺炎等。

2.非感染因素引起的肺炎

吸入性肺炎、坠积性肺炎等。

(三)病程分类

1.急性肺炎

病程<1个月。

2.迁延性肺炎

病程在1~3个月。

3.慢性肺炎

病程>3个月。

(四)病情分类

1.轻症肺炎

主要为呼吸系统表现,其他系统仅轻微受累,无全身中毒症状。

2.重症肺炎

除呼吸系统严重受累外,其他系统亦受累,全身中毒症状明显。

(五)按临床表现典型与否分类

1.典型肺炎

肺炎链球菌、金黄色葡萄球菌、肺炎杆菌、流感嗜血杆菌、大肠埃希菌等引起的肺炎。

2.非典型肺炎

肺炎支原体、衣原体、军团菌、病毒等引起的肺炎。

(六)肺炎发生的地点分类

1.社区获得性肺炎(community acquired pneumonia,CAP)

指无明显免疫抑制的患儿在院外或入院 48 小时内发生的肺炎。

2.院内获得性肺炎(hospital acquired pneumonia,HAP)

指入院 48 小时后发生的感染性肺炎。

临床上如果病原体明确,则按病因分类,有助于指导治疗,否则按病理或其他方法分类。本节重点讨论支气管肺炎患儿的护理。

二、支气管肺炎患儿的护理

支气管肺炎(bronchopneumonia)是累及支气管壁和肺泡的炎症,为婴幼儿最常见的肺炎,2 岁以内儿童多发。

(一)病因

1.病原体

最常见为病毒或细菌感染,也可"混合感染"。肺炎的病原体与发病年龄、地域、发病季节等有关,发达国家儿童肺炎病原体以病毒为主,最常见的是呼吸道合胞病毒,其次为腺病毒、流感和副流感病毒等。发展中国家则以细菌感染为主,以肺炎链球菌较为多见,其次为葡萄球菌、链球菌等。近年来肺炎支原体、衣原体和流感嗜血杆菌肺炎有增多趋势。病原体常由呼吸道入侵,少数经血行入肺。

2.易感因素

婴幼儿由于其呼吸道解剖、生理和免疫功能特点易患支气管肺炎,人工喂养儿发病率高于母乳喂养儿。室内居住拥挤、通风不良、空气污浊,易发生肺炎。低出生体重儿、营养不良、维生素 D 缺乏性佝偻病、先天性心脏病、贫血、免疫缺陷等不仅使肺炎易感性增加,且病情重,往往迁延不愈。

(二)病理生理

病原体侵入肺部,引起支气管黏膜充血水肿、炎性细胞浸润,气管狭窄,甚至闭塞;肺泡壁充血、水肿,肺泡内充满炎性渗出物,上述病变影响通气和换气功能,引起缺氧和二氧化碳潴留,出现气促、呼吸困难、肺部固定湿啰音等一系列症状与体征;严重缺氧和二氧化碳潴留,加之病原体毒素和炎性代谢产物的吸收,加重全身组织器官缺氧及中毒症状,引起循环系统、消化系统、神经系统的病理改变,并使通气换气功能进一步恶化,加重酸碱失衡和水电解质紊乱,甚至引起呼吸衰竭。

1.循环系统

病原体和毒素侵袭心肌,引起中毒性心肌炎。缺氧和 CO_2 潴留导致肺小动脉反射性收缩,肺循环压力增高,形成肺动脉高压,使右心负荷增加。肺动脉高压和中毒性心肌炎可诱发心力衰竭。重症患儿可出现微循环障碍、休克甚至弥散性血管内凝血(DIC)。

2.神经系统

缺氧和 CO_2 潴留使脑血管扩张、血流减慢,血管壁通透性增加,致使颅内压增高。严重缺氧使脑细胞无氧代谢增加,酸性代谢产物堆积,致 ATP 生成减少和 Na^+-K^+ 离子泵功能障碍,引起脑细胞内钠、水潴留,形成弥散性脑水肿。病原体毒素作用亦可直接损害脑组织引起脑水肿。

3.消化系统

缺氧和病原体毒素可引起胃肠黏膜糜烂、出血、上皮细胞坏死脱落导致黏膜屏障功能破坏,使胃肠功能紊乱,出现厌食、呕吐、腹泻等症状。严重者可引起中毒性肠麻痹和消化道出血。

4.酸碱平衡失调及电解质紊乱

缺氧时无氧酵解致使酸性代谢产物增加,加之高热、进食少、脂肪分解等因素常引起代谢性酸中毒;同时,由于 CO_2 潴留导致呼吸性酸中毒,因此重症肺炎患儿常出现混合性酸中毒。此外,缺氧和 CO_2 潴留导致肾小动脉痉挛而引起水钠潴留,且缺氧致抗利尿激素(ADH)分泌增加,加之缺氧使细胞膜通透性改变、钠泵功能失调,Na^+ 向细胞内转移,引起低钠血症。

(三)治疗要点

采用综合治疗,原则为控制感染、改善通气功能、对症治疗和防治并发症。

1.抗感染治疗

(1)抗生素:明确为细菌感染或病毒感染继发细菌感染者应使用抗生素。①原则:敏感、组织浓度高、早期、足量、足疗程,重症肺炎宜经静脉、联合用药;②根据不同病原体选择抗生素:肺炎链球菌感染首选青霉素或阿莫西林;支原体或衣原体感染选用大环内酯类,如红霉素、阿奇霉素等;金黄色葡萄球菌感染首选苯唑西林钠,耐药者选用万古霉素;③疗程:一般用至体温正常后 5～7 日,症状和体征消失后 3 日停药。支原体肺炎至少用药 2～3 周,以免复发。葡萄球菌肺炎,疗程宜长,体温正常后 2～3 周方可停药,一般总疗程≥6 周。

(2)抗病毒:目前尚无理想的抗病毒药物,临床常用的有:①利巴韦林(病毒唑):肌内注射和静脉滴注,也可滴鼻、雾化吸入;②α-干扰素:雾化吸入或肌内注射,5～7 日为一疗程;③其他:聚肌胞、乳清液、双黄连、鱼腥草等。

2.对症治疗

(1)有缺氧表现者给予吸氧。

(2)止咳、祛痰、平喘,保持呼吸道通畅。

(3)高热者物理降温或口服对乙酰氨基酚等。

(4)烦躁不安者使用镇静剂。

(5)腹胀的治疗:伴有低钾血症者应及时补钾,肛管排气等。

3.重症肺炎的治疗

(1)肺炎合并心力衰竭:给予吸氧、镇静、强心、利尿、血管活性药物。

(2)肺炎合并中毒性脑病:给予镇静、止痉、降颅压、促进脑细胞恢复等药物。

(3)脓胸和脓气胸:及时进行胸腔穿刺和胸腔闭式引流。

(4)中毒型肠麻痹:应禁食和胃肠减压,可使用酚妥拉明。

(5)中毒症状明显、严重喘憋、脑水肿、感染性休克、呼吸衰竭者可短期应用糖皮质激素,如地塞米松,每日 2～3 次,每次 2～5mg,疗程 3～5 天。

4.其他

纠正水、电解质与酸碱平衡紊乱;输注血浆和静脉注射用人免疫球蛋白(IVIG);恢复期可进行红外线照射等物理疗法,促进肺部炎症吸收;有佝偻病、贫血、营养不良等基础疾病者应积极治疗原发病,予以保护性隔离。

(四)护理评估

1.健康史

新生儿应询问出生史,是否有缺氧、羊水及胎粪吸入史。婴幼儿应了解病前有无麻疹、百日咳等呼吸道传染病接触史、预防接种史及既往有无反复呼吸道感染史。了解有无营养不良、佝偻病、先天性心脏病及免疫缺陷等病史。询问发病时间、起病急缓、病情轻重及病程长短等,仔细询问有无发热、咳嗽、喘息、气促、呼吸困难、惊厥、食欲减退等,询问咳嗽的性质、痰液颜色。

2.身体状况

多见于婴幼儿,多为急性起病,发病前数日多有上呼吸道感染史。

(1)轻症肺炎:仅表现为呼吸系统的症状和相应的肺部体征。主要表现为发热、咳嗽、气促和肺部出现中、细湿啰音。

1)发热:热型不定,多为不规则热,亦可为弛张热和稽留热,但新生儿、重度营养不良患儿可不发热甚至出现体温不升。

2)咳嗽:初期为刺激性干咳,较频繁,极期咳嗽反而减轻,恢复期咳嗽有痰,新生儿表现为呛奶、口吐白沫。

3)气促:呼吸可达 40～80 次/分,可有鼻翼扇动、三凹征、点头呼吸,口唇发绀。

4)肺部啰音:早期不明显,仅呼吸音粗糙和减低,以后可闻及较固定的中、细湿啰音,以背部两侧下方及脊柱两旁较多,深吸气末更为明显;肺部叩诊常正常,病灶融合时可出现实变体征。除上述表现外,患儿常有精神欠佳、食欲减退、烦躁不安、轻度腹泻或呕吐等全身症状。

(2)重症肺炎:除呼吸系统的症状加重外,尚出现全身中毒症状及循环、神经、消化系统的功能障碍。

1)循环系统:可出现心肌炎、心包炎、心力衰竭及微循环障碍。肺炎合并心力衰竭者表现为:①突然呼吸困难加重,呼吸频率加快＞60 次/分,不能用肺炎或其他并发症解释;②心率突然加快,婴儿＞180 次/分,幼儿＞160 次/分,不能用发热或呼吸困难解释;③突然极度烦躁不安,明显发绀,面色苍白或发灰,指(趾)甲微循环再充盈时间延长;④肝脏迅速增大;⑤心音低钝,出现奔马律,婴幼儿颈短、局部脂肪丰厚,颈静脉怒张往往不明显;⑥尿少或无尿,颜面、眼睑或双下肢水肿。

2)神经系统:轻者烦躁不安、精神萎靡;重者意识障碍、反复惊厥、前囟膨隆,可有脑膜刺激征、呼吸不规则,瞳孔对光反射迟钝或消失。

3)消化系统:轻者食欲减退、呕吐和腹泻;重症患儿可出现中毒性肠麻痹,表现为严重腹胀,膈肌升高,呼吸困难加重,肠鸣音消失;有消化道出血时,可呕吐咖啡渣样物,大便潜血试验阳性或柏油样便。

4)弥散性血管内凝血(DIC):可表现为血压下降、四肢凉、脉速而弱,皮肤黏膜及胃肠道出血。

(3)并发症:肺炎可引起脓胸、脓气胸、肺大泡等并发症,表现为在治疗过程中中毒症状持续存在,呼吸困难无明显改善或突然加重,体温持续不降或退而复升。多见于葡萄球菌肺炎和革兰阴性杆菌肺炎。

3.辅助检查

(1)外周血检查

1)白细胞检查:细菌性肺炎的白细胞计数升高,中性粒细胞增多,并有核左移现象,胞浆可见中毒颗粒。病毒性肺炎的白细胞计数大多正常或偏低,淋巴细胞增高或出现异型淋巴细胞。

2)C反应蛋白(CRP):细菌感染时,血清CRP值多上升,非细菌感染时上升不明显。

3)降钙素原(PCT):细菌感染时可升高,抗菌药物治疗有效后可见下降。

(2)病原学检查

1)病原体的培养与分离:①细菌培养:取血液、气管吸取物、肺泡灌洗液等进行细菌培养,可明确病原菌,同时进行药物敏感试验可指导治疗;②病毒分离和鉴定:取气管吸取物、肺泡灌洗液、鼻咽分泌物接种于敏感的细胞株,进行病毒分离以明确病毒类型,但需时长,常作为回顾性诊断。

2)快速病原学诊断技术:①检测抗原:常用方法有免疫荧光技术、免疫酶法或放射免疫法等;②检测抗体:经典的方法有免疫荧光实验(IFA)、酶联免疫吸附试验(ELISA);③病毒特异性基因检测:采用核酸分子杂交技术或聚合酶链反应(PCR)、逆转录PCR(RT-PCR)等技术检测呼吸道分泌物中病毒基因片段。

3)冷凝集试验:可作为肺炎支原体感染的过筛试验。

(3)X线检查:早期肺纹理增粗,透光度减低,逐渐出现双肺下野中、内带大小不等的点状或小斑片状阴影,可融合成片。可伴有肺气肿或肺不张。并发脓胸、脓气胸时肋膈角变钝或可见液平面,并有纵隔、心脏移位。

4.心理—社会状况

评估患儿及家长对肺炎相关知识的了解程度、家庭环境、经济状况。了解病程中有无呼吸道患者接触史,有无近期社区、托幼机构呼吸道感染流行病史;了解患儿既往有无住院经历,是否有因环境陌生、与家长分离等因素而产生的焦虑和恐惧心理。同时了解家长有无因患儿住院时间长、知识缺乏等而产生焦虑不安、抱怨等心理反应。

(五)常见护理诊断/问题

1.气体交换受损

与肺部炎症致通气、换气功能障碍有关。

2.清理呼吸道无效

与呼吸道分泌物黏稠、无力排痰有关。

3.体温过高

与肺部感染有关。

4.营养失调

低于机体需要量与摄入不足、消耗增加有关。

5.潜在并发症

心力衰竭、中毒性脑病、中毒性肠麻痹、脓胸、脓气胸等。

(六)预期目标

1.患儿缺氧得到纠正,呼吸平稳。

2.患儿能充分排出呼吸道分泌物,保持呼吸道通畅。

3.患儿体温恢复和维持正常。

4.患儿住院期间能得到充足的营养。

5.患儿无并发症发生或发生时能够得到及时有效地处理。

6.患儿能较好地表达自己的感受,保持安静,较少出现焦虑、恐惧。

(七)护理措施

1.维持有效呼吸

(1)保持病室环境安静、舒适:定时通风(注意避免对流风),保持室内空气新鲜。室温维持在 20℃左右,湿度 60%左右。定期空气消毒,做好呼吸道隔离,避免交叉感染,不同病原引起的肺炎患儿应分病室收治。

(2)给氧有呼吸困难、烦躁、发绀者应尽早给氧,一般采用鼻导管给氧,氧流量为 0.5～1L/min,氧浓度不超过 40%,氧气应湿化,以免损伤呼吸道黏膜;缺氧明显者可用面罩给氧,氧流量为 2～4L/min,氧浓度为 50%～60%;有呼吸衰竭者,应用人工呼吸器或机械通气。新生儿尤其早产儿不宜持续吸入高浓度氧,以免引起肺发育不良及视网膜损伤。患儿吸氧过程中应经常巡视病房,保证鼻导管通畅,注意观察氧疗效果,如有异常及时处理。

(3)保证患儿休息:被褥要轻暖、内衣应宽松,宜半卧位,或床头抬高 30°～40°,利于呼吸运动及呼吸道分泌物的排出;胸痛的患儿鼓励患侧卧位以减轻疼痛;各项护理操作应集中进行,减少刺激,避免哭闹。

(4)遵医嘱使用抗感染药物,并注意观察药物的疗效及不良反应。

2.保持呼吸道通畅

(1)及时清除鼻腔内分泌物,保证足够的液体摄入量,预防呼吸道黏膜干燥。痰液黏稠者,可给予雾化吸入,稀释痰液,利于咳出;必要时吸痰,注意吸痰不宜在患儿进食后 1 小时内进行,吸痰压力<40.0kPa。

(2)定时翻身拍背,方法为五指并拢,稍向内合掌,呈空心状,由下向上、由外向内的轻拍背部;拍背的同时应指导和鼓励患儿有效咳嗽,促使呼吸道分泌物借助重力和震动排出,防止坠积性肺炎。拍背力量适度,时间为 10 分钟,以不引起患儿疼痛为宜。

(3)遵医嘱给予祛痰剂、平喘剂。

3.合理营养

宜给予高热量、高蛋白、高维生素、清淡易消化的流质或半流质饮食,少量多餐,避免过饱。喂哺时应耐心、细心,防止呛咳。重症不能进食者,给予静脉营养,严格控制输液量和滴速。鼓励患儿多饮水,保证液体摄入量。

4.密切观察病情变化,预防并发症

(1)若患儿突然出现烦躁不安、面色苍白、呼吸加快(>60 次/分)、心率增快(>160～180 次/分)、肝脏短期内迅速增大时,提示有肺炎合并心力衰竭的可能,应及时报告医生,立即给予吸氧、半卧位,减慢输液速度;遵医嘱给予强心、利尿剂。

(2)密切观察意识、瞳孔等变化,若出现惊厥、昏迷、呼吸不规则等,提示有脑水肿、中毒性脑病的可能,应立即报告医生,遵医嘱给予镇静、止痉、降颅压等治疗。

(3)患儿若出现严重腹胀、呕吐,肠鸣音减弱或消失,呕吐咖啡样物或便血等情况,提示有中毒性肠麻痹及胃肠道出血的可能,应禁食、胃肠减压。

(4)若患儿咳嗽和呼吸困难突然加重、胸痛、面色青紫,吸氧后不能缓解;体温持续不降或退而复升,应考虑并发脓胸或脓气胸,立即报告医生并配合医生进行胸腔穿刺和胸腔闭式引流等处理。

5.健康教育

向患儿家长讲解疾病的有关知识和防护知识。介绍患儿病情,解释治疗用药的作用和疗程,教会家长拍背协助排痰的方法。安抚患儿家长焦虑情绪,促使其协助配合治疗及护理。指导家长合理喂养,提倡母乳喂养;多进行户外活动,加强体格锻炼,增强体质;注意气候变化,及时增减衣服,避免着凉;按时预防接种。积极治疗佝偻病、营养不良、贫血等疾病,减少肺炎的发生。教会家长处理呼吸道感染的方法,使患儿在疾病早期能得到及时控制。

(八)护理评价

经过治疗及护理,患儿是否能维持正常的呼吸功能;能否有效咳嗽,呼吸道是否能保持通畅;体温是否能维持在 36.0～37.0℃;营养状况是否能保持良好,体重逐渐恢复正常;能否维持足够的心排出量,无其他并发症发生;是否在住院过程中得到有效的照顾,焦虑、恐惧情绪减轻。

第八节　支气管哮喘

支气管哮喘(bronchial asthma)简称哮喘,是儿童时期最常见的慢性呼吸道疾病,是由多种细胞(嗜酸性粒细胞、肥大细胞、T 淋巴细胞、中性粒细胞、气道上皮细胞等)和细胞组分共同参与的气道慢性炎症性疾病,具有气道高反应性特征,当接触物理、化学、生物等刺激因素时,通常出现广泛多变的可逆性气流受限,引起反复发作性喘息、咳嗽、气促、胸闷等症状,以夜间和(或)清晨为重,多数患儿可经治疗缓解或自行缓解。

一、病因

目前认为,哮喘病因与遗传和环境因素均有关,其相互关联,极其复杂。

(一)遗传因素

该病具有明显的遗传倾向,特应质(atopy)与其形成关系密切。哮喘患儿及其家庭成员患过敏性疾病及其特应质者明显高于正常人群。目前认为哮喘是一种多基因遗传病,已发现许多与哮喘发病有关的基因,如 IgE、IL-4、IL-13、T 细胞抗原受体(TCR)等基因多态性。

(二)环境因素

为哮喘诱发因素,主要包括:①食入、接触或吸入变应原(牛奶、鸡蛋、鱼、虾、尘螨、蟑螂、花粉、动物皮毛及排泄物、真菌、被动吸烟等),对气道持续刺激是引起气道慢性炎症的主要原因;②呼吸道感染:多见于病毒和支原体感染,尤其婴幼儿时期 RSV 感染是哮喘最重要的感染触发因素,且 RSV 感染使哮喘易感性增高;③药物:如吲哚美辛、阿司匹林等;④冷空气、运动、强烈情绪变化等也与儿童哮喘发生有一定关系。

二、发病机制

哮喘的发病机制极为复杂,目前尚未完全清楚,已知与免疫、神经、精神、内分泌因素和遗传学背景密切相关。主要为慢性气道炎症、气道高反应性及气流受阻。目前认为气道慢性炎症是哮喘发病的本质。神经、精神和内分泌因素及炎症所致气道上皮损伤后黏膜下神经末梢暴露,均可造成气道高反应性;而哮喘病理生理改变的核心是气流受阻,其原因与支气管痉挛、管壁炎症性肿胀、黏液栓形成及慢性炎症所致的气道重塑有关。

三、诊断

我国 2016 年《儿童支气管哮喘诊断与防治指南》提出了儿童哮喘、咳嗽变异性哮喘的最新诊断标准及临床分期的新方法。

(一)儿童哮喘诊断标准

1.反复喘息、咳嗽、气促、胸闷,多与接触变应原、冷空气、物理、化学性刺激、呼吸道感染、运动以及过度通气(如大笑和哭闹)等有关,常在夜间和(或)清晨发作或加剧。

2.发作时双肺可闻及散在或弥散性、以呼气相为主的哮鸣音,呼气相延长。

3.上述症状和体征经抗哮喘治疗有效,或自行缓解。

4.除外其他疾病所引起的喘息、咳嗽、气促和胸闷。

5.临床表现不典型者(如无明显喘息或哮鸣音),应至少具备以下 1 项。

(1)证实存在可逆性气流受限:①支气管舒张试验阳性:吸入速效 β_2 受体激动剂(如沙丁胺醇压力定量气雾剂)后 15 分钟,第一秒用力呼气量(FEV_1)增加$\geq$12%;②抗感染治疗后肺通气功能改善,给予吸入糖皮质激素和(或)白三烯药物治疗 4~8 周,FEV_1增加$\geq$12%。

(2)支气管激发试验阳性。

(3)最大呼气峰流量(PEF)日间变异率(连续监测 2 周)$\geq$13%。

(二)咳嗽变异性哮喘的诊断标准

咳嗽变异性哮喘(CVA)是儿童慢性咳嗽的最常见原因之一,以咳嗽为唯一或主要表现,不伴有明显喘息。诊断依据:①咳嗽持续>4 周,常在夜间和(或)清晨发作或加重,以干咳为主;②临床上无感染征象,或经较长时间抗生素治疗无效;③抗哮喘药物诊断性治疗有效;④排除其他原因引起的慢性咳嗽;⑤支气管激发试验阳性和(或)PEF 每日变异率(连续监测 1~2 周)$\geq$20%;⑥个人或一、二级亲属特应性疾病史,或变应原检测阳性。以上 1~4 项为诊断基本条件。

(三)哮喘的分期

哮喘可分为三期:①急性发作期:是指突然发生喘息、咳嗽、气促、胸闷等症状,或原有症状急剧加重；②慢性持续期：是指近 3 个月内不同频度和（或）不同程度地出现过喘息、咳嗽、气促、胸闷等症状；③临床缓解期：系指经过治疗或未经治疗症状、体征消失，肺功能恢复到急性发作前水平，并维持 3 个月以上。

四、治疗要点

目前尚无法根治哮喘，但抑制气道炎症可控制临床症状。以去除诱因、控制发作为原则，根据病情轻重、病程阶段因人而异的选择治疗方案。

（一）治疗目标

1. 达到并维持症状的控制。

2. 维持正常活动，包括运动能力。

3. 使肺功能水平尽量接近正常。

4. 预防哮喘急性发作。

5. 避免因哮喘药物治疗导致的不良反应。

6. 预防哮喘导致的死亡。

（二）防治原则

全球支气管哮喘防治创议（GINA）2009 年最新修订版强调，哮喘需要长期维持治疗，应根据哮喘的严重程度和控制水平采取相应的治疗，并进行适当的调整，即分级或升降级治疗。

（三）药物治疗

哮喘治疗药物可分为控制药物和缓解药物两大类。

1. 控制药物

通过抗感染作用达到控制哮喘的目的，需要每日用药并长期使用，主要包括吸入型糖皮质激素（ICS，如布地奈德等）和全身用糖皮质激素，白三烯调节剂、长效 β_2 受体激动剂（LABA，如沙美特罗）、缓释茶碱及抗 IgE 抗体等。其中 ICS 是哮喘长期控制的首选药物，也是目前最有效的抗感染药物。

2. 缓解药物

按需使用，用于快速解除支气管痉挛、缓解症状，常用药物有短效 β_2 受体激动剂吸入制剂（目前最有效的缓解药物，是所有年龄儿童急性哮喘的首选治疗药物）、吸入抗胆碱能药物（如异丙托溴铵）、短效茶碱及短效口服 β_2 受体激动剂等。

（四）哮喘持续状态的处理

1. 吸氧、补液、纠正酸碱平衡紊乱。

2. 早期静脉给予糖皮质激素（如琥珀酸氢化可的松）。

3. 应用支气管扩张剂：沙丁胺醇雾化吸入、氨茶碱静脉滴注，无效时给予沙丁胺醇静脉注射。

4. 以上治疗无效时，静脉滴注异丙肾上腺素。

5. 病情继续恶化者，及时给予辅助机械通气治疗。

（五）中医药治疗

中医学认为对哮喘的治疗关键在于调理气机，根据辨证选方：如射干麻黄汤合小青龙汤加减；麻杏石甘汤加减；苏子降气汤合三子养亲汤加减等。此外，对脾肾阳虚、夏轻冬重的慢性哮喘患者,可采用冬病夏治的贴敷疗法,采取温补脾肾的治法,扶正固本,提高患儿的免疫能力,预防哮喘发作。

(六)其他治疗

1.抗过敏

对具有明显特应性体质者可口服抗组胺药物,如西替利嗪、氯雷他定、酮替芬等。

2.变应原特异性免疫治疗(SIT)

SIT可以预防对其他变应原的致敏,皮下注射或舌下含服尘螨变应原提取物等。

五、护理评估

(一)健康史

急性发作入院者需仔细询问本次哮喘发作的时间、次数、持续时间;咳嗽和咳痰情况;有无喘息、呼吸困难,是否被迫坐起或呈端坐呼吸;是否烦躁不安、大汗淋漓等。评估发病前有无变应原接触史或感染史。家中是否养宠物;家具和玩具的类型;运动后是否有呼吸短促及喘鸣现象。了解过去发作的情形与严重程度及既往用药情况。慢性门诊随访患儿主要评估用药情况,哮喘控制状况。既往是否有湿疹、过敏史及家族史。

(二)身体状况

婴幼儿哮喘起病较缓慢,多为呼吸道感染后诱发的喘息;年长儿则多呈急性过程,大多在接触变应原后发作。患儿在发作间歇期可无任何症状和体征。发作前常有流泪、鼻痒、流涕、打喷嚏和刺激性干咳等症状。急性发作期典型表现为:咳嗽、喘息、气促和胸闷,伴呼气性呼吸困难和哮吼声,常在夜间和(或)清晨发作或加剧。严重者出现烦躁不安、强迫坐位或端坐呼吸、恐惧不安、大汗淋漓、面色青灰。体检可见桶状胸、三凹征,听诊过清音,两肺满布哮鸣音。

若哮喘发作经合理应用常规缓解药物治疗后仍不能在24小时内缓解者,称为哮喘持续状态(哮喘危重状态)。重症患儿呼吸困难加剧时,呼吸音明显减弱,哮鸣音亦消失,称"闭锁肺(silent lung)",是哮喘最危险的体征。

(三)辅助检查

1.肺功能检查

主要用于5岁以上儿童,是确诊哮喘,亦是评估哮喘病情严重程度和控制水平的重要依据之一。主要检测第一秒用力呼气量(FEV_1)、第一秒用力呼气量占用力肺活量比值($FEVV_1/FVC\%$)、最大呼气中期流速(MMEF)、呼气峰值流速(PEF),哮喘患儿以上指标均下降。

2.过敏状态检测

2016年《儿童支气管哮喘诊断与防治指南》指出:吸入变应原致敏是儿童发展为持续性哮喘的主要危险因素,儿童早期食物致敏可增加吸入变应原致敏的危险性。对于所有反复喘息怀疑哮喘的儿童,均推荐进行变应原皮肤点刺试验或血清以了解患儿的过敏状态,协助哮喘诊断。外周血嗜酸性粒细胞分类计数对过敏状态的评估有一定价值。

3.胸部X线检查

急性发作时双肺透亮度增加,呈过度充气状态;合并感染时,肺纹理增加及小片状阴影。通过X线检查还可排除肺结核、支气管异物等。

（四）心理－社会状况

了解患儿及家长对疾病相关知识的认识程度。患儿及家长有无因患儿反复哮喘而产生焦虑、抑郁或恐惧情绪。评估家长文化知识水平、家庭居住环境、经济状况；评估家庭功能及其对哮喘儿童的管理水平。

六、常见护理诊断/问题

（一）低效性呼吸型态

与支气管痉挛、气道阻力增加有关。

（二）清理呼吸道无效

与呼吸道分泌物多且黏稠有关。

（三）潜在并发症

呼吸衰竭。

（四）焦虑

与哮喘反复发作有关。

（五）知识缺乏

缺乏哮喘相关的防护知识。

七、预期目标

1.维持气道通畅。

2.未发生呼吸性酸中毒。

3.患儿能够掌握哮喘治疗及护理的相关知识。

4.患儿能保持平静状态，焦虑得到缓解。

八、护理措施

处于慢性持续期或临床缓解期的哮喘儿童主要以促进患儿家庭功能正常，提高家庭管理水平为主。对急性发作期的哮喘儿童主要以改善通气、缓解症状为主。

（一）维持有效呼吸

1.遵医嘱正确使用糖皮质激素和支气管扩张剂

吸入治疗是首选的药物治疗方法。使用吸入型药物时应注意：①根据患儿年龄选择合适的吸入装置，指导患儿正确掌握吸入技术，确保临床疗效；②使用时嘱家长或患儿充分摇匀药物，在按压喷药于咽喉部的同时深吸气，闭口屏气 10 秒钟，然后用鼻呼气，使药物吸入细小支气管而发挥最佳疗效；③吸入型糖皮质激素（ICS）的局部不良反应包括声音嘶哑、咽部不适及口腔念珠菌感染。嘱患儿吸药后清水漱口，或加用储雾罐、选用干粉吸入剂等方法来降低其发生率；④切忌盲目增加喷吸药物次数，如使用吸入型速效 β_2 受体激动剂，通常一天内不应超过 3～4 次。过量使用，可引起心律失常，甚至猝死；⑤糖皮质激素宜在饭后服用，用药后应注意观察其疗效及不良反应。

2.吸氧

根据病情给予鼻导管或面罩吸氧，氧浓度以 40％ 为宜，根据血气分析调整氧流量，使 PaO_2 保持在 9.3～12.0kPa（70～90mmHg）。

3.保证休息

发作期应绝对卧床,取坐位或半卧位。教会并鼓励患儿做深而慢的呼吸运动。

(二)保持呼吸道通畅

1.保持病室空气清新,温、湿度适宜,避免有害气体、花草、地毯、皮毛、烟及尘土飞扬等诱因。

2.评估患儿咳嗽情况、痰液性状和量,对咳痰困难、痰液黏稠者,可遵医嘱用祛痰药及雾化吸入。指导患儿进行有效咳嗽、协助叩背,促进痰液的排出。对痰液过多而无力咳出者应及时吸痰。

3.保证能量和水分供给:哮喘急性发作时,患儿常伴有脱水、痰液黏稠,形成痰栓阻塞小支气管而加重呼吸困难,应鼓励患儿多喝水,重症患儿应静脉补液,纠正水、电解质和酸碱平衡紊乱。

(三)密切观察病情变化

哮喘急性发作时应密切监测患儿的生命体征及呼吸型态的改变,同时给予患儿连续的心电监护,做好记录,防止并发症的发生。若出现呼吸困难加剧、呼气性呻吟、脉搏细速、血压下降,并伴有嗜睡、昏睡等意识障碍常提示呼吸衰竭的可能,应立即报告医生并协助医生进行抢救。若严重哮喘经有效支气管扩张剂治疗后持续24小时(或以上)仍不缓解者,应警惕有哮喘持续状态的可能。应做好抢救准备,遵医嘱用药,必要时行机械通气。

(四)心理护理

支气管哮喘是一种与心理因素密切相关的疾病。哮喘患儿往往有烦躁不安、焦虑、恐惧等表现。应保证病室安静、舒适、清洁,避免刺激,尽可能集中进行护理操作,以利于患儿休息。哮喘发作时,陪伴并安慰患儿使其保持安静,尽量满足患儿一些合理要求,缓解其紧张、恐惧心理。

采取不同的方式与患儿及其家长进行交流、沟通,了解其心理状态,并根据个体情况提供相应的心理护理,消除患儿及家长的焦虑情绪。

(五)健康教育

虽然目前哮喘尚不能根治,但通过有效的哮喘防治教育与长期合理的管理,建立医-患-护之间的良好伙伴关系,是达到哮喘控制目标最基本的环节。需反复叮嘱随身携带支气管扩张剂,指导吸入技术及储雾罐的使用方法,教会家长和年长儿童紧急情况下的自救措施。

九、护理评价

经过治疗及护理,患儿能否改善通气、保持气道通畅;是否能够遵医嘱正确使用糖皮质激素和支气管扩张剂;患儿及家长能否说出诱发哮喘发作的常见过敏原。

第九节 先天性巨结肠

先天性巨结肠(acongenitalmegacolon)又称为先天性无神经节细胞症(aganglionosis),是儿童常见的先天性肠道畸形,是由直肠或结肠远端的肠管持续痉挛,粪便淤滞在近端结肠导致的该肠管肥厚、扩张。该病发病率为1/2000~1/5000,男女比例为(3~4):1,有遗传倾向。

一、病因

本病的病因和发病机制尚未完全明确,目前公认为是一种多基因遗传和环境因素共同作用的结果。

二、病理生理

本病的基本病理变化是局部肠壁肌间和黏膜下的神经丛缺乏神经节细胞,使病变肠段失去推进式正常蠕动,经常处于痉挛状态,形成功能性肠梗阻,粪便通过困难,痉挛肠管的近端由于长期粪便淤积逐渐扩张、肥厚而形成巨结肠。

实际上巨结肠的主要病变是在痉挛肠段,约90％病例无神经节细胞肠段位于直肠和乙状结肠远端,个别病例波及全结肠、末端回肠或仅在直肠末端。新生儿期常因病变段肠管痉挛而出现全部结肠甚至小肠极度扩张,反复出现完全性肠梗阻的症状,年龄越大结肠扩张越明显、越趋局限。

三、治疗要点

(一)保守治疗

适用于痉挛肠段短、便秘症状轻者,包括定时用等渗盐水洗肠、扩肛、使用甘油栓或缓泻药等,并可用针灸或中药治疗,避免粪便在结肠内淤积。

(二)手术治疗

若保守治疗无效应手术治疗,包括结肠造瘘术和根治术。

四、护理评估

(一)健康史

详细询问患儿的出生史、喂养史、母亲的妊娠史以及家族史;患儿的发病情况如有无腹胀、呕吐、营养不良、发育延迟等。

(二)身体状况

1.胎粪排出延迟、顽固性便秘和腹胀

患儿生后24~48小时内多无胎便或仅有少量胎便排出,生后2~3天出现腹胀、拒食、呕吐等急性低位性肠梗阻表现,以后逐渐出现顽固性便秘。患儿数日甚至1~2周以上排便一次,腹胀明显,可见肠型和蠕动波,肠鸣音增强,膈肌上抬可致呼吸困难。

2.呕吐、营养不良、发育迟缓

由于功能性肠梗阻,可出现呕吐,量不多,呕吐物含少量胆汁,严重者可见粪液。由于腹胀、呕吐、便秘使患儿食欲下降,影响营养吸收致营养不良、发育迟缓。

3.并发症

患儿常并发小肠结肠炎、肠穿孔及继发感染。

(三)辅助检查

1.X线

腹部立位X线片多显示低位结肠梗阻。钡剂灌肠检查可显示痉挛段及其上方的扩张肠管,排钡功能差。

2.活体组织检查

取直肠黏膜或直肠壁肌层组织检查,多提示无神经节细胞。

3.肌电图检查

可见低矮波形,频率低,不规则,峰波消失。

(四)心理-社会状况

评估患儿家长对疾病的心理反应和应对能力、对知识的理解能力;患儿家长是否得到和疾病、治疗护理等相关的健康指导。

五、常见护理诊断/问题

(一)便秘

与远端肠段痉挛、低位性肠梗阻有关。

(二)营养失调

低于机体需要量与便秘、腹胀引起食欲减退有关。

(三)生长发育迟缓

与腹胀、呕吐、便秘使患儿食欲减退,影响营养物质吸收有关。

(四)知识缺乏

家长缺乏疾病治疗及护理的相关知识。

六、预期目标

1.患儿腹胀、便秘等逐渐减轻或消失。

2.家长能对患儿进行合理喂养,体重逐渐恢复。

3.生长发育各项指标逐渐达到正常。

4.家长能掌握先天性巨结肠的治疗及护理等知识。

七、护理措施

(一)术前护理

1.清洁肠道、解除便秘

口服缓泻剂、润滑剂,帮助排便;使用开塞露、扩肛等刺激括约肌,诱发排便;部分患儿需用生理盐水进行清洁灌肠,每日 1 次,肛管插入深度要超过狭窄段肠管,忌用清水灌肠,以免发生水中毒。

2.改善营养

对存在营养不良、低蛋白血症者应加强支持疗法。

3.观察病情

特别注意有无小肠结肠炎的征象,如高热、腹泻、排出奇臭粪液,伴腹胀、脱水、电解质紊乱等,并做好术前准备。

4.做好术前准备

清洁肠道;术前 2 天按医嘱口服抗生素,检查脏器功能并作相应处理。

(二)术后护理

1.常规护理

禁食至肠蠕动功能恢复;胃肠减压防止腹胀;记尿量;更换伤口敷料以防感染;按医嘱应用抗生素。

2.观察病情

观察体温、大便情况,如体温升高、大便次数增多,肛门处有脓液流出,直肠指检可扪及吻合口裂隙,表示盆腔感染;如术后仍有腹胀,并且无排气、排便,可能与病变肠段切除不彻底,或吻合口狭窄有关,均应及时报告医师进行处理。

(三)健康教育

1.术前向家长说明选择治疗方法的目的,消除其心理负担,争取对治疗和护理的支持与配合。

2.指导家长术后 2 周左右开始每天扩肛 1 次,坚持 3～6 个月,同时训练排便习惯,以改善排便功能,如不能奏效,应进一步检查和处理。

3.定期随诊,确定是否有吻合口狭窄。

八、护理评价

经过治疗及护理,患儿腹胀、便秘是否逐渐减轻或消失;家长是否能对患儿进行合理喂养,体重是否逐渐恢复;生长发育各项指标是否逐渐达到正常;家长是否掌握先天性巨结肠的治疗及护理等知识。

第十节　　出血性疾病

一、免疫性血小板减少症患儿的护理

免疫性血小板减少症(immune thrombocytopenia,ITP),既往也称为特发性血小板减少性紫癜,是儿童最常见的出血性疾病,系血小板免疫性破坏,外周血中血小板减少而引起的出血性疾病。主要临床特点为皮肤、黏膜自发性出血、血小板计数减少、出血时间延长和血块收缩不良。按其起病缓急可分为急性及慢性两型,急性型多见于儿童,慢性型多见于成人,以女性常见。

(一)病因及发病机制

免疫因素的参与可能是 ITP 发病的重要原因。病毒感染后机体产生相应的抗体——血小板相关性抗体(PAIgG)。抗体与血小板膜发生交叉反应,使血小板受到损伤而被单核吞噬细胞系统吞噬。

此外,抗原-抗体复合物可附着于血小板表面,使血小板容易被单核吞噬细胞系统吞噬和破坏。抗血小板抗体同样作用于骨髓中的巨核细胞,导致巨核细胞成熟障碍。此外,还可继发于疫苗接种、感染(CMV、Hp、HCV、HIV 等)、抗磷脂综合征、SLE、免疫缺陷病、药物、骨髓移植的副作用等。

(二)治疗要点

1.一般治疗

急性期出血明显者应卧床休息,减少活动,避免外伤。忌用抑制血小板功能的药物,如阿司匹林和非甾体类抗感染药。

2.糖皮质激素

常用泼尼松口服治疗。严重出血者,可用冲击疗法。

3.抗 CD20 单克隆抗体

静脉滴注每周 1 次,共 4 次。

4.血小板生成素(TPO)受体激动剂

多应用于慢性 ITP。

5.输血小板和红细胞

严重出血危及生命时可输血小板。但尽量少输,因反复输注可产生抗血小板抗体。贫血者可输浓缩红细胞。

6.手术治疗

脾脏切除后血小板抗体生成可减少,血小板数量可提高,为慢性、难治性 ITP 治疗的有效手段。

7.免疫抑制剂

包括环孢素、长春新碱、环磷酰胺和硫唑嘌呤等。

(三)护理评估

1.健康史

了解患儿发病前情况,有无病毒感染史;近期是否接种疫苗,家族中有无出血性疾病史,评估生长发育水平,以往住院史。

2.身体状况

本病分为急性型和慢性型。多见于 1～5 岁儿童,起病前 1～3 周常有病毒感染史。

急性型起病急骤,多数患者发病前无任何症状,以自发性皮肤和黏膜出血为突出表现,多为针尖大小的皮内和皮下出血点,或为瘀斑和紫癜,四肢多见,尤其是在容易碰撞的部位。鼻出血、牙龈出血及舌出血常见,偶见便血、血尿和颅内出血。出血严重者可伴贫血。肝脾偶见轻度肿大。急性型病程多在 4～6 周恢复,10%～20% 患者病程超过半年转为慢性。

3.辅助检查

(1)外周血常规:血小板计数 $<100\times10^9/L$,血小板平均体积增大;血小板功能一般正常。

(2)骨髓象:急性型骨髓巨核细胞数量轻度增多或正常,慢性型骨髓巨核细胞数显著增多;巨核细胞发育成熟障碍,产生血小板的巨核细胞显著减少,细胞质中有空泡形成、颗粒减少或量少。

(3)血小板抗体测定:血小板相关免疫球蛋白(PAIgG)增高。

(4)其他检查:出血时间延长,血块收缩不良,束臂试验阳性。

4.心理—社会状况

评估患儿及家长对免疫性血小板减少症病因及防护知识的了解程度,有无家族史,家长及患儿对此病的反应,有无焦虑、恐惧情绪。

(四)常见护理诊断/问题

1.组织完整性受损

与血小板减少出血有关。

2.有出血的危险

与血小板减少有关。

3.有感染的危险

与使用糖皮质激素、免疫抑制剂有关。

4.焦虑

与担心疾病迁延不愈有关。

(五)预期目标

1.患儿出血停止,皮肤瘀点、瘀斑消失。

2.患儿住院期间不发生严重的出血。

3.患儿住院期间不发生感染。

4.患儿焦虑减轻,对疾病有正确的认识。

(六)护理措施

1.止血

对口腔和鼻腔出血,采用 1% 的麻黄碱或 0.1% 的肾上腺素棉球、纱条或吸收性吸收性明胶海绵压迫止血,必要时遵医嘱输注血小板。

2.预防出血

(1)避免外伤:避免造成身体损伤的一切因素,如剪短指甲,防止抓伤皮肤;禁用牙签剔牙或用硬毛牙刷刷牙;避免对抗性体育运动,如扑打、拳击、骑自行车或滑板、登山等;衣着应宽松。

(2)注意环境安全,床头、床栏及家具的尖角用软垫包裹,避免接触锐利器械和玩具。

(3)根据病情可选用含高蛋白、高维生素、少渣流食、半流食或普食。

(4)如采取肌内注射或深静脉穿刺抽血,应延长压迫时间,以免形成深部血肿。避免使用可能引起血小板减少或抑制其功能的药物,如阿司匹林、双嘧达莫、吲哚美辛、保泰松、右旋糖酐等。

(5)因便秘、剧烈咳嗽时会引起血压升高,诱发颅内出血,故便秘时要用泻药或开塞露,剧咳者可用抗生素及镇咳药积极治疗。

3.密切观察病情变化,预防感染

(1)观察皮肤瘀点(瘀斑)变化,观察有无其他出血情况发生,如便血、尿血等。

(2)监测生命体征,观察面色、神志情况。

(3)患儿住单间或与感染患儿分室居住。保持出血部位清洁,注意个人卫生。

4.用药护理

(1)肾上腺糖皮质激素:长期服用大剂量糖皮质激素易出现库欣综合征、高血压、感染、血糖增高等,用药期间向患者及家属解释药物副作用。还应定期为患者检查血糖、血压、白细胞计数,发现血糖增高、血压升高或感染迹象,应及时报告医生。

(2)遵医嘱输血时,注意监测输血反应,如发热、寒战等。

5.心理护理

向患者及家属讲述本病为慢性病,病程易反复,使其了解疾病的特点,通过避免诱因可减少发作,以缓解患者的焦虑,增强治病信心。

6.健康教育

(1)向患者及家属介绍本病的知识,服用肾上腺糖皮质激素的副作用,注意保暖,预防感染的重要性。

(2)指导患儿适度活动,避免对抗性运动,预防各种外伤;血小板在 $50 \times 10^9/L$ 以下时,不要做强体力活动。

(3)教育家长及患儿避免使用可能引起血小板减少或抑制其功能的药物,如阿司匹林、双嘧达莫、吲哚美辛、保泰松、右旋糖酐等。教会家长识别出血的征象和正确加压止血方法。

(4)定期门诊复查血小板计数、血糖等。

(七)护理评价

经过治疗及护理,患儿的出血是否停止;是否发生感染;家长及患儿是否能合理安排患儿的活动;是否了解使用药物的知识。

二、血友病患儿的护理

血友病(hemophilia)是一组由血液中某些凝血因子的缺乏而导致严重凝血障碍的遗传性出血性疾病,包括血友病 A 型(第Ⅷ因子缺乏症)、血友病 B 型(第Ⅸ因子缺乏症)。表现为患儿轻度外伤后出血不止。我国的血友病中,血友病 A 型最常见。

(一)病因及发病机制

血友病 A 型、B 型均属于性连锁隐性遗传性疾病,由女性传递。致病基因位于女性 X 染色体上,也就是女性携带基因,导致下一代男性发病,而下一代女性均为正常人。常见的遗传模式是女性从上一代获得发病基因(携带者,不发病),然后遗传给下一代男性,也称"隔代遗传"。

因子Ⅷ和因子Ⅸ缺乏均可使凝血过程第一阶段中的凝血活酶生成减少,引起血液凝固障碍,导致出血倾向。

(二)治疗要点

1.替代治疗

(1)尽快输注凝血因子:血友病 A 应用因子Ⅷ浓缩制剂,每 12 小时输注 1 次。血友病 B 应用因子Ⅸ制剂、凝血酶原复合物或用新鲜冰冻血浆。

(2)冷沉淀:由血浆制成,可用于血友病 A 的治疗。

(3)凝血酶原复合物:用于血友病 B 的治疗。

(4)输血浆或新鲜全血:一般按 1mL 新鲜血浆含凝血因子 1U 计算,每输入 1mL/kg 血浆,可提高患者因子Ⅷ或因子Ⅸ水平 2% 和 1%。

2.局部止血

压迫止血、加压包扎。

3.药物治疗

止血药物应用:1-脱氧-8 精氨酸加压素缓慢静脉注射;达那唑和复方炔诺酮有减少血友病甲患儿出血的作用。

4.预防治疗

预防治疗以维持正常关节和肌肉功能为目标,血友病 A 型患者:因子Ⅷ制剂 10U/kg,每周 2 次;血友病 B 患者:因子Ⅸ制剂 10U/kg,每周 1 次。

5.预防出血

对活动性出血的患儿,应限制其活动范围和活动强度。一般血友病患者,应避免剧烈或易致损伤的活动,减少出血的危险。尽量避免肌内注射和手术,必须手术时应补充所缺乏的凝血因子。

6.物理治疗和康复训练

在非出血期积极、适当的运动对维持身体肌肉功能正常并保持身体平衡至关重要。

(三)护理评估

1.健康史

(1)评估患儿的年龄、营养状态及活动能力,关节活动情况,家族中其他人发病情况。

(2)了解患儿既往发病情况,有无出血情况。

2.身体状况

血友病 A 型和 B 型大多在 2 岁时发病。本组疾病的主要表现为出血症状,终生有轻微损伤或小手术后长时间出血倾向为其特征。

(1)皮肤、黏膜出血:皮下组织、口腔、齿龈黏膜出血常见。出血轻重程度与血友病类型及相关因子缺乏程度有关。血友病 A 型出血较重,血友病 B 型则较轻。血友病的出血多为自发性或轻度外伤、小手术后(如拔牙、扁桃体切除)出血不止。也可发生鼻出血、咯血、呕血、黑便、血便和血尿、颅内出血等。

(2)关节积血:关节积血是血友病最常见的临床表现,多见于膝关节,其次为踝、髋和肘关节最常受累,且在同一部位反复发生。关节出血可分为 3 期:

1)急性期:因关节腔及周围组织出血,导致局部红、肿、热、痛和功能障碍。关节多处于屈曲位。

2)关节炎期:初发血肿可于数日或数周内完全吸收,疼痛消失,功能恢复。反复关节出血,血肿吸收不全,可致骨质和肌肉破坏,导致慢性关节炎、滑膜增厚。

3)后期:关节纤维化,或关节强直畸形、功能丧失,肌肉萎缩。膝关节反复出血,导致膝屈曲、外翻、腓骨半脱位,患儿表现为特征性血友病步态。

(3)肌肉出血和血肿:重症患者可发生肌肉出血和血肿,深部肌肉出血可形成血肿,导致局部肿痛和活动受限,引起局部缺血性损伤和纤维变性。

3.辅助检查

(1)筛选试验:凝血时间延长、部分凝血活酶时间延长、凝血酶原消耗不良及简易凝血活酶生成试验异常,有助于血友病的诊断及分型。

(2)确诊试验:通过凝血活酶生成试验及纠正试验,可确定血友病的分型。

(3)测定凝血因子:FⅧ、C、FⅪ抗原及活性测定。

(4)基因诊断:多用于产前诊断或血友病携带者监测。

4.心理—社会状况

评估患儿及家长对血友病病因及处理知识的了解程度、家庭经济状况、父母受教育水平，评估患儿及家长是否因疾病不能治愈产生悲观、甚至厌世情绪。

(四)常见护理诊断/问题

1.组织完整性受损

与凝血因子缺乏致出血有关。

2.疼痛

与关节腔出(积)血及皮下、肌肉血肿有关。

3.躯体活动障碍

与关节腔出血、肿痛、活动受限及关节畸形、功能丧失有关。

4.潜在并发症

颅内出血。

5.无望感

与疾病不能治愈有关。

(五)预期目标

1.患儿出血停止。

2.患儿疼痛减轻。

3.患儿能逐渐恢复日常活动。

4.住院期间患儿不发生危及生命的出血。

5.患儿能接受患病事实，未出现无望感。

(六)护理措施

1.防治出血

(1)预防出血：①急性期卧床休息，减少活动，避免损伤，不接触锐利物品。②注意口腔卫生，用软毛刷刷牙，禁用牙签，防止牙龈出血；禁挖鼻孔，每日早晚各1次用液状石蜡或氯己定涂鼻。③尽量避免肌内注射和深部组织穿刺。必需肌内注射时，应采用细小针头，注射后延长按压时间，约10~15分钟。患儿因各种原因必须手术治疗时，应选择全身麻醉，不宜行局部或神经阻滞麻醉，禁忌采用深部阻滞麻醉。

(2)止血：①局部压迫：如皮肤出血可行加压包扎止血；口腔、鼻黏膜出血可用棉球、吸收性明胶海绵浸肾上腺素或新鲜血浆填塞；云南白药、三七粉局部使用可达局部止血作用。关节和肌肉血肿早期，可用弹性绷带加压包扎出血，并抬高患肢保持在功能位。②尽快输注所缺乏的凝血因子，密切观察生命体征变化，及早发现内脏及颅内出血，以便组织抢救。

2.减轻疼痛

用冰袋冷敷出血部位，限制其活动。遵医嘱使用镇痛药，避免使用阿司匹林和非甾体类抗感染药。

3.预防致残

关节出血停止、肿痛消失后，可作适当的关节活动，以防长时间关节固定造成畸形和僵硬。对因反复出血已致慢性关节损害者，需指导其进行康复锻炼。

4.密切观察病情变化

观察生命体征、神志、皮肤黏膜瘀斑瘀点增减及血肿消退情况,记录血压变化及出血量,及时发现内脏及颅内出血,并积极组织抢救。

5.心理护理

鼓励年长儿参与自身的日常生活护理,增强自信心和自我控制感。提供适龄的游戏活动,安排同伴探望,减轻孤独感。与患儿讨论疾病,并支持孩子做出选择,这有助于孩子的成长。告知如积极配合治疗和预防出血,生活基本和正常人一样。

6.健康教育

(1)指导家长了解本病的预防知识,为患儿提供安全的活动环境,如较硬的平面放置软垫,并告知学校其病情,以配合限制活动。

(2)指导家长对患儿出血症状的观察,如黑色柏油样便提示消化道出血,睡眠时过多地吞咽动作可提示鼻腔出血。教会家长及年长儿必要的应急护理措施如局部止血法,以便能得到尽快处理。

(3)鼓励患儿规律、适度的运动,增强关节周围肌肉的力量和强度,延缓出血或使出血局限化。

(4)对家长进行遗传咨询。基因携带者孕妇应行产前基因分析检查。

(5)忌用抑制血小板的药物,如阿司匹林、吲哚美辛、双嘧达莫等。

(七)护理评价

经过治疗及护理,患儿的出血是否逐渐减轻;疼痛是否减轻;血肿是否得到吸收;是否逐渐恢复活动,能否参加康复锻炼;家长及患儿是否掌握疾病的防护知识。

第十一节　麻疹

麻疹(measles)是由麻疹病毒引起的一种急性出疹性呼吸道传染病,临床上以发热、结膜炎、流涕、咳嗽、口腔麻疹黏膜斑(又称柯氏斑 Koplik'sspots)及全身斑丘疹为主要表现,疹退后糠麸样脱屑并留有色素沉着为主要表现。本病传染性极强,易并发肺炎。病后免疫力持久,大多终身免疫。

一、病因和病理生理

麻疹系全身性疾病,当病毒侵袭任何组织时均出现多核巨细胞(Warthin－Finkeldeygiant cells)是其病理特征。皮疹处见典型上皮合胞体巨大细胞,并见角化不全和角化不良,海绵层细胞间水肿和细胞内水肿;表面血管扩张伴周围少量淋巴细胞与组织细胞浸润。颊黏膜下层的微小分泌腺炎症致浆液性渗出及内皮细胞增生而形成麻疹黏膜斑。

病程中出现两次病毒血症:病毒经鼻咽部侵入,在局部上皮细胞内繁殖,而后播散到局部淋巴组织,在感染后第2～3天形成第一次病毒血症;此后病毒在局部和远处器官的单核一吞噬细胞系统内繁殖,大量病毒再次侵入血流,造成第二次病毒血症(感染后第5～7天),随后病毒到达皮肤和内脏,引起全身广泛性损害而出现一系列临床表现如高热和出疹。至感染第15~17天,病毒血症逐渐消失,器官内病毒快速减少至消除。

麻疹病毒属于副粘病毒科麻疹病毒属。已发现8个不同基因组共15个基因型,但仅有一个血清型。麻疹病毒体外生存力弱,对热(56℃、30分钟)、酸(pH<4.5)、紫外线和消毒剂均敏感,但在低温下能长期存活。

二、流行病学

患者是唯一的传染源,从眼结膜及鼻咽分泌物、血和尿中排出病毒。主要通过直接接触和呼吸道分泌物飞沫传播。自出疹前5天至后4天传染性最强。有并发症者传染性可延长至出疹后10天。

应用麻疹疫苗前,麻疹呈周期性流行,患者多为9岁以下儿童。广泛使用麻疹疫苗后,流行形式主要为散在发病。近年来,8月龄以下和15岁以上年龄组发病明显增加。

三、治疗要点

治疗原则:无特效抗病毒药物,主要为加强护理,防治并发症。

(一)对症治疗

体温超过40℃者酌情给予小量(常用量的1/3~1/2)退热剂,咳嗽剧烈时可服镇咳祛痰剂或雾化吸入,伴有烦躁不安或惊厥者给予镇静剂。注意补充维生素,尤其是维生素α和D。保持水、电解质及酸碱平衡,必要时静脉补液。

(二)并发症治疗

根据各种并发症,给予相应治疗。

四、护理评估

(一)健康史

评估患儿的年龄、营养状况及既往疾病病史。了解既往有无传染病患者的接触史;是否接种过麻疹疫苗及接种时间。近期有无接受过主动或被动免疫,如注射丙种球蛋白等。

(二)身体状况

评估有无发热、喷嚏、流涕、咳嗽等上呼吸道感染症状,有无流泪、畏光,口腔有无麻疹黏膜斑。注意有无皮疹,皮疹的性质、分布、颜色,疹间皮肤是否正常,以及出疹的顺序。有无肺炎、喉炎、脑炎等并发症表现。

1.典型麻疹

(1)潜伏期:为6~21天,一般为10~14天,免疫者可延长至28天。

(2)前驱期:发热开始至出疹,持续3天。主要症状有:

1)发热:为首发症状,热型不定,多为中度以上发热。

2)结膜炎:充血、流泪、畏光。

3)上呼吸道感染症状:在发热同时出现喷嚏、流涕、干咳等。

4)麻疹黏膜斑:为麻疹的特征体征。在发疹前1~2天出现,为灰白色斑点(直径0.5~1mm),初见于两侧颊黏膜上相对于下白齿对应处,周围有红晕,常迅速增多,部分可融合,于出疹后2~3天内消失。

(3)出疹期:持续3~5天。皮疹先见于耳后、发际、颈部到颜面部,然后从上而下延至躯干、四肢,最后到手掌、足底。皮疹初为玫瑰色斑丘疹,疹间可见正常皮肤,逐渐融合成片,转为暗红。出诊时,全身中毒症状加重,体温升高、咳嗽加剧,肺部可闻干、湿性啰音,伴嗜睡或烦躁。

(4)恢复期:一般为 3~5 天。皮疹按出疹先后顺序消退,消退处可有糠麸样脱屑及淡褐色色素沉着,1~2 周后完全消失。体温随之下降,全身情况好转,呼吸道症状也逐渐消失。

2.其他类型麻疹

(1)轻型麻疹:见于体内尚有一定免疫力者。潜伏期延长,前驱期症状轻,麻疹黏膜斑不典型或不出现,皮疹稀疏、色淡,疹退后可见脱屑,但可不遗留色素沉着,无并发症。

(2)重型麻疹:见于体弱、有严重继发感染者。表现为起病即高热持续 40℃ 或体温不升。中毒症状重,皮疹密集融合,或疹出不透,或皮疹骤退,或皮疹呈出血性,并伴有黏膜和消化道出血。

(3)注射过麻疹减毒活疫苗的患儿还可出现皮疹不典型的异型麻疹(非典型麻疹综合征),再次感染者常无典型的黏膜斑,患儿持续高热、肌痛、乏力、头痛或伴有四肢水肿。

3.常见并发症

(1)肺炎:是最常见、较严重、病死率高的并发症。原发性肺炎在病程早期发生,常在出疹及体温下降后消散,但免疫缺陷患儿预后较差,病死率高。继发细菌感染性肺炎,常见肺炎链球菌、流感杆菌、金黄色葡萄球菌或腺病毒等,多发生于出疹期。

(2)喉炎:原发于麻疹病毒,或继发细菌感染所致,可有声音嘶哑、犬吠样咳嗽,可致气道阻塞,严重者可窒息死亡。

(3)麻疹脑炎:大多发生在出疹后 2~6 天或前驱期或恢复期,其临床表现和脑脊液检查同一般病毒性脑炎。脑炎的轻重与麻疹轻重无关,与其他病毒性脑炎相似,但病死率高,后遗症多。

(三)辅助检查

1.一般检查

血白细胞总数减少,出疹期间淋巴细胞相对增多。

2.病原学检查

发热期间从患儿呼吸道分泌物中分离出麻疹病毒,或用免疫荧光法从呼吸道分泌物或尿沉渣脱落细胞检测到麻疹病毒抗原。

3.血清学检查

多采用酶联免疫吸附试验(ELISA 法)进行麻疹病毒特异性 IgM 抗体检测,可诊断急性期感染。

(四)心理-社会状况

评估患儿及其父母的心理状况、对疾病的应对方式;了解家庭对疾病的了解程度、防治态度。

五、常见护理诊断/问题

(一)体温过高

与麻疹病毒感染有关。

(二)有皮肤完整性受损的危险

与皮疹有关。

(三)营养失调

低于机体需要量,与食欲下降、高热消耗增加有关。

(四)潜在并发

肺炎、脑炎、喉炎。

六、预期目标

1.患儿体温降至正常范围。

2.患儿皮疹消退,皮肤完整。

3.患儿住院期间体重不明显下降。

4.患儿不发生并发症或并发症得到及时发现和处理。

七、护理措施

(一)维持体温正常

1.卧床休息

卧床休息至皮疹消退、体温正常为止。保持室内空气新鲜,每日至少开窗通风2次。温湿度适宜,衣被合适保持衣物清洁、干燥。

2.监测体温

高热时,可温盐水灌肠,给予小剂量退热剂降温,切忌退热幅度过大引起虚脱。

(二)皮肤护理

1.保持皮肤清洁,勤换内衣,及时评估出疹情况,勤剪指甲,避免患儿抓伤皮肤引起继发感染。

2.多饮水,并用生理盐水漱口,保持口腔清洁;室内应保持光线柔和,可用生理盐水清洁双眼,去除分泌物,再滴入抗生素眼药水或眼膏,同时加服鱼肝油预防干眼症;防止眼泪或呕吐物流入耳道,引起中耳炎;及时清除鼻痂,保持鼻腔通畅。

(三)合理营养

给予清淡、易消化、营养丰富的流食、半流食,如牛奶、豆浆等,少量多餐。鼓励多饮水,利于退热和加速代谢。恢复期应添加高蛋白、高能量及多种维生素的食物,无须忌口。

(四)密切观察病情变化

密切观察患儿生命体征、神志、肺部体征,及时发现并发症表现并及时处理。出现抽搐、嗜睡、脑膜刺激征等为脑炎的表现;出现声嘶、气促、吸气性呼吸困难、三凹征等为并发喉炎的表现;出现高热不退、咳嗽加剧、呼吸困难及肺部细湿啰音等为并发肺炎的表现。

(五)控制感染传播

1.控制传染源

采取呼吸道隔离至出疹后5天,并发肺炎者延长至出疹后10天。密切接触的易感儿,应隔离观察3周,若接触后接受过免疫抑制剂者则延至4周。

2.切断传播途径

病室每日通风换气,并用紫外线消毒患儿房间。患儿衣物在阳光下曝晒2小时,限制易感患儿探视。医护人员接触患儿前后应洗手、更换隔离衣或在空气流动处停留半小时。

3.保护易感人群

8个月以上未患过麻疹者均应接种麻疹减毒活疫苗,7岁时进行复种。流行期间可应急接种,体弱易感儿接触麻疹5天内注射丙种球蛋白可预防患病,接触5天后注射只能减轻症状。流行期易感儿应尽量避免去公共场所。托幼机构应加强晨间检查。

(六)健康教育

应向家长讲解麻疹的流行特点、临床表现、并发症和预后,使其有充分的心理准备,积极配合治疗。无并发症的患儿可在家中护理,指导家长做好消毒隔离、皮肤护理以及病情观察等,防止继发感染。

八、护理评价

经过治疗及护理,患儿体温是否降至正常;皮疹是否出齐,皮肤是否完整;是否合并其他感染;患儿家长是否了解麻疹的有关知识,能否配合做好消毒隔离、皮肤护理等。

第十二节　猩红热

猩红热(scarlet fever)是由化脓性链球菌(A组β型溶血性链球菌)感染引起的以红色砂纸样皮疹为特征性临床表现的急性呼吸道传染病。临床特征是突起发热、咽峡炎、全身猩红热皮疹和疹退后明显的脱屑,少数患儿病后可引起风湿热和急性肾小球肾炎。

一、病因和病理生理

(一)病因

化脓性链球菌属于链球菌属,革兰染色阳性,无动力,无芽孢,无鞭毛,球形或卵圆形,在血培养基中生长良好,并产生完全溶血。

化脓性链球菌在环境中生存力强,可寄存在人体口咽部,在痰及脓液中可生存数周,但对热及干燥环境抵抗力弱,加热至56℃30分钟及一般消毒剂均可灭活。

(二)发病机制与病理

溶血性链球菌从呼吸道侵入咽、扁桃体,引起局部炎症,表现为扁桃体周围脓肿、中耳炎、淋巴结炎、蜂窝织炎,并可向邻近组织扩散,亦可通过血行播散。炎症病灶处溶血性链球菌产生红斑毒素,可引起真皮层毛细血管充血、水肿、炎症细胞浸润等,形成猩红热样皮疹。恢复期表皮细胞角化过度,并逐渐脱落,形成脱屑。舌乳头红肿突起,形成杨梅舌。受毒素影响,肝、脾、淋巴结均可见不同程度的充血和脂肪变性。感染后2~4周,个别患儿可出现心、肾或滑膜组织等处非化脓性病变。

二、流行病学

患者和带菌者是主要传染源。发病前24小时至疾病高峰时期的传染性最强,口咽部、鼻腔和唾液中含有大量细菌,至恢复期1~3周内仍具有传染性。主要经空气飞沫传播或直接密切接触传播。人群普遍易感,全年均可发病,但以冬春季多见。任何年龄均可发病,多见于学龄前和学龄儿童。

三、治疗要点

(一)一般治疗

休息;发热、咽痛期间可给予流质或半流质饮食,保持口腔清洁;高热患儿给予物理或药物降温。

(二)抗菌治疗

化脓性链球菌对青霉素高度敏感,是治疗猩红热的首选药物,能预防急性肾小球肾炎、风湿热的发生,治疗开始愈早,预防效果愈好。青霉素剂量每日 5 万~20 万 U/(kg·d)静脉点滴,每 4~6 小时一次,疗程 10~14 天。对青霉素过敏者可选用头孢菌素。

四、护理评估

(一)健康史

评估患儿的年龄、营养状况及既往疾病病史。了解既往有无传染病患者的接触史;如有,接触方式是什么;近期有无接受过主动或被动免疫,如注射丙种球蛋白等。

(二)身体状况

1.潜伏期

1~7 天,通常为 2~4 天。

2.前驱期

一般不超过 24 小时。起病急骤,有畏寒、发热,体温高低不一,同时伴头痛、全身不适、恶心、呕吐及食欲缺乏等中毒症状。咽及扁桃体红肿可伴黄白色渗出物,有疼痛。颈及颌下淋巴结肿大,有压痛。

3.出疹期

皮疹多数在发病后第 1~2 天出现,从耳后、颈底及上胸部开始,迅速由上向下蔓及全身。典型的皮疹为在全身皮肤充血发红的基础上散布着针尖大小密集而均匀的点状充血性红疹,呈鸡皮样,扪之有砂纸样感觉,有痒感,可融合成片。以手按压则红色可暂时消退数秒钟,出现苍白手印,此种现象称为贫血性皮肤划痕,为猩红热的特征之一。在颈部、腋窝及腹股沟皮肤皱褶处,皮疹密集成线,压之不退,称为帕氏线,为猩红热的特征之二。病初患儿舌部白苔样覆盖物,舌乳头红肿,称为"草莓舌",为猩红热的特征之三。部分病例还可出现口周苍白区,称为环口苍白圈。

4.恢复期

皮疹于 3~5 天后颜色转暗,逐渐隐退,并按出疹顺序脱屑或脱皮,皮疹愈多愈密,脱屑愈明显。轻者呈细屑状或片状,重者手掌和足底可呈套状脱皮,以指(趾)部明显。全身中毒症状及局部炎症也很快消退,此期 1 周左右。

(三)辅助检查

1.血常规

白细胞计数增加,以中性粒细胞为主,严重患者可出现核左移及中毒颗粒。

2.快速抗原测定

常采用胶体金法快速检测咽拭子、尿液、脑脊液和伤口分泌物样本中链球菌抗原,有助于早期诊断。

3.细菌培养

使用抗生素前,取扁桃体或伤口等处分泌物做细菌培养,可分离出化脓性链球菌。

(四)心理－社会状况

评估患儿及其父母的心理状况、对疾病的应对方式和担忧;了解家庭对疾病的了解程度、居住环境、家庭经济状况、防治态度;评估患儿有无因进入陌生的住院环境而产生焦虑和恐惧。

五、常见护理诊断/问题

(一)体温过高

与毒血症有关。

(二)皮肤完整性受损

与猩红热皮疹有关。

六、预期目标

1.患儿体温降至正常范围。

2.患儿皮疹消退,皮肤完整。

七、护理措施

(一)维持正常体温

1.卧床休息,恢复期可逐渐增加活动量。衣被合适,保持清洁干燥。

2.高热可用物理降温,必要时遵医嘱使用药物退热。室内定时通风换气,保持温湿度适宜。

(二)皮肤护理

1.皮肤护理

剪短指甲,避免患儿抓伤皮肤引起继发感染。保持皮肤清洁,勤换内衣。对半脱的大片状脱皮可用消毒剪刀剪除,切忌强行撕脱,以免出血和继发感染。沐浴时避免水温过高,忌用刺激性强的肥皂或沐浴液。

2.口腔护理

鼓励患儿多饮水或以温生理盐水漱口。给予营养丰富、含维生素且易消化的流质、半流质饮食或软食,避免生、酸、辛、硬等刺激性的食物,及时评估咽痛的程度。

(三)控制感染传播

明确诊断后及时隔离,隔离期限至少为1周。不需住院患儿,应在家中隔离治疗。密切接触者可做咽拭子培养。对可疑病例,也应及时采取隔离措施。

(四)健康教育

应向家长介绍疾病特点,做好卫生宣教,使其平时注意患儿个人卫生,勤晒被褥。注意室内空气流通,流行期间易感患儿应避免到人群密集的公共场所,接触患儿应戴口罩。

八、护理评价

经过治疗及护理,患儿体温是否降至正常;皮肤黏膜是否完整;患儿家长是否了解猩红热的有关知识,能否配合做好消毒隔离、皮肤护理等。

第十三节　结核病

一、概述

结核病(tuberculosis)是由结核杆菌感染引起的一种慢性感染性疾病。结核病的病原菌于 1882 年由 Koch 在患者痰中发现,形如杆状,故称结核杆菌。全身各脏器均可累及,以肺结核最常见。人群普遍易感,尤其是儿童。全球大约有 130 万结核病患儿,每年约 40 万～50 万儿童死于结核病。营养不良,卫生保健条件差,对结核患者管理不善,防治措施不利,耐药结核杆菌和人类免疫缺陷病毒流行是结核病高发的原因。

(一)病因和病理生理

1.病因

结核菌属于分枝杆菌属,又称结核分枝杆菌。革兰染色阳性,染色过程中呈抗酸性,分为 4 型:人型、牛型、鸟型和鼠型。引起人类致病的主要是人型,其次是牛型。结核杆菌属需氧菌,外界环境中可长期存活并保持致病力,在阳光直射下或紫外线照射下可死亡。痰液中的结核杆菌用 5％苯酚或 20％漂白粉须经 24 小时处理才被杀灭。

2.发病机制和病理

结核分枝杆菌感染的病理变化和表现取决于机体免疫反应。一般将以抗菌为核心的免疫反应称为保护性免疫反应,将组织坏死为特征的病原性免疫反应称为变态反应。保护性反应以 T 细胞免疫为主,通过细胞免疫应答使 T 淋巴细胞致敏,致敏的淋巴细胞释放一系列细胞因子,激活并汇集吞噬细胞于病灶处,产生足够的水解酶和杀菌素,吞噬和杀灭大部分结核杆菌。近年研究表明,保护性免疫反应和变态反应在感染后 4～8 周形成,是两种不同的免疫学反应。当细菌量多、毒力强或感染后期,以变态反应为主。当细菌量少,毒力低或感染早期,以保护性反应为主。

结核病具有增生、渗出和干酪性坏死三种基本病理变化。当细菌量少而组织敏感性高时,就形成由淋巴细胞、吞噬细胞和成纤维细胞组成的肉芽肿;当细菌量多、组织敏感性高时,则组织坏死不完全而产生干酪样物质;当细菌量多而组织敏感性低时,可引起感染播散和局部组织破坏。

(二)流行病学

儿童结核病多由患活动性肺结核患者传染而来,尤其是痰菌阳性者。传播途径主要是通过呼吸道,少数经消化道传染者,经皮肤或胎盘传染者少见。儿童结核病的感染率随着年龄增长而升高,患病率则年龄越小越高。新生儿对结核菌非常敏感,儿童发病与否主要取决于:①结核菌的毒力及数量;②机体抵抗力的强弱;③遗传因素与本病的发生亦有一定关系。由于卡介苗的广泛接种,大大降低了儿童结核的发病率和病死率。

(三)治疗要点

治疗原则:①早期治疗;②适宜剂量;③联合用药;④规律用药;⑤坚持全程;⑥分段治疗。

1.常用的抗结核药物

(1)杀菌药物:①全杀菌药物:对细胞内、外处于生长繁殖期的细菌和干酪病灶内代谢缓慢的细菌均有杀灭作用,如异烟肼(INH)和利福平(RFP);②半杀菌药物:杀灭在不同环境中生长、分裂、繁殖活跃的结核菌,如链霉素(SM)适于碱性环境,吡嗪酰胺(PZA)适于酸性环境。

(2)抑菌药物:如乙胺丁醇(EMB),WHO 已将其列为一线药物,在短程化疗中取代了链霉素。

(3)针对耐药菌株的几种新型抗结核药:①复合剂型:如 rifamate(内含 INH150mg 和 RFP300mg);rifater(内含 INH、RFP 和 PZA);②衍生物:如利福喷汀(rifapentine),是一种长效利福霉素的衍生物,对利福霉素以外的耐药结核杆菌有较强的杀菌作用;③新的化学制剂:如力排肺疾(dipasic),是一种合成的新抗结核药物,可延迟 INH 的抗药性。

2.抗结核治疗方案

(1)标准疗法:一般用于无明显自觉症状的原发性肺结核。每日服用 INH,RFP 和(或)EMB,疗程 9～12 个月。

(2)两阶段疗法:用于活动性原发型肺结核、急性粟粒性结核病及结核性脑膜炎。①强化阶段:联用 3～4 种杀菌药物,目的在于迅速消灭生长分裂活跃的细菌,为化疗的关键阶段。②巩固治疗阶段:联用 2 种抗结核药物,目的在于消灭持续存在的细菌,巩固治疗效果,防止复发。

(3)短程疗法:为结核病现代疗法的重大进展,可选用以下几种 6 个月短程化疗方案。①2HRZ/4HR(数字为月数,下同);②2SHRZ/4HR;③2EHRZ/4HR。若无 PZA 则将疗程延长至 9 个月。

(四)辅助检查

1.细菌学检查

是确诊儿童肺结核的金标准,包括涂片抗酸染色检查和培养。儿童肺结核相对排菌少,不易查到。但重症肺结核如粟粒性肺结核、干酪性肺炎、支气管结核及继发性肺结核时,胃液或痰液涂片或培养结核分枝杆菌的阳性率较高,儿童一般需取清晨空腹胃液或痰液。连续检查 3 次以上。

2.结核菌素试验

儿童结核分枝杆菌检查阳性率较低,结核菌素试验是我国儿童结核病诊断的重要依据。儿童受结核感染 4～8 周后,做结核菌素试验即呈阳性反应。

(1)试验方法:常用的结核菌素试验为皮内注射含结核菌素 5 个单位的纯蛋白衍生物(PPD)。一般在左前臂掌侧面中下 1/3 交界处行皮内注射,使之形成直径 6～10mm 的皮丘。

(2)结果判断:48～72 小时后,一般以 72 小时为准观察反应结果。测定局部硬结的直径,取横、纵两径的平均值来判断其反应的强度。如硬结平均直径<5mm 为阴性(-),5～9mm 为阳性(+),10～19mm 为中度阳性(++),≥20mm 为强阳性(+++),如有双圈反应,或出现淋巴管炎,为极强阳性反应(++++)。

(3)临床意义:本试验的缺点是自然结核感染和卡介苗接种反应,一般认为卡介苗接种反应的硬结多小于 10mm,质软、浅红、边缘不整、持续时间短;而自然感染常为中度以上阳性,硬结坚硬、深、边缘清晰、持续时间长达 7～10 天以上,可有色素沉着。年长儿无明显临床症状仅呈一般阳性反应,表示曾感染过结核杆菌;婴幼儿尤其是未接种过卡介苗者,中度阳性反应多表示体内有新的结核病灶;强阳性反应者,表示体内有活动性结核病。

3.免疫学诊断

包括结核抗体检查和抗原检查,对儿童结核病的诊断价值不够明确,临床意义远远不及 PPD 实验。

4.影像学诊断

胸部 X 线检查是筛查儿童结核病的重要手段之一,能确定病变部位、范围、性质及进展情况,定期复查可观察治疗效果,胸部 CT 检查有利于发现隐蔽区病灶。

(五)预防

1.一般预防

平衡饮食,加强体育锻炼,增强体质;不随地吐痰;传染性的患者在隔离期不要到公共场所去活动,也不要近距离对别人咳嗽和高声谈笑;打喷嚏时要用手帕或手巾掩住口鼻,以免传染给他人;如果家中出现传染性强的排菌肺结核患儿时,家中其他成员应及时到结核病防治机构检查,以便早发现和早治疗。

2.卡介苗接种

卡介苗接种是预防儿童结核病的有效措施,接种后可使人体产生对结核分枝杆菌的抵抗力以及相当程度的免疫力,对结核病尤其是结核性脑膜炎的预防作用肯定一直作为预防结核病的有效措施。但下列情况禁止接种卡介苗:①先天性胸腺发育不全或严重联合免疫缺陷病患者;②急性传染病恢复期;③注射局部有湿疹或患全身性皮肤病;④结核菌素试验阳性。

3.预防性化疗

(1)适应证:①密切接触家庭内开放性肺结核者;②新近结核菌素试验由阴性转为阳性的自然感染者;③3 岁以内未接种过卡介苗而结核菌素试验中度阳性以上者;④结核菌素试验为阳性并有早期结核中毒症状者;⑤结核菌素试验阳性儿童,新近患麻疹、百日咳等急性传染病时;⑥结核菌素试验阳性儿童,因其他疾病需较长期使用糖皮质激素或其他免疫抑制剂治疗者。

(2)方法:异烟肼为首选方案,每日 10～20mg/kg,最大剂量每日不超过 300mg,晨起顿服,疗程 6～9 个月。

(3)是否需要预防性化疗,不可仅凭结核菌素试验反应的大小,须结合临床资料综合分析。

二、原发型肺结核

原发型肺结核(primary pulmonary tuberculosis)是结核杆菌初次侵入人体后发生的原发感染,是儿童时期肺结核的主要类型,包括原发综合征(primary complex)和支气管淋巴结核(tuberculosis of trachebronchial lymphnodes)。前者由肺原发病灶、局部淋巴结病变和两者相连的淋巴管炎组成,后者以胸腔内肿大淋巴结为主。两者除 X 线表现不同外,在临床上难以区别,故两者常并为一型,即原发型肺结核。

(一)发病机制与病理改变

结核分枝杆菌由呼吸道进入肺部后,在局部引起炎症及形成原发灶,再由淋巴管引流到局部气管旁或支气管旁淋巴结形成原发综合征。

由于原发灶常位于胸膜下,多累及胸膜。因此胸膜反应或胸膜炎也是原发综合征的组成部分。其基本病变为渗出、增生、坏死。渗出性病变以炎性细胞、单核细胞和纤维蛋白为主要成分;增生性改变以结核结节和结核性肉芽肿为主;坏死的特征性改变为干酪样病变,常出现于渗出性病变中。若结核分枝杆菌经血行播散,引起粟粒性肺结核或全身性粟粒性结核病。若肺原发灶很小或已经吸收消散,使得 X 线检查无法检出,则表现为支气管淋巴结结核。淋巴结结核侵及支气管壁,可形成支气管内膜结核,继而阻塞或部分阻塞气道引起肺炎肺气肿或肺不张。

(二)治疗要点

1.无明显症状的原发型肺结核

选用标准疗法,每日服用 INH、RFP 即 HR,疗程 6～9 个月。

2.活动性原发型肺结核

宜采用直接督导下短程化疗(DOTS)。强化治疗阶段宜用 3～4 种杀菌药:INH、RFP、PZA 或 SM,2～3 个月后以 INH、RFP 或 EMB 巩固维持治疗。常用方案为 2HRZ/4HR。

(三)护理评估

1.健康史

评估患儿的年龄、营养状况及既往疾病病史。了解既往有无结核患者的接触史;如有,接触方式是什么;是否接种过卡介苗,生活环境、居住条件等。

2.身体状况

(1)全身症状较大,患儿起病缓慢,可有不规则低热、食欲缺乏、盗汗,疲乏等结核中毒症状。婴幼儿多急性起病高热 39～40℃,持续 2～3 周后转为低热,可持续很久,患儿一般情况较好,与发热不相称。婴儿可表现为体重不增或生长发育障碍。

(2)呼吸道表现:如果支气管淋巴结高度肿大,可出现类似百日咳的痉挛性咳嗽喘息或呼吸困难,肺部可无阳性体征。如果原发灶范围较大,叩诊可呈浊音,听诊呼吸音减低或有管状呼吸音。

(3)其他表现:部分患儿可有疱疹性结膜炎、皮肤结节性红斑或多发性、一过性关节炎等结核变态反应表现。若胸内淋巴结高度肿大,可产生压迫症状,出现类似百日咳样的痉挛性咳嗽、喘鸣、声嘶等。

3.辅助检查

(1)影像学检查:是诊断儿童肺结核的重要方法之一,可同时做正、侧位胸片检查。原发综合征在 X 线胸片上呈现典型哑铃状双极影者已少见,局部炎性淋巴结相对较大而肺部的初染灶相对较小是其特征。胸部增强 CT 对支气管淋巴结结核的诊断非常重要,表现为纵隔或肺门淋巴结肿大,淋巴结周围环形强化中心可有低密度坏死。

(2)支气管镜检查:对支气管结核的诊断非常重要,可以观察支气管受压情况,支气管内膜病变,如红肿、溃疡、肉芽组织、干酪坏死穿孔或瘢痕。

（3）结核菌素试验：呈强阳性或由阴性转为阳性，是临床诊断的重要依据。

4.心理—社会状况

评估患儿及其父母的心理状况、对疾病的应对方式；了解家庭对疾病的了解程度、居住环境、家庭经济状况、防治态度。评估患儿有无因进入陌生的住院环境而产生焦虑和恐惧。

(四)常见护理诊断/问题

1.气体交换受损

与肺结核导致的肺部感染有关。

2.营养失调

低于机体需要量，与疾病消耗过多有关。

3.活动无耐力

与结核杆菌感染有关。

4.知识缺乏

家长及患儿缺乏隔离、服药的知识。

(五)预期目标

1.患儿能进行有效呼吸。

2.患儿能摄入足够的营养。

3.患儿能合理安排活动。

4.家长及患儿了解疾病相关知识。

(六)护理措施

1.保持呼吸道通畅

观察咳嗽的性质、时间、有无痰液。指导患儿有效咳嗽、咳痰，指导家长给予患儿拍背排痰，必要时可机械辅助排痰。

2.合理营养

应给予高能量、高蛋白、高维生素、富含钙质的饮食，如牛奶、鸡蛋、瘦肉、鱼、豆腐、新鲜水果、蔬菜等以增强抵抗力，促进机体修复能力和病灶愈合。指导家长为患儿选择每天的食物种类和量，尽量提供患儿喜爱的食品，注意食物的调味，以增加食欲。

3.合理安排活动

保持居室空气流通，阳光充足。保证患儿有充足的睡眠时间，减少体力消耗，促进体力恢复。除评估活动的耐受能力，制订运动促进的计划，包括步行、肢体伸展运动、关节活动和肌肉的等张和等长收缩运动。

4.控制感染传播

结核病患儿活动期应实行呼吸道隔离措施，对患儿呼吸道分泌物、痰杯、餐具等进行消毒处理。避免与其他急性传染病如麻疹、百日咳等接触，以免加重病情。

5.健康教育

（1）本病是慢性病，治疗时间长，且原发型结核患儿多数在家中接受治疗和护理，向家长和患儿介绍肺结核的病因、传播途径及消毒隔离措施。指导家长对居室、患儿用具进行消毒处理。取得患儿和家长的配合。

(2)向家长讲解,应用抗结核药物是治愈肺结核的关键,治疗期间应坚持全程正规服药。积极防治各种急性传染病、营养不良、佝偻病等,以免加重病情。

(3)指导家长做好患儿的日常生活护理和饮食护理,注意定期复查,以了解治疗效果和药物使用情况,便于根据病情调整治疗方案。

(七)护理评价

经过治疗及护理,患儿呼吸道是否症状改善;是否能够摄入足够的营养;合理安排活动,是否合并其他感染;患儿家长是否了解结核病护理的有关知识,能否配合做好消毒隔离等。

三、结核性脑膜炎

结核性脑膜炎(tuberculous meningitis)简称结脑,是结核菌侵犯脑膜所引起的炎症,常为血行播散所致的全身性粟粒性结核病的一部分,是儿童结核病中最严重的类型。如若不及时诊断和进行有效治疗,易致死亡,常在结核原发感染后 2～6 个月发生。多见于 6 个月～4 岁的婴幼儿,是儿童结核病致死的主要原因。

(一)发病机制和病理改变

1.发病机制

(1)血行播散:多见于婴幼儿,结核分枝杆菌侵入血液经血循环播散到脑膜;结核分枝杆菌也可经血循环播散到脉络丛,形成结核病灶,之后病灶破入脑室累及脑室管膜系统引起室管膜炎和脉络丛炎,后由脉络丛到达脑基底部,引起脑膜炎。

(2)结核病灶破溃:见于年长儿,结核分枝杆菌感染后发生隐匿的血行播散,在脑实质和脑膜等处,先形成结核病灶,当机体抵抗力降低时,结核病灶破溃,干酪性物质和结核分枝杆菌进入蛛网膜下隙,引起脑膜炎。

(3)病灶蔓延:指靠近脑表面的结核病灶或微小结核结节直接蔓延,极少数亦可由脊柱、中耳或乳突结核病灶侵犯脑膜所致。

2.病理改变

主要是颅底炎症,以脑膜病变最为突出,常同时侵犯到脑实质或脑血管等,亦可侵犯脊髓引起脊髓蛛网膜炎。软脑膜弥散性充血、水肿、炎性渗出,并形成许多结核结节。大量炎性渗出物积聚于脑底部,包围挤压脑神经引起脑神经损害。脑膜感染后沿血管鞘侵入脑实质浅层而有脑炎改变。脑部血管病变早期为急性动脉炎,后期可见栓塞性动脉内膜炎,严重者可引起脑组织梗死、缺血、软化而致偏瘫。脉络丛及室管膜的结核病灶,使脑积液分泌增加和炎症,使蛛网膜颗粒吸收障碍,导致交通性脑水肿,随着病情发展,集聚在脑底部,渗出物发生干酪性坏死及增生激化,造成梗阻性脑积水。炎症亦可蔓延至脑实质、脊膜或脊髓等出现相应症状。

(二)治疗要点

应抓住抗结核治疗和降低颅内高压两个重点环节。

1.抗结核治疗

(1)强化治疗阶段:联合使用 INH、RFP、PZA 及 SM,疗程 3～4 个月,病情重或恢复较慢者,可延长到 6 个月。病情较重者,可加用乙胺丁醇。

(2)巩固治疗阶段:继续应用 INH、RFP。抗结核药物总疗程不少于 12 个月,需治疗到脑脊液恢复正常后继续治疗 6 个月。

2.颅内高压的治疗

(1)脱水剂:常用 20％甘露醇,一般剂量每次 0.5～1g/kg,于 30 分钟内快速静脉注入,4～6 小时一次。脑疝时可增至每次 2g/kg。

(2)减少脑脊液分泌乙酰唑胺剂量为每日 20～40mg/kg,分 2～3 次口服,较小婴儿可发生代谢性酸中毒,必要时可同时服用碳酸氢钠预防。

(3)其他:视病情可考虑做侧脑室穿刺引流、腰穿减压、分流手术等。

3.肾上腺皮质激素

可迅速减轻中毒症状及脑膜刺激症状,降低颅内压,减轻脑积水,早期使用效果好。一般使用泼尼松,每日 1.5～2mg/kg(＜45mg/d),4～6 周后逐渐减量,根据病情在 2～3 个月内减完。

(三)护理评估

1.健康史

评估患儿的年龄、营养状况及既往疾病病史。了解既往有无结核病患者的接触史;如有,接触方式是什么;是否接种过卡介苗,生活环境、居住条件等。

2.身体状况

典型结脑起病较缓慢,临床上大致可分为 3 期。

(1)早期(前驱期):1～2 周。主要表现是结核中毒症状,为性格改变,精神呆滞,对周围事物不感兴趣,易疲倦或烦躁不安,可有低热、厌食、盗汗、消瘦、便秘及不明原因的呕吐,年长儿可诉轻微的头痛和呕吐。

(2)中期(脑膜刺激期):1～2 周。患儿出现持续性头痛并加重、伴有呕吐,多为喷射性,感觉过敏、易激惹、烦躁或嗜睡交替出现,并可有惊厥发作。此期出现明显脑膜刺激征(颈项强直、Kernig 征和 Brudzinski 征阳性)、脑神经麻痹、颅内压增高、脑积水以及脑损害等典型表现。

(3)晚期(昏迷期):1～3 周。症状逐渐加重,由意识蒙眬、半昏迷进入昏迷,痉挛性或强直性惊厥频繁发作。患儿极度消瘦,可呈角弓反张或去皮层强直,最终因呼吸或心血管运动中枢麻痹而死亡。

3.辅助检查

(1)脑脊液检查:脑脊液压力增高,外观透明或呈毛玻璃状;脑脊液静置 12～24 小时后,可有薄膜形成,取之涂片可查到抗酸杆菌。白细胞增高,分类以淋巴细胞为主;蛋白含量增加;糖和氯化物均降低是结核性脑膜炎的典型改变,脑脊液结核菌培养阳性则可确诊。

(2)T－SPOT 试验:阳性表明结核感染,但需结合临床综合判断。

(3)结核菌素试验:阳性为临床诊断主要依据,但约 50％的患儿可呈阴性反应。

(4)胸部 X 线检查:85％结脑患儿 X 线胸片有结核病改变,其中 90％为活动性肺结核,胸片证实有血行播散对确诊结脑很有意义。

(5)结核菌抗原检测:是敏感、快速诊断结核性脑膜炎的辅助方法。

4.心理—社会状况

评估患儿及其父母的心理状况、对疾病的应对方式;了解家庭对疾病的了解程度、居住环境、家庭经济状况、防治态度。评估患儿有无因进入陌生的住院环境而产生焦虑和恐惧。

(四)常见护理诊断/问题

1.潜在并发症

颅内高压症、水电解质紊乱等。

2.营养失调

低于机体需要量,与摄入不足及消耗增多有关。

3.有皮肤完整性受损的危险

与长期卧床、排泄物刺激有关。

4.焦虑

与病程长、病情重、预后差有关。

(五)预期目标

1.患儿不发生并发症或并发症得到及时发现和处理。

2.患儿能摄入足够的营养。

3.皮肤黏膜完整。

4.焦虑减轻。

(六)护理措施

1.密切观察病情变化

(1)密切观察患儿生命体征、神志、瞳孔大小和尿量,及早发现颅内高压或脑疝,以便及时采取急救措施。

(2)保持室内安静,通风,避免一切不必要的刺激,护理操作尽量集中完成。

(3)惊厥发作时,应在上下齿之间安置牙垫,以防舌咬伤;保持呼吸道通畅,给予吸氧,必要时吸痰,或进行人工辅助呼吸。

(4)遵医嘱给药,观察药物副作用。

(5)配合做好腰穿术、侧脑室引流术,以减低颅内压。做好术后护理。定期复查脑脊液结果。

2.合理营养

评估患儿的进食和营养状况,给予营养丰富、易消化的饮食,保证足够能量摄入以增加机体的抵抗力。清醒的患儿采取舒适体位并协助进食,少食多餐,对昏迷、不能吞咽者,可鼻饲和静脉补液。

3.皮肤护理

保持床铺整洁干燥,保持皮肤清洁干燥。对昏迷及瘫痪患儿,每2小时翻身、拍背一次,以防止压疮和坠积性肺炎。对昏迷眼不能闭合者,可涂眼膏并用纱布覆盖,保护角膜。每日口腔护理2~3次,以免因呕吐致口腔不洁细菌繁殖或并发吸入性肺炎。

4.心理护理

应加强与患儿家长的沟通,关怀体贴,了解其心理需求,体会他们的感受,并给予耐心解释病情进展,给予心理上的支持,及时为其提供全身心的照顾。使其克服焦虑心理,配合治疗护理。

5.健康教育

患儿病情好转出院后,应给予下述家庭护理指导。

(1)自觉执行治疗计划,治疗期间应坚持全程正规服药,并做好病情及药物毒副作用的观察,定期门诊复查。

(2)为患儿制订良好的生活制度,保证休息时间,适当地进行户外活动。同时供给充足的营养。

(3)对留有后遗症的患儿,指导家长对瘫痪肢体进行被动活动等功能锻炼,帮助肢体功能恢复,防止肌挛缩。对失语和智力低下者,进行语言训练和适当教育。

(七)护理评价

经过治疗及护理,患儿急性期症状是否减轻;皮肤是否完整,是否合并其他感染;患儿家长是否了解结核性脑膜炎的有关知识,能否配合遵循良好的生活制度和配合康复锻炼等。

第五章　重症疾病的护理

第一节　休克

休克是一个由多种病因引起的以循环障碍为主要特征的急性循环衰竭。在休克时,由于组织的灌注不良而引起组织血、氧及营养物质供应不充足,并产生代谢方面的异常。细胞代谢异常将导致细胞的功能异常、炎性递质释放和细胞损伤。如果组织的灌注能得以迅速恢复,细胞的损伤将可得到控制;如果细胞的损伤和代谢功能方面的异常严重或广泛,则休克就不可逆转。因此,对于休克的现代解释为持续的、血液灌注不足的多器官功能障碍综合征(MODS)的亚临床病变。休克典型的临床表现是意识障碍、皮肤苍白、湿冷、血压下降、脉压减小、脉搏细速、发绀及尿少等。

一、病因

(一)血容量不足

由于大量出血(内出血或外出血)、失水(呕吐、腹泻、大量排尿等)、失血浆(烧伤、腹膜炎、创伤、炎症)等原因,血容量突然减少。

(二)创伤

多因撕裂伤、挤压伤、爆炸伤、冲击波伤引起内脏、肌肉和中枢神经系统损伤。此外骨折和手术亦可引起创伤性休克,属神经源性休克。

(三)感染

细菌、真菌、病毒、立克次体、衣原体、原虫等感染,亦称中毒性休克。

(四)过敏

某些药物或生物制品使机体发生过敏反应,尤其是青霉素过敏,常引起血压下降、喉头水肿、支气管痉挛、呼吸极度困难甚至死亡。

(五)心源性因素

常继发于急性心肌梗死、心脏压塞、心瓣膜口堵塞、心肌炎、心肌病变和严重心律失常等。

(六)神经源性因素

剧痛、麻醉意外、脑脊髓损伤等刺激,致使反射性周围血管扩张,有效血容量相对减少。

二、分类

休克分类方法很多,目前尚无一致的意见。传统的休克分类法主要按病因及病理生理学分类。

(一)按病因分类

1.失血性休克(低血容量性休克)。

2.感染性休克。

3.心源性休克。

4.过敏性休克。

5.神经源性休克。

6.内分泌性休克(黏液性水肿、嗜铬细胞瘤和肾上腺皮质功能不全等)。

7.伴血流阻塞的休克(肺栓塞、夹层动脉瘤)。

(二)按病理生理学分类

根据血流动力学机制、血容量分布的改变,Weil 提出了一种新的休克早期分类的方法。

传统的分类方法过于繁杂,完全可以将这些种类的休克浓缩集中,以便于临床分类与治疗。美国克氏外科学(第 15 版)中将休克按病原分类的方法,克服了传统分类法的不利面,有明显的优越性。但在实际临床应用时,仍会有一定的限制,因为常有休克患者的病因包括多种致病因素,如创伤休克者可能同时伴有败血症,或同时存在神经方面的因素,判断这种患者的休克分类是比较困难的,故在临床诊断和治疗各种休克时,一定要综合分析判断其病因病原,以便使患者得到最有效的治疗。本书中将参考新的休克分类法进行叙述。

三、休克的分期

不同原因造成的休克过程是十分复杂的,不论什么原因造成的心功能不全及外周组织器官的灌注差均可产生一系列组织低灌注的临床症状。休克的发生是有一定阶段性的,了解其各个阶段的特点和临床表现对于指导抢救治疗是非常有益的。一般情况下,休克时微循环的变化分为 3 个阶段。

(一)缺血缺氧期

由于组织的低灌注,使氧供明显减少。此期心排血量明显下降,临床表现为血压下降、脉压小、脉搏频速、尿量减少、心烦气躁、皮肤苍白、出冷汗、四肢发凉、四肢末梢出现轻度缺氧性发绀等。参与此期机体代偿的病理生理机制有如下几个方面:

1.交感—肾上腺髓质系统兴奋

由于该系统的激活,使内源性儿茶酚胺类物质的释放增加,以利增加心肌收缩力、增快心率、收缩外周血管使血压回升。

2.肾素—血管紧张素系统的作用

该系统兴奋后肾素的释放增多,在血管紧张素转化酶的作用下,肾素转化为血管紧张素Ⅱ和血管紧张素Ⅲ,在精氨酸加压素(AVP)和肾,上腺释放的醛固酮协同作用下,使腹腔脏器和外周大血管的阻力增加,使血压回升。

3.血管活性脂的作用、

细胞膜磷脂在磷脂酶 A2 作用下生成的几种具有广泛生物活性的物质:血小板激活因子(PAF)、花生四烯酸环氧合代谢产物中的血栓素(TXA_2)、脂氧合代谢产物白三烯(LTC4,LTD4,LTE4,LTB4),可使全身的微血

管收缩,但同时也有抑制心肌的作用。

4.溶酶体水解酶—心肌抑制因子系统

在该系统的作用下,溶酶体膜不稳定以致肠、肝、胰释放溶酶体酶类,胰腺则产生心肌抑制因子(MDF)并可使腹腔脏器小血管收缩。该系统的激活也可以代偿性地使回心血量增加以

达到回升血压的目的。

此阶段系休克的早期代偿阶段,如果病变不十分严重,或其他因素干扰较小及原有的病因解除得好,那么患者的情况经紧急处理与对症对因治疗后可较快好转。例如,患者是因为外伤后所造成的大失血等原因而致休克,在此休克的代偿期给予补充血容量和有效的伤部处理止痛等,患者的休克状态可以很快恢复到正常循环功能。但如果是严重感染后的细菌内外毒素所造成的休克,由于病因不可能马上解除,因此有可能休克的治疗效果就不那么明显或迅速。此期的正确判定与治疗是十分重要的,如果不能很好地控制病情,而使之进入淤血缺氧期(即失代偿期),则治疗的难度更大。

(二)淤血缺氧期

此期是指休克进入失代偿期,由于缺氧情况的进一步加重,组织的灌注状态更加不好,由于明显的缺氧代谢,致组织器官产生酸中毒现象,各器官的功能进一步减退,机体的代偿功能也明显转向失代偿,其临床表现为血压下降、脉搏细速、四肢末梢表现为严重的发绀及皮肤花斑、全身湿冷,尿量减少等。参与此期的病理生理机制有如下几个方面:

1.氢离子的作用

由于组织的供氧不足,造成严重的酸性代谢产物增加,同时也由于血供不足而造成酸性代谢产物不能及时排出,血液中缓冲物质减少、肾功能不全和肺功能不全等,氢离子大量蓄积,致使体内的各种酶类的功能下降、器官功能不全,此时机体的心血管系统对于各种药物的敏感性明显下降而疗效不佳,休克的程度逐渐加重。

2.血管活性物质的作用

由于各种致病因子的作用,血压降低和炎性物质的进一步刺激,前列腺素的释放增加,组胺、缓激肽、腺苷、PAF 等逐渐增多,而且代偿期的几个加压系统功能不全,升血压物质,心血管系统对于血管活性物质的反应减弱致使全身的血管扩张、血小板趋于聚集而使微循环状态更差甚至造成微循环衰竭。

3.自由基的作用

由于组织的严重缺氧和酸中毒,使之产生大量的氧自由基和羟自由基,促使脂质过氧化加剧,对于组织细胞造成严重的损伤而加重器官的功能不全或衰竭。

4.其他

由于血管内皮细胞的损伤,使白细胞易于附壁黏着,大量的细胞因造成血管功能的改变,使毛细血管后阻力增加,加重微循环的障碍。

淤血缺氧期是休克的严重病变期,此期内如果不能除去病因和进行有效的对症治疗,将不可避免地使休克进入终末期,即 DIC 期。因此,在此期的救治过程中,要确实地除去病因,纠正缺氧与酸中毒,使病情向好的方面转化,而不使之进入下一期。

(三)微循环凝血期(DIC 期)

微循环凝血期是休克的终末期,由于微血管内广泛血栓形成,使组织已经无法得到充分的血供氧供,也不能排出体内或组织器官的酸性代谢产物,各器官的功能已基本走向衰竭。临床表现为患者严重的烦躁不安,有的患者表现为意识不清或出现昏迷等,血压显著下降甚至测不到肺出血或消化道出血、皮肤出现出血点或者瘀斑、无尿。患者于此期已处于濒死状态。化验室检查示凝血因子减少、血小板减少、3P 试验阳性等。

四、临床表现

按照休克的发病过程可分为休克代偿期休克抑制期和休克失代偿期,或称休克早期、休克期和休克晚期。

(一)休克代偿期

当血容量丧失未超过总血容量的 20% 时,机体处于代偿阶段,患者的中枢神经系统兴奋性提高,交感神经的活动增强,患者表现为精神紧张、兴奋、烦躁不安,面色苍白、四肢湿冷、脉搏细速、呼吸增快血压正常或稍高,但脉压缩小,肾血管收缩,尿量减少,每小时尿量少于30mL,在此期间如能及时正确处理,补足血容量,休克可迅速纠正,反之,如处理不当导致病情发展,进入休克抑制期。

(二)休克抑制期

当血容量丧失达到总血容量的 20%～40% 时,患者由兴奋转为抑制,表现为神志淡漠、反应迟钝,口唇和肢端发绀。皮肤出现花斑纹,四肢厥冷,出冷汗,脉搏细速,血压下降,收缩压下降至 10.7kPa(80mmHg)以下病情严重时,全身皮肤黏膜明显发绀,脉搏摸不清,无创血压测不到,体内组织严缺氧,大量乳酸及有机酸增加。出现代谢性酸中毒。若抢救及时仍可好转,若处理不当,病情迅速恶化,出现进行性呼吸困难。脉速或咳出粉红色痰,动脉血氧分压降至8kPa(60mmHg)以下虽大量给氧也不能改善呼吸困难症状,提示已发生呼吸窘迫综合征,如皮肤、黏膜出现瘀斑或发生消化道出血,则表示病情已发展至弥散性血管内凝血阶段,常继发有心、脑、肾等器官的功能衰竭而死亡。

(三)休克失代偿期

当血容量丧失超过总血容量的 40%,由于组织缺少血液灌注,细胞因严重缺氧而发生变性坏死;加之严重的酸中毒又可使细胞内的溶酶体膜破裂,释出的溶酶体酶(如蛋白水解酶等)和某些休克动因(如脂多糖等)都可使细胞发生严重的乃至不可逆的损害,从而使包括脑、心在内的各重要器官的功能代谢障碍也更加严重,这样就给治疗造成极大的困难,故本期又称休克难治期。

五、治疗

尽管引起休克的原因不同,但都有共同的病理生理变化,即存在有效循环血量不足,微循环障碍和程度不同的体液代谢变化,故治疗的原则是针对引起休克的原因和休克不同发展阶段的生理紊乱,争取相应的治疗。

(一)一般措施

一般措施包括积极处理引起休克的原发伤、病。适当应用镇痛剂。采取头和躯干抬高20°～30°,下肢抬高 15°～20° 体位,以增加回心血量,减轻呼吸负荷。及早建立静脉通路,并注意保温。病情危重者,可考虑作气管内插管或气管切开。

(二)补充血容量

纠正休克引起的组织低灌注及缺氧的关键,应在连续监测动脉血压、尿量和 CVP 的基础上,结合患者皮肤温末梢循环、脉搏幅度及毛细血管充盈时间等微循环情况,观察补充血容量的效果。通常首先采用晶体液,但由于其维持扩容作用的时间仅 1 小时左右,故还应准备全血、血浆、压缩红细胞、清蛋白或血浆增量剂等胶体液输注。也有用 3%～7.5% 高渗溶液进行休克复苏治疗。通过高渗液的渗透压作用，吸出组织间隙和肿胀细胞内的水分，从而起到扩容的效果；高钠还可增加碱储备及纠正酸中毒。

(三)积极处理原发病

外科疾病引起的休克，如内脏大出血的控制、坏死肠袢切除、消化道穿孔修补和脓液引流等，多存在需手术处理的原发病变。应在尽快恢复有效循环血量后，及时施行手术处理原发病变，才能有效地治疗休克。紧急情况下，应在积极抗休克的同时施行手术，以保障抢救时机。

(四)纠正酸碱平衡失调

由于休克患者组织灌注不足和细胞缺氧，常伴有不同程度的酸中毒，而酸性内环境均抑制心肌、血管平滑肌和肾功能。在休克早期，又可能因过度通气，引起低碳酸血症、呼吸性碱中毒。根据血红蛋白氧解离曲线的规律，碱中毒使血红蛋白氧解离曲线左移，氧不易从血红蛋白中释出，可使组织缺氧加重。故不主张早期使用碱性药物。而酸性环境有利于氧与血红蛋白解离，从而增加组织供氧。机体在获得充足血容量和微循环改善后，轻度酸中毒得到缓解而不需再用碱性药。但重度休克合并酸中毒经扩容治疗不满意时，仍需使用碱性药物。用药前需保证呼吸功能正常，以免引起 CO_2 潴留和继发呼吸性酸中毒。给药后应按血气分析的结果调整剂量。

(五)血管活性药物的应用

严重休克时，单靠扩容治疗不易迅速改善循环和升高血压。若血容量已基本补足，但循环状态仍未好转表现为发绀、皮肤湿冷时，则应选用下列血管活性药物：

1.血管收缩剂

包括去甲肾上腺素、间羟胺和多巴胺等。去甲肾上腺素是以兴奋 α 受体为主、轻度兴奋 β 受体的血管收缩剂，能兴奋心肌，收缩血管，升高血压及增加冠状动脉血流量，作用时间短。常用量为 0.5～2mg，加入 5% 葡萄糖溶液 100mL 静脉滴注。

间羟胺(阿拉明)间接兴奋 α、β 受体，对心脏和血管的作用同去甲肾上腺素，但作用弱，维持时间约 30 分钟。常用量 2～10mg 肌内注射或 2～5mg 静脉注射；也可 10～20mg 加入 5% 葡萄糖溶液 100mL 静脉滴注。

多巴胺是最常用的血管收缩剂，具有兴奋 α、$β_1$ 和多巴胺受体作用，其药理作用与剂量有关。当剂量每分钟 <10μg/kg 时，主要作用 $β_1$ 受体，可增强心肌收缩力和增加 CO_2，并扩张肾和胃肠道等内脏器官血管；剂量每分钟 >15μg/kg 时则为 α 受体作用，增加外周血管阻力；抗休克时主要用其强心和扩张内脏血管的作用，宜采取小剂量。为提升血压，可将小剂量多巴胺与其他缩血管药物合用，从而不增加多巴胺的剂量。

多巴酚丁胺对心肌的正性肌力作用较多巴胺强，能增加 CO_2，降低 $PCWP_2$，改善心泵功能。常用量为每分钟 2.5～10μg。小剂量有轻度缩血管作用。异丙肾上腺素是能增强心肌收缩和提高心率的 β 受体兴奋剂，剂量 0.1～0.2mg 溶于 100mL 输液中。但对心肌有强大收缩作用和容易发生心律失常，不能用于心源性休克。

2.血管扩张剂

分 α 受体阻滞剂和抗胆碱能药两类。α 受体阻滞剂包括酚妥拉明、酚苄明等，能解除去甲肾上腺素所引起的小血管收缩和微循环淤滞并增强左室收缩力。

抗胆碱能药物包括阿托品、山莨菪碱和东莨菪碱。临床上较多用于休克治疗的是山莨菪碱(人工合成品为 654－2),可对抗乙酰胆碱所致平滑肌痉挛使血管舒张,起到改善微循环的作用。用法是每次 10mg,每 15 分钟一次,静脉注射,或者每小时 40～80mg 持续泵入,直到临床症状改善。

硝普钠也是一种血管扩张剂,作用于血管平滑肌,能同时扩张小动脉和小静脉,但对心脏无直接作用。剂量为 100mL 液体中加入 5～10mg 静脉滴注。滴速应控制在每分钟 20～100μg,以防其中的高铁离子转变为亚铁离子。用药超过 3 天者应每日检测血硫氰酸盐浓度,血硫氰酸盐浓度超过 12.8％时即应停药。

3.强心药

包括兴奋 α 和 β 肾上腺素能受体兼有强心功能的药物,如多巴胺和多巴酚丁胺等,其他还有可增强心肌收缩力,减慢心率作用的强心苷,如毛花苷 C。当在中心静脉压监测下,输液量已充分,当动脉压仍低而其中心静脉压显示已达 15cmH$_2$O 以上时,可经静脉注射毛花苷丙行快速洋地黄化(每天 0.8mg),首次剂量 0.4mg 缓慢静脉注射,有效时可再给维持量。

休克时应结合当时的主要病情选择血管活性药物,如休克早期主要病情与毛细血管前微血管痉挛有关;后期则与微静脉和小静脉痉挛有关。固应采用血管扩张剂配合扩容治疗。在扩容尚未完成时,如有必要,可适量使用血管收缩剂,应抓紧时间扩容,所用血管收缩剂的剂量不宜太大,时间不能太长。

为了兼顾各重要脏器的灌注水平,常将血管收缩剂与扩张剂联合应用。例如:去甲肾上腺素每分钟 0.1～0.5μg/kg 和硝普钠每分钟 1.0～10μg/kg 联合静脉滴注,可增加心脏指数30％,减少外周阻力 45％,使血压提高到 10.7kPa(80mmHg)以上,尿量维持在每天 40mL以上。

(六)皮质类固醇和其他药物的应用

皮质类固醇可用于感染性休克及其他较严重的休克。其作用主要为:

1.阻断 α 受体兴奋作用,使血管扩张,降低外周血管阻力,改善微循环。

2.保护细胞内溶酶体,防止溶酶体破裂。

3.增强心肌收缩力,增加心排血量。

4.增进线粒体功能和防止白细胞凝集。

5.促进糖异生,使乳酸转化为葡萄糖,减轻酸中毒。一般主张应用大剂量,静脉滴注,一次滴完。为了防止多用皮质类固醇后可能产生的不良反应,一般只用1～2 次。

(七)治疗 DIC 改善微循环

对诊断明确的 DIC,可用肝素抗凝,成人首次可用 10 000U(1mg 相当于 125U 左右),一般1.0mg/kg,6 小时一次;有时还使用抗纤溶药如氨甲苯酸、氨基己酸,抗血小板黏附和聚集的阿司匹林、双嘧达莫和小分子右旋糖酐。

(八)营养支持

休克患者行合理的营养支持有助于保护胃肠黏膜完整性、提高免疫功能、促进伤口愈合和减少脓毒血症的发生。严重创伤或感染时,机体呈高分解状态,每天所供热能应在(125～

146kJ/kg)。发生呼吸衰竭时,糖类供给过多会加重二氧化碳潴留,可用长链脂肪酸来提供部分热能。增加蛋白质供应以维持正氮平衡。补充各种维生素和微量元素。维生素 C 和维生素 E 是氧自由基清除剂,可适当增加用量。

肠道淋巴组织控制病原菌的局部免疫反应。休克时,缺血、应激和应用抗生、H_2 受体阻断药、抗酸药和糖皮质激素治疗常破坏肠道免疫防御功能,易发生细菌易位。长期肠外营养可导致胃肠黏膜萎缩。肠道营养能刺激 IgA 和黏液分泌,保护胃肠黏膜免遭损伤,防止细菌易位和脂多糖吸收进入血液循环。只要胃肠功能存在,可开始肠道营养。

其他类药物包括:①钙通道阻断剂如维拉帕米、硝苯地平等,具有防止钙离子内流、保护细胞结构与功能的作用;②吗啡类拮抗剂纳洛酮,可改善组织血液灌流和防止细胞功能异常;③氧自由基清除剂如超氧化物歧化酶(SOD),能减轻缺血再灌注损伤中氧自由基对组织的破坏作用;④调节体内前列腺素(PGS),如输注依前列醇(PGI2)以改善微循环。

六、病情监测和护理

根据病因,结合临床表现,通过监测,不但可了解患者病情变化和治疗反应,为休克的早期诊治争取有利时机,为调整治疗方案提供客观依据。

(一)病情监测

1.一般监测

(1)精神状态:是脑组织有效血液灌流和全身循环状况的反映。例如患者意识清楚,对外界的刺激能正常反应,说明患者循环血量已基本恢复;相反,若患者表情淡漠、不安、谵妄或嗜睡、昏迷,反映大脑因循环不良而发生障碍。

(2)皮肤温度、色泽:是体现灌流情况的标志。如患者的四肢暖,皮肤干,轻压甲床或口唇时,局部暂时缺血呈苍白松压后色泽迅速转为正常,可判断末梢循环已恢复、休克好转;反之说明休克情况仍存在。

(3)血压:维持血压稳定在休克治疗中十分重要。但是,血压并不是反映休克程度最敏感的指标。例如心排血量已有明显下降时,血压的下降常滞后约 40 分钟;当心输出量尚未完全恢复时,血压可已趋正常。因此,在判断病情时,还应兼顾其他的参数进行综合分析。在观察血压情况时,还要强调定时测量、比较血压情况。通常认为收缩压＜90mmHg、脉压＜20mmHg 是休克的表现;血压回升、脉压增大则是休克好转的征象。

(4)脉率:脉率的变化多出现在血压变化之前。脉率已恢复且肢体温暖者,虽血压还较低,但常表示休克趋向好转。常用脉率/收缩压(mmHg)计算休克指数,帮助判定休克的有无及轻重。指数为 0.5 多表示无休克;＞1.0～1.5 有休克;＞2.0 为严重休克。

(5)尿量:是反映肾血液灌注情况的有用指标。早期休克和休克复苏不完全的表现通常是少尿。对疑有休克或已确诊者,应观察每小时尿量,必要时留置导尿管。尿量＜25mL/h,比重增加者表明仍存在肾血管收缩和供血量不足;血压正常但尿量仍少且比重偏低者,提示有急性肾衰竭可能。当尿量维持在 30mL/h 以上时,则休克已得到纠正。此外,创伤危重患者复苏时使用高渗溶液者可能有明显的利尿作用;涉及垂体后叶的颅脑损伤可出现尿崩现象;尿路损伤可导致少尿与无尿。判断病情时应予注意。

2.特殊监测

(1)中心静脉压(CVP):中心静脉压代表右心房或者胸腔段腔静脉内压力的变化,一般比动脉压要早,反映全身血容量及心功能状况。CVP 的正常值为 0.49～0.98kPa(5～12 cmH_2O)。当 CVP<0.49kPa 时,表示血容量不足;高于 1.47kPa(2O)时,则提示心功能不全、肺循环阻力增高或静脉血管床过度收缩;若 CVP 超过 1.96kPa(20cmH₂O),则表示存在充血性心力衰竭。临床实践中,通常进行连续测定,动态观察其变化趋势以准确反映右心前负荷的情况。

(2)肺毛细血管楔压(PCWP):应用 Swan－Ganz 漂浮导管可测得肺动脉(PAP)和肺毛细血管楔压(PCWP),可反映左心房、左心室压和肺静脉。PCWP 的正常值为 0.8～2kPa(6～15mmHg),与左心房内压接近;PAP 的正常值为 1.3～2.9kPa(10～22mmHg)。PCWP 增高常见于肺循环阻力增高例如肺水肿时,PCWP 低于正常值反映血容量不足(较 CVP 敏感)。因此,临床上当发现 PCWP 增高时,即使 CVP 尚属正常,也应限制输液量以免发生或加重肺水肿。此外,还可在作 PCWP 时获得血标本进行混合静脉血气分析,了解肺内通气/灌流比或肺内动静脉分流的变化情况。但必须指出,肺动脉导管技术是一项有创性检查,有发生严重并发症的可能(发生率约为 3％～5％),故应当严格掌握适应证。

(3)心排血量(CO)和心脏指数(CD):CO 是心率和每搏排出量的乘积,可经 Swan－Ganz 倒灌应用热稀释法测出。成人 CO 的正常值为每分钟 4～6L;单位体表面积上的 CO 便称作心脏指数(CI),正常值为每分钟 2.5～3.5L/m²。此外,还可按下列公式计算出总外周血管阻力(SVR):

SVR＝[(平均动脉压－中心静脉压)/心排血量]×80

SVR 正常值为 100～130kPa。S/L 了解和监测上述各参数对于抢救休克时及时发现和调整异常的血流动力学有重要意义。CO 值通常在休克时均较正常值有所降低;有的感染性休克时却可能高于正常值。因此在临床实践中,测定患者的 CO 值并结合正常值。

(二)休克护理

1.一般护理

(1)将患者安置在单间病房,室温 22～28℃,湿度 70％左右,保持通风良好,空气新鲜。

(2)设专人护理,护理人员不离开患者身边,保持病室安静,避免过多搬动患者,建立护理记录,详细记录病情变化及用药。

(3)体位:休克患者体位很重要,最有利的体位是头和腿均适当抬高 30°,松解患者紧身的领口、衣服,使者平卧,立即测量患者的血压、脉搏、呼吸,并在以后每 5～10 分钟重复 1 次,直至平稳。

(4)保温:大多数患者有体温下降、怕冷等表现,需要适当保暖,但不需在体表加温,不用热水袋。因体表加温可使皮肤血管扩张,减少了生命器官的血液供应,破坏了机体调节作用,对抗休克不利。但在感染性休克持续高热时,可采用降温措施,因低温能降低机体对氧的消耗。

(5)吸氧与保持呼吸道通畅:休克患者都有不同程度缺氧症状,应给予氧气吸入。吸入氧浓度 40％左右,并保持气道通畅。必要时可以建立人工气道。用鼻导管或面罩吸氧时,尤应注意某些影响气道通畅的因素,如舌后坠。有颌面、颅底骨折,咽部血肿,鼻腔出血的患者,吸入异物及呕吐物后的患者；气道灼伤，过敏反应引起的喉头水肿的患者；颈部血肿压迫气管及严重的胸部创伤的患者，为防止出现气道梗阻，应给予必要的急救护理措施。如用舌钳将舌头拉出；清除患者口中异物、分泌物；使患者侧卧头偏向一侧；尽可能建立人工气道，确保呼吸道通畅。

（6）输液：开放两条及以上静脉通路，尽快进行静脉输液。必要时可采用中心静脉置管输液。深静脉适宜快速输液，浅表静脉适宜均匀而缓慢地滴入血管活性药物或其他需要控制滴速的药物。输液前要采集血标本进行有关化验，并根据病情变化随时调整药物。低血容量性休克且无心脏疾患的患者，速度可适当加快，老年人或有心肺疾患者速度不宜过快，避免发生急性肺水肿。抗休克时，输液药物繁多，要注意药物间的配伍禁忌、药物浓度及滴速。此外，抢救过程中常有大量的临时口头医嘱，用药后及时记录，且执行前后应及时查对，避免差错。意识不清、烦躁不安患者输液时，肢体应以夹板固定。输液装置上应写出床号、姓名、药名及剂量等。

（7）记出入液量：密切观察病情变化，准确记录 24 小时出入液量，以供补液计划做参考。放置导尿管，以观察和记录单位时间尿量，扩容的有效指标是每小时尿量维持在 30mL 以上。

2.临床护理

（1）判断休克的前期、加重期、好转期护理人员通过密切观察病情，及早发现与判断休克的症状，与医生密切联系，做到及早给予治疗。

1）休克前期：护理人员要及早判断患者病情，在休克症状未充分表现之前，就给予治疗，往往可以使病情向有利方面转化，避免因治疗不及时而导致病情恶化。患者意识清醒，烦躁不安，恶心、呕吐，略有发绀或面色苍白，肢体湿冷，出冷汗，心搏加快，但脉搏尚有力，收缩压可接近正常，但不稳定，遇到这些情况，应考虑到休克有早期表现，及时采取措施，使患者病情向好的方面发展。

2）休克加重期：表现为烦躁不安，表情淡漠，意识模糊甚至昏迷，皮肤发紫，冷汗，或出现出血点，瞳孔反射迟钝，脉搏细弱，血压下降，脉压变小，尿少或无尿。此时医护人员必须密切合作，采取各种措施，想方设法挽救患者生命。

3）休克好转期：表现为神志逐渐转清、表情安静、皮肤转为红润、出冷汗停止、脉搏有力且变慢，呼吸平稳而规则，脉压增大，血压回升，尿量增多且每小时多于 30mL，皮肤及肢体变暖。

（2）迅速除去病因，积极采取相应措施：临床上多种多样的原因可导致休克，积极而又迅速除去病因占重要地位。如立即对开放伤口进行包扎、止血、固定伤肢，抗过敏抗感染治疗，给予镇静、镇痛药物，使患者能安静接受治疗等。如过敏性休克患者，在医生未到之前，应立即给予皮下或肌内注射 0.1％肾上腺素 1mL，并且给予氧气吸入及建立输液通道。如外科疾病、内脏出血、肠坏死、急性化脓性胆管炎等及妇产科前置胎盘、宫外孕大出血等。应一方面及时地恢复有效循环血量；另一方面要积极地除去休克的病因，即施行手术才能挽救患者生命。护理人员在抗休克治疗的同时，必须迅速做好术前准备，立即将患者送至手术室进行手术。

（3）输液的合理安排：护理人员在执行医嘱时，要注意输液速度及量与质的合理安排，开始输液时决定量和速度比决定补什么溶液更为重要。在紧急情况下，血源困难抢救休克时，可立即大量迅速输入 0.9％氯化钠溶液。输入单纯的晶体液虽然能补充血容量，但由于晶体液很快转移到血管外,不能有效地维持血管内的血容量。应将该晶体液与胶体液交替输入,以便保持血管胶体渗透压来维持血容量。在输入血管收缩剂或血管扩张剂时,如去甲肾上腺素、多巴胺等,因这些药物刺激性强,对注射局部容易产生坏死,而休克患者反应迟钝,故护理患者要特别谨慎,经常观察输液局部变化,发现异常要及时处理和更换部位。

(4)仔细观察病情变化:休克是一个严重的变化多端的动态过程,要取得最好的治疗效果,必须注意加强临床护理中的动态观察。护理人员在精心护理的过程中,从病床边可以随时获得可靠的病情进展的重要指标,关键是对任何细微的变化都不能放过,同时,要做出科学的判断。其观察与判断的内容有:

1)意识表情:患者的意识表情的变化能反映中枢神经系统血液灌流情况。脑组织灌注不足、缺氧,表现为烦躁、神志淡漠、意识模糊或昏迷等。严重休克时细胞反应降低,患者由兴奋转为抑制,表示脑缺氧加重病情恶化。患者经治疗后意识转清楚,反应良好,提示循环改善。早期休克患者有时需要心理护理,耐心劝慰患者,使之配合治疗与护理。另外对谵妄、烦躁、意识障碍者,应给予适当约束加用床档,以防坠床发生意外。

2)末梢循环:患者皮肤色泽、温度、湿度能反映体表的血液灌注情况。正常人轻压指甲或唇部时,局部因暂时缺血而呈苍白色,松压后迅速转为红润。轻压口唇、甲床苍白色区消失时间超过1秒,为微循环灌注不足或有疲滞现象。休克时患者面色苍白、皮肤湿冷表明病情较重,患者皮色从苍白转为发绀,则提示进入严重休克,由发绀又出现皮下瘀点、瘀斑,注射部位渗血,则提示有DIC的可能,应立即与医生联系。如果患者四肢温暖,皮肤干燥,压口唇或指甲后苍白消失快(<1秒),迅速转为红润,表明血液灌注良好,休克好转。

3)颈静脉和周围静脉:颈静脉和周围静脉充盈常提示高血容量的情况。休克时,由于血容量锐减,静脉瘪陷,当休克得到纠正时,颈静脉和周围静脉充盈,若静脉怒张则提示补液量过多或心功能不全。

4)体温:休克患者体温常低于正常,但感染性休克有高热。护理时应注意保暖,如盖被、低温电热毯或空气调温等,但不宜用热水袋加温,以免烫伤和使皮肤血管扩张,加重休克。高热患者可以采用冰袋、冰帽或低温等渗盐水灌肠等方法进行物理降温,也可配合室内通风或药物降温法。

5)脉搏:休克时脉率增快,常出现于血压下降之前。随着病情恶化,脉率加速,脉搏变细弱甚至摸不到。若脉搏逐渐增强,脉率转为正常,脉压由小变大,提示病情好转。为准确起见,有时需结合心脏听诊和心电图监测。若心率超过每分钟150次或高度房室传导阻滞等可降低心排血量,值得注意。

6)呼吸:注意呼吸次数,有无节律变化,呼吸增速、变浅、不规则,说明病情恶化;反之,呼吸频率、节律及深浅度逐渐恢复正常,提示病情好转。呼吸增至每分钟30次以上或降至每分钟8次以下,表示病情危重。应保持呼吸道通畅,有分泌物及时吸出,鼻导管给氧时用每分钟6～8L的高流量(氧浓度40%～50%),输入氧气应通过湿化器或在患者口罩处盖上湿纱布,以保持呼吸道湿润,防止黏膜干燥。每2～4小时检查鼻导管是否通畅。行气管插管或切开、人工辅助通气的患者,更应注意全面观察机器工作状态和患者反应两方面的变化。每4～6小时测量全套血流动力学指标,呼吸功能及血气分析1次。高流量用氧者停用前应先降低流量,逐渐停用,使呼吸中枢逐渐兴奋,不能骤停吸氧。

　　7)瞳孔:正常瞳孔两侧等大、圆形。双侧瞳孔不等大应警惕脑疝的发生。如双侧瞳孔散大,对光反射减弱或消失,说明脑组织缺氧,病情危重。

　　8)血压与脉压:观察血压的动态变化对判断休克有重要作用。脉压越低,说明血管痉挛程度越重。而脉压增大,则说明血管痉挛开始解除,微循环趋向好转。此外,在补充血容量后,血流改善,血压也必然上升。通常认为上肢收缩压低于 12kPa(90mmHg)、脉压小于 2.7kPa(20mmHg),且伴有毛细血管灌流量减少症状,如肢端厥冷、皮肤苍白等是休克存在的证据。休克过程中,血流和血压是成正比的。因此,对休克患者的血压观察不能忽视。但治疗休克原则的目的在于改善全身组织血液灌注,恢复机体的正常代谢。不能单纯以血压高低来判断休克的治疗效果。在休克早期或代偿期,由于交感神经兴奋,儿茶酚胺释放,舒张压升高,而收缩压则无明显改变,故应注意脉压下降和交感兴奋的征象。相反,如使用血管扩张剂或硬膜外麻醉时,收缩压 12kPa 左右而脉压正常(4~5.3kPa),且无其他循环障碍表现,则为非休克状态。此外,平时患高血压的患者,发生休克后收缩压仍可能大于 16kPa(120mmHg),但组织灌注已不足。因此,应了解患者基础血压。致休克因素使收缩压降低 20% 以上时考虑休克。重度休克患者,袖带测压往往不准确,可用桡动脉穿刺直接测压。休克治疗过程,定时测压,对判断病情、指导治疗很有价值。若血压逐渐下降甚至不能测知,且脉压减小。则说明病情加重。血压回升到正常值,或血压虽低,但脉搏有力。手足转暖,则休克趋于好转。

　　9)尿量:观察尿量就是观察肾功能的变化,也是护理人员对休克患者重点观察的内容之一。尿量和尿比重是反映肾脏毛细血管的灌流量,也是内脏血液流量的一个重要指标。在休克过程,长时间的低血容量和低血压,或使用了大量血管收缩剂后,可使肾脏灌流量不足,肾缺血而影响肾功能。此时,患者肾小球滤过率严重下降,临床出现少尿或无尿。如经扩容治疗后,尿量仍每小时少于 25~30mL,应与医生联系,协助医生进行利尿试验。用 20% 甘露醇溶液 100~200mL 于 15~30 分钟内静脉滴注,或用呋塞米 20~40mg 于 1~2 分钟内静脉注入。如不能使尿量改善,则表示已发生肾衰竭。此时应立即控制入量,补液应十分慎重。急性肾衰竭时,肾小管分泌钾的功能下降,同时大量组织破坏,蛋白质分解代谢亢进,钾从细胞内大量溢出进入细胞外液,故急性肾衰竭少尿期,血钾必然升高。当血钾升高超过 7mmol/L 时,如不积极治疗,可发生各种心室颤动和心搏停止,因此要限制钾的摄入。反复测定血钾、钠、氯,根据化验报告和尿量的情况来考虑钾的应用。可给予碳酸氢钠纠正酸中毒,使钾离子再进入细胞内,或给予葡萄糖加胰岛素静脉滴入,可使血清钾离子暂时降低。如果经过治疗尿量稳定在每小时 30mL 以上时,提示休克好转。因此,严格、认真记录尿量极为重要。

　　除此之外,还应注意并发症的观察,休克肺、心力衰竭、肾衰竭及 DIC 是休克死亡的常见并发症。①成人呼吸窘迫综合征(ARDS,又称休克肺):应注意观察有无进行性呼吸困难、呼吸频率加快(每分钟>35 次);有无进行性严重缺氧,经一般氧疗不能纠正,PaO_2<70mmHg(9.33kPa)并有进行性下降的趋势。特别常见于原有心、肾功能不全的患者,过度输入非胶体溶液更易发生。如有上述表现立即报告医生,及时处理。②急性肾衰竭:如血容量已基本补足,血压已回升接近正常或已达正常,而尿量仍<20mL/h,并对利尿剂无反应者,应考虑急性肾衰竭的可能。③心功能不全:如血容量已补足,中心静脉压达 12vm H_2O(1.18kPa),又无酸

中毒存在,而患者血压仍未回升,则提示心功能不全,尤其老年人或原有慢性心脏病的患者有发生急性肺水肿的可能,应立即减慢输液速度或暂停输液。④DIC:如休克时间较长的患者,应注意观察皮肤有无痕点、瘀斑或血尿、便血等,如有以上出血表现,则需考虑并发 DIC,应立即取血作血小板、凝血酶原时间、纤维蛋白原等检查,并协助医生进行抗凝治疗。

(5)应用血管活性药物的护理:①开始用升压药或更换升压药时血压常不稳定,应每5~10分钟测量血压1次,有条件的连续监测动脉压。随血压的高低调节药物浓度。对升压药较敏感的患者,收缩压可由测不到而突然升高甚至可达 26.7kPa(200mmHg)。在患者感到头痛、头晕、烦躁不安时应立即停药,并报告医生。用升压药必须从最低浓度且慢速开始,每5分钟测血压1次,待血压平稳及全身情况改善后,改为 30 分钟/次,并按药物浓度及剂量计算输入量。②静脉滴注升压药时,切忌使药物外渗,以免导致局部组织坏死。③长期输液的患者,应每 24 小时更换一次输液管,并注意保护血管及穿刺点。选择血管时先难后易,先下后上。输液肢体应适当制动,但必须松紧合适,以免回流不畅。

(6)预防肺部感染:病房内定期空气消毒并控制探视,定期湿化消毒,避免交叉感染。进行治疗操作时,注意遮挡,适当暴露以免受凉。如有人工气道,注意口腔护理,鼓励患者有效咳痰。痰不易咳出时,行雾化吸入。不能咳痰者及时吸痰,保证呼吸道通畅,以防止肺部并发症。

(7)心理护理:经历休克繁多而紧急的抢救后,患者受强烈刺激,易使患者倍感自己病情危重与面临死亡而产生恐惧、焦虑、紧张、烦躁不安。这时亲属的承受能力、应变能力也随之下降,则将严重影响与医护人员的配合。因此,护士应积极主动配合医疗,认真、准确无误地执行医嘱;紧急情况下医护人员也要保持镇静,快而有序、忙而不乱地进行抢救工作,以稳定患者及家属的情绪,并取得他们的信赖感和主动配合;待患者病情稳定后,及时做好安慰和解释工作,使患者积极配合治疗及护理,树立战胜疾病的信心;保持安静、整洁舒适的环境,减少噪声,让患者充分休息;应将患者病情的危险性和治疗、护理方案及期望治疗前途告诉患者家属,在让他们心中有数的同时,协助医护人员做好患者的心理支持,以利于早日康复。

第二节　创伤

严重创伤是指危及生命或治愈后有严重残疾者,它常为多部位、多脏器的多发伤,病情危重,伤情变化迅速,病死率高。伤后1小时是挽救生命、减少致残的"黄金时间"。

一、护理评估

1.首先把握呼吸、血压、心率、意识和瞳孔等生命体征,有无存在威胁生命的因素。

2.了解受伤史,检查受伤部位,迅速评估伤情。

3.辅助检查:评估血常规、尿常规、血气分析的结果;诊断性穿刺是否有阳性结果及影像学检查的结果。

4.心理和社会支持情况:评估家属及患者对此次创伤的心理承受程度;患者是否有紧张、焦虑的情绪;患者是否获得家属的支持。

二、护理措施

(一)现场救护

1.尽快脱离危险环境,放置合适体位

抢救人员到达现场后,迅速安全转移患者脱离危险环境。搬运患者时动作要轻、稳,切勿将伤肢从重物下硬拉出来,避免造成再度损伤或继发性损伤。对疑有脊柱损伤者应立即予以制动,以免造成瘫痪。在不影响急救的前提下,救护人员要协助患者,将其置于舒适安全的体位(平卧位头偏向一侧或屈膝侧卧位),并注意保暖。

2.现场心肺复苏(CPR)

大出血、张力性气胸、呼吸道梗阻和严重脑外伤等严重创伤,如导致心搏呼吸骤停,应尽快现场处理或现场 CPR。

3.解除呼吸道梗阻,维持呼吸道通畅。

4.处理活动性出血

迅速采取有效的局部止血措施。

5.处理创伤性血气胸

对张力性气胸应尽快于伤侧锁骨中线第 2 肋间插入带有活瓣的穿刺针排气减压;对开放性气胸要尽快用无菌敷料垫封闭开放伤口;对血气胸要行胸腔闭式引流;对胸壁软化伴有反常呼吸者应固定浮动胸壁。在上述紧急处理过程中应同时进行抗休克等综合治疗。

6.保存好离断肢体

伤员离断的肢体应先用无菌或干净布包好后置于无菌或洁净的密闭塑料袋内,再放入注满冰水混合液的塑料袋内低温(0~4℃)保存,以减慢组织的变性和防止细菌繁殖,冷藏时防止冰水浸入离断创面,切忌将离断肢体浸泡在任何液体中。离断肢体应随同伤员一起送往医院,以备再植手术。

7.伤口处理

及时、正确地包扎,可以达到压迫止血、减少感染、保护伤口、减少疼痛,以及固定敷料和夹板等目的。需要注意的是:①不要随意去除伤口内异物或血凝块。②创面中有外露的骨折断端、肌肉、内脏,严禁现场回纳入伤口。若腹腔内组织或脏器脱出,应先用干净器皿保护后再包扎,不要将敷料直接包扎在脱出的组织上面。③有骨折的伤员要进行临时固定。④脑组织脱出时,应先在伤口周围加垫圈保护脑组织,不可加压包扎。

8.抗休克

迅速止血输液扩容,必要时考虑应用抗休克裤。

9.现场观察

了解受伤原因、暴力情况、受伤的具体时间、受伤时体位、神志、出血量及已经采取的救治措施等。

(二)院内护理

1.呼吸支持

保持呼吸道通畅,视病情给予气管插管、人工呼吸,保证足够、有效的氧供。

2.循环支持

主要是抗休克,尽快用 16～18G 留置针迅速再建立 1～2 条静脉通路,常选用肘前静脉(如肘正中静脉或贵要静脉)、颈外静脉,注意不要在受伤肢体的远端选择静脉通路,以避免补充的液体进入损伤区内,有效补充循环血量,按医嘱给予输液,必要时输血。留置导尿,注意观察每小时尿量。

3.控制出血

用敷料加压包扎伤口,并抬高出血肢体。对活动性出血应迅速清创止血,对内脏大出血应立即准备手术处理。

4.镇静止痛和心理治疗

剧烈疼痛可诱发或加重休克,故在不影响病情观察的情况下遵医嘱选用镇静止痛药。

5.防治感染

遵循无菌术操作原则,按医嘱使用抗菌药物。开放性创伤需加用破伤风抗毒素。

6.密切观察伤情

严密观察伤情变化,特别是对严重创伤怀疑有潜在性损伤的患者,必须持续动态监测生命体征。协助医生做进一步的检查,发现病情变化,应及时报告医生处理,并迅速做出反应。

7.支持治疗

主要是维持水、电解质和酸碱平衡,保护重要脏器功能,并给予营养支持。

8.配合治疗

配合医生对各脏器损伤的治疗。

三、健康指导

(1)宣传安全知识,加强安全防范意识。

(2)一旦受伤,不管是开放性伤口还是闭合性伤口都要立即到医院就诊。开放性伤口要立即进行清创,并注射破伤风抗毒素。

(3)加强受伤肢体的功能锻炼,防止肌萎缩、关节僵硬等并发症。

四、护理评价

经过治疗和护理,评价患者是否达到:①生命体征稳定。无体液失衡;②伤口愈合好,无感染;③疼痛得到控制;④能坚持功能锻炼;⑤无伤口出血、感染、挤压综合征等并发症发生。

第三节　昏迷

一、概述

昏迷是指患者对刺激无意识反应,不能被唤醒,意识完全丧失,是最严重的意识障碍,是高级神经活动的高度抑制状态。颅内病变和代谢性脑病是常见的两大类病因。按意识障碍的严重程度,临床上分为嗜睡、意识模糊、昏睡和昏迷四种表现。

二、护理

(一)护理评估

1.健康史

有无外伤、感染、中毒、脑血管疾病及休克等。有无外伤史。有无农药、CO、安眠镇静药、有毒植物等中毒。有无可引起昏迷的内科病,如糖尿病、肾病、肝病、严重心肺疾病等。

2.症状和体征

意识状态及生命体征的变化。

3.辅助检查

心电图、腰椎穿刺(简称腰穿)、头颅 CT 及 MRI 检查的结果。

4.实验室检查

血检测碳氧血红蛋白有助于 CO 中毒的诊断。尿常规异常常见于尿毒症、糖尿病、急性尿卟啉症。疑似肝性脑病患者查血氨及肝功能。血糖及肾功能检测有助于糖尿病酮症酸中毒、低血糖昏迷及尿毒症昏迷诊断。

5.社会心理评估

患者的情绪及心理反应。

(二)护理措施

1.保持呼吸道通畅

(1)环境要求:清洁舒适,保持室内空气流通,温度、湿度适宜。

(2)体位要求:取出义齿,去枕平卧,头偏向一侧。

(3)促进排痰、呼吸支持:舌根后坠放置口咽通气管:配合气道湿化、超声雾化吸入稀释痰液,加强翻身、叩背,促进体位排痰;急性期避免过多搬动患者,短期不能清醒者宜行气管插管、气管切开,必要时使用呼吸机辅助呼吸。

(4)其他:定期做血气分析;使用抗生素防治呼吸道感染。

2.安全护理

①加强安全防护措施,24 小时专人守护、加床档、使用约束带,遵医嘱使用镇静剂。②禁止使用热水袋,以防烫伤。

3.饮食护理

供给足够的营养。

(1)禁食期间给予静脉营养治疗,准确记录液体出入量。

(2)昏迷超过 3～5 天给予鼻饲饮食,成人鼻饲量 2000～2500mL/d(也可根据患者消化情况决定鼻饲量)。①确定胃管在胃内,喂食前检查有无胃出血或胃潴留。②有胃潴留者,延长鼻饲间隔时间或中止一次。③胃出血者禁止喂食,抽尽胃内容物后按医嘱注入止血药。④每次鼻饲 200～400mL,每 3 小时一次,夜间停饲 8 小时。

(3)如患者意识好转,出现吞咽、咳嗽反射,应争取尽早经口进食。①从半流质饮食开始,逐渐过渡到普通饮食。②抬高床头防止呛咳及反流。③入量不足部分由胃管补充。

4.加强基础护理

(1)保持皮肤完整,床铺平整、清洁、干燥、无渣屑。

(2)注意五官护理(眼、耳、鼻及口腔),保持皮肤清洁。

5.预防并发症

(1)防止压疮:①保持床单清洁干燥、平整。②保持皮肤清洁、干燥,及时处理大小便。③减轻局部受压每1～2小时翻身1次,用50%酒精按摩受压部位,同时建立床头翻身卡。

(2)肺部感染:加强呼吸道护理,定时翻身拍背,保持呼吸道通畅,防止呕吐物误吸引起窒息和呼吸道感染。

(3)泌尿系统感染:①留置尿管应严格无菌操作。②保持尿管引流通畅,防止扭曲、受压、折叠,及时倾倒尿液防逆流。③每日冲洗膀胱1～2次,洗净会阴及尿道口分泌物。④定时排尿.训练膀胱舒缩功能。

(4)便秘:①加强翻身,定时按摩下腹部,促进肠蠕动。②2～3天未解粪便应给轻泻剂,必要时人工取便。

(5)暴露性角膜炎:眼睑不能闭合者,给予眼药膏保护,纱布遮盖双眼。

(6)血栓性静脉炎、关节挛缩、肌萎缩:①保持肢体处于功能位,防止足下垂。②每日进行肌肉按摩,促进局部血液循环,防止血栓性静脉炎。③尽早行肢体功能锻炼,每日2～3次。

6.其他

①尊重患者,维护其自尊及自身形象。②昏迷时间较长者,与家属有效沟通,取得家属的理解和积极配合,指导家属参与部分护理工作,不定期的评估护理效果。

(三)健康指导

(1)患者昏迷无法翻身,由护士协助患者每2小时翻身一次,按摩受压处皮肤,促进血液循环。

(2)每日2次口腔护理,保持口腔清洁。口唇干裂者可给予液状石蜡涂擦。

(3)眼睑闭合不全者用生理盐水湿纱布覆盖,或涂抗生素眼膏。

(4)保持会阴部清洁干燥,保持床单和衣裤的整洁。

(5)帮助患者进行四肢及关节的被动运动,保持肢体功能位。

(四)护理评价

经过治疗和护理,评价患者是否达到:①了解昏迷发作的原因。②安全、有效地用药。③焦虑减轻,感觉平静。

第四节　多器官功能综合征

一、概述

多器官功能障碍综合征(MODS)是指在严重创伤、感染等原发病发生24小时后,机体序贯或同时发生的两个或两个以上脏器功能失常甚至衰竭的综合征。一般最先累及肺,其次累及肾、肝、心血管、中枢系统、胃肠道、免疫系统和凝血系统。多器官功能障碍综合征发病的特点是继发性、顺序性和进行性。

二、护理

(一)护理评估

1.病因

①各种外科感染引起的脓毒症;②严重的创伤、烧伤或大手术致失血、缺水;③各种原因引起的休克,心搏及呼吸骤停复苏后;④各种原因导致肢体、大面积的组织或器官缺血、再灌注损伤;⑤合并脏器坏死或感染的急腹症;⑥输血、输液、药物或机械通气;⑦某些疾病的患者更容易发生 MODS,如心脏、肝、肾的慢性疾病、糖尿病、免疫功能低下等。

2.症状和体征

(1)呼吸系统:急性起病,$PaO_2/FiO_2 \leqslant 26.7kPa$(无论是否有呼末正压,即 PEEP),胸部 X 线片示双侧肺浸润,肺动脉楔压(PAWP)<18mmHg 或无左心房压力升高的证据。

(2)循环系统:收缩压<90mmHg,并持续在 1 小时以上,或需要药物支持才能使循环稳定。

(3)肾脏:尿肌酐(Cr)>2mg/100mL,伴少尿或多尿。

(4)肝脏:血胆红素>2mg/100mL,并伴 GPT,GOT 升高,大于正常值 2 倍以上,或已出现肝性脑病。

(5)胃肠道:上消化道出血,24 小时出血量超过 400mL,胃肠蠕动消失不能耐受食物或出现消化道坏死或穿孔。

(6)血液:血小板计数降低 25%或出现 DIC。

(7)中枢神经系统:GCS<7 分。

(8)代谢:不能为机体提供所需能量,糖耐量降低,需用胰岛素;或出现骨骼肌萎缩、肌无力等现象。

3.辅助检查及实验室检查

评估患者患病因素和早期有关化验或监测对发现多器官功能障碍甚为重要。如测尿重、血肌酐可以显示肾功能,测血小板计数、凝血酶原时间可示凝血功能等。

(二)护理措施

1.一般护理

(1)基础护理:患者宜住单间,限制探视、减少人员流动,保持室内适宜的温度和湿度。加强皮肤护理,预防压疮的发生。

(2)心理支持:态度和蔼,尽可能多地同清醒患者交谈,掌握患者的心理需求,建立良好的护患关系;以娴熟的操作技术和高度的责任心取得患者信任;鼓励患者在恢复期做力所能及的事情,以逐渐消除其依赖心理;稳定家属情绪,鼓励患者树立康复的信心。

(3)安全护理:预防坠床和非计划性拔管的发生。

2.重症护理

(1)病情观察:密切观察患者的生命体征,意识,尿的颜色、质量,以及皮肤的变化,发现异常及时通知医生。

(2)各系统和脏器的监测指标:①肺功能的监测和护理:血氧饱和度和血气分析是监测肺功能的主要指标。在使用呼吸机或改变通气方式 30 分钟后,应常规做血气分析,以后每 4 小时进行 1 次血气分析,以便及时调整呼吸机参数。发现血氧饱和度下降要及时寻找原因,进行处理。②使用呼吸机的监测:注意呼吸机工作参数是否与病情相适应,是否发生人机对抗,呼吸机监测系统是否报警,及时解决各种异常情况。

3.衰竭脏器的护理

(1)循环功能衰竭:严密监测心功能及其前后负荷。确输液量,用输液泵控制输液速度,维持血压,尤其是脉压。

(2)呼吸功能衰竭:MODS 早期出现低氧血症,必须立即予氧气吸入,使 PaO_2 保持在 60mmHg 以上。如病情进一步展,就转变为 ARDS,此期应尽早使用呼吸机行机械通气治疗,常用 A/C 或同步间歇指令通气(SIMV),加用 PEEP 方式治疗。

(3)急性肾衰竭:①每小时测量尿量和尿比重,注意血中素氮和肌酐的变化。②严格记录 24 小时液体出入量,包括尿液、粪便、引流量、呕吐量、出汗等。③如条件允许,每日测体 1 次。④密切观察补液量是否合适,可通过血流动力学监测来指导输液。⑤防止高血钾,密切监测心电图和水、电解质的变、化,患者出现嗜睡、肌张力低下、心律失常、恶心/呕吐等症状,提示血钾过高,应立即处理。⑥积极防止水中毒,如发现血压升高、头痛、抽搐,甚至昏迷等脑水肿表现,或肺底听诊闻及啰音伴呼吸困难、咳血性泡沫痰等肺水肿表现,应及时报告医生,并采取急救措施。⑦行床旁透析治疗时,做好相应的护理。

(4)急性胃黏膜、肠道病变:①伤后 48～72 小时是发生应激性溃疡的高峰期,故应常规留置胃管,定时抽吸观察胃液的变化,注意有无血便。②尽早使用肠内营养,对预防上消化道出血有一定作用。③注意观察是否出现血压下降、脉速,伴恶心、呃逆。④注意腹部症状、体征变化,听诊肠鸣音的变化。⑤及时应用止血药物。

4.药物护理

(1)抗生素:对感染者必须根据微生物培养和药敏试验结果使用敏感抗生素给予有效控制,严格遵医嘱用药,确保血药浓度。

(2)强心剂:在心电监护下缓慢静脉注射,有条件者使用微量泵注射,严密观察洋地黄制剂的不良反应,如恶心/呕吐、黄视、绿视、视物不清等,发现异常通知医生及时处理。

(3)利尿剂:遵医嘱使用利尿剂,以减少回心血量,减轻心脏负荷,消除水肿,同时监测血钠、血氯浓度,尤其是血钾浓度。

(4)血管扩张剂:应用血管扩张剂时,首先判断血容量是否补足,宜使用微量泵从小剂量、低速度开始,硝普钠要注意避光、现配现用。

(5)保证营养与热量的摄入:MODS 时机体处于高代谢状态,体内能量消耗很大,机体免疫功能受损,代谢障碍,内环境紊乱,故保证营养至关重要。

(三)健康指导

1.预防为主

MODS 一旦发生就不易控制,而且病死率相当高。当有三个系统或器官功能损害时病死率可高达 80%,因此预防更显得重要。

2.心理护理

应根据患者的心理需求,通过语言、表情、手势等与患者交流,解释疾病的发展过程和积极配合治疗的重要性,鼓励患者树立战胜疾病的信心。

3.饮食护理

饮食要清淡,易于消化,不宜进食刺激性的食物。

(四)护理评价

经过治疗和护理,患者是否达到:①患者的紧张或恐惧的心理得到缓解。②患者的水、电解质和酸碱平衡紊乱得到纠正。③患者的营养状况得到改善,肾功能得到恢复。④患者可能出现的并发症降至最低限度。

第五节　重症烧伤

一、心理护理

大面积烧伤患者常常会无法面对自己的病情,需要较长时间的认知和适应,尤其是颜面部与身体暴露部位的烧伤,患者思想压力大,时常灰心绝望,针对患者不同时期心理的特点,给予及时的解释与安慰,使患者树立战胜疾病的信心。医务人员应在积极抢救患者的同时,及时做好患者的心理护理。要经常开导患者,与他谈心,分散其注意力,缓解患者对疼痛的敏感,以纠正患者的不良情绪。患者进入康复期后,医务人员要和家属一同做好细致的解释劝导工作,使患者接受现实,敢于面对。同时可以讲述一些恢复好的典型病例,让患者看到希望,树立信心,积极配合治疗。

烧伤患者早期心理通常处于强烈的应激状态,烧伤后精神紧张等心理应激反应会造成一系列生理改变,护士要注意进行有效的监测、评估和控制。急性期过后患者可能出现严重心理问题,大致有以下几种:

(一)创伤后应激障碍(PTSD)

是对亲身经历或目击的导致(或可能导致)自己或他人死亡(或严重身体伤害)的事件或创伤的强烈反应,是一种延迟或延长的焦虑性反应,常以梦境、持续的高警觉性、回避、情感麻木、反复回想、重新体验、对创伤性经历选择性遗忘及对未来灰心丧气为主要症状表现。少数患者会有人格改变。PTSD起病多在烧伤后几日或烧伤数月后,症状可持续数月,甚至数年,而严重影响患者的精神生活质量和重新投入生活及工作的能力。PTSD常导致患者自控能力降低,有的患者会产生愤怒及罪恶感,可出现自伤行为、暴怒、暴力攻击他人的行为或社会退缩行为等。

(二)焦虑

是一种没有客观原因的内心不安或无根据的恐惧情绪,伴有显著的自主神经症状、肌肉紧张及运动性不安。焦虑的产生与性别、年龄、经济状况等有关;一般女性高于男性,中青年高于老年人,自费患者高于公费患者,头面部及手部的烧伤涉及患者自我形象改变和五官及手部相关重要功能损伤,焦虑发生率及程度相对较高;烧伤面积大、烧伤深度严重会加大患者心理压力,焦虑发生率及程度也较高。

(三)抑郁

烧伤的剧烈刺激及治疗过程中各种痛苦体验对患者心理是一种很严重的应激,患者常表现为抑郁、恐惧、绝望。毁容和功能丧失是导致患者抑郁的原因之一。有些患者面对医疗费用的压力,会为自己成为家庭的负担而不安,这是患者产生抑郁的另一重要原因。

(四)悲观和孤寂

患者长期住院,特别是大面积烧伤的患者病程长,患者长期与亲友分离,且躯体受限不能参加各种社会活动,便容易感到被生活抛弃的孤寂或郁闷。再加上容貌形象改变,会使烧伤患者脱离正常生活,并且失去应有的社会地位和作用,悲观和孤寂感便会顺势滋生。

(五)愤怒

因工伤或肇事所致烧伤,患者易愤怒,后悔懊恼,抱怨命运不公,甚至会将愤怒情绪向医护人员或亲属发泄,或对医院制度、治疗等表示不满,抵触医务人员对其进行的医疗护理活动,以平衡其内心的不快。

此外,大面积烧伤、头面部烧伤、肢体或五官功能损毁、形象改变的患者还较容易出现自杀倾向、思维迟缓或奔逸、谵妄等精神心理障碍。主观否定自己的身体,不愿意察看损伤的部位或照镜子,头脑中总萦绕着身体及功能改变或丧失的事情。必须运用有效的护理措施帮助患者过渡,护士可从如下几点调整患者的心理问题:

(1)鼓励其表达自己的感受,尤其是与审视自我的方式有关的感受。

(2)鼓励其询问与治疗、治疗进展及预后等有关的问题。

(3)告知其亲人对生理和情绪变化有所准备,在家庭适应中给予支持。

(4)鼓励他的朋友和亲人多来探望,让他了解自己在亲朋心目中的重要性。

(5)尽量为其提供机会,多与有共同经历的人在一起。

(6)对于身体部位或身体功能丧失的患者

1)评估这种丧失对患者本人及患者家属的意义。

2)预计本人对于这种丧失做出的可能反应。

3)观察他对这种丧失的反应,鼓励他与亲人相互交流各自的感觉。

4)倾听并尊重患者诉说他们的感觉和悲伤。

5)鼓励局部观察、局部抚摸。

6)开发其能力和资源,使丧失尽量得以代偿。

二、烧伤创面的护理

(一)包扎创面的护理

(1)创面经清创处理后,先敷几层药液纱布,其上再覆盖2~3cm吸水性强的纱垫,包扎范围大于创面边缘,而后用绷带由远至近均匀加压包扎,不宜过紧,注意尽量暴露指(趾)末端,以观察血液循环,注意有无发凉、麻木、青紫、肿胀等情况。

(2)四肢、关节等部位包扎固定时应保持功能位,防止挛缩。注意指(趾)间应用油质敷料隔开,防止形成指(趾)粘连畸形。

(3)勤翻身并经常改变受压部位,以防创面长期受压延迟愈合。经常查看敷料松紧程度,有无渗出,如有渗出应及时更换,因为敷料浸湿易引起感染。烧伤早期创面渗液较多,包扎敷料应相对厚些,待渗出少时,敷料再相对薄些。

(4)勤察看包扎部位有无红肿、发热、异味,肢端有无麻木、青紫、发凉等,如发现异常,应立即打开敷料,寻找原因。

(5)包扎后,肢体应抬高减轻局部肿胀,或以免水肿。

(二)暴露创面的护理

(1)病室应温暖、干燥、清洁舒适,室温 28～32℃,湿度 18%～28%,注意保暖。

(2)定时翻身,一般每 2 小时 1 次,尽量减少创面受压时间。若出现痂下感染,立即去痂引流。每天查看痂壳,保持其干燥、完整。接触创面处的床单、纱布、纱垫均应无菌,进行护理活动接触创面时应戴无菌手套。

(3)局部可使用电热吹风或烤灯,温度为 35～40℃。

(4)经常变换体位使创面充分暴露。为使腋窝会阴处创面暴露,患者体位应尽量呈"大"字形。做好会阴护理,严防大小便污染创面。

(5)创面在关节部位,应避免过度活动,防止结痂破裂出血而易引起感染。注意无菌操作,保持创面周围正常皮肤清洁。

(三)创面外用药使用后的护理

(1)注意患者疼痛情况及创面有无皮疹出现,如有,应观察是否为药物过敏所致,立即停止该药,对症处理。

(2)监测白细胞计数和肝、肾功能情况。

(3)使用磺胺米隆时,为尽早发现代谢性酸中毒,应监测动脉血气分析。

(四)术后创面的护理

1.敷料应保持清洁干燥

观察敷料外有无渗血或渗血范围有无扩大,及时报告医生,立即拆开敷料检查创面,给予止血措施。

2.肢体植皮区的护理

四肢植皮后,不能在手术肢体扎止血带,以免皮下血肿而使植皮失败。肢体应抬高,注意观察末梢血液灌注情况;头、面、颈、胸部植皮包扎后,应注意保持呼吸道通畅;下腹部植皮后,应注意观察并询问患者排尿情况,防止患者因疼痛不敢排尿而引起尿潴留,必要时留置导尿;术后 3 天,打开敷料,注意无菌操作,检查植皮情况,同时更换敷料,若发现问题及时处理;翻身时应使患者手术区域固定,以免因患者移动导致皮片移位,造成植皮失败;臀部、会阴部、双股部植皮手术后,应留置导尿并保持通畅,以免尿湿敷料,引发感染,导致植皮失败。

三、特殊部位烧伤的护理

(一)吸入性损伤

(1)予以吸氧,注意雾化湿化。通过雾化可以进行气道内药物治疗,以解痉、缓解水肿、防治感染、促进痰液排出等。湿化可以防止气管、支气管黏膜干燥受损,并有利于增强纤毛活动力,防止痰液干涸结痂,对预防肺不张和减轻肺部感染意义重大。

(2)头、面、颈部水肿的患者,应抬高床头,减轻水肿,同时可酌情去枕,保持呼吸道通畅。为避免枕后及耳郭等烧伤部位长期受压,可枕于有孔环形海绵或环形充气小橡胶圈。

(3)严密观察呼吸情况,备好气管插管或气管切开包等用物于床旁。若有呼吸道梗阻情况,及时行气管插管或气管切开。气管切开术适应证为:声门以上严重水肿且伴有面、颈部环形焦痂的患者;严重支气管黏液漏的患者;合并有 ARDS 需机械通气的患者;合并严重脑外伤或脑水肿的患者;气管插管留置 24 小时以上的患者。气管切开术后,便于药物滴入,且方便纤维支气管镜检查(这是诊断吸入性损伤及判断其严重程度的主要手段)及机械通气,同时也增加了气道及肺的感染机会,所以要注意正规操作,并加强术后护理,以避免感染。

(4)鼓励患者深呼吸并自主咳痰。掌握正确的吸痰技术,按需吸痰,及时清除口、鼻腔和气道分泌物。动作轻柔,以防呼吸道损伤。

(5)焦痂切开减压术:有颈,胸腹环形焦痂者,可使胸廓及膈肌运动范围受限,而影响呼吸或加重呼吸困难。因此,应及时行焦痂切开减压术,对改善呼吸功能、预防脑部缺氧有重要意义。

(二)会阴部烧伤护理

(1)保持会阴部创面的清洁干燥。因创面不便于包扎,容易被大小便污染,所以要彻底暴露创面或加用烤灯等,促进创面干燥结痂。每次便后会阴部应用 0.9%氯化钠溶液或 1%苯扎溴铵冲洗干净,然后用纱布拭干。一般情况下,会阴部烧伤患者都会留置导尿,应做好尿管护理。

(2)保持患者双腿外展位,有利于保持创面干燥,避免感染。有外生殖器烧伤时,女性患者注意分开阴唇,且保持清洁,防止粘连及愈合后阴道闭锁。男性患者烧伤早期阴茎及阴囊水肿明显,可用 50%硫酸镁每天湿敷,并用纱布将阴茎与阴囊隔开,防止粘连畸形。伴有臀部烧伤时,注意预防臀沟两侧的皮肤粘连愈合。

(3)若为小儿会阴部烧伤,其自制力差,多动,较难很好地给予配合,而使创面极易摩擦受损,可将患儿固定在人字架上。若同时伴有臀部烧伤。应间隔四小时翻身一次。

(4)由于中国人对性的敏感、含蓄,通常不愿在公共场合谈及性的话题,更别说将自己的会阴部暴露人前。住院期间,除婴幼患儿以外,几乎所有患者都对此部位非常敏感。在其治疗期间,因医生查房、护士护理、亲友探视等活动,使得患者的隐私部位经常被谈论、暴露,加之患者对性及生育功能的担心,如果工作过程中言行不当,极易引起不必要的麻烦,甚至容易因隐私问题引起医疗纠纷。所以,在整个护理过程中,语言及形体语言一定要适当有度,护士必须尽可能含蓄地与患者交流,特别是对异性患者,不要因职业原因而采取很直接的术语,避免引起尴尬或误会,引发患者抵触情绪。以"感觉怎么样"等双方都明白的语言询问交流,含蓄且带有关切之意。会阴部烧伤后会因肿胀等原因使其外观异于正常,患者会对周围一切都很敏感,护士应多以微笑示意,以避免因面部表情等形体语言使患者心理紧张敏感。

四、健康教育

烧伤患者的康复治疗和功能锻炼至关重要,可促进机体恢复,减少或避免并发症,有效防止瘢痕挛缩、关节功能丧失。早期锻炼一般于烧伤后 48 小时病情稳定时便可开始。对于植皮术后的患者应暂停运动,一周后恢复运动。有肌腱和关节裸露的部位应制动,以免造成进行性损伤。要明确锻炼进度和要求,主动和被动运动相结合的同时以主动运动为主。烧伤患者开始进行功能锻炼时会伴有不同程度的疼痛,所以运动量要适当,循序渐进,肢体关节的活动范围要由小到大、缓慢进行,被动运动时手法要柔和,避免强制性运动,可以请专业康复治疗师进行。要使患者清楚地认识到功能锻炼的作用和重要性,以取得他们主动配合,使功能训练得以顺利进行。利用有效的沟通和指导教育,帮助患者获取必需的知识,做好出院后的自我护理,避免并发症。

第六节　急性中毒

一、急性中毒概述

(一)概述

急性中毒是指有毒的化学物质短时间内或一次超量进入人体而造成组织、器官器质性或功能性损害。急性中毒发病急骤,症状凶险、变化迅速,如不及时救治,常危及生命。

(二)护理

1.护理评估

(1)病史:毒物接触史。

(2)生命体征及临床表现:瞳孔、皮肤、黏膜、神志情况等。

(3)辅助检查:血生化、肝、肾功能、血清胆碱酯酶、血气分析、尿液检查、毒物检测、心电图、脑电图等。

(4)社会心理评估:患者及家属的情绪及心理反应。

2.护理措施

(1)急救处理:①立即终止接触毒物:对有害气体吸入性中毒者立即离开现场;对皮肤、黏膜沾染接触性中毒者,马上离开毒源,脱去污染衣物,用清水冲洗体表、毛发、甲缝等。②促进毒物的排除:常用催吐、洗胃、导泻、灌肠、使用吸附剂等方法清除胃肠道尚未吸收的毒物;通过利尿、血液净化等方法排出已吸收的毒物。③保持呼吸道通畅,及时清除呼吸道分泌物,根据病情给予心电监护、氧气吸入,必要时气管插管。④建立静脉通道,遵医嘱给予特效解毒剂及其他抢救药物。⑤血液透析或血液灌流。⑥高压氧治疗:主要用于急性一氧化碳中毒、急性硫化氢、氰化物中毒、急性中毒性脑病等。

(2)一般护理:①病情观察:严密观察生命体征及神志、瞳孔的变化,记录24小时液体出入量等。②药物护理:观察特效解毒剂的效果及不良反应。③对症护理:昏迷者尤其需注意使其呼吸道保持通畅,维持其呼吸循环功能,做好皮肤护理,定时翻身,防止压疮发生。惊厥时应避免患者受伤,应用抗惊厥药物;高热者给予降温;尿潴留者给予导尿等。④基础护理:保证充足的睡眠,合理饮食,做好口腔护理。⑤心理护理:细致评估患者的心理状况,尤其对服毒自杀者,应尊重其隐私。要做好患者的心理护理,注意引导他们正确对待人生,做好家属的思想工作,正确引导,防范患者再次自杀。

3.健康指导

(1)加强宣传:在厂矿、农村、城市居民中结合实际情况,普及植物、药物等相关防毒知识,向群众介绍有关中毒的预防和急救知识。

（2）不吃有毒或变质的食品：如无法辨别有无毒性的蕈类、怀疑为有机磷杀虫药毒死的家禽、河豚、棉籽油、新鲜腌制咸菜或变质韭菜、菠菜等，均不可食用。

（3）加强毒物管理：严格遵守有关毒物的防护和管理制度，加强毒物保管。厂矿中有毒物质的生产设备应密闭化，防止化学物质跑、冒、滴、漏。生产车间和岗位应加强通风，防止毒物聚积导致中毒。农药中杀虫剂和杀鼠剂毒性很大，要加强保管，标记清楚，防止误食。

4.护理评价

经过治疗和护理，评价患者是否达到：①生命体征平稳。②安全意识增强。③能运用有效的应对技巧，情绪稳定，有战胜疾病的信心。

二、有机磷农药中毒

（一）概述

有机磷农药中毒：有机磷农药是胆碱酯酶抑制剂，与人体内的胆碱酯酶有很强的亲和力，抑制了胆碱酯酶的活性，导致乙酰胆碱在体内大量蓄积，从而发生一系列临床中毒症状，如多汗、流涎、流涕、肌肉纤颤及头昏、头痛、烦躁不安，甚至惊厥或昏迷。

（二）护理

1.护理评估

（1）病史：有无口服、喷洒或其他方式的有机磷杀虫药接触史。

（2）生命体征及临床表现：毒蕈碱样症状、烟碱样症状和中枢神经系统症状。

（3）辅助检查：全血胆碱酯酶活力（CHE）测定和尿中有机磷杀虫药分解产物测定。

（4）社会心理评估：患者及家属的情绪及心理反应。

2.护理措施

（1）急救处理：①立即脱离现场，脱去污染的衣服，用肥皂水彻底清洗污染的皮肤、毛发和指甲等，减少毒物吸收。②经口服中毒6小时内者，应用清水、氯化钠溶液、2％碳酸氢钠溶液［如为美曲膦酯（敌百虫）中毒，忌用碳酸氢钠溶液，因碱性溶液能使其转化成毒性更强的敌敌畏（DDV）］或1：5000高锰酸钾溶液（硫代磷酸中毒忌用1：5000高锰酸钾溶液）反复洗胃，直至洗出液清亮无气味为止。洗胃结束，予以50％的硫酸镁50～100mL导泻。③保持呼吸道通畅，及时清除呼吸道分泌物，根据病情给予心电监护、氧气吸入，必要时应用机械通气。心搏骤停时，立即行心肺脑复苏等抢救措施。④建立静脉通道，遵医嘱给予特效解毒剂及其他抢救药物。

（2）一般护理：①病情观察：严密观察生命体征、神志及瞳孔的变化，以及有无中毒后"反跳"现象等。②药物护理：观察解毒剂的疗效及不良反应。③对症护理：重度中毒出现呼吸抑制者应迅速进行气管内插管，清除气道内分泌物，保持气道通畅，给氧；呼吸衰竭者，应用机械通气支持；发生休克、急性脑水肿及心搏骤停的患者给予相应的急救处理。④基础护理：保证充足的睡眠，合理饮食，做好口腔护理。⑤心理护理：了解患者服毒或染毒的原因，根据不同的心理特点予以心理疏导，以诚恳的态度为患者提供情感上的支持，并认真做好家属的思想工作。

3.健康指导

(1)健康教育,普及宣传有机磷杀虫药急性中毒防治知识。

(2)严格执行有机磷杀虫药管理制度,加强生产,运输、保管和使用的安全常识和劳动保护措施教育。

(3)因自杀而中毒者出院后,患者应学会如何应对应激原的方法,树立生活的信心,并应争取获得社会多方面的情感支持。

4.护理评价

经过治疗和护理,评价患者是否达到:①生命体征平稳。②安全意识增强。③能运用有效的应对技巧,情绪稳定,有战胜疾病的信心。

三、百草枯中毒

(一)概述

百草枯是目前最常用的除草剂之一,又名克芜踪、对草快,接触土壤后迅速失活,对人、畜有很强的毒性作用。大多数中毒者是由于误服或自杀口服引起中毒,但也可经皮肤和呼吸道吸收中毒致死。

(二)护理

1.护理评估

(1)病史:毒物接触史。

(2)生命体征及临床表现。

(3)辅助检查:肝,肾功能、肌钙蛋白、尿液检查、毒物检测、胸部 X 线检查等。

(4)社会心理评估:患者及家属的情绪及心理反应。

2.护理措施

(1)急救处理:①现场急救:一经发现,立即给予催吐并口服白陶土悬液,或者就地取材用泥浆水 100～200mL 口服。②减少毒物吸收:尽快脱去污染的衣物,用肥皂水彻底清洗被污染的皮肤、毛发。若眼部受污染,立即用流动清水冲洗,时间＞15 分钟。用白陶土洗胃后口服吸附剂(药用炭或 15% 的漂白土)以减少毒物的吸收。③建立静脉通道,遵医嘱应用抢救药物及其他药物。④保持呼吸道通畅:慎用氧疗。轻、中度中毒者禁止吸氧;重度缺氧者当 $PaO_2 <$ 40mmHg 时,可给予短时间、低流量、低浓度氧气吸入,当 $PaO_2 \geqslant 70mmHg$ 时,即可停止氧疗,以防加重中毒。若出现严重低氧血症,发生呼吸衰竭、ARDS 时,应尽早实施人工通气,改善氧合功能,减轻肺损伤。⑤促进毒物排泄:除常规输液、应用利尿剂外,最好在患者服毒后6～12 小时内进行血液灌流或血液透析。⑥防治肺损伤和肺纤维化:及早按医嘱给予自由基清除剂,如维生素 C、维生素 E、还原型谷胱甘肽、茶多酚等,以防止氧自由基形成过多过快,减轻其对细胞膜结构的破坏。早期大剂量应用肾上腺糖皮质激素,可延缓肺纤维化的发生,降低百草枯中毒的病死率。

(2)一般护理:①病情观察:严密观察生命体征及神志瞳孔的变化等。②药物护理:观察药物的效果及不良反应。③对症护理:加强对口腔溃疡、炎症的护理;呼吸衰竭者,应用机械通气支持。④基础护理:保证充足的睡眠,合理饮食,做好口腔护理。⑤心理护理:细致评估患者的心理状况,尤其对服毒自杀者,要做好患者的心理护理,防范患者再次自杀。

3.健康指导

(1)严格执行农药管理的有关规定,实行生产许可和销售专营制度,避免农药扩散和随意购买。

(2)开展安全使用农药教育,加强对购买使用百草枯药物人群的教育,告知其药物对,人体损伤的不可逆性。

(3)因自杀而中毒者出院后,患者应学会如何应对应激原的方法,树立生活的信心,并应争取获得社会多方面的情感支持。

4.护理评价

经过治疗和护理,评价患者是否达到:①生命体征平稳。②安全意识增强。③能运用有效的应对技巧,情绪稳定,有战胜疾病的信心。

四、一氧化碳中毒

(一)概述

一氧化碳中毒俗称煤气中毒。一氧化碳与血红蛋白的亲和力是氧与血红蛋白亲和力的240倍,一旦一氧化碳吸入体内后,85％与血液中的血红蛋白结合,形成稳定的、不具备携氧能力的碳氧血红蛋白(HbCO),从而使血红蛋白携氧力降低,导致组织缺氧。临床表现为头痛、头晕、乏力、胸闷、恶心、耳鸣、心率加速、嗜睡、意识模糊、口唇黏膜呈樱桃红色,严重者可出现呼吸、血压、脉搏的改变,甚至发生深昏迷、呼吸和循环衰竭。

(二)护理

1.护理评估

(1)病史:一氧化碳接触史、中毒时所处的环境、停留时间及突发昏迷情况等。

(2)生命体征及临床表现。

(3)辅助检查:血液 HbCO 测定、脑电图检查、头部 CT 检查等。

(4)社会心理评估:患者及家属的情绪及心理反应。

2.护理措施

(1)急救处理:①脱离中毒环境:迅速将患者移至空气新鲜处,保持呼吸道通畅,注意保暖。如发生心搏呼吸骤停,应立即进行心肺脑复苏。②纠正缺氧:立即给予高浓度氧气吸入,8～10L/min,以后根据具体病情采用持续低浓度氧气吸入,有条件者应尽早行高压氧舱治疗,最佳时间为 4 小时内。高压氧舱治疗能增加血液中的溶解氧,提高动脉血氧分压,使毛细血管内的氧容易向细胞内弥散,迅速纠正组织缺氧。必要时使用呼吸兴奋剂、建立人工气道。③开放静脉通路,按医嘱给予输液和药物治疗。④防治脑水肿:严重中毒时,应在积极纠正缺氧同时给予脱水疗法。⑤对症支持治疗:频繁抽搐者,可应用地西泮、苯妥英钠等药物;积极防治继发感染,纠正休克,维持水、电解质及酸碱代谢平衡;应用促进脑细胞代谢药物,防止神经系统和心脏并发症的发生。⑥监测 HbCO 的变化。

(2)一般护理:①病情观察:严密观察生命体征及神志、瞳孔的变化等,准确记录 24 小时内液体出入量,合理控制输液的量及速度,防止脑水肿、肺水肿及电解质紊乱的发生。②药物护理:观察药物的疗效及不良反应。③预防护理:昏迷患者加强基础护理,预防坠积性肺炎、泌尿系统感染和压疮发生;做好安全防护,防止自伤和坠伤。④心理护理:给予积极的心理支持护理,增强患者康复信心并做好健康指导。

3.健康指导

(1)加强预防一氧化碳中毒的宣传,家庭用火炉要安装烟囱,确保烟囱严密不可漏气,保持室内通风。

(2)厂矿使用煤气或产生煤气的车间、厂房要加强通风,配备一氧化碳浓度监测、报警设施。

(3)进入高浓度一氧化碳的环境执行紧急任务时,要戴好特制的一氧化碳防毒面具,系好安全带,两人同时工作,以便彼此监护和互救。

(4)出院时留有后遗症的患者,应鼓励其继续治疗,并教会家属功能锻炼的方法。

4.护理评价

经过治疗和护理,评价患者是否达到:①生命体征平稳。②安全意识增强。③能运用有效的应对技巧,情绪稳定,有战胜疾病的信心。

五、急性酒精中毒

(一)概述

急性酒精中毒是指因饮酒过量引起的以神经精神症状为主的中毒性疾病,严重者可累及呼吸、循环系统,导致意识障碍呼吸和循环衰竭,甚至危及生命。饮入的酒精可经胃和小肠完全吸收,1小时内血液中含量较高,以后很快降低。中毒时酒精对中枢神经系统具有先兴奋后抑制作用,大剂量可致中枢麻醉和心脏抑制。临床上分为三期:兴奋期、共济失调期、昏迷期。

(二)护理

1.护理评估

(1)病史:饮酒量及个人耐受性。

(2)生命体征及临床表现:确认临床分期。

(3)辅助检查:肝、肾功能、血液电解质浓度、血中酒精浓度、心电图、头部CT检查等。

(4)社会心理评估:患者及家属的情绪及心理反应。

2.护理措施

(1)急救处理:①保持呼吸道通畅:立即使患者取平卧位,头偏向一侧,及时清除口鼻腔呕吐物及分泌物,给予氧气吸入。必要时予气管插管进行机械通气及心电监护。②催吐及洗胃:轻度中毒者可用催吐法;重度中毒者中毒在2小时内予胃管,接洗胃机进行自动洗胃。③建立静脉通道,遵医嘱使用催醒药物及其他药物,尽量使用静脉留置针。

(2)一般护理:①病情观察:严密观察生命体征及神志、瞳孔的变化;观察呕吐物及洗出液体的颜色、性质及量。②药物护理:观察药物的效果及不良反应。③安全防护:患者多数表现为烦躁、兴奋多语、四肢躁动,应加强巡视,使用床栏,必要时给予适当的保护性约束,防止意外发生;做好患者的安全防护外,还要防止其伤害他人(包括医务人员)。④注意保暖:急性酒精中毒患者全身血管扩张,散发大量热量,有些甚至寒战。此时应适当提高室温,加盖棉被等保暖措施,并补充能量。⑤基础护理:口腔护理、饮食护理等。⑥心理护理:给予患者及家属积极的心理支持。

3.健康指导

(1)宣传大量饮酒的害处,帮助患者认识过量饮酒时对身体的危害,以及长期酗酒对家庭社会的不良影响。

(2)创造替代条件,加强文娱体育活动,帮助患者建立健康的生活方法,减少酒精中毒的发生。

4.护理评价

经过治疗和护理,评价患者是否达到:①生命体征平稳。②知晓过量饮酒的危害。③能运用有效的应对技巧,情绪稳定,生活态度积极健康。

六、急性安眠药中毒

(一)概述

急性安眠药中毒是由于服用过的安眠药而导致的一系列中枢神经系统过度抑制病症。安眠药是中枢神经系统抑制药,具有镇静、催眠作用,小剂量时可使人处于安静或嗜睡状态,大剂量可麻醉全身,包括延髓中枢。一次大剂量服用可引起急性安眠药中毒,其主要临床表现为嗜睡、情绪不稳定、注意力不集中、记忆力减退、共济失调、发音含糊不清、步态不稳、眼球震颤、共济失调、明显的呼吸抑制等。

(二)护理

1.护理评估

(1)病史:服药的原因。

(2)生命体征及临床表现。

(3)辅助检查:尿或胃内容物的血药浓度、血常规、尿常规等。

(4)社会心理评估:患者及家属的情绪及心理反应。

2.护理措施

(1)急救处理:①保持呼吸道通畅:吸氧 3~4L/min,深昏迷患者应酌情予气管插管,呼吸机辅助通气;心电监护,监测心率、有无心律失常、观察血压及血氧饱和度。②立即洗胃及导泻:1:5000 高锰酸钾或温水洗胃,给予硫酸钠导泻。③建立静脉通道:遵医嘱运用解毒剂及其他药物。贝美格 50mg 稀释于 10%葡萄糖溶液 10mL 中静脉注射或以 200~300mg 稀释于 10%葡萄糖溶液中缓慢静脉滴注;静脉滴注适量甘露醇或呋塞米以降低颅内压。④血液灌流,血浆置换,促进毒物排泄。

(2)一般护理:①病情观察:严密观察意识状态、生命体征及瞳孔的变化。②药物护理:观察药物的疗效及不良反应。③基础护理:意识不清者注意体位,仰卧位时头偏向一侧,或侧卧位,防止舌后坠,做好口腔护理及皮肤护理,防止压疮和感染。④饮食护理:昏迷时间超过 3~5 天,营养不易维持的患者,可由鼻饲补充营养及水分。应给予高热量、高蛋白、易消化的流质饮食。⑤心理护理:若是自杀患者,待其清醒后,要有的放矢地做好心理护理,尽可能地解决患者的思想问题,从根本上消除患者的自杀念头,应密切观察患者,避免患者独处,防止患者自杀。

3.健康指导

(1)向失眠者普及睡眠紊乱的原因及避免方法的知识。

（2）长期服用大量安眠药的患者，不能突然停药，应逐渐减量后停药。

（3）加强药物管理：药房、医护人员对安眠药的保管、处方、使用管理要严格，家庭中有情绪不稳定或精神不正常者，家属对该类药物一定要妥善保管，以免发生意外。

4.护理评价

经过治疗和护理，评价患者是否达到：①生命体征平稳。②生活态度积极。③能运用有效的应对技巧，情绪稳定，有战胜疾病的信心。

七、新型毒品中毒

（一）概述

新型毒品中毒：新型毒品是相对阿片、大麻、可卡因这些传统毒品而言，主要是指人工化学合成的精神类毒品，如冰毒、摇头丸等。这类毒品直接作用于人的精神系统，使精神兴奋或抑制，连续使用能使人产生依赖性，滥用后导致中毒，表现为幻觉、精神分裂症状，如讲话含糊不清，头昏，精神错乱，过度兴奋，出现幻觉、幻视、幻听、运动障碍等，使用过量甚至可导致死亡。

（二）护理

1.护理评估

（1）一般情况：性别职业、既往史、服毒原因等。

（2）生命体征及临床表现。

（3）辅助检查：尿或胃内容物的毒品浓度，血、尿常规，肝、肾功能等。

（4）社会心理评估：患者及家属的情绪及心理反应。

2.护理措施

（1）急救处理：①保持呼吸道通畅：吸氧，深昏迷患者应酌情予气管插管，呼吸机辅助通气；心电监护。②立即洗胃：应用 1：5000 高锰酸钾溶液或温水洗胃。③建立静脉通道，遵医嘱运用镇静及其他对症支持药物。④促进毒物排泄：应用呋塞米、甘露醇，保证输液量。部分服药超过 5 小时的患者，给 20％甘露醇加药用炭 30mg 制成混悬液口服，每日 2 次，以减少毒物吸收，促进排泄。⑤血液净化。

（2）一般护理：①病情观察：严密观察意识状态、生命体征及瞳孔的变化。②药物护理：观察药物的效果及不良反应。③基础护理：口腔护理、皮肤护理、饮食护理等。④对症护理：体温过高者给予冰帽、冰毯、擦浴等降温措施。⑤心理护理：给予患者及家属积极的心理支持。

3.健康指导

（1）向患者及家属宣教吸毒的危害，包括对生理与心理等个体身心健康的损害，以及对家庭、社会、国家的危害。

（2）建议患者远离有不良行为习惯的玩伴。

（3）建议家长关心孩子成长期的喜怒哀乐。

4.护理评价

经过治疗和护理，评价患者是否达到：①生命体征平稳。②生活态度积极、生活习惯健康。③能运用有效的应对技巧，情绪稳定，有战胜疾病的信心。

第七节　甲状腺危象

一、定义

甲状腺危象是指甲状腺功能亢进未能得到及时有效控制,在某种诱因作用下病情急剧恶化,危及生命的一种状态。本病不常见,但病死率很高。女性多于男性,男：女为1：4～1：8。

二、常见诱因

1.急性感染。

2.各种外科手术。

3.神经、精神等受外界因素的刺激。

4.放射性核素^{131}I治疗中少数可出现危象。

5.挤压甲状腺过度。

6.突然停用抗甲状腺药物。

7.洋地黄中毒。

8.糖尿病酮症酸中毒。

9.急性心肌(或其他内脏)梗死。

10.少数甲亢病情严重者通常找不到诱因。

三、发病机制

详细机制目前还不明了,但较多学者认为可能与以下因素有关：

1.单位时间内甲状腺激素合成分泌过多,或行甲状腺手术时挤压甲状腺,甲状腺素大量释放入循环血中。

2.感染等应激情况使血液中游离的甲状腺激素增加。

3.肾上腺皮质功能减退：甲亢患者糖皮质激素代谢加速,肾上腺皮质负担过重,持续时间过久,其功能低下,甚至衰竭。用糖皮质激素治疗有效,故推测甲状腺危象的发生与肾上腺皮质功能减退有关。

4.机体对甲状腺激素反应的改变：由于受某些因素影响,甲亢患者各系统的脏器及周围组织对过多的甲状腺激素适应能力减低,而临床上所检测出的血中甲状腺激素可能不升高。所以通过大量的临床资料以及一些患者死后尸检所得结果等,临床专家及学者均支持这种看法。

5.甲状腺素(T_4)在肝中清除降低：手术前后和其他的非甲状腺疾病的存在,可导致患者机体摄入热量的减少,这样就可能引起T_4清除的减少。有研究表明,机体受感染时常伴发50％以上的T_4清除减少,而这些恰恰都能使血中的甲状腺素含量增加。

四、临床表现

(一)典型的甲状腺危象

1.高热

体温急骤升高,高热常在39℃以上,且患者大汗,虚弱,疲乏,皮肤潮红;继而可汗闭,皮肤苍白和脱水。舌头、眼睑震颤。使用一般解热措施无效。

2.心血管系统

患者出现心悸,心动过速,超过160次/分;且脉压明显增大,血压升高;患者易出现各种快速心律失常,其中以期前收缩及心房颤动最为多见。另外,较常见的也有心脏增大甚至发生心力衰竭。不少老年人仅有心脏异常尤以心律失常为突出表现。若患者出现血压下降,心音减弱及心率慢,说明患者心血管处于严重失代偿状态,预示已发生心源性休克。

3.消化系统

食欲极差,体重减轻。恶心、频繁呕吐、腹痛、腹泻明显。有些老年人以消化系症状为突出表现。

4.中枢神经系统

患者通常会出现精神障碍、烦躁焦虑、嗜睡、谵妄,最后陷入昏迷。

5.呼吸系统

潮气量减少,呼吸困难,甚至衰竭。

6.血液系统

脾大,恶性贫血。

7.老年人甲状腺危象

常表现为极度软弱、厌食、消瘦、心动过缓、昏睡、全身衰竭,甚至死亡。

(二)先兆危象

由于危象期病死率很高,常死于休克、心力衰竭,为及时抢救患者,临床提出危象前期或先兆危象的诊断。先兆危象是指:

(1)体温在38～39℃之间。

(2)心率在120～159次/分,也可有心律失常。

(3)食欲减退,恶心,大便次数增多,多汗。

(4)焦虑、烦躁不安,危象预感。

(三)不典型甲状腺危象

不典型甲亢或原有全身衰竭、恶液质的患者,在危象发生时常无上述典型表现,可只有下列某一系统表现,例如:

1.心血管系统

心房颤动等严重心律失常或心力衰竭。

2.消化系统

恶心、呕吐腹泻、黄疸。

3.精神神经系统

精神病或反应迟钝、淡漠、木僵、极度衰弱、嗜睡,甚至昏迷。

4.体征

体温过低,皮肤干燥无汗。

(四)主要的并发症

心力衰竭、休克等。

五、对症支持治疗

(一)吸氧

依患者呼吸情况而定。

(二)镇静剂的应用

患者异常烦躁时,可地西泮 10mg 静脉注射,或苯巴比妥 0.1mg 肌内注射,或 10% 水合氯醛 10~15mL,保留灌肠,以上 3 种药可交替使用。

(三)积极降温

冰袋,酒精溶液擦浴、冷 0.9% 氯化钠溶液保留灌肠。一定要注意,禁用水杨酸类退热,因其可与甲状腺激素竞争载体蛋白,使血中游离的三碘甲腺原氨酸(T_3)、T_4 增加,从而加重病情。

(四)纠正水电解质紊乱

因患者大量腹泻、出汗,可能出现脱水、低钾血症、低钠血症、酸中毒等情况。故临床上常静脉注射 5% 葡萄糖或加入少量浓钠的 0.9% 氯化钠溶液,在 24 小时内可输入 2000~3000mL,以及适当补钾。

(五)快速抑制 T_3、T_4 合成

丙硫氧嘧啶,首剂 100~200mg 口服,以后每次 100~200mg,每 4~6 小时一次;或甲巯咪唑(他巴唑)首剂 60mg 口服,以后每次 20mg,3 次/天。待危象消除改用常规剂量。

(六)阻止甲状腺激素的释放

服用上述抗甲亢药后 1~2 小时,用复方碘溶液首剂 10~30 滴,以后 5~10 滴,3 次/天,或用碘化钠 0.5~1.0g 加入 5% 葡萄糖盐水 500~1000mL 中,静脉滴注 12~24 小时,病情好转,危象消除即停用。

(七)降低周围组织对甲状腺素反应

可用 β-肾上腺素能受体阻滞剂,如普萘洛尔(心得安)20~30mg,每 8 小时一次;或美托洛尔 50~100mg,每 8 小时一次。危象消除后改成常规维持量。

(八)拮抗应激

降低机体反应,减轻甲状腺素的毒性作用,可每日用氢化可的松 100~200mg 或地塞米松 10~20mg,待危象解除后停用或仅用地塞米松 0.75mg,3 次/天,维持数日后逐渐停用。

(九)感染

如有感染,应使用抗生素控制感染。

(十)心力衰竭

使用洋地黄、利尿剂治疗,并同时给氧。

(十一)监测肝功能

甲亢和抗甲状腺药物都会对肝功能造成不同程度的损伤。

如果以上治疗均无效,则提倡使用腹膜透析或药用炭血液透析法进行治疗。

六、护理重点

(一)基础护理

(1)安置患者于安静、清爽、舒适、室温偏低的环境中,绝对卧床休息,避免一切不良刺激。

对烦躁不安者,可遵医嘱给予适量镇静剂以促进睡眠。

(2)甲状腺危象时代谢率高,患者常大汗淋漓,潮湿的衣服可增加患者的烦躁与不适。护士应予以理解和关心,协助患者勤更衣,保持干燥舒适,病房应通风良好,室温保持在 20℃ 左右,以减少出汗。指导患者多喝水以补充丢失的水分,但要避免饮浓茶、咖啡、酒等兴奋性饮料。协助患者擦浴,更换轻便、宽松、干爽的衣服。

(二)心理护理

由于甲亢的患者在一般情况下,中枢神经系统都会处于兴奋状态,患者多表现极度烦躁、失眠、紧张、焦虑。护士应耐心、细心地与患者沟通,不可激惹患者。还应积极地与家属沟通,取得家属的支持与配合,杜绝各种可能刺激患者的信息,使患者保持愉快心情。

(三)专科护理

1.密切观察各项生命体征

如心律、血压、血氧饱和度、脉率、体温、中心静脉压、呼吸、尿量等。还应观察患者甲状腺是否肿大,眼球是否突出等。

2.监测体液及电解质平衡情况

准确地记录液体的出入量。

3.适当降温

使用冰毯、冰帽、温水擦浴等方法使患者降温。

4.保持呼吸道通畅

可将床头抬高,以利于呼吸;给氧;必要时可协助医生行气管插管或切开呼吸机辅助呼吸。

5.维持足够的营养

注意呕吐、腹泻情况。提供高热量、高蛋白、高糖类和富含维生素的食物,并少食多餐。

6.监测精神状态

保持环境温湿度适宜、安静舒适。若患者出现抽搐,应加强保护性措施,给予安慰和支持,必要时可通知医生适当镇静。

(四)健康教育

甲状腺危象期的病死率高,这与并发症的存在与否、处理得当和及时与否有密切关系。因此,强调预防、健康教育十分重要。

(1)向患者及家属介绍甲状腺危象的常见诱因,预防感染、避免精神刺激、过度劳累,对重症甲亢患者或甲亢患者有上述危象诱因存在时,应警惕甲状腺危象的发生。

(2)专科护理配合:友谊药物治疗的配合:告诉患者注意观察和监测抗甲状腺药物治疗甲亢的主要不良反应,如骨髓抑制所致的白细胞减少、急性粒细胞缺乏,肝功能损害,皮肤过敏等。②外科手术前的准备与配合:甲亢患者需做择期手术者,应酌情应用抗甲状腺药物治疗 2～3 个月,使甲亢症状得到控制,心率维持正常,血清游离 T_3(FT_3)、游离 T_4(FT_4)降至正常,手术前服用复方碘溶液 2～3 周;对急症手术来不及使甲亢得以较好控制的患者,可用普萘洛尔及大剂量碘溶液做术前准备,手术后尽快使用抗甲状腺药物,并密切观察病情变化。③放射性碘治疗的配合:宜先用抗甲状腺药物使患者症状控制后再改用放射性碘治疗。由于放射性碘治疗显效较慢,甲亢病情严重者,应在未显效期间暂时用药物治疗甲亢,以防止在显效前出现甲状腺危象,并密切观察病情变化。

(3)饮食护理配合:患者宜采用高蛋白、高热量高维生素、低碘、低纤维素的饮,食,避免进食辣椒、芥末等辛辣的调味刺激品,禁饮浓茶、咖啡等兴奋性饮料。

(4)定期复查:在病程中,如病情发生异常变化时应随时就诊。

随着诊断技术的发展及治疗方法的改进,甲状腺危象已很少见了,且预后也明显改善;但如发现晚,处理不当,仍可导致死亡,其病死率仍高达 20%～50%。因此,预防危象的发生、早期诊断及早期治疗和护理有很重要的意义。

第八节　糖尿病酮症酸中毒危象

糖尿病酮症酸中毒(DKA)是由于胰岛素缺乏,胰岛素拮抗激素增加,引起糖和脂肪代谢紊乱,以高血糖、高酮血症和代谢性酸中毒为主要改变的临床综合征。糖尿病酮症酸中毒是糖尿病的一种严重急性并发症,作为糖尿病患者早年死亡的原因之一,良好护理是治疗 DKA 的重要环节。

一、诱因与发病机制

(一)诱因

1.感染因素

DKA 和高血糖高渗综合征(HHS)最常见的诱因是各种感染,尤其是 2 型糖尿病患者伴急性全身性严重感染,如脓毒症、肺炎、化脓性皮肤感染、胃肠道感染、急性胰腺炎、胆囊胆管炎、腹膜炎等。

2.胰岛素剂量不足或中断

在发生急性伴发疾病的状态下,没有及时增加胰岛素剂量或错误地自行减少胰岛素用量。

3.各种急性应激状态

外伤、手术、麻醉、急性心肌梗死或严重刺激引起的应激状态等。

4.胰岛素抗药性

由于受体和信号传递异常引起的胰岛素不敏感或产生胰岛素抗体,均可导致胰岛素的疗效降低。

5.其他诱因

饮食失调或胃肠疾病导致的水、电解质紊乱,妊娠和分娩,突然终止胰岛素治疗或减量不当等。

(二)发病机制

对 DKA 较 HHS 的发生机制了解较多,其共同的发病机制是循环胰岛素水平的绝对降低或是存在严重应激情况下胰岛素拮抗激素(高血糖素、皮质醇、儿茶酚胺及生长激素)的升高,可以表现为以某一方面为主,但二者经常相互重叠。DKA 时循环中胰岛素水平以绝对降低为主,HHS 时仍有小量胰岛素分泌,但仅能抑制酮体的产生,不能控制严重的高血糖。糖代谢异常、脂肪与酮体代谢异常、水和电解质代谢异常是发生糖尿病高血糖危象时常见的三种代谢异常。

二、临床表现

糖尿病症状加重，出现烦渴、尿量增多、疲倦乏力等，但无明显多食。也可伴食欲缺乏、恶心、呕吐，饮水后也可出现呕吐。酸中毒时呼吸深而快，呈 Kussmonl 呼吸。动脉血 pH 低于7.0 时，由于呼吸中枢麻痹和肌无力，呼吸渐浅而缓慢。呼出气体中可能有丙酮味(烂苹果味)。

脱水量超过体重 5% 时，尿量减少，皮肤、黏膜干燥，眼球下陷等。如脱水量达到体重 15% 以上，由于血容量减少，出现循环衰竭、心率快、血压下降、四肢厥冷，即使合并感染体温多无明显升高。神志状态有明显个体差异，早期感头晕、头痛、精神萎靡，渐出现嗜睡、烦躁、迟钝、腱反射消失，甚至昏迷，经常出现病理反射。广泛剧烈腹痛，腹肌紧张，偶有反跳痛，常被误诊为急腹症。可因脱水而出现屈光不正。

酮症酸中毒为部分儿童糖尿病的首发症状。儿童出现多饮、多尿等症状未引起家长注意。家长发现患儿精神萎靡，有消化道症状，甚至神志不清才到医院就诊，已是酮症酸中毒。

酮症酸中毒接受治疗后，病情继续加重，血压下降，应考虑可能并发急性呼吸窘迫综合征、脑动脉血栓形成或弥散性血管内凝血等。

三、救治原则

治疗的目的是纠正代谢紊乱，消除酮症，预防感染等并发症。

(一)基本措施

(1)详细询问病史并做体格检查，包括心电图。

(2)急查血糖、血浆电解质、尿素氮、肌酐、二氧化碳结合力、pH 及血酮体，2 小时后复查 1 次，以后视病情，可 3~4 小时复查 1 次。有条件的实验室，可测定血乳酸、游离脂肪酸水平。

(3)急查尿常规及尿酮体。神志清楚的患者，不需导尿，避免引起尿路感染。神志不清的患者，不能主动排尿，可以留置导尿，定时取尿标本，测其排尿量及酮体。

(4)疑有感染者，应及早给予抗生素。

(二)胰岛素治疗

(1)只使用短效胰岛素，如普通胰岛素(RI)，不可使用中效或长效胰岛素治疗。

(2)小剂量胰岛素治疗。

1)若患者神志清楚，无脱水体征，并且血压正常，可给予 RI 肌内注射，首剂量 0.25U/kg，以后 0.15U/(kg·h)，肌内注射；当血糖降至 14mmol/L 后，患者可以少量进食，并根据血糖水平给予 RI 皮下注射。

2)患者血压偏低伴有脱水，胰岛素加入液体中静脉滴注，首剂量 0.1~0.15U/kg，1 小时内滴入；每小时静脉滴入 4~8U。血糖降至 14mmol/L 后，可给予 5% 葡萄糖注射液，RI 1U/h 滴入。脱水纠正，血压正常，血糖稳定在 14mmol/L 以下，可以改为胰岛素皮下注射治疗。

3)小剂量胰岛素治疗可以避免低血糖及低血钾的发生。

(3)胰岛素抵抗：酮症酸中毒时如存在胰岛素抵抗，有的患者仍需要大剂量胰岛素治疗才能有效。

(4)胰岛素治疗过程中，若血 pH 仍低于正常，尿酮体尚存在，尽管血糖水平已接近正常，胰岛素治疗必须继续,可以同时补充葡萄糖注射液。

(三)液体补充

(1)酮症酸中毒时,血容量减少,脱水明显,成人患者失水可达 3～5L。采用 0.9％氯化钠溶液滴注。以 1L/h 的速度补充液体,持续 2～3 小时。然后根据其尿量及临床表现调整输液速度。若尿量大于 120mL/h,则输液速度可以减慢。

(2)血浆钠水平高于 155mmol/L 或血浆有效渗透压高于 320mmol/L 时,宜采用 0.45％氯化钠溶液滴注。

(3)血糖降到 14mmol/L 后,可静脉点滴 5％葡萄糖注射液。

(4)血压较低者,可适当给予血浆或清蛋白静脉输入。

(四)电解质补充

1.钾

酮症酸中毒时,总体钾是降低的,每千克体重可减少 3～5mmol。血浆 pH 降低时细胞内钾向细胞外移动,故血浆钾的水平可能偏高。开始治疗后,细胞外液得到补充,血糖逐渐下降,酮体逐渐减少,血浆 pH 有所恢复,细胞外钾离子又开始回到细胞内,血钾水平明显降低。故治疗酮症酸中毒 3～4 小时后,应根据血钾水平补充钾盐。如果患者入院时,血钾水平正常或低于正常,就应开始补钾。血钾高于 5mmol/L,不需要补钾;血钾在 4～5mmol/L 时,可每小时补充氯化钾 0.5～1g;血钾 3～4mmol/L,可每小时补充氯化钾 1.5～2g;血钾低于 3mmol/L,每小时补充氯化钾 2～3g。

2.氯

酮症酸中毒治疗过程中,使用氯化钠溶液纠正脱水以及用氯化钾纠正低血钾,应注意高氯性酸中毒的发生。高氯性酸中毒产生的原因:为了细胞内缓冲液的再生,骨骼及其他组织中碳酸氢盐消耗;酮体从尿中排出时带走碳酸氢根;肾脏的远端肾单位排泌氢离子异常以及细胞外液中的碳酸氢根被氯化钠及氯化钾所稀释等。依靠肾脏排泌氯离子以及碳酸氢根的再生来纠正高氯血症。

3.磷

磷的缺失在酮症酸中毒也是常见的,一般每千克体重缺失 0.5～1.5mmol。与钾离子相同,开始治疗后血浆磷离子向细胞内转移,血浆磷逐渐降低,出现低磷血症。低磷血症的临床表现不显著,可能与神志改变、肌肉无力、心功能不全、红细胞破坏及呼吸衰竭有关。在糖尿病酮症酸中毒治疗中,磷的补充并非必需。显著低血磷时,给予 KH_2PO_2 10～15mmol/h 有帮助。补磷不宜过多,血磷过多则血钙降低。当患者伴有肾功能不全、持续酸中毒时,不宜补充磷。

(五)使用碱性药物

(1)一般可不使用碱性药物,原因:①酮体为有机酸,可以经代谢而消失;②因 CO_2 易于通过细胞膜和血脑屏障,故输入碳酸氢钠后,细胞内和脑内 pH 将进一步下降;③血 pH 升高,血红蛋白对氧的亲和力显著升高,加重组织缺氧;④增加脑水肿的发生。

(2)酮症酸中毒时,血浆 pH 在 7.1 以上可使用碱性药物;血浆 pH 低于 7.0 应给予碱性药物。

（3）当患者伴有严重高血钾时，应给予碱性药物；血浆 pH 每升高 0.1，血钾就可下降 0.6mmol/L。

（4）根据血浆 pH 及二氧化碳结合力决定碳酸氢钠溶液用量。一般给予 4% $NaHCO_3$，200～400mL。血浆 pH 上升到 7.2，二氧化碳结合力高于 25mmol/L 时，可不再给予碳酸氢钠。

（六）其他

血浆置换和血液透析等，仅限于严重患者，尤其伴较严重肾衰竭者。

四、护理评估

（一）病史

DKA 发生于原有糖尿病的基础上，因此，需了解患者 DKA 发生前的用药情况，特别是胰岛素的用量有无明显减少或停用，DKA 前有无感染、不良的精神刺激、应激状况，以及多饮、多尿、多食等症状有无加重及加重的程度。

（二）身心状况

1. 症状及体征

（1）原有糖尿病症状加重，极度软弱无力、烦渴，多饮、多尿，体重明显下降。

（2）代谢性酸中毒：呼吸加深，呈深大呼吸，部分患者呼出的气体有类似烂苹果的酮臭味，晚期则发生呼吸抑制，呼吸表浅。

（3）胃肠道症状：有食欲下降、恶心、呕吐，少数 1 型糖尿病患者可出现腹痛，有时甚至被误诊为急腹症。

（4）脱水表现：如皮肤干燥、眼球凹陷、尿量减少，当脱水超过体重的 15% 时，出现循环衰竭、血压下降、脉搏细数，严重者可危及生命。

（5）中枢神经系统症状：早期表现为头痛、头晕，继而出现烦躁、神志淡漠、倦怠、嗜睡、肌张力下降、反射迟钝，最终出现昏迷。

（6）如病史不明，须与其他可能引起昏迷的疾病相鉴别，如脑血管意外、高血压脑病、尿毒症、急性中毒、严重感染等。通过详细询问病史、详查病情及结合有关实验室检查综合分析鉴别。

2. 心理和社会状况

患者在原有糖尿病基础上病情加剧，出现呼吸困难、血压下降，甚至昏迷，病情危重，导致患者及其家属焦虑不安、恐惧、消极悲观。

（三）辅助检查

血糖明显升高，常在 16.7～27.8mmol/L（300～500mg/dL），血酮体升高可大于 4.8mmol/L，尿糖阳性，尿酮体阳性。血 pH 可降至 7.1 以下，呈代谢性酸中毒。血钾早期可正常或偏低，少尿时可升高。

五、护理诊断

（一）有体液不足的危险

与大量葡萄糖、酮体从肾脏排出引起的渗透性利尿有关。

（二）潜在并发症

昏迷。

六、护理目标

(1)患者体液补足,尿量正常,呼吸平稳。

(2)患者未发生昏迷,或发生昏迷者经救治神志清楚,反应敏捷。

七、护理措施

(一)一般护理

(1)确诊酮症酸中毒后,绝对卧床休息,应立即配合抢救治疗;快速建立静脉通路;胃扩张者置胃管,尿潴留者置导尿管。

(2)建立特级护理:严密观察血压、心率、呼吸、体温、神志、血糖、尿量、尿糖、尿酮体、血气分析及电解质。每 0.5~2 小时测血压、呼吸、脉搏 1 次;记出入量;每 2 小时查尿糖和尿酮体 1 次,2~4 小时查血糖及电解质 1 次。

(3)吸氧:对昏迷患者应注意吸痰,以保持呼吸道通畅;勤翻身、拍背,避免压疮和坠积性肺炎的发生。

(4)协助处理诱发因素和并发症:①预防感染,必须做好口腔及皮肤护理,保持皮肤清洁,预防压疮和继发感染,女性患者应保持外阴部的清洁;②血管病变的护理,除按糖尿病一般护理外,根据不同部位或器官的血管病变进行护理;③神经病变的护理,控制糖尿病,应用大量 B 族维生素,局部按摩及理疗,对皮肤感觉消失者应注意防止损伤。

(5)协助做好血糖的测定和记录,认真记录液体出入量,记录神志变化、呼吸、血压、心率及药物剂量,及时做出小结,以供下一段治疗参考。

(二)饮食护理

1.禁食

待昏迷缓解后改糖尿病半流食或糖尿病饮食。

2.糖尿病饮食

参照理想体重和活动强度计算每日所需总热量。成年休息者每日每千克标准体重热量 105~125kJ(25~30kcal);轻体力劳动者 125~146kJ(30~35kcal);中体力劳动者 146~167kJ(35~40kcal);重体力劳动者 167kJ(40kcal 以上)。蛋白质占总热量的 12%~15%,脂肪约占 30%,碳水化合物占 50%~60%。三餐分配一般为 1/5、2/5、2/5 或 1/3、1/3、1/3。三餐饮食内容要搭配均匀,每餐均有碳水化合物、脂肪和蛋白质,且要定时定量,有利于减缓葡萄糖的吸收,增加胰岛素的释放。

(三)静脉补液护理

(1)DKA 补液的目的是扩容,纠正失水,降低血渗透压,恢复有效血容量。

(2)快速建立 2~3 条静脉通道,纠正水和电解质失调,维持酸碱平衡,纠正酮症等,其中必须用一条静脉通道专门输入胰岛素以便于控制剂量。

(3)一般先输等渗氯化钠溶液,开始时补液速度应较快,在 2 小时内输入 1000~2000mL 补充血容量,改善周围循环和肾功能,以后根据血压、心率、每小时尿量,必要时根据中心静脉压决定输液量和速度。第 2~6 小时输入 1000~2000mL,第 1 天补液量 4000~5000mL,甚至达 8000mL。

(4)纠正酸中毒:轻症者不必补碱;当血 pH 低至 7.0~7.1 时或碳酸氢根低于 5mmol/L 时

才给适量 $NaHCO_3$。

(5)补钾:血糖升高可引起渗透性利尿,钾随尿排出;呕吐也会使钾丧失;不进食钾得不到补偿更加重钾缺乏,所以必须补钾。然而因酸中毒,细胞内钾转移至细胞外,肝糖原分解释放钾及周围循环不良而致尿少,故血钾可暂不降低,开始时不必补钾。根据血钾、心电图、尿量等,掌握补钾的时间及量,点滴速度不宜过快,浓度不得大于 500mL 内加氯化钾 1.5g,切忌静推,不能渗出血管外。

(四)急救护理

(1)病情观察:严密观察体温、脉搏、呼吸、血压及神志变化,动态监测血钾,低血钾患者应做心电图监测,为病情判断及观察治疗反应提供客观依据。并及时采血、留尿,送检尿糖、尿酮、血糖、血酮、电解质及血气等。

(2)准确记录 24 小时出入量。

(3)胰岛素治疗护理:胰岛素是治疗 DHA 的特效药物,与补液同时进行(应另建静脉通路)。胰岛素是蛋白质,可以用生理盐水或葡萄糖注射液配伍,尽量不与其他药物配伍。一般多采用小剂量静脉滴注法,静脉注射首次负荷剂量为 10～20U 胰岛素,继续以 0.1U(kg·h)速度持续静脉滴注。血糖下降速度一般以每小时降低 3.9～6.1mmol/L(70～110mg/dL)为宜。当血糖降至 13.9mmol/L(250mg/dL)后,调节输液中胰岛素比例及每 4～6 小时皮下注射胰岛素 4～6U。用药过程要严密注意防止低血糖。

(五)健康教育

患者病情稳定后,向患者宣传糖尿病的有关知识及胰岛素的使用方法。

第九节　糖尿病非酮症高渗性昏迷危象

糖尿病非酮症高渗性昏迷(HONDC)是一种较少见但严重的糖尿病急性并发症。HONDC病情危重,病死率高达 50%,多见于 60 岁以上患者,男女发病率大致相等。临床特点为无明显酮症与酸中毒,血糖明显升高,严重脱水甚至休克,血浆渗透压增高,进行性意识障碍。

一、诱因与发病机制

(一)诱因

HONDC 常在急性感染、创伤、高糖类饮食、使用某些药物,如利尿剂、糖皮质激素、苯妥英钠等情况下诱发。

(二)发病机制

糖尿病非酮症高渗性昏迷的基本病因是胰岛素分泌不足和(或)作用不足,各种诱因使胰岛素的分泌进一步减少,而胰岛素的拮抗激素水平升高,从而引起血糖水平显著升高,严重的高血糖和糖尿引起渗透性利尿,致使水及电解质大量自肾脏丢失。而此时尿渗透压 50% 是由葡萄糖维持,患者多有主动摄水能力障碍和不同程度的肾功能损害,从而引起高血糖、脱水及高渗透加重,致使脑细胞脱水及中枢神经功能障碍。

二、临床表现

本病多数起病隐匿,早期表现有烦渴、多尿、疲倦、头晕、食欲缺乏、恶心、呕吐,继而出现进行性意识障碍、定向力障碍、反应迟钝,直至嗜睡、昏迷。

三、救治原则

因本病的病死率极高,故需立即抢救,其急救措施如下。

(一)补液

迅速补液以恢复血容量,纠正高渗和脱水是抢救成败的关键。本病脱水比 DKA 更为严重,可根据患者脱水的严重程度,按其体重的 10%～15% 估算,也可按测得的血浆渗透压计算患者的失水量,其计算公式为:失水量(L)=(患者血浆渗透压−300)÷300×体重(kg)×0.6,一般首先静脉输入生理盐水,以便较快扩张微循环而补充血容量,迅速纠正血压,待循环血容量稳定后酌情以低渗盐水(0.45%～0.6%氯化钠注射液)缓慢静脉滴注。补液量应视失水程度而定,静脉滴注速度须视全身及心血管、脑血管、尿量及有关的血化验改变等因素而定,防止因输液过多、过快而发生脑水肿、肺水肿等并发症。

(二)胰岛素

一般胰岛素用量较 DKA 小,也可一开始采用上述小剂量胰岛素治疗的方法,每 2～4 小时检测血糖,血糖降至 13.9mmol/L(250mg/dL)时改用 5%葡萄糖注射液加入小剂量胰岛素静脉滴注,防止因血糖下降过快、过低而发生脑水肿。

(三)纠正电解质紊乱

主要是补充钾盐。若有低血钙、低血镁或低血磷,可酌情给予葡萄糖酸钙、硫酸镁或磷酸钾缓冲液。

(四)防治并发症及对症治疗

积极治疗各种并发症,感染常是患者晚期的主要死亡原因;同时也要注意防治其他并发症,如休克、心力衰竭、肾功能不全等,去除诱因并进行对症处理。

四、护理评估

(一)病史

HONDC 多发生于原有糖尿病的基础上,因此,需了解患者 HONDC 发生前的饮食、用药情况,注意所用药物及其剂量、用法;HONDC 前有无感染、不良的精神刺激、应激状况;多饮、多尿、多食等症状有无加重及加重的程度等,同时应了解发病前心、肾功能状况。

(二)身心状况

1.症状及体征

(1)多见于 50～70 岁以上的中老年人,约 2/3 的患者于发病前无糖尿病病史或仅有轻度症状,并有糖尿病非酮症高渗性昏迷的诱发因素。患者发病前数日至数周常有糖尿病加重的临床表现,从起病到意识障碍一般为 1～2 周,少数患者也可急性起病。

(2)脱水及周围循环衰竭:失水体征明显,体格检查时可发现患者皮肤黏膜干燥、弹性差、眼球凹陷、舌干并可有裂纹。当周围循环衰竭时,表现为冷汗、脉搏加快,甚至出现休克和急性肾衰竭。

(3)神经系统改变:患者常有不同程度的神志改变,如表情淡漠、定向障碍、谵妄、嗜睡,甚至昏迷;部分患者尚可出现运动神经受损的表现,而被误诊为急性脑血管疾病。少数患者可出现癫痫大发作、幻视、半身感觉异常等。

2.心理和社会状况

患者在原有疾病基础上(糖尿病、肾功能不全等)病情加剧,出现循环衰竭、昏迷,病情危重,且患者多为中老年人,因此,患者及其家属焦虑不安、恐惧、消极,甚至悲观绝望。

3.辅助检查

血糖显著升高,大于 33.3mmol/L(600mg/dL),尿糖呈强阳性,尿酮体阴性或弱阳性,血酮体水平正常;血钠增高,可达 155mmol/L。血浆渗透压显著增高,大于 350mmol/L。血浆渗透压可直接测得,也可通过公式计算,公式为:血浆渗透压(mmol/L)=$2Na^+ + K^+ +$ 血糖(mmol/L)+BUN(mmol/L),正常值为 $280 \sim 300$ mmol/L。

五、护理诊断

(一)有体液不足的危险

与血液渗透压显著升高,渗透性利尿致使水、电解质大量自肾脏丢失有关。

(二)意识障碍

与高血糖、脱水及高渗透加重,致使脑细胞脱水及中枢神经功能障碍有关。

六、护理目标

(1)患者体液补足,尿量正常,呼吸平稳。

(2)患者神志清楚,反应敏捷。

七、护理措施

护理措施与 DKA 大致相同,在病情观察方面尚需注意:迅速大量输液不当时,可发生肺水肿等并发症。补充大量低渗溶液,有发生溶血、脑水肿及低血容量性休克的危险。故应随时观察患者的呼吸、脉搏、血压和神志变化,观察尿色和尿量,如发现患者咳嗽、呼吸困难、烦躁不安、脉搏加快,特别是在昏迷好转过程中出现上述表现,提示输液过量的可能,应立即减慢输液速度并及时报告医师。尿色变粉红提示发生溶血,也应及时报告医师并停止输入低渗溶液。

第十节　低血糖危象

低血糖症是血糖浓度低于正常水平的临床综合征。成人血糖低于 2.8mmol/L(<50mg/dL)可认为血糖过低。当血糖降低,引起交感神经过度兴奋和中枢神经异常的症状、体征时,称低血糖危象。葡萄糖是脑组织的主要能量来源,当其缺乏时可产生功能和组织的损害,严重而长期的低血糖可以致死。

一、诱因与发病机制

(一)诱因

(1)胰岛素分泌过多:如胰岛 B 细胞瘤。

(2)对抗胰岛素的内分泌激素不足:肾上腺皮质功能减退、腺垂体功能减退、胰岛 A 细胞功能减退。

（3）反应性低血糖症：原因不明的功能性低血糖症、早期糖尿病、胃大部切除后、婴儿期低血糖症等。

（4）肝脏病变：严重弥散性肝病、特殊酶的缺乏（如肝糖原累积病等）。

（5）医源性因素：胰岛素剂量过大，磺酰脲类过量，尤其是格列本脲（优降糖）过量。

（6）中毒：水杨酸中毒、蕈中毒等。

（7）糖类缺乏：由于供应或合成减少，如长期食物摄入不足、饥饿、酒精性低血糖症，或由于过量丧失，如慢性腹泻吸收不良等。

（8）胰腺外肿瘤。

(二)发病机制

正常空腹和进餐后血糖波动在 $3.3\sim8.9mmol/L$ 这一狭窄的范围内，虽然血糖的波动受进食、运动、饥饿、精神刺激等因素的影响，但极少超出上述范围。当血糖升高时，葡萄糖刺激胰岛 B 细胞释放胰岛素，抑制胰岛素拮抗的分泌，使血糖逐渐恢复正常；当血糖降低时，通过高级神经系统的调节，使儿茶酚胺的分泌增加，胰岛素的分泌减少，同时刺激胰岛 A 细胞分泌胰高血糖素，肾上腺皮质分泌皮质醇，使肝糖原分解及肝糖原异生增加，血糖维持正常。在上述病因的作用下，使胰岛 B 细胞分泌的胰岛素（或外源性胰岛素）超出机体的代偿能力，或糖原异生受限，则会导致低血糖发生。

二、临床表现

低血糖危象的主要临床表现有心悸、出汗、面色苍白、无力、饥饿感、颤抖、焦虑、精神错乱、抽搐，甚至昏迷。糖尿病患者使用胰岛素或口服降糖药物治疗时出现低血糖症状，应首先考虑为药物反应所致。

三、救治原则

(一)血糖测定

凡怀疑低血糖危象的患者，应立即做血糖检测，并在治疗过程中动态观察血糖水平。

(二)补充葡萄糖

如患者尚清醒有吞咽运动可喂糖水；如患者昏迷或抽搐，立即静脉注射 50％ 葡萄糖注射液 50mL，并继以 10％ 葡萄糖注射液 $500\sim1000mL$ 静脉滴注，视病情调整滴速和输入液量，患者清醒后，应尽早进食果汁及食物。

(三)胰高血糖素

常用剂量为 $0.56\sim1.0mg$，可皮下注射、肌内注射或静脉注射。用药后患者多于 $5\sim20$ 分钟神志转清，否则可重复给药。胰高血糖素升糖作用迅速，但作用时间仅能维持 $1\sim1.5$ 小时，必须以葡萄糖维持，以防低血糖复发。

(四)肾上腺皮质激素

有利于升高血糖及减轻脑水肿，可用氢化可的松 100mg 静脉注射，每 4 小时 1 次，使用 $2\sim3$ 次。

(五)甘露醇

如经上述处理效果不佳或昏迷持续时间较长者，很可能合并脑水肿，可用 20％ 甘露醇注

射液 $125\sim250$ mL 快速静脉滴注。

(六)病因治疗

积极寻找原发病,并予相应治疗,如胰岛 B 细胞瘤应尽早手术治疗、肝病所致者积极治疗原发病等。

四、护理评估

(一)病史

低血糖的病因较为复杂,因此,需了解患者低血糖发生前的饮食、用药情况(如胰岛素及其他降糖药物)以及低血糖发生后的神志、精神状况、诊疗过程等,还要了解患者的既往病史,特别是肝病史。

(二)身心状况

1.症状及体征

低血糖症状的发生及轻重不但与血糖下降程度有关,而且与其下降速度、持续时间及患者机体反应性有关,即血糖值越低、发展越快、持续时间越长,则症状越明显和严重。中枢神经系统主要依靠葡萄糖作为能量来源,当出现低血糖时,便会影响神经系统的正常活动,并以交感神经及脑功能障碍最为明显,若低血糖持续未被控制,患者可因昏迷、呼吸、循环中枢衰竭而死亡。

(1)交感神经过度兴奋:心悸、软弱、饥饿、焦虑、紧张、脸色苍白、心动过速、冷汗及手足震颤等。

(2)脑部症状:①表现为精神不集中、思维和言语迟钝、头晕、视物不清、焦虑不安、步态不稳;②有些患者可出现精神症状,如狂躁、易怒、幻觉、表情特异等;③若低血糖程度加剧可出现神志不清、肌肉颤动、惊厥、抽搐,最后昏迷。

2.心理和社会状况

患者存在明显的交感神经系统症状,常有焦虑不安、恐惧,危象持续时间较长者可出现器质性脑损害,影响患者劳动力和生活质量,并增加家庭和社会的负担。

3.辅助检查

发作时血糖低于 1.12 mmol/L。

五、护理诊断

(一)活动无耐力

与组织、器官能量供应不足有关。

(二)潜在并发症:昏迷

与脑细胞能量供应不足、脑水肿有关。

六、护理目标

(1)患者活动时耐力增强,能从事日常工作。

(2)未发生昏迷,或发生昏迷者神志转清,未发生器质性脑损害。

七、护理措施

(一)一般护理

1.体位

一般取平卧位,保持呼吸道畅通。

2.静脉通道

迅速建立静脉通道,立即输注葡萄糖注射液。

3.饮食护理

如果患者能进食,立即口服葡萄糖水或蔗糖水。

4.吸氧

对于昏迷者应常规输氧。

(二)急救护理

(1)病情观察:①密切观察患者生命体征及神志变化;②观察尿量,并记录24小时出入量;③动态监测血糖,评估治疗效果。

(2)昏迷患者除需按昏迷常规护理外,待患者意识恢复后,还应注意观察是否有出汗、嗜睡、意识蒙眬等再度低血糖状态,及时报告医师做出相应处理。

(3)抽搐者应注意是否合并脑水肿,除补糖外,可酌情应用甘露醇降颅压和使用镇静剂,并注意保护患者,防止外伤。

(三)健康教育

帮助患者分析低血糖的原因,指导患者正确的饮食及用药方法。

第六章　消毒供应室护理

第一节　常用消毒方法

常用的消毒方法大致可分为三类：物理消毒法、化学消毒法和生物消毒法。

一、物理消毒法

利用物理因子作用于病原微生物，将之杀灭或消除，叫物理消毒法，其中只能从物体上消除或减少病原体，不能起杀灭病原体作用的物理消毒法又称机械消毒法。常用的物理消毒方法有以下几种：

(一)清洗

清洗属于通过机械方法除菌，虽然不能杀死病原体，但可显著减少病原体的数量。如人体皮肤上的细菌，用淋浴和洗手即可去除 90％，用水和肥皂用力擦抹可去除 99％。有人做过实验，一种比较脏的物体表面含菌 18.3 亿个/cm²，只用漂白粉消毒，尚有细菌 1007.4 万个/cm²，减少了 99.45％。只用机械刷洗，尚有细菌 197.6 万个/cm²，减少了 99.95％。若既用机械刷洗又用漂白粉消毒，则只剩 0.65 万个/cm²，减少了 99.999 6％。刷洗擦抹用热肥皂水或洗涤剂溶液效果更好。所以清洗是医院、公共场所或家庭中最常用的物理消毒方法。

(二)通风

通风虽不能杀灭病原体，但在短时间内可明显减少空气中细菌病毒的数量，对预防呼吸道传染病的效果很好，比其他物理、化学消毒方法更为有效，而且无残留药物，对人体健康无影响。

通风方法很多，包括开窗、开门或机械通风等。室内外温差在 20℃，居室容积在 80m³ 无风条件下，开窗 9min 可使室内空气交换一次。若门窗对流通风，效果既快又好。一般来说，通风 30min 可完全清除室内污染之空气。为取得随时消毒效果，坚持每日间歇通风数次。若采用机械设备通风，效果更好。

(三)过滤

为空气净化的一个步骤。口罩也是过滤法的一种形式，是预防呼吸道传染病的重要方法。一般要求用 6～8 层纱布制成，其大小应以能完全掩盖口鼻为标准，多以洗涤多次的纱布为材料。如洗涤 15 次的 6 层纱布口罩，对病原体的阻留率为 97％。使用口罩时应注意单面使用，里外应有标记，每戴 4h 应洗涤煮沸消毒一次。

(四)干热灭菌

常用的干热灭菌法有：焚烧、烧灼和干烤(含红外线辐射灭菌)。

1.焚烧与烧灼灭菌

焚烧是依靠火焰杀灭病原体的灭菌方法,也是一种最彻底的灭菌方法,适用于经济价值不高,可以燃烧的物品以及各种废弃物如动物尸体、破旧衣服、纸张、玩具、草垫、破席、垃圾等。焚烧时要注意翻动,使之彻底烧尽,不留残余。

烧灼是直接用火焰灭菌,适用于微生物实验室的接种针、接种环、涂菌棒等不怕热的金属器材的灭菌。在没有其他方法灭菌的情况下,外科手术器械也可用烧灼灭菌法作应急处理。烧灼灭菌温度很高,一般来说,外焰温度最高,中焰温度次之,内焰温度最低。此法灭菌效果可靠,但对灭菌器械有破坏性。

2.干烤灭菌

该法可用于耐高温的玻璃制品、金属制品、陶瓷制品、搪瓷制品、油剂等的灭菌,不适用对纤维织物、塑料制品等的灭菌。干烤灭菌是在烤箱内进行的,目前常用的烤箱有两类:电热丝烤箱和电热管烤箱。传统的电热丝烤箱灭菌效果可靠,但升温时间长,耗电量大,箱内热量分布不均匀,散热也慢。近年来研制成功的电热管烤箱,在 32cm×32cm×44cm 容积的烤箱内,装有 2 支 15W 卤素电热管,热量以红外线波辐射出来,直接照射到物品,可在 10 多分钟升温至 160℃以上,由于箱壁用反射材料制备,热量在箱内分布均匀,是目前比较受欢迎的新型烤箱。

干烤灭菌的温度和维持时间要根据灭菌对象来确定。对导热性差,安放过密的物品,应适当延长维持时间。金属、陶瓷和玻璃制品可适当提高温度,从而缩短维持时间。当般需在 160℃下持续 2h,170℃下持续 1.5h,180℃下持续 1h。灭菌持续时间应从烤箱内温度达到要求时算起。在使用烤箱灭菌时,应注意以下事项:①待灭菌的物品干烤前应洗净,以防附着在表面的污物碳化。②玻璃器皿干烤前应洗净并完全干燥,灭菌时勿与烤箱底、壁直接接触,灭菌后温度降到 40℃以下再开箱,以防止炸裂。③物品包装不能过大,安放的物品不能超过烤箱高度的 2/3,物品间应留有空隙,粉剂和油脂的厚度不得超过 1.3cm。④灭菌过程中不得中途打开烤箱放入新的物品。⑤棉织品、合成纤维、塑料制品、橡胶制品、导热性差的物品及其他在高温下易损害的物品不可用干烤灭菌。⑥温度高于 170℃时,有机物会碳化。故对有机物灭菌时,温度不可过高。⑦干烤灭菌是在高温下进行的,灭菌时要有专人负责,达到时间要求应及时关闭电源。

3.红外线辐射灭菌

红外线辐射被认为是一种干热灭菌。红外线又称热射线,是一种 0.77~1000μm 波长的电磁波,有较好的热效应,特别是在 1~10μm 波段。红外线由红外线灯泡产生,不需要经空气传导,所以加热速度快,但热效应只能在照射到的表面产生,因此不能使一个物体的前后左右均匀加热。各种颜色对红外线的吸收力不同,颜色越深吸收越多,离光源的距离越近受热越多。

红外线的杀菌作用与干烤相同。用红外线烤箱灭菌时所需要的温度和时间也同干烤。

红外线烤箱装有红外线灯泡,发生的红外线直接照射在消毒物品上。多面装有灯泡的烤箱,被消毒物品可放在中央。单面装灯泡者为旋转式,被消毒物品可不断地转动,使各面都受到照射。

国产远红外线快速恒温烤箱是用电阻丝加热,经碳化硅远红外线辐射板产生高强度远红外线,最高工作温度可达 200℃,可用于医疗器械的灭菌。红外线灭菌在 20 世纪 60 年代以前曾受到重视,但由于后来塑料制品及其他怕高温医用物品的增多,使这种灭菌方法未能广泛采用。在消毒工作中,红外线辐射灭菌仍为一种可靠的灭菌方法。

红外线照射较久可使眼睛疲劳及头痛。长期照射,由于热的作用,可使眼内晶状体混浊,甚至引起视网膜及脉络膜的永久性损伤。因此,工作人员应戴能防红外线的护目镜。

(五)湿热空气消毒

相对湿度在 20%以上至 80%~100%的热空气,称湿热空气或流动空气。湿热空气消毒的优点是热量大,穿透力强,能深入衣物内部,物品受热快,消毒效果比干热空气好。

日常生活中用蒸笼蒸食具、被褥、衣服等属于流通蒸汽消毒,是湿热消毒的一种。流动蒸汽消毒的温度不会超过 100℃,其消毒效果、注意事项、适用范围与煮沸消毒相同,消毒时间应从冒出蒸汽时开始计算,消毒物品宜用有孔容器盛装,以利蒸汽流通。凡金属制品、玻璃器皿、陶瓷制品和食具等,均可用流通蒸汽消毒。

(六)煮沸消毒

是简单易行最常用的一种消毒方法。沸水能使蛋白质迅速凝固变性,达到消毒目的。温度愈高,病原体死亡愈快,一般细菌繁殖体 100℃数分钟即能被杀灭。由于各种物品传热能力不一,为确保消毒效果,通常煮沸消毒时间为 10~30min。但芽孢耐热,煮沸消毒不适用。如在水中加入 1%~2%苏打或 0.5%肥皂,不仅可以提高沸点,而且可使脂肪及蛋白质易于溶解,消除物品油污,增强消毒效果。

煮沸消毒的时间应从水沸后开始计算,消毒过程中不能再加入新的物品。被消毒的物品应全部浸入水中。对导热不良的物品,在煮沸时应加以翻搅。消毒物品不应放置过多,一般不超过容器的 3/4。不透水的物品如碗盘等应垂直放置,物品间应留有一定空隙,以利水的对流。瓶子罐筒中不应留有空气或气泡,否则影响消毒效果。消毒后的物品潮湿要特别注意防止再污染。煮沸消毒可应用在很多方面,各种耐煮物品及金属器械均可煮沸消毒。食具采用煮沸消毒不但效果可靠,而且在消毒后无任何不快气味。

(七)高压蒸汽灭菌

高压蒸汽灭菌除具有流通蒸汽消毒的特点外,由于有较高的压力,因此,穿透力比流通蒸汽强温度高,灭菌效果可靠。

(八)日光消毒

主要靠太阳光线中的紫外线照射达到消毒目的。此外,热与干燥也起到一定的作用。日光消毒作用的大小,受很多因素的影响,如光线的强度、距离空气的清洁度和暴晒时间。光线愈强、湿度愈小、气温越高,杀菌力愈强。6—8 月是日光消毒的大好时机。中午前后使被消毒物品各面暴晒于直射的阳光下 3~4h,便能达到一定的消毒效果。如含水分较高的湿润物体,待干后再按上述时间消毒,效果较好。

日光消毒只起到表面消毒作用,衣物阴影能遮挡光线的直射,影响消毒效果。所以日光消毒只有辅助的消毒意义,是一种辅助的消毒方法,由于方法简便,所以应用范围颇广。一般消毒方法较难消毒的物品,如衣类、被褥、草垫、炕席、书类和纸张等,皆可用日光消毒。

(九)紫外线消毒

紫外线消毒是一种较古老的物理消毒方法,近几年紫外线在消毒方面进展很快。

(十)微波消毒

微波是一种频率高(300～300 000MHz)波长短(0.001～1m)的电磁波。按其波长一般可分为三个波段:分米波、厘米波与毫米波。目前,消毒中常用915±25MHz 与 2450±50MHz微波,其波长均属分米波波段。它以类似于光的速度直线传播,当遇到物品阻挡时,就会产生反射、穿透或吸收。医院用品用微波消毒和灭菌必须采用医用微波灭菌器。

1.适用范围和使用条件

微波可以杀灭各种微生物,包括细菌繁殖体、真菌、病毒、细菌芽孢和真菌孢子等。影响微波消毒效果的因素很多,只有掌握好使用条件才能取得满意的消毒效果。①微波的频率和波长:微波的频率愈低、波长愈长,穿透物品愈深。因此,可以用来处理大件物品。但微波的频率低,加热速度减慢,因而消毒时间延长。微波的频率高,物品升温快,杀菌作用强,但其穿透力差,因此只适用于消毒小件或者厚度不大的物品。②微波消毒器的功率和暴露时间:微波消毒的效果与磁控管输出功率的大小和消毒物品暴露时间长短有关,微波消毒器的输出功率越大,作用于介质的电磁场越强,物品升温速度越快,杀菌作用越强。消毒物品接受的能量与功率和时间呈正相关关系,也就是说功率大、频率高、时间长,能量就大,效果就好。但使用时频率、功率时间要综合考虑,做到既达到效果,又不损坏消毒物品。③消毒物品的种类:各种物质对微波的吸收不同,消毒效果也不同。一般来说,吸收微波越多的物品,消毒效果越好,例如水、肉类和含水分高的物品,均是强吸收介质。很少吸收微波的物质,称为微波的良介质,例如玻璃、石英、陶器、凡士林及聚四氟乙烯等塑料制品,微波大部分能透过,小部分反射,吸收很少,适用作物品消毒时的包装。而金属制品不吸收微波,不易达到消毒,故需用湿布包裹后再用微波处理。④消毒物品放置的位置:应将物品放入电转动盘上,使其受到微波的充分照射。⑤消毒物品的含水量:微波的热效应需要有一定的水分,消毒物品的含水量适当,可提高消毒效果。

2.微波消毒的方法:

①按说明书介绍的方法操作。②将消毒物品包装后放入电动盘上。物品装放高度不应超过柜室高度的 2/3,宽度不应超过转盘周边,不得接触装置四壁。③作用时间也按说明书。④消毒后,待物品冷却,取出,操作时应防止再污染。

3.注意事项

①严格掌握适用范围和使用条件。②加强防护、防止微波对人体的伤害。③消毒或灭菌过程中,不得打开炉门或重新放入物品。④操作过程中,工作人员不得离开现场,以便发生意外时做出紧急处理。

二、化学消毒法

利用化学药物杀灭病原微生物的方法,称为化学消毒法。用于消毒的化学药物叫作化学消毒剂,以植物制成的消毒药物则称为植物消毒剂。平时大量使用的多为化学消毒剂。

化学消毒剂从使用时的物理状态可划分为:液体消毒剂、固体消毒剂与气体消毒剂三大类。气体消毒剂多用于熏蒸消毒。烟熏消毒剂是利用化学消毒剂产生的烟雾进行熏蒸杀菌,性能与前者相类似,所以有时亦将之归类于气体消毒剂之中。气体消毒剂可分为强穿透性与弱穿透性两类。前者如环氧乙烷、溴甲烷等,可用于包装物品的消毒。后者如甲醛、过氧乙酸与一些烟雾消毒剂,多用于房间的消毒处理。两者各有其优缺点,在有些场合下是不能取代的。

化学消毒剂从杀菌作用的强弱划分为:高效消毒剂、中效消毒剂、低效消毒剂。

化学消毒剂可按其化学结构分为下述十余类:醛类:包括甲醛、戊二醛等。烷基化气体消毒剂:包括环氧乙烷、环氧丙烷等。含氯消毒剂:包括漂白粉、二氯异氰尿酸钠、氯胺 T 等。含碘消毒剂:包括游离碘、碘附等。酚类消毒剂:包括苯酚、甲酚皂溶液(来苏儿)等。醇类消毒剂:包括乙醇、甲醇、异丙醇等。季铵盐类消毒剂:包括新洁尔灭、杜米芬等。酸类和酯类消毒剂:包括乳酸醋酸、苯甲酸、山梨酸酯等。过氧化物类消毒剂:包括过氧乙酸、过氧化氢臭氧等。二胍类消毒剂:包括氯己定、皮可洗啶等。金属制剂类消毒剂:包括汞盐、氯化黄汞、氯化汞铵、硫柳汞等。其他消毒剂:包括高锰酸钾、碱类等。

消毒研究人员在消毒工作实践中总结出,作为一个理想的化学消毒剂应当具备以下几个条件:杀菌谱广;有效浓度低;作用速度快;性能稳定;易溶于水;可在低温下使用;不易受各种物理、化学因素影响;对物品无腐蚀性;无臭、无味、无色,消毒后无残留危害;毒性低、不易燃烧、使用安全;价格低廉;便于大量运输,可大量生产供应。目前,化学消毒剂种类很多,除单药外,复方更多,但是没有一种是能够满足上述条件的。

因此,在使用中,只能根据药物的性质与消毒物品的特点加以选择。

化学消毒的用药方法,可用消毒剂溶液浸泡、擦拭或喷洒,也可用其气体或烟雾进行熏蒸,还可直接用粉剂进行处理。最近提倡的气溶胶喷雾消毒法,既可达到喷洒的目的,又可产生熏蒸的作用,是一种节约药物提高效果的好办法。化学消毒用药方法的多样化,为各种对象的消毒提供了有利条件。

三、生物消毒法

利用一些生物来杀灭或去除病原微生物的方法叫生物消毒法。自然界中,有的生物在新陈代谢过程中,往往形成不利于病原微生物存活的环境而将其杀灭。例如,污水净化可利用缺氧条件下厌氧微生物的生长来阻碍需氧微生物的存活;粪便垃圾的发酵(堆肥),可利用嗜热细菌繁殖时产生的热杀灭病原微生物。有人研究报道,利用噬菌蛭弧菌能够裂解肠道致病菌的特点,从而进行饮用水的消毒和污水的处理,取得了一定的进展,相信生物消毒作为一种无毒、无害、无残留的消毒方法,有美好的应用前景。

第二节　高压蒸汽灭菌

高压蒸汽灭菌因蒸汽处于高压下,穿透力强,温度高,所以杀菌能力较流通蒸汽更好,是热力消毒中效果最好的一种方法,一般都用其进行灭菌处理。但是,这种灭菌方法设备较复杂,影响因素较多,容易出现问题。目前,世界各地均有不少医院或有关单位不能正确使用高压蒸汽灭菌设备和方法。其中,关键的问题是不能为热的穿透提供良好的条件,而最重要的是没有使冷空气从灭菌器中顺利排出。冷空气导热性差,阻碍蒸汽接触拟灭菌物品,并且还可减低蒸汽压使之不能达到应有的温度。在高压蒸汽灭菌处理中,排出冷空气是一个重要步骤。排出冷空气主要有两种方法:①下排气法,即利用冷空气比蒸汽重一倍的特点,由灭菌器上部通入蒸汽以将冷空气由下面排气口挤出。②预真空法,即在通入蒸汽前,用抽气机将灭菌器中冷空气抽出。目前,高压蒸汽灭菌器种类虽然很多,但在排出冷空气方面,基本按此两种原理设计,因此,它们可分为两大类,一为下排气式,一为预真空式。

一、下排气式高压蒸汽灭菌器的使用

(一)设备与操作步骤

1.手提式高压蒸汽灭菌器

该灭菌器的主体与盖用铝合金铸造,内有消毒桶1个,亦为铝制,全重12kg左右,消毒桶直径为28cm,深28cm,容积18L。使用压力最高不超过1.4kg/cm²。

灭菌器的部件都安装在盖上,设有:①压力表1个,指示锅内压力;②排气阀1个,下接排气软管,直伸至锅的下层,用以在灭菌开始时,排出较蒸汽为重的冷空气,并在灭菌后放出热蒸汽;③安全阀1个,用弹簧控制,当锅内压力超过1.4kg/cm²时,自动打开排出蒸汽

操作步骤:①在灭菌器中盛水3000mL(重复使用时,应将水补足);②将拟灭菌的物品装入消毒桶内并将消毒桶放入灭菌器内;③将盖子上的排气软管插入消毒桶内壁的方管中;④盖好盖子,并将元宝螺丝拧紧,勿使漏气;⑤将灭菌器放在火源上加热;⑥打开排气阀门,放出冷空气(一般在水沸腾后排气10~15min);⑦关闭放气阀门,使压力逐渐上升;⑧当压力达到所需要求,适当调整热源,维持恒压;⑨开始计算灭菌时间;⑩达到规定时间,对敷料、器械、器皿等需要干燥物品,可立即打开放气阀,排出蒸汽,待压力恢复至"0"位时,将盖打开;对液体物品,为防止突然减压发生剧烈沸腾和瓶子爆炸等事故,应将热源去除,待其自然冷却(20~30min)后,将盖打开。

2.立式高压蒸汽灭菌器

结构与手提式基本相似。灭菌器主体是由金属板制成的一个耐压防锈夹层圆筒,外罩为钢壳,盖为铝合金铸件,内有消毒桶1个。消毒桶为铝制,直径35cm,高50cm,容积为48L。灭菌器盖上装有安全阀和压力表,筒身下端设有排气阀门,侧端有加水玻璃管。安全阀、排气阀与压力表的作用与手提式压力蒸汽灭菌器相同。有的立式灭菌器,排气阀设在灭菌器盖上,

下端也没有通到底层的排气软管,因此,不能排尽桶内的冷空气。这种灭菌器应进行改造后才可使用,例如在排气阀下端添装一通到底层的软管,或直接将排气阀门移至筒的底层,以便能在灭菌时将冷空气全部排出。

灭菌器总重 60kg 左右,可用各种热源加热,如煤油炉、煤气炉、煤炭炉、电炉等。使用压力最高不超过 137.2kPa。该类灭菌器容量大,在主体内需加水 16L,其操作步骤和要求与手提式高压蒸汽灭菌器相同。

3.卧式高压蒸汽灭菌器

本灭菌器又称高压蒸汽灭菌柜,分单扉式与双扉式两种。前者,放入污染物品与取出灭菌物品都通过同一个门;后者,由后门放入污染物品,由前门取出灭菌物品,后门在污染区,前门在清洁区,可较好地防止再污染。

本灭菌器大多使用外源蒸汽,压力介于 274.4~548.8kPa。如本身产生蒸汽,则多附带有电力热源。柜身为双层,一般装有:①螺旋销闩式柜门;②进汽阀,控制蒸汽进入夹层;③夹套压力表,指示夹套压力;④压力调节阀,调节柜内的蒸汽压力,使恒定在所需的范围;⑤蒸汽过滤器,滤出蒸汽中的杂质;⑥蒸汽控制阀,上有"关闭""消毒""排汽""干燥"四个位置,控制蒸汽进入柜室与排出;⑦温度计,指示柜内温度;⑧压力真空表,指示柜内压力;⑨柜室与夹套阻汽器,当冷空气排尽后,可自动关闭,阻止蒸汽继续逃失;大型灭菌柜还附有活动物品架与搬运车。

较新型的卧式高压蒸汽灭菌器还装有加热控制系统,防止柜门打开时蒸汽进入柜室的控制装置与柜内压力高于大气压时锁住柜门的安全装置。

安装时应注意:①灭菌器的柜室应保持水平;②排汽管出口最好接至室外,以保持消毒室清洁干燥;③冷凝水勿使回流到锅炉中再利用,以免杂质损坏锅炉;④柜室排水、排气管不要直接与下水道焊接,否则柜室冷却时产生的负压可将污水回吸到柜室内;⑤蒸汽管道与进汽阀间可安装减压阀,以减低蒸汽进入灭菌器的压力(不超过 548.8kPa)。

卧式高压蒸汽灭菌器是将高压蒸汽先引至柜身的夹套中,然后再放入柜室,因此,在操作程序上与手提式或立式高压蒸汽灭菌器不同。其具体步骤为:把拟灭菌的物品放入柜室,关闭柜门;将蒸汽控制阀移至"关闭"位置(即关闭蒸汽进入柜室的通道);打开进汽阀,引外源蒸汽进入夹套,冷空气与冷凝水随即由夹套阻汽器排出(先加热柜室四壁,以防蒸汽进入柜室沿四壁形成大量冷凝水);待夹套压力表指示达到灭菌所需压力时(约 10min 后),将蒸汽控制阀移至"消毒"位置,蒸汽即进入柜室,柜内冷空气与冷凝水随即由柜室阻汽器排出;待柜室压力与温度上升到要求范围时,旋动压力调节阀,使之保持恒定;到规定时间,灭菌完成后,将蒸汽控制阀移至"排汽"位置,排出柜室内蒸汽;如需使灭菌物品干燥,排汽完毕后,将蒸汽控制阀移至"干燥"位置,柜室内被抽成负压(蒸汽经夹套大量排放,将柜室气体抽出);待压力真空表指针下降至 $-81.33 \sim -73.33$ kPa 真空度(抽吸约 20min 后),即达到干燥要求;干燥后将蒸汽控制阀移至"关闭"位置,空气进入柜室,负压消失;待压力真空表指针恢复"0"位,打开柜门,取出干燥的灭菌物品(切勿将物品闷置柜室内过久,否则可重新回潮);如不需使灭菌物品干燥,则在灭菌完成后,柜室内蒸汽排尽,即可打开柜门取出灭菌物品,不必再将蒸汽控制阀移至"干燥"位置,抽成负压;灭菌工作全部结束后,将进汽阀关闭。

(二)灭菌时间的计算

在高压蒸汽灭菌中,灭菌时间的计算,由灭菌器柜室达到要求温度时起,至灭菌完成为止,包括:①热力穿透时间;②微生物的热死亡时间;③安全时间,一般为热死亡时间之半。灭菌时,热力穿透较慢,因此,灭菌时间要比微生物热死亡时间长得多。一般资料介绍,目前通用的下排气式高压蒸汽灭菌器的灭菌时间为:115℃,30min;121℃,20min;126℃,10min。由于热力穿透时间视物品导热快慢、包装大小、安放情况而异,因此,机械地按照上述要求处理,往往不能杀灭所有微生物。115℃处理,温度较低,对物品损害小,故制药工业多用之;121℃处理,所需时间短,医疗防疫中多用之。是否达到理想的灭菌效果,要靠高压蒸汽灭菌效果监测技术来证实,本书将在第六章进行介绍。

(三)使用注意事项

1.尽量排除灭菌器中的空气

灭菌器如有空气存在,将影响灭菌的温度,原因:①减低了蒸汽分压,使灭菌器内温度低于所指压力的相应值;②局部空气阻留,使热力难以穿透,甚至形成温度分层现象。因此,灭菌时必须将灭菌器内的空气排除干净。无排气软管或软管锈蚀的手提式压力蒸汽灭菌器不得使用。

使用下排气式高压蒸汽灭菌器时,减少存留空气的方法有:①给予充分的排气时间。为观察空气是否排尽,可在排气口安装温度计,如排出气体温度达到100℃时说明空气已排尽。另亦可在排气口套以橡皮管,放入冷水盒中,如有小泡不断出现,说明仍有空气排出;②合理放置物品,使空气能顺利排出;③选择空气易于透过的盛装容器;④送入的蒸汽中空气含量不超过5%。将送气管道裂缝封补好,送气时先用蒸气将管道里的空气冲干净。

2.防止超热现象

半定容积内的蒸汽,在不断加热的情况下,超过相界温度,即产生超热现象。此时,蒸汽呈非饱和状态。超热过高时,可使对热比较敏感的物品损坏;另当超过相界温度2℃以上时,蒸汽即不易凝聚,其热的穿透能力减退,与于热空气,所谓相界温度是指在一定压力下,物质可由气相转为液相的最高温度。水蒸气的相界温度即为在该压力下的饱和蒸汽温度。

产生超热的原因有:①蒸汽进入柜室时压力减少过多;②柜室中纺织物品过于干燥,吸收过多的蒸汽,放出大量的潜伏热;③夹套温度高于柜室温度,此现象多发生于使用外源蒸汽的灭菌器;④送入的蒸汽本身即为超热状态的非饱和蒸汽。防止超热的办法是:在灭菌时勿使压力过高的蒸汽进入柜室内,吸水物品灭菌前不应过分干燥,灭菌时含水量不应低于5%,蒸汽发生器内加水量应多于产生蒸汽所需水量。使用外源蒸汽灭菌时,不要使夹层内的温度高于灭菌柜内的温度,两者应相近。

3.控制加热速度

由于灭菌时间是从柜室温度达到要求温度时开始计算的。如果加热太快,柜室内温度很快达到了要求的温度,而灭菌物品内部尚未达到要求的温度,因此,在规定的时间内往往达不到灭菌的要求,所以必须控制加热速度,使灭菌柜室内温度逐渐上升。

4.正确认识压力与温度的关系

使用高压蒸汽灭菌器最容易发生的错误之一,就是将压力表上所指的数字当作灭菌时的主要指标,而不重视温度情况。压力本身是没有杀菌能力的,压力只是表示温度的一种间接指标。蒸汽的压力与温度的关系,在理论上是恒定的,但在实际工作中,由于灭菌器的设计、维护或使用不当,往往有所出入。有的压力计,因维护不好,所指示的压力与柜,室内实际压力相差 $0.1\sim0.2kg/cm^2$。避免错误的方法:①注意维护压力计,并定期校正;②在灭菌器排汽口内安装温度计,以此温度达到要求温度时开始计算灭菌时间。

5.严格安全操作

在每次灭菌前应检查灭菌器是否处于良好的工作状态,尤其是安全阀是否良好。加热和送汽前检查柜门或盖是否关紧,螺丝是否拧牢。加热应均匀,开、关送气阀时动作应轻缓。灭菌完毕后减压不可过猛,以防玻璃器皿炸裂,注意压力表归回"0"位时才可打开灭菌器盖或柜门。对烈性污染物灭菌时,应在排汽孔末端安上细菌滤器,以防止微生物随气流冲出,并形成感染性气溶胶。灭菌器要有专人操作及管理,并应制订必要的操作规程。

6.定期对灭菌设备进行检查、维修

①建立检查制度,平时经常作局部检查,每年至少系统检查一次。②平时维护,如灭菌终了后,趁热将灭菌器内水排净、擦干;活动关节部分,应擦油保持润滑灵活;发现生锈处,及时用钢丝刷刷净,涂以耐温漆。③针对使用中出现的问题采取相应处理措施,对一些计量仪表指示器件要定期校正。

二、预真空高压蒸汽灭菌器的使用

利用机械抽真空的方法,使灭菌柜室内形成负压,蒸汽得以迅速穿透到物品内部进行灭菌。蒸汽压力达 $205.8kPa(2.1kg/cm^2)$,温度达 $132℃$,达到灭菌时间后,抽真空使灭菌物品迅速干燥。根据一次性或多次抽真空的不同,分为预真空和脉动真空两种,后者空气排除更彻底,效果更可靠。

(一)设备与操作步骤

真空高压蒸汽灭菌器除有下排气式高压蒸汽灭菌器所具备的灭菌系统、蒸汽输送系统、控制系统、安全系统和仪表监测指示系统外,尚增加有抽负压系统和空气过滤系统。抽负压系统主要由真空泵和冷凝器组成。目前使用的真空泵有两种,一种是旋片式油密封泵,另一种是水环泵加蒸汽喷射泵(简称水环蒸汽喷射泵)。水环蒸汽喷射泵能够高效地滤除蒸汽,从而工作稳定,比旋片式油密封泵好。空气过滤系统主要由滤罐、玻璃纤维纸滤材和连接管道组成。

1.预真空压力蒸汽灭菌方法操作步骤

预真空压力蒸汽灭菌整个过程需 25min。操作步骤如下:①将灭菌物品放入灭菌柜内,关好柜门;②将蒸汽通入夹层,使压力达 $107.8kPa(1.1kg/cm^2)$,预热 4min;③启动真空泵,抽除柜室内空气使压力达 $2.0\sim2.7kPa$(排出柜室内空气 98% 左右);④停止抽气,向柜室内输入饱和蒸汽,使柜室内压力达 205.8kPa(2.1kg/cm²),温度达 132℃,维持灭菌时间 4min。⑤停止输入蒸汽,再次抽真空使柜室内压力达 8.0kPa,使灭菌物品迅速干燥;⑥通入过滤后的洁净干燥空气,使灭菌室压力回复为"0",温度降至 60℃ 以下,即可开门取出物品。

2.脉动真空压力蒸汽灭菌方法操作步骤

脉动真空压力蒸汽灭菌整个过程需 29～36min。操作步骤如下:①将灭菌物品放入灭菌柜内,关好柜门;②将蒸汽通入夹层,使压力达 107.8kPa(1.1kg/cm²),预热 4min;③启动真空泵,抽除柜室内空气使压力达到 8.0kPa;④停止抽气,向柜室内输入饱和蒸汽,当柜室内压力达到 49kPa(0.5kg/cm²),温度达 106～112℃时,关闭蒸汽阀;⑤抽气,再次输入蒸汽,再次抽气,如此反复 3～4 次;⑥最后一次输入蒸汽,使压力达 205.8kPa(2.1kg/cm²),温度达 132℃,维持灭菌时间 4min;⑦停止输入蒸汽,抽气,当压力降到 8.0kPa 时,打开进气阀,使空气经高效滤器进入柜室,使内外压力平衡;⑧重复上述抽气进气操作 2～3 次;⑨待柜室内外压力平衡(恢复到"0"位),温度下降到 60℃ 以下,即可开门取出物品。

(二)使用注意事项

监下特别注意灭菌设备的检查:应每日检查一次灭菌设备。①检查门框与橡胶圈有无损坏,是否平整,门的锁扣是否灵活、有效;②检查压力表在蒸汽排尽时是否到达"0"位;③由柜室排气口倒入 500mL 水,检查有无阻塞;④关好门,通蒸汽看是否泄漏,泄漏达 0.1kPa/min,即达不到灭菌效果;⑤检查蒸汽调节阀是否灵活、准确,压力表与温度计所标示的状况是否吻合,排气口温度计是否完好;⑥检查安全阀是否在蒸汽压力达到规定的安全限度时被冲开;⑦抽气形成的最低负压,在预真空压力蒸汽灭菌时不得高于 98.66kPa,在脉动真空蒸汽压力灭菌时不得高于 90.66kPa;⑧市售铝饭盒与搪瓷盒,不得用于装入待灭菌的物品,应用带通气孔的器具装放;⑨每日进行一次 B-D 测试,检测灭菌器空气排除效果。具体做法是:B-D 测试包由 100％脱脂纯棉布折叠成长 30cm±2cm、宽 25cm±2cm、高 25～28cm 大小的布包裹;将专门的 B-D 测试纸,放入布测试包的中间;测试包的重量为 4kg±5％ 或用一次性 B-D 测试包。B-D 测试包水平放于灭菌柜内灭菌车的前底层,靠近柜门与排气口底前方;柜内除测试包外无任何物品;134℃,3.5～4min 后,取出 B-D 测试纸观察颜色变化,均匀一致变色,说明冷空气排除效果好,灭菌锅可以使用;反之,则灭菌锅有冷空气残留,需检查 B-D 测试失败原因,直至 B-D 测试通过后方能使用。

三、快速压力蒸汽灭菌器

快速压力蒸汽灭菌器可分为:下排气、预真空和正压排气法三种。其灭菌参数,如时间和温度由灭菌器性质、灭菌物品材料性质(带孔和不带孔)是否裸露而定。一般灭菌时要求灭菌物品裸露。为了加快灭菌速度,加快灭菌法的灭菌周期一般不包括干燥阶段,因此灭菌完毕,灭菌物品往往是湿的;为了避免污染,不管是否包裹,取出的物品应尽快使用,不能储存,无有效期。

四、灭菌前物品的准备

(一)清洗

灭菌前应将物品彻底洗干净,物品洗涤后,应干燥并及时包装。

(二)包装

1.包装材料应允许物品内部空气的排出和蒸汽的透入。市售普通铝饭盒与搪瓷盒,不得用于装放待灭菌的物品,应用自动启闭式或带通气孔的器具装放。

2.常用的包装材料包括全棉布、一次性无纺布、一次性复合材料(如纸塑包装)带孔的金属或玻璃容器等。对于一次性无纺布、一次性复合材料必须经国家卫生行政部门批准后方可使用。

新包装材料在使用前,应先用生物指示物验证灭菌效果后方可使用。包装材料使用前应放在温度 18～22℃,相对湿度 35%～70% 条件下放置 2h,仔细检查有无缺损。

3.布包装层数不少于两层。用下排气式压力蒸汽灭菌器的物品包,体积不得超过 30cm×30cm×25cm;用于预真空和脉动真空压力蒸汽灭菌器的物品包,体积不得超过 30cm×30cm×50cm。

金属包的重量不超过 7kg,敷料包的重量不超过 5kg。

4.新棉布应洗涤去浆后再使用。反复使用的包装材料和容器,应经洗涤后才可再使用。

5.盘、盆碗等器皿类物品,尽量单个包装,包装时应将盖打开。若必须多个包装在一起时,所用器皿的开口应朝向一个方向。摆放时,器皿间用吸湿毛巾或纱布隔开,以利蒸汽透入。

6.灭菌物品能拆卸的必须拆卸,如对注射器进行包装时,管芯应抽出。必须暴露物品各个表面(如剪刀和血管钳必须充分撑开)以利灭菌因子接触所有物体表面。有筛孔的容器,应将盖打开,开口向下或侧放。管腔类物品如导管、针和管腔内部先用蒸馏水或去离子水润湿,然后立即灭菌。

7.物品捆扎不宜过紧,外用化学指示胶带贴封,灭菌包每大包内和难消毒部位的包内放置化学指示物。

(三)装载

1.下排气灭菌器的装载量不得超过柜室内容量的 80%;预真空灭菌器的装载量不得超过柜室容积 90%,同时预真空和脉动真空压力蒸汽灭菌器的装载量不得小于柜室容积的 10% 和 5%,以防止"小装量效应",残留空气影响灭菌效果。

2.应尽量将同类物品放在一起灭菌,若必须将不同类物品装放在一起,则以最难达到灭菌物品所需的温度和时间为准。

3.物品装放时,上下左右相互间均应间隔一定距离以利蒸汽置换空气;大型灭菌器,物品应放于柜室或推车上的载物架上;无载物架的中小型灭菌器,可将物品放于网篮中。

4.难于灭菌的大包放在上层,较易灭菌的小包放在下层;金属物品放下层,织物包放上层。物品装放不能贴靠门和四壁,以防吸入较多的冷凝水。

5.金属包应平放,盘、碟、碗等应处于竖立的位置;纤维织物应使折叠的方向与水平面成垂直状态；玻璃瓶等应开口向下或侧放以利蒸汽进入和空气排出。

6.启闭式筛孔容器，应将筛孔的盖打开。

（四）灭菌处理

1.蒸汽的质量要求。必须安装气水分离器，灭菌过程中蒸汽。

2.灭菌操作程序应按压力蒸汽灭菌器生产厂家的操作说明书的规定进行。

3.灭菌物品需冷却后再从搁架上取下。

五、灭菌后物品的处理法

1.检查包装的完整性，若有破损不可做为无菌包使用。

2.湿包和有明显水渍的包不可做为无菌包使用；启闭式容器，检查筛孔是否已关闭。

3.检查化学指示胶带变色情况，未达到或有可疑点者，不可做为无菌包放发至科室使用；开包使用前应检查包内指示卡是否达到已灭菌的色泽或状态，未达到或有可疑点者，不可做为无菌包使用。

4.灭菌包掉落在地，或误放不洁之处或沾有水液，均应视为受到污染，不可做为灭菌包使用。

5.已灭菌物品，不得与未灭菌物品混放。

6.合格的灭菌物品，应标明灭菌日期，合格标志。

7.每批灭菌处理完成后，应按流水号登册，记录灭菌物品包的种类、数量、灭菌温度、作用时间和灭菌日期与操作者等。有温度、时间记录装置的，应将记录纸归档备查。

8.运送无菌物品的工具应每日清洗并保持清洁干燥；当怀疑或发现有污染可能时，应立即进行清洗消毒。物品顺序摆放，并加防尘罩，以防再污染。

9.灭菌后的物品，应放入洁净区的柜橱（或架子上，推车上）；柜橱或架子应由不易吸潮、表面光洁的材料制成，表面再涂以不易剥蚀脱落的涂料，使之易于清洁和消毒；灭菌物品应放于离地高20～25cm，离天花板50cm，离墙远于5cm处的载物架上，顺序排放，分类放置，并加盖防尘罩；无菌物品储存在密闭柜橱并有清洁与消毒措施，专室专用，专人负责，限制无关人员出入。

10.储存的有效期受包装材料、封口的严密性、灭菌条件、储存环境等诸多因素影响；对于棉布包装材料和开启式容器，一般建议，温度25℃以下10～14天，潮湿多雨季节应缩短天数；对于其他包装材料如一次性无纺布、一次性纸塑包装材料，如证实该包装材料能阻挡微生物渗入，其有效期可相应延长，至少为半年以上。

第三节　紫外线消毒

虽然目前已有不少化学的和物理的消毒方法可供选择，但任何方法均不能完全取代古老的紫外线消毒。这是由于紫外线用于消毒灭菌有许多优点，杀菌谱广，对消毒物品无损害无残留毒性、使用方便、价格低廉、安全可靠、适用范围广。因此，近年来紫外线用于消毒不仅深受重视,而且又出现了新的研究兴趣。

紫外线是一种低能量的电磁辐射,波长范围为 210～328nm。其中 240～280nm 波长的紫外线杀菌能力较强,杀菌能力最强的波长为 250～270nm。一般多以 253.7nm 作为杀菌紫外线波长的代表。紫外线照射的消毒作用是使微生物细胞内核酸、原浆蛋白和酶发生化学变化而死亡。

紫外线消毒灯的使用寿命,即由新灯的强度降低到 $70\mu W/cm^2$ 的时间(功率≥30W),或降低到原来新灯强度的 70%(功率<30W)的时间,应不低于 1000h。紫外灯生产单位应提供实际使用寿命。

一、紫外线消毒灯和紫外线消毒器

(一)紫外线消毒灯的种类

目前我国使用的紫外线消毒灯有下述几种:

1.普通直管热阴极低压汞紫外线消毒灯

灯管采用石英玻璃或其他对紫外线透过率高的玻璃制成,功率为 40W、30W、20W、15W 等。要求出厂新灯辐射 253.7nm,紫外线的强度(在距离 1m 处测定,不加反光罩)为:功率>30W 灯,≥$90\mu W/cm^2$;功率>20W 灯,≥$60\mu W/cm^2$;功率 15W 灯,≥$20\mu W/cm^2$。由于这种灯在辐射 253.7nm 紫外线的同时也辐射一部分 184.9nm 紫外线,故可产生臭氧。

2.高强度紫外线消毒灯

要求辐射 253.7nm 紫外线的强度(在灯管中心垂直距离 1m 处测定)为:功率 30W 灯,>$170\mu W/cm^2$;11W 灯,>$40\mu W/cm^2$。

3.低臭氧紫外线消毒灯

也是热阴极低压汞灯,可为直管型或 H 型,由于采用了特殊工艺和灯管材料,故臭氧产量很低,要求臭氧产量<1mg/h。

4.高臭氧紫外线消毒灯

由于采取了特殊工艺,这种灯产生较大比例波长 184.9nm 的紫外线,故臭氧产量较大。

(二)紫外线消毒器的种类

1.紫外线空气消毒器

采用低臭氧紫外线杀菌灯制造,可用于有人条件下的室内空气消毒。

2.紫外线表面消毒器

采用低臭氧高强度紫外线杀菌灯制造,以使其能在瞬间达到满意的消毒效果。

3.紫外线消毒箱

采用高臭氧高强度紫外线杀菌灯或直管高臭氧紫外线灯制造,一方面利用紫外线和臭氧的协同杀菌作用,另一方面利用臭氧对紫外线照射不到的部位进行消毒。

二、紫外线在消毒中的应用

(一)紫外线在空气消毒中的应用

有许多研究证明,空气中的微生物对波长 254nm 的紫外线是敏感的,对麻疹病毒、结核杆菌、流感病毒、腺病毒、脊髓灰质炎病毒、柯萨奇病毒等均进行了不少研究。一般来说,空气中的病毒和细菌繁殖体对紫外线的抵抗力较弱,而细菌芽孢和真菌抵抗力较强。

1.直接照射法

在室内无人条件下可采用紫外线灯悬吊式或移动式直接照射。采用室内悬吊式紫外线消毒时,室内安装紫外线消毒灯(30W 紫外线灯,在 1m 处的强度 $>70\mu W/cm^2$)的数量为平均每立方米不少于 1.5W,照射时间不少于 30min。

2.间接照射法

首选高强度紫外线空气消毒器,不仅消毒效果可靠,而且可在室内有人活动时使用,一般开机消毒 30min 即可达到消毒合格。

若消毒时人在室内,可将紫外线安装在墙上,使其向上或向下照射(不能照射到人)。由于空气有上下层对流的特点,采用此法可使整个室内空气都得到消毒。近年来,对紫外线消毒室内空气的使用方法进行了不少的研究,并作了一些改进。有学者研制了一种装有低臭氧紫外线杀菌灯的风筒,用于消毒空气,取得了良好的效果。有学者将一组高强度紫外线灯装入风机盘管内,制成消毒式风机盘管,经生物学效果测定,开机 6min,可杀灭空气中 99.98% 的葡萄球菌,开机 9min 可杀灭 99.99% 以上。对枯草杆菌黑色变种芽孢,开机 5min 可杀灭 94.94%,开机 10min 可杀灭 99.60%,开机 15min 可杀灭 99.90% 以上。

(二)紫外线在物体表面消毒中的应用

1.照射方式

最好使用便携式紫外线消毒器近距离移动照射。对小件物品可放入紫外线消毒箱内照射。也可以采取紫外线灯悬吊式照射。

紫外线可以用于消毒各种被微生物污染的表面,传统的方法是将紫外线灯悬吊在离台面上方 1m 处,消毒物品放在台面上。照射时间 30min 左右,消毒有效区的范围为灯管周围 1.5～2m 处。我国规定,用于消毒的紫外线灯在电压为 220V、环境相对湿度为 60%、温度为 20℃、辐射的 253.7nm 紫外线强度不得低于 $70\mu W/cm^2$(普通 30W 直管紫外线灯在距灯管 1m 处测定,特殊紫外线灯在使用距离处测定,使用的紫外线强度仪必须经过标定)。紫外线消毒灯的使用寿命,即由新灯的强度降低到 $70\mu W/cm^2$ 的时间(功率 ≥30W 的灯)或降低到原来新灯强度 70%(功率 <30W 的灯)的时间,应不低于 1000h。在杀灭的微生物种类不明时,照射剂量不得小于 $100\,000\mu W\cdot s/cm^2$。有学者对紫外线杀菌灯作了生物学效果测定,发现在距灯 1m 处,强度为 $100\mu W/cm^2$,照射 30min 对枯草杆菌芽孢 8017 株的杀灭率为 99.7%,照射 60min 杀灭率为 99.8%。有学者测定了 ZSZ 型石英紫外线杀菌灯对玻璃表面污染微生物的杀灭效果,在距离紫外线灯 1m 处,平均强度 $100\mu W/cm^2$,对枯草杆菌黑色变种芽孢 ATCC9372 株照射 20min,杀灭率在 99% 以上,照射 50min,杀灭率可达 99.9% 以上。对金黄色葡萄球菌 ATCC6538 株,照射 5min,杀灭率可达 99.9%,照射 25min,杀灭率可达到 100%。

紫外线的强度和距离之间呈指数关系,照射表面离紫外线光源的距离越近,紫外线的强度越大。因此,为了提高杀菌效率和缩短照射时间,可以采用近距离照射。有学者研制的用于表面消毒的高强度紫外线消毒器,在距离紫外线光源 3cm 处的辐射强度在 $5000\mu W/cm^2$ 以上,对一般细菌繁殖体,照射 1 秒钟杀灭率达 99.9%,对细菌芽孢照射 5 秒钟,也可杀灭 99.9% 以上。该消毒器用于实验台面、病房各种表面、电话机等的消毒取得了满意的效果。

近年来有人研制了紫外线消毒箱,用于小件物品的表面消毒。有学者研制的 87 型口腔镜紫外线消毒箱,紫外线辐射强度 $298\mu W/cm^2$,照射 2min 绿脓杆菌和白色念珠菌均可将其杀灭 99.9% 以上;对白色葡萄球菌照射 5min,对枯草杆菌黑色变种芽孢照射 45min,亦能使杀灭率达 99.9% 以上。当紫外线照射和 >5% 酒精联合使用时可以大大缩短照射时间。有学者研制了高效紫外线消毒箱,箱内紫外线辐射强度达 $10000\mu W/cm^2$,对绿脓杆菌照射 3min,平均杀灭率为 99.9%;对大肠埃希菌和;金黄色葡萄球菌,照射 1min,平均杀灭率即可达 99.9% 以上;对白色念珠菌,照射 15min 可杀灭其 99.9% 以上。对枯草杆菌黑色变种芽孢照射 15min,亦能使杀灭率达到 99.9% 以上。上述研究结果证实紫外线消毒进展很快。

2.照射剂量和时间

不同种类的微生物对紫外线的敏感性不同,用紫外线消毒时必须使用照射剂量达到杀灭目标微生物所需的照射剂量。

杀灭一般细菌繁殖体时,应使照射剂量达到 $10\,000\mu W \cdot s/cm^2$;杀灭细菌芽孢应达到 $100\,000\mu W \cdot s/cm^2$;病毒对紫外线的抵抗力介于细菌繁殖体和芽孢之间;真菌孢子的抵抗力比细菌芽孢更强,有时需要照射到 $600\,000pW.s/cm^2$;在消毒的目标微生物不详时,照射剂量不应低于 $100\,000\mu W \cdot s/cm^2$。测照射剂量是所用紫外线灯在照射物品表面处的照射强度和照射时间的乘积。因此,根据紫外线光源的照射强度,可以计算出需要照射的时间。

(三)紫外线在饮用水消毒中的应用

至今为止,用于饮用水消毒的化学消毒剂几乎没有一种是对人无毒的。因此当前趋向于逐步淘汰加氯消毒法而改用物理消毒。紫外线对水中的微生物有良好的杀菌作用,而且无残留毒性,消毒后也不形成有害产物,故可用于饮用水的消毒。用低压汞蒸汽紫外线杀菌灯消毒饮用水时,一般灯管不放入水中,因为低压汞灯功率小,输出能量低,放入水中后灯管温度降低,辐射强度减弱。合理的消毒方法是,将紫外线灯固定在水面上方,水的深度应 <2cm,当水流缓慢流过时,水中微生物被杀灭。另一种方法是制成套管式消毒装置,水从上方流入,被挡水板分流,在紫外线灯外形成薄层水流,受到紫外线的充分照射,如要将消毒灯放在水中,则最好在紫外线灯外装上石英玻璃制作的外套。若用高压汞紫外线消毒,则可将消毒灯直接放入水中,因高压汞灯功率大,输出能量大,受水温影响小。

总之,无论采取何种方法,消毒后的饮用水必须达到国家规定的标准。

三、紫外线消毒的影响因素

(一)照射剂量的影响

微生物对紫外线具有一定的抵抗力,只有在足够的照射剂量下,才能达到杀灭微生物的目的。有人报道,非致死剂量的紫外线照射,反而会刺激微生物细胞的生长。紫外线的照射剂量是由时间和强度两个物理参数决定的。若照射强度低,可靠延长照射时间来实现;若照射时间短,要靠增加照射强度来实现。为了保证照射剂量,国家规定了使用中不同紫外线灯的最低合格标准。

(二)微生物种类的影响

各种微生物对紫外线的抵抗力不同。一般情况下,真菌孢子的抵抗力最强,其余依次是细菌芽孢,抗酸杆菌,病毒和其他细菌繁殖体。所以在实际工作中,可根据拟消毒对象污染的微生物种类而决定照射剂量。

(三)环境因素的影响

温度在 5～37℃时,对紫外线杀菌影响不大。紫外线消毒最适宜的温度范围是 20～40℃,温度过高或过低均会影响消毒效果。湿度是影响紫外线消毒效果的重要因素,相对湿度在50%以下,消毒效果较好。一般认为,高湿(湿度＞70%)状态可使微生物对紫外线的抵抗力增强。

粉尘可影响紫外线在空气中的穿透,当空气中粉尘含量达 800～900 个/cm³ 时,杀菌效果可降低 20%～30%。所以在用紫外线进行室内空气消毒时,房间内应保持清洁、干燥。空气中不应有灰尘和水雾。温度保持在 20℃ 以上,否则消毒效果不好。

(四)微生物悬浮状态的影响

空气中微生物通常附着在一定的载体粒子上,载体粒子的理化性质也可影响紫外线的消毒效果。在紫外线照射下,小载体粒子中的微生物较大载体粒子中的易于死亡。载体粒子的化学性质不同,对紫外线照射下微生物的存活也有影响,如在细菌悬液中含有肌酐,细菌对紫外线的耐受力会明显增强。

四、紫外线消毒注意事项

(一)保持灯管表面清洁

一般每两周用酒精棉擦拭一次,发现灯管表面有灰尘、油污时,应及时擦去,以减少对紫外线穿透力的影响。

(二)注意温度和湿度

温度在 20℃ 以上,相对湿度不宜超过 50%。

(三)合理选择被消毒物品

紫外线无法穿透排泄物分泌物,亦不能照射到被遮挡的阴暗处,只有直接照射的一面才能达到消毒目的。因此,要按时翻动被消毒物品,使各面都受到一定剂量的照射。

(四)定期更换紫外线灯管

灯管放出兰紫外光线并不能代表紫外线强度,所以应定期测定灯管的照射强度,当＜70μW/cm²(≥30W 灯)时,应及时更换。紫外线强度计至少 1 年标定 1 次。

(五)注意安全防护

紫外线灯管(30W)在 1m 处照射 1～2min,可使人的皮肤产生红斑。对眼睛直射 30s 可产生刺激症状,再增大剂量,可引起紫外线眼炎。因此在紫外线消毒灯照射下工作时,必须戴防护镜、穿防护衣。紫外线可在空气中产生臭氧,因此在有人工作的环境中,臭氧的浓度不得超过 0.3mg/m³。

第四节　影响消毒效果的因素

在消毒过程中，无论是物理法，还是化学法，都受许多因素的影响。了解消毒效果的影响因素，是保证消毒效果的关键。影响因素概括起来有七种。

一、处理剂量

作为消毒的处理剂量，包括两个因素，一是强度，二是时间。强度，在热力消毒中是指温度；在化学消毒中是指药物浓度；在紫外线消毒中是指照射强度。时间，是指所使用的处理方法对微生物的作用时间。一般说来，强度越高，微生物就越容易死亡；时间越长，微生物遭到杀灭的概率也越大。

二、微生物的污染程度

微生物污染程度越严重，消毒就越困难。原因是：①作用时间延长；②消耗药物增加；③微生物彼此重叠，加强了机械保护作用；④耐力强的个体随之增多。如用某种消毒液浸泡染有枯草杆菌芽孢的刀片时，当每个刀片上染有 10 万个芽孢时需作用 3h，染有 1000 个芽孢时需作用 2h，染有 10 个芽孢时只需要 30min。

三、温度与湿度

除热力消毒完全依靠温度来杀灭微生物外，其他各种消毒也不同程度受温度变化的影响。一般说来，无论在物理或化学消毒中，温度越高效果越好，但也有少数例外，如电离辐射灭菌，较高温度有时反可加强细菌芽孢的耐受力。

空气中的相对湿度对熏蒸消毒影响明显。使用环氧乙烷或甲醛消毒都有一个最合适的相对湿度。湿度过高或过低，都会降低消毒效果。如用过氧乙酸熏蒸消毒，相对湿度在 40％～80％时，

可有较明显的杀菌作用，其中以 80％为最好。直接喷洒或干粉处理地面时，就需要有较高的湿度，才能使药物潮解并充分发挥作用；而紫外线照射，相对湿度增高时，影响其穿透能力。

四、酸碱度

酸碱度的变化可严重影响消毒剂作用的发挥。如季铵盐类化合物在碱性溶液中作用较强，pH 为 3 时杀灭微生物所需浓度要比 pH 为 8 时大 10 倍左右。又如戊二醛水溶液，当 pH 由 3 升至 8 时，杀菌作用逐步增强。但是次氯酸盐溶液，当 pH 由 3 升至 8 时杀菌作用反而减弱。

五、化学拮抗物质

在消毒过程中，被消毒的微生物常与其他很多物质混在一起，这些物质往往影响消毒效果。在化学消毒中有机物本身可通过化学反应消耗一部分消毒剂。受有机物影响较大的消毒剂有次氯酸盐、季铵盐类、乙醇等。此外，对于化学消毒剂，还有其他拮抗物质，例如季铵盐类

消毒剂的作用可被肥皂或阴离子洗涤剂所中和。

六、穿透条件

物品被消毒时,消毒因子必须接触到微生物本身才能起作用,不同因子得穿透能力不同,例如干热穿透就比湿热穿透能力差。紫外线只作用于物体表面或浅层液体中的微生物。消毒中所需的穿透时间,有时比杀灭微生物所需时间还要长,最长的可达十几个小时。例如,热力消毒时,物品不宜包装太大、太紧。甲醛熏蒸时,应将物品散开挂起。化学消毒粪便时,应将药物搅拌均匀等。

七、表面张力

消毒液表面张力的降低,有利于药物接触微生物而增强其杀灭作用,为了增强消毒效果,一方面选用表面张力低的溶液配制消毒剂,如用乙醇配制碘酊就比用水配制碘酊表面张力低。另一方面可在消毒液中加入表面活性剂以降低溶液的表面张力,如含氯消毒剂中加入许多表面活性剂,杀菌作用就可提高。但加入表面活性剂时,应注意药物之间产生的拮抗作用。此外,提高温度也具有降低药物表面张力的作用。

第五节　常用化学消毒剂及其应用

一、含氯消毒剂

含氯消毒剂是世界上使用最早的化学消毒剂,因其杀菌谱广,作用迅速,使用方便,价格低廉,是目前使用最广、品种较多的消毒剂。但也存在对金属和织物有腐蚀性和漂白作用,受有机物影响很大的缺点。可分为无机、有机两大类。前者以次氯酸盐为主,作用较快,但不稳定,代表品种有漂白粉、漂白粉精、次氯酸钠。后者以氯胺类为主,性质稳定,但作用较慢,代表品种有二氯异氰尿酸,钠、氯胺 T、三氯异氰尿酸等。

(一)漂白粉

漂白粉又名含氯石灰,化学名称叫次氯酸钙。是用石灰通入气体氯而制成。主要成分为氯化钙、次氯酸钙和氢氧化钙。漂白粉的杀菌作用主要是次氯酸钙遇水产生次氯酸,次氯酸易分解产生氯原子和氧原子,氯原子和氧原子有强烈的氯化和氧化作用,从而破坏细菌的酶系统,阻碍细菌的新陈代谢,以达到消毒目的。

1.配制方法出彻的

漂白粉澄清液的配制:一般应先配制成 20% 原液,即取 500g 漂白粉,加入 2.5kg 清水。配制时,先在少量水中加入漂白粉,充分搅拌,调成糊状,然后把剩余的水倒入,用木棒搅拌数分钟,加盖,静置 24～48h,冬季需要放置 48h。放置后分两层,上面的液体就是 20% 漂白粉澄清液,下面为白色沉淀物。取出上层澄清液放在深色的瓶内,盖好,放在凉爽通风处,可保存 2～3 周。也可根据需要,用温水参照上述方法配制后,供即时使用。

20％漂白粉澄清液可根据不同浓度需要进行稀释,其方法如下:

0.5％漂白粉澄清液:取 20％漂白粉澄清液 1 份,加水 39 份,混匀即成。

1％漂白粉澄清液:取 20％漂白粉澄清液 1 份,加水 19 份,混匀即成。

3％漂白粉澄清液:取 20％漂白粉澄清液 1 份,加水 6 份,混匀即成。

2.使用剂量与消毒时间

(1)传染病环境及家具消毒:病毒性肝炎、脊髓灰质炎等用 3％漂白粉澄清液;霍乱、菌痢、伤寒及副伤寒、白喉等用 1％漂白粉澄清液,消毒 30～60min。

(2)传染病患者的排泄物消毒:病毒性肝炎、脊髓灰质炎患者的尿,100mL 加漂白粉 3g;粪便或粪尿混合物,100mL 加漂白粉 20g,充分搅匀消毒 2h。

(3)传染病患者的生活污水消毒:病毒性肝炎患者的生活污水 10 000mL 加漂白粉 5g,或加漂白粉澄清液 25mL,消毒 2h。

(4)预防性消毒:呼吸道传染病的预防性消毒,可用 0.5％漂白粉澄清液空间喷雾消毒。肠道传染病预防性消毒,可用 0.5％漂白粉澄清液,根据不同消毒对象采用喷雾、揩擦浸泡等进行消毒。炊具消毒,可用 2g 漂白粉加水 2500mL,浸泡 3min,隔 4h 调换一次。饮水消毒,即 50kg(一担)水加 0.5～1.0g 漂白粉,加药后搅匀,置 10～30min。

3.注意事项

(1)漂白粉的消毒作用,取决于有效氯的含量。一般市售商品规定应含有效氯为 28％～33％(不能低于 25％),使用时以 25％含量计算。漂白粉性质不稳定,易吸湿受潮引起分解,即使保存很

好,每月有效氯减少约 1％。如含量低于 25％时,应根据实际含量折算使用。

(2)漂白粉必须与水充分搅拌,才能起到消毒作用。如果把漂白粉撒在物体表面,不但不能起到消毒作用,而且会随风飘扬腐蚀物品。

(3)棉织物品、化纤织物不能用漂白粉消毒,金属物品尽量避免接触,以免引起腐蚀。

(二)漂白粉精

是用石灰乳通入气体氯经干燥而制成。本品为一白色结晶体,含有 3 分子次氯酸钙、2 分子氢氧化钙,其有效氯含量较高,一般在 60％～70％之间,为漂白粉的 1 倍左右。漂白粉精呈微碱性,有氯臭,易溶于水,杀菌原理与漂白粉相同。

漂白粉精含氯较稳定,如放置妥当,可保存较长时间。用量为漂白粉用量的一半,使用方法与注意事项和漂白粉基本相同。

(三)漂白粉精片

是漂白粉精掺入 5％硬脂酸镁和 5％滑石粉混合制成的片剂。每片重量为 0.4g,含有效氯 0.24g,一般常用于饮具和饮水消毒。

饮具消毒:用漂粉精片 1 片(片剂必须研碎搅匀)加 1kg(1000mL)水,消毒 30min,隔 4h 调换一次。

饮水消毒:每 50kg(一担)水加漂粉精片 1 片,消毒 30min。

(四)次氯酸钠

别名为高效漂白粉或次亚氯酸钠。纯品为白色粉末,通常为灰绿色结晶,在空气中不稳定。有氯的气味,能与水相混溶,溶液呈碱性。工业上将氯气通入氢氧化钠溶液中,制成白色或淡黄色次氯酸钠乳状液,含有效氯8%～12%,pH高达12,随溶液稀释度增加,pH可降至7～9;实验室可用电解食盐水法制取次氯酸钠溶液,含有效氯1%～5%。其水溶液不稳定,遇热分解加速。杀菌作用与漂白粉相似。

北京金星消毒剂总厂[北京海淀区花园路牛桥甲80号,100083]生产的金星消毒剂是以次氯酸钠为主要成分的复方消毒剂,获国家卫生机构批准,已在我国广泛应用。原液作用1～2min可杀灭肝炎病毒、艾滋病病毒;5～10min可杀灭芽孢。无毒,对金属无腐蚀,稳定期18个月以上。可用于金属非金属器械、内镜、家庭、医院、宾馆、饭店、托幼机构的环境,地面空气及瓜果蔬菜等的消毒。

(五)二氯异氰尿酸钠

二氯异氰尿酸钠又称优氯净,有效氯含量为60%～64%(一般按60%计算)。

1.理化性质

本品为白色结晶粉末,有氯味,易溶于水,干粉性质稳定,常温贮存有效期两年,但水溶液稳定性差,紫外线可加速有效氯的丧失。

2.杀菌作用

二氯异氰尿酸钠,对细菌繁殖体、真菌、病毒都有杀灭作用。本品杀菌能力较其他氯胺类消毒剂为强,与次氯酸盐类消毒剂相比,在低浓度下,作用缓慢,在高浓度下,因其溶液可保持弱酸性,其杀菌效果可优于次氯酸盐类。

3.使用方法

(1)用本药水溶液喷洒、浸泡、擦拭消毒。当气温高于0℃的情况下,用药物浓度为0.5%～1%消毒液处理细菌繁殖体与病毒污染的用具,作用时间为15～60min;2.5%消毒液处理结核杆菌或肝炎病毒污染的用具,作用时间为15～60min;5%～10%消毒液处理细菌芽孢污染的用具,作用时间为5～60min;0.08%～0.1%的消毒液用于餐具的消毒,作用5min即可。

(2)用干粉进行消毒。用该药干粉消毒含水分较多的排泄物(如稀便),用量为排泄物的1/5。处理时略加搅拌,对细菌芽孢作用12h,对肝炎病毒或结核杆菌作用6h,对其他微生物作用2～4h。

在气候潮湿(相对湿度＞80%)或有露水时,可直接用干粉喷洒地面进行消毒。在温暖季节,用药10～20g/m²,作用2～4h;在冬季0℃以下时,用50mg/m²,作用16～24h以上。

(3)用于饮用水的消毒。用本药消毒饮用水时,加氯量为4mg/L,作用30min。

(4)制备杀菌气体。将本药与多聚甲醛干粉按76:24比例混合配成醛氯合剂,点燃后可产生杀菌气体。用药3g/m³,作用1h,可杀灭污染于物体表面上的细菌繁殖体。本药与多聚甲醛可逐步产生自燃反应,故平时应分开保存,临用前混合。

4.注意事项

与漂白粉相同,干粉稳定性较好,但干粉吸收水分后,含量可降低。因此贮存过久亦应测定有效氯含量。水溶液应现用现配。本消毒剂有较强的漂白作用,不宜作有色衣服的消毒。再者,用本药消毒餐具后应用清水冲洗以除去残留氯味。

二、过氧化物消毒剂

具有强大氧化能力的消毒剂称为过氧化物消毒剂。主要依靠氧化作用杀灭微生物。此类消毒剂具有不污染环境,广谱、高效、易溶于水、使用方便等优点,然而也存在易分解、不稳定,对物品有漂白、腐蚀作用,药物未分解前对人有一定刺激性或毒性。代表品种有过氧乙酸、过氧化氢、臭氧、二氧化氯。

(一)过氧乙酸

过氧乙酸,又名过醋酸,于1902年首次合成,后来的研究证明,过氧乙酸不仅是化工生产中的良好氧化剂,而且又是一种广谱、高效、速效、廉价的灭菌剂。在20世纪70年代中期至80年代中期,它是我国使用较多的化学灭菌剂之一,曾广泛应用于诊疗器材灭菌、环境消毒、传染病疫源地消毒和预防性消毒。其优点是杀菌谱广,杀菌作用强,作用速度快,毒性小。缺点是不稳定,易分解,有腐蚀性,会损害消毒物品。故目前国外应用较少。在我国,近年来由于戊二醛、碘附和含氯消毒剂应用的增多,过氧乙酸的应用也逐年减少。

1.理化性质

无色透明液体,有刺激性气味。易挥发,易溶于多种有机溶剂和水。遇热、强碱、有机物或重金属离子等易分解,高浓度溶液(45%)经剧烈振荡或加热可爆炸。市售消毒用过氧乙酸,因浓度在20%左右无此危险。

2.剂型和配制方法

我国市售过氧乙酸有下述两种剂型。

(1)过氧乙酸水溶液:过氧乙酸浓度20%左右,含有0.1%左右稳定剂(8-羟基喹啉等)。保存于15～20℃室温下,每月分解率为2.88%。近年来的研究发现,N-103酸对过氧乙酸有更好的稳定作用,可用作稳定剂。

(2)配合剂型:为了克服过氧乙酸不稳定性的缺点,国内研制出配合剂型的过氧乙酸(也称二元包装过氧乙酸)。把过氧乙酸制成A、B两种剂型,平时分开存放,使用前混合均匀。A型为经过处理的冰醋酸,B型主要是按比例配制好的过氧化氢溶液。使用前一天,先把A、B两液按10∶8或12∶10(体积)混合,第二天过氧乙酸含量即可达到20%左右。若温度低于10℃,可适当延长反应时间。若温度在30℃左右,配合后6h浓度即可达20%左右。配合剂型过氧乙酸的稳定性较好,在室温下贮存2年,浓度仍在18%左右。

(3)过氧乙酸消毒液的配制方法:用于浸泡或擦拭消毒的过氧乙酸溶液一般浓度为0.2%～0.4%(2000～4000mg/L),以20%(200 000mg/L)过氧乙酸配制成0.2%(2000mg/L)消毒液1000mL为例,所需20%过氧乙酸的量(X)可用下式计算。

$$X=消毒液浓度 \times 配制 \text{ mL } 数/过氧乙酸原液浓度 = 2000mg/L \times 1000mL/200\,000mg/L = 10mL$$

即取水 990mL,加过氧乙酸 10mL,即为 0.2%(2000mg/L)的过氧乙酸消毒液。

喷雾消毒时过氧乙酸用量的计算:以用量 0.15g/m³ 为例计算:

用量＝房间体积(m²)×0.15g/m³

例如对 72m² 房间喷雾消毒,问需用 20%过氧乙酸多少 mL?

72m³×0.15g/m³＝10.8g,共用 10.8g,折合 20%过氧乙酸量为 10.8/20%＝54mL。

3.对微生物的杀灭作用

过氧乙酸是一种强氧化剂,其液体和气体对各种微生物均有强大的杀灭作用。它不仅可以杀灭细菌繁殖体、真菌、病毒、分枝杆菌,还可杀灭细菌芽孢。

4.使用方法

(1)浸泡法。凡能够浸泡的物品均可用过氧乙酸浸泡法消毒,例如体温表、压舌板、标本瓶、食具、便器、玻璃器皿、衣服、毛巾、水果、蛋类蔬菜、肉类等。浸泡用的过氧乙酸消毒液一般为 400～2000mg/L,浸泡时间根据杀灭微生物的种类和使用浓度、温度等参数来确定,一般为 2～120min。消毒液应现用现配,连续使用者应经常测定浓度,浓度太低时应更换。使用二元包装的过氧乙酸,将按要求将 A、B 液提前混合,用时稀释成所需浓度。

(2)擦拭法。对大件的或其他不能浸泡的消毒物品可用擦拭法消毒。常用消毒液的浓度为 400mg/L。有学者研究了过氧乙酸对不同表面上污染的枯草杆菌黑色变种芽孢的杀灭作用,发现用 1000mg/L 过氧乙酸擦拭后作用 5min,对漆桌面、瓷砖面和橡胶面上芽孢的杀灭率均达到了 99.99%,对木面上芽孢的杀灭率为 99.89%。

(3)喷雾法。可使用任何能产生液体气溶胶的喷雾器械。例如,电动式小型超低容量喷雾器,各种其他型号的喷雾器等。喷雾后的气溶胶不仅可杀灭空气中的微生物,而且雾滴均匀地覆盖于物体表面,对表面也有良好的消毒效果。通常使用 400 年 4000mg/L 过氧乙酸溶液。要求消毒环境的相对湿度保持在 60%～80%,药物用量 0.75～1g/m³,作用时间 1～2h。

(4)熏蒸法。将过氧乙酸稀释至 30 000～50 000mg/L,放蒸发皿或搪瓷盘内,加热蒸发,用量按 1～3g/m³ 计算,密闭 1～2h,要求相对湿度＞60%。

5.注意事项

(1)过氧乙酸不稳定,应贮存于通风阴凉处,用前应测定有效成分含量,原液浓度低于12%时禁止使用。

(2)稀释液临用前配制。

(3)配制消毒液时,忌与碱或有机物相混合。

(4)过氧乙酸对金属有腐蚀性,对织物有漂白作用。金属制品与织物经浸泡消毒后,及时用清水冲洗干净。

(5)使用浓溶液时,谨防溅入眼内或皮肤黏膜上,一旦溅上,及时用清水冲洗。

(6)消毒被血液、脓液等污染的物品时,需要适当延长作用时间。

(二)过氧化氢

过氧化氢又名双氧水,是一种过氧化物类灭菌剂,其杀菌作用早在一百多年前已被证实,但在消毒灭菌上应用不多。近年来,国外许多研究者对过氧化氢杀灭各种微生物的效果、消毒机理、增效和稳定方法进行了重新研究,这对过氧化氢作为灭菌剂的应用展现了新的前景。

1.理化性质

过氧化氢是一种氧化剂,为无色无味的透明液体,味微苦。可以任何比例与水混合,在水中分解成水和氧。纯过氧化氢很稳定,但稀释液不稳定,遇光热和金属离子即分解。用去离子水配制并加入稳定剂,可以配制成稳定的过氧化氢灭菌液。市售过氧化氢的浓度为 $26\%\sim28\%$。放阴凉处一年,分解率不大于 2.5%。

2.对微生物的杀灭作用

过氧化氢为氧化剂,在水中可形成氧化能力很强的自由羟基,破坏蛋白质的基础分子结构,杀灭各种微生物,属高效灭菌剂,可用浸泡、擦拭、喷雾等方法消毒丙烯酸树脂制成的外科埋植物、隐形眼镜、不耐热的塑料制品、餐具、服装、饮水等,还可用于口腔含漱、外科伤口的清洗。

3.使用方法

(1)浸泡法。将清洗晾干的待消毒物品浸没于装有 3% 过氧化氢的容器中,加盖,浸泡 30min。

(2)擦拭法。对大件物品或其他不能用浸泡法消毒的物品可采用擦拭消毒,所用药物浓度及作用时间和浸泡法相同。

(3)其他方法。用 $1\%\sim1.5\%$ 过氧化氢漱口;用 3% 过氧化氢冲洗伤口。

4.注意事项

(1)过氧化氢应贮存于通风阴凉处,用前应测定有效含量。

(2)稀释液不稳定,临用前配制。

(3)配制溶液时,忌与还原剂、碱、碘化物、高锰酸钾等强氧化剂相混合。

(4)过氧化氢对金属有腐蚀性,对织物有漂白作用。

(5)使用浓溶液时,谨防溅入眼内或皮肤黏膜上,一旦溅上,即时用清水冲洗。

(6)消毒被血液、脓液污染的物品时,需适当延长作用时间。

(三)臭氧

臭氧是一种氧化物,具有广谱高效杀菌作用。目前主要用于水的消毒、空气消毒和食品保鲜。

1.理化性质

在室温下,臭氧是一种带有蓝色的气体,有爆炸性,有特殊的臭味。臭氧不稳定,可自行分解成氧。由于它的爆炸性和不稳定性,故不能用瓶装保存,而只能现用现生产。

2.产生臭氧的方法

生产臭氧可采用化学法、电解法、无声效电法和紫外线法。电解法可以获得高浓度的臭氧,但目前尚未达到工业化生产的阶段,化学法产生的臭氧太少,无实用价值。目前主要是用无声效电法制取臭氧。紫外线法也有应用,但用的不多。

(1)无声效电法产生臭氧：原理：当空气或氧气通过一对高压电极时，氧分子在高速运动的电子的轰击下发生电离，使一些氧分子聚合成臭氧，这种方法只能得到含有臭氧的气体，而不能得到纯的臭氧。

臭氧发生器：目前应用的臭氧发生器有板式和管式两种。板式臭氧发生器在高压电极板和低压电极板之间形成放电空间，将空气中的氧或氧气中的氧分子电离成氧原子，原子氧再和氧分子结合成臭氧。管式臭氧发生器有立管式和卧管式两种，在管的周围形成半电晕放电空间，利用空气中的氧，制造出臭氧。板式臭氧发生器臭氧产量高，但价格贵。管式臭氧发生器臭氧产量低，价格比较低。目前我国已有不同规格的管式臭氧发生器，其功率有 30W、15W、10W、8W、4W 等。

(2)用紫外线产生臭氧：原理：波长短于 200nm 的紫外线可以使空气中的氧分子电离，产生臭氧。用这种方式产生的臭氧，产量比较低。高臭氧紫外线灯即是利用紫外线产生臭氧，利用紫外线和臭氧的联合作用进行消毒。

3.对微生物的杀灭作用

臭氧是一种广谱杀菌剂，可杀灭细菌繁殖体和芽孢、病毒、真菌等，还可破坏肉毒杆菌毒素，可广泛用于水、物体表面和空气等的消毒。

4.使用方法

(1)诊疗用水消毒。一般加臭氧量 0.5～1.5mg/L，水中保持剩余臭氧浓度 0.1～0.5mg/L，维持 5～10min。对于质量较差的水，加臭氧量应在 3+6mg/L。

(2)医院污水处理。用臭氧处理污水的工艺流程是：污水先进入一级沉淀池，净化后进入二级净化池，处理后进入调节储水池，通过污水泵抽入接触塔，在塔内与臭氧充分接触 10～15min 后排放。

一般 300 张床位的医院，建一个污水处理能力 18～20t/h 的臭氧处理系统，采用 15～20mg/L 臭氧投入量，作用 10～15min，处理后的污水清亮透明，无臭味，细菌总数和大肠菌数均可符合国家污水排放标准。

(3)游泳池水的处理。臭氧消毒游泳池水的优点是：杀菌力强，速度快，对肠道菌和病毒均有杀灭作用；对游泳池设施不造成腐蚀和毁坏；能改善水质、脱色、除臭，处理后的水晶莹清澈；对游泳者无刺激性。其缺点是：臭氧在水中分解快，消毒作用持续时间短，不能清除持续污染。

一般来说，臭氧投入量为 1～1.7mg/L，接触时间 1～2min，即可获得理想的消毒效果，水质也会明显地改善，用于游泳池循环水处理，投入臭氧量为 2mg/L。

(4)空气消毒。臭氧对空气中的微生物有明显的杀灭作用，采用 20mg/m³ 浓度的臭氧，作用 30min，对自然菌的杀灭率达到 90%以上。

用臭氧消毒空气，必须是在封闭的空间、人不在条件下进行，消毒后至少过 30min 才能进入。可用于手术室病房、工厂车间、公共场所的空气消毒。

(5)物体表面消毒：①用臭氧气体消毒，臭氧对物体表面上污染的微生物有杀灭作用，但作用缓慢，一般要求 60mg/m³，相对湿度≥70%，作用 60～120min 才能达到消毒效果。②用臭氧水消毒,要求水中臭氧浓度＞10mg/L,作用时间 60min 以上。

5.注意事项

(1)臭氧对人有毒,国家规定大气中允许浓度为 0.2mg/m³。

(2)臭氧为强氧化剂,对多种物品有损坏,浓度越高对物品损害越重,可使铜片出现绿色锈斑,橡胶老化、变色、弹性降低,以致变脆、断裂,使织物漂白褪色等,使用时应注意。

(3)多种因素可影响臭氧的杀菌作用,包括温度、相对湿度、有机物、pH、水的混浊度、水的色度等,使用时应加以控制。

(四)二氧化氯

二氧化氯被称之为第四代消毒剂,是世界卫生组织向世界推荐的处理饮用水最安全的化学药剂,是消毒剂的更新换代产品。

1.理化性质和剂型

干二氧化氯的分子式为 ClO_2,分子量是 67.45,是一种有强烈刺激性而又不稳定的气体。当空气中二氧化氯的含量超过 10％时,会自发爆炸,这种气体为黄色,有强烈的难闻气味和窒息性。20 世纪 70 年代末期,美国人成功地制备了二氧化氯水溶液,解决了二氧化氯的刺激性、不稳定性、挥发性等问题,使二氧化氯在灭菌、消毒和保藏上的大量应用变为现实。

二氧化氯分稳定和活化两种。二氧化氯消毒液有效含量为 2％。商品名称为百合兴的二氧化氯消毒剂,其配方为:二氧化氯 2％,碳酸钠 0.085％,稳定剂 97.915％。此消毒剂是一种无色、无味、无臭、无腐蚀性的透明液体,不易燃、不易挥发。在 -5～95℃下,质量稳定,不易分解。加入酸以后可被激活,产生游离二氧化氯。

2％稳定性二氧化氯的 pH 为 8.4,在碱性条件下比较稳定,加速试验证明,半年后含量下降 2.38％,一年后下降 11.9％,但一经加酸活化配成使用浓度的消毒液之后,则很快分解,存放一天即下降 50％,因此消毒液必须现用现配。配制方法是以 10∶1 的比例加入柠檬酸(或按 0.5％的比例加入 10％盐酸,使 pH 由原来的 8 以上降至 3 左右),然后再用水稀释至所需浓度。

2.杀菌作用

二氧化氯的杀菌作用以氧化作用为主,通过强氧化作用杀灭细菌、真菌、病毒等,可广泛用于医疗卫生、食品加工、餐(茶)具、饮水及环境表面等的消毒。

3.使用方法

(1)消毒液的配制:使用前,在二氧化氯稳定液中先加活化剂。根据有效含量按稀释定律,用灭菌蒸馏水将二氧化氯稀释成所需浓度。

(2)浸泡消毒法:将清洗、晾干的待消毒或灭菌物品浸没于装有二氧化氯溶液的容器中,加盖。对细菌繁殖体污染物品的消毒,用 100～250mg/L 二氧化氯溶液浸泡 30min;对肝炎病毒和结核分枝杆菌污染物品的消毒,用 500mg/L 二氧化氯浸泡 30min;对细菌芽孢污染物品的消毒,用 1000mg/L 二氧化氯浸泡 30min。

(3)擦拭消毒法:对大件物品或其他不能用浸泡法消毒的物品用擦拭法消毒。消毒所用药物浓度及作用时间同浸泡消毒法。

(4)喷洒消毒法:对一般污染的表面,用 500mg/L 二氧化氯均匀喷洒,作用 30min;对肝炎病毒和结核杆菌污染的表面,用 1000mg/L 二氧化氯均匀喷洒,作用 60min。

(5)饮水消毒法:在饮用水源水中加入 5mg/L 的二氧化氯,作用 5min,使大肠埃希菌数达到饮用水卫生标准。

4.注意事项

(1)二氧化氯活化液不稳定,应现配现用。

(2)配制溶液时,忌与碱或有机物相混合。

(3)二氧化氯对金属有腐蚀性,金属制品经二氧化氯消毒后,应迅速用清水冲洗干净并沥干。

三、醛类消毒剂

在化学消毒剂的发展史上,甲醛称为第一代,环氧乙烷为第二代,而戊二醛被称为第三代化学消毒剂。虽然它们有一定的毒性和刺激性、受温度影响大等缺点,但因其杀菌谱广,效果可靠,性能稳定,受有机物影响小等优点,被广泛应用于医院、疫源地和公共场所的消毒。本节将重点介绍甲醛及戊二醛消毒剂。

(一)甲醛

甲醛作为一种灭菌剂广泛应用于医学灭菌,曾被誉为第一代化学灭菌剂。其优点是:灭菌效果可靠,使用方便,对灭菌物品无损坏。缺点是灭菌后留有强烈的刺激性气味,且灭菌速度比较缓慢。

1.理化性质和剂型

甲醛单体为有强烈刺激性臭味的气体,在 80℃ 以上才稳定,可以燃烧,燃点为 300℃。其气体密度为 1.067(g/cm³)。在常温下聚合为固体的甲醛聚合物。甲醛易溶于水和醇,在水中的溶解度为 37%～40%(室温下)。在水中,甲醛以水合物的形式存在,水溶液比较稳定。水合物失去水分后形成多聚甲醛。用于灭菌的甲醛,主要有以下四种剂型。

(1)多聚甲醛。是粉状、片状或颗粒状的白色固体,甲醛含量 91%～99%。分子式为 H(CH₂O)ₙOH,式中 n=6～100,平均 30,n 是多聚甲醛分子中含的甲醛单位数。多聚甲醛加热至 160～200℃ 时解聚,产生甲醛气体。

(2)福尔马林。是 37%～40% 甲醛水溶液,含有 8%～15% 甲醇作为稳定剂,防甲醛聚合。福尔马林是无色澄清液体,沸点 96℃,比重 1.081～1.096(g/mL)。弱酸性,放置太久或在较低温度下保存时,凝聚为多聚甲醛而沉淀。加热后可变澄清。将含有沉淀的福尔马林放 65℃ 温箱内,20～30 天后可解聚,甲醛含量可回升到 36%。

(3)释放甲醛气体的化合物。有三聚氰胺甲醛和脲甲醛。当对这两种化合物加热时,它们都可释放出甲醛气体。

(4)醛氯合剂。由多聚甲醛和二氯异氰尿酸钠制成,有两种剂型:一是粉剂,将多聚甲醛(24%,W/W)和二氯异氰尿酸钠(76%,W/W)分装于聚乙烯袋内,用时混合点燃。二是微胶囊剂,先将多聚甲醛制成微胶囊,然后将其 10％(W/W)与二氯异氰尿酸钠 90％(W/W)压制成块,并封装于聚乙烯塑料袋内,每袋 10 块,用时以火点燃即可。

2.对微生物的杀灭作用

甲醛是一种烷基化剂,它可以和蛋白质或核酸的氨基(NH_2)、羧基(COOH)、羟基(OH)、硫氢基(SH)发生反应,生成羟甲基氨、亚甲基二醇单酯、羟甲基酚、硫代亚甲基二醇,从而破坏蛋白质和核酸的活性,导致微生物的死亡。甲醛的气体和水溶液都有广谱杀菌作用,能杀灭细菌繁殖体、芽孢、真菌、病毒等。

3.使用方法

甲醛灭菌的使用方法有两种:液体浸泡灭菌和甲醛气体灭菌。

(1)液体浸泡灭菌。一般用于医疗器械的灭菌,常用的甲醛灭菌液的配制和用法如下:

1)甲醛水溶液:用福尔马林稀释,或在水中加入多聚甲醛配制。1％甲醛水溶液用于浸泡解剖材料,病理组织标本。0.3％～0.4％甲醛水溶液用于制备疫苗时灭活病毒。4％甲醛水溶液可用于浸泡被病毒、真菌和细菌繁殖体污染的物品,作用时间 30min。8％甲醛水溶液可浸泡被细菌芽孢污染的物品,作用时间为 6h。

2)8％甲醛－乙醇溶液:用 70％乙醇配制,用于医疗器械的浸泡灭菌,作用时间为 18h。

3)4％甲醛－硼砂溶液:含硼砂 5％,用于金属器械的灭菌,浸泡时间 12h 以上。

4)4％甲醛＋70％异丙醇溶液:内含 0.1％硼砂,1％莕品醇,用于医疗器械浸泡灭菌,作用时间 12h 以上。

5)10％甲醛－70％乙二醇溶液:用时以水作 1:10 稀释,浸泡医疗器械,作用时间 18h。

(2)甲醛气体消毒。用于消毒室内空气、表面,各种怕湿、怕热物品。

1)产生甲醛气体的方法:①多聚甲醛加热法:将多聚甲醛研成粉末,放平底金属板上,均匀铺开,加热至 150℃以上,即可产生甲醛气体。多聚甲醛用量 10～20g/m³,作用时间 12～24h。②福尔马林加热蒸发法:将福尔马林倒入蒸发皿内,直接加热蒸发。福尔马林用量,对芽孢污染物品,25～50mL/m³(相当甲醛 10～20g/m³),作用时间 12～24h。对细菌繁殖体污染的物品,福尔马林用量减半,作用时间相同。被消毒物品污染微生物不明时,按芽孢污染处理。③氧化法:利用氧化剂高锰酸钾或氯制剂,与福尔马林或多聚甲醛反应,利用反应过程中产生的热量,使甲醛氧化。使用时,加入相当于福尔马林用量一半的水。氧化剂用量一般相当于甲醛用量的 60％～80％。根据消毒空间的大小,并结合杀灭微生物的种类(芽孢用量 10～20g/m²,细菌繁殖体,5～10g/m³),再扣掉氧化反应中甲醛的产热消耗,计算用量。甲醛在化学反应中的消耗,用漂白粉时为 75％,用高锰酸钾时为 40％,用重铬酸钾时为 70％。

醛氯合剂的应用,使用时用火点燃即可,药物用量,按有效成分甲醛计算,细菌繁殖体 3g/m³,作用 1h,对芽孢,13g/m³,作用 3h。

2)对室内空气和表面的消毒:关闭门窗,封闭与室外相通的孔隙,并将消毒物品单摆开,打开抽屉和柜门,按房间大小计算甲醛用量,发生甲醛气体,闭门 12h。消毒过程中,室内温度应在 18℃以上,相对湿度 70％～90％。

3)用甲醛消毒箱消毒各种物品:消毒物品分开挂放,按 $20g/m^3$ 计算甲醛用量,密闭后产生甲醛气体,作用时间大于 3h,要求箱内的温度在 60℃ 左右,相对湿度 80%～90%。消毒后采取措施去除甲醛气味。

去除残留甲醛气味的方法有:对表面上存留的白色甲醛聚合物,可采用氢氧化铵水溶液擦拭或冲洗。对空气及表面上的残留甲醛可用蒸发 25% 氨水法,氨水用量为甲醛用量的半数,也可通入无水氨气体,用量 $10g/m^3$。在没有氨的情况下,可采用通风散气法,减少气味。

4.注意事项

(1)甲醛在低于 5℃ 时易聚合,故福尔马林不宜存放于冰箱内。

(2)用加热法或化学反应法产生甲醛气体时,应注意防止着火。

(3)用甲醛气体消毒时,要保持 70%～90% 的相对湿度。消毒物品多及消毒多孔易吸附甲醛的物品时,应适当增加福尔马林用量。

(4)用甲醛浸泡消毒后的医疗器械,必须用无菌水冲洗后才能使用。熏蒸消毒后要充分通风散气和中和。

(5)甲醛气体穿透力差,故消毒物品必须充分暴露。增加甲醛气体穿透力的方法,一是将消毒箱抽真空,二是提高消毒间的温度。

(6)甲醛对皮肤、黏膜有刺激性,接触过久使皮肤角质化,气体对眼睛及呼吸道有强烈刺激,甚至使人窒息死亡。使用时必须注意个人防护。

(二)戊二醛

戊二醛是一种良好的灭菌剂,具有广谱、高效、刺激性小、对金属腐蚀性小、低毒安全,水溶液稳定性强等优点。戊二醛作为一种灭菌剂的出现,被誉为是继甲醛和环氧乙烷之后,化学灭菌剂发展史上的第三个里程碑,从而得到了广泛的应用,尤其在医院中用于畏热医疗用品的灭菌。由于它可有效灭活病毒,WHO 曾推荐它作为肝炎病毒污染物的消毒。

1.理化性质及剂型

戊二醛纯品为无色或浅黄色油状液体,有微弱醛气味,易溶于水和醇,水溶液呈酸性。

戊二醛有以下四种剂型:

(1)2% 碱性戊二醛水溶液。在 2% 戊二醛水溶液中加入 0.3% 碳酸氢钠而制成。由于戊二醛一经碱化,稳定性便大大降低,故近年来国内生产了复配戊二醛:销售戊二醛水溶液时,按比例配以碳酸氢钠装在小塑料袋内,使用前将其放入戊二醛水溶液中,使其变成碱性戊二醛,其 pH 在 8.0 以上,可使用 15 天。

(2)2% 强化酸性戊二醛。在 2% 戊二醛水溶液中加入 0.25% 聚氧乙烯脂肪醇醚而制成,稳定性强,可使用一个月,pH 在 5.0 上下,其缺点是杀芽孢作用不及碱性戊二醛,且对金属有一定的腐蚀性。

(3)2% 中性戊二醛。将 2% 强化酸性戊二醛溶液用碳酸氢钠调 pH 至 7.0 而制成。其优点是:具有类似于碱性戊二醛的杀芽孢作用,又具有酸性戊二醛的稳定性,在室温条件下可使用 4 周。

（4）LJ 强化戊二醛。含有 1% 戊二醛和表面活性剂、碳酸氢钠、亚硝酸钠及香料,水溶液的 pH 为 6～7,具有杀菌作用强,对金属器械腐蚀性小等优点,可用于内镜消毒及器械灭菌。

2.对微生物的杀灭作用

戊二醛是一种广谱、高效灭菌剂,可以杀灭包括细菌芽孢、真菌孢子、分枝杆菌、病毒和细菌繁殖体在内的一切微生物。做的州虽然至今戊二醛的消毒机理尚未完全阐明,但从一些研究可以看出,戊二醛的生物学活性主要是靠它的两个活泼的醛基。自由醛基不仅可以和蛋白质发生交联反应将其破坏,而且也可以和糖及核酸发生反应而导致微生物的灭活。

3.使用方法

（1）戊二醛液体在灭菌上的应用。戊二醛灭菌剂被称为冷灭菌剂,主要用于手术器械和怕热物品的灭菌,其优点是:灭菌效果可靠,且对各种微生物均有杀灭作用受有机物的影响小、对灭菌器材腐蚀性小、杀菌作用比较快。

1）手术器械的灭菌。2% 碱性戊二醛、2% 强化酸性戊二醛、2% 中性戊二醛,均可用于手术器械的灭菌,一般浸泡时间为 10h,灭菌后应用无菌水冰洗。为了防止对金属的腐蚀,可在灭菌液中加入 0.5% 亚硝酸钠防锈。

2）内镜的灭菌和消毒。随着纤维内镜检查作为一种常规检查的普及,由此而造成的感染也逐年增多,据国外调查,其感染率一般在 8/10 万左右。由内镜引起的感染主要有病毒性肝炎、结核病、沙门氏菌感染、假单孢菌感染和免疫抑制患者的致命性败血症。控制内镜引起的感染,主要是作好内镜的消毒灭菌。一般认为,内镜不进入无菌的人体深层组织,不需灭菌,仅作消毒处理即可,但用于肝炎、结核和艾滋病患者检查之后的内镜,则需灭菌处理。戊二醛是内镜消毒和灭菌的首选药物,因其具有高效、快速的杀灭微生物作用,受有机物影响小,不损坏内镜,表面张力低,易于冲洗等优点。一般用 2% 碱性、强化酸性或中性戊二醛,作用 15min 即可。若仅作消毒处理,作用 10min 也可达到满意的效果。

3）环境物品的消毒。在疫源地消毒和公共场所预防性消毒中,常涉及环境和物品的消毒。对于污染的表面,例如床、床头柜、桌面、椅、凳、地面、墙壁及一些用具的表面,可采用 2% 戊二醛擦拭消毒。对于污染的金属、陶瓷、玻璃制品和织物,可以采用浸泡消毒。一般用 1%～2% 戊二醛溶液,对细菌繁殖体污染的物品,可浸泡 30min,一般病毒污染物,浸泡 10min,对细菌芽孢污染物需要浸泡 7～10h,针对肝炎病毒进行消毒时,需浸泡 1～2h。

（2）戊二醛气体在消毒灭菌上的应用。采用喷雾法,加热蒸发法可以产生戊二醛气体,用于室内表面和空气的消毒。不宜浸泡的物品可放密闭容器内,用 2% 戊二醛喷雾或加热蒸发,于 30℃,相对湿度 80% 以下,3～6mL/m³,作用 1h 可达消毒目的。

4.注意事项

（1）戊二醛对皮肤黏膜有刺激性,接触浓溶液时应戴橡胶手套,防止溅入眼内或吸入体内,万一接触眼睛或皮肤应立即用清水冲洗。

（2）用酸性戊二醛浸泡金属器械必须加亚硝酸钠防锈。

（3）稀释后的消毒液应及时使用,不用过期产品。

四、含碘消毒剂

含碘消毒剂是一类用途广泛的广谱消毒剂,它对细菌繁殖体、细菌芽孢、真菌和病毒都有快速杀灭作用。目前,医学上常用的含碘消毒剂有碘附和游离碘等。

(一)碘附

碘附原译为碘复,即含碘复合物,是碘与表面活性剂的无定型络合物,表面活性剂起载体和助溶作用。碘附中的碘被载于表面活性剂所形成的胶粒束中央,可在水或溶剂中逐渐解聚释放出游离碘,而起到杀菌作用。由于使用时碘在载体中是缓缓释放出来的,因而在用于皮肤黏膜消毒时刺激性小,杀菌作用持久。碘附消毒剂即保留了游离碘消毒剂的强力广谱杀菌的特性,又克服了游离碘类消毒剂的刺激性、易升华、水溶性差以及易着色等缺点。

1.理化性质和剂型

碘附随表面活性剂种类不同,其性状各异。由于碘附是一类复合物,故无一定的分子式和分子量。目前有液体剂型(有效碘 0.3%~1%)、固体剂型(有效碘 9.0%~21%)、乳剂(有效碘 0.5%~2%)、膏剂(有效碘 0.85%~1.15%)和栓剂(有效碘 0.017~0.023g/粒)等。碘附溶液为红棕色,随稀释浓度下降可由红棕色变为黄色、淡黄色。固体碘附为黄棕色至红棕色的无定型粉末。乳剂、膏剂、栓剂均为棕红色。

2.对微生物的杀灭作用

碘附是广谱杀菌剂,能杀死细菌、芽孢、真菌、病毒、结核杆菌、阴道毛滴虫、梅毒螺旋体、沙眼衣原体和藻类等。它杀死细菌繁殖体的速度很快,但杀死芽孢一般需要较高浓度和较长时间。

3.使用方法

根据碘附消毒剂的不同剂型,按说明书的要求,用灭菌蒸馏水将碘附稀释成所需浓度。可按以下方法进行消毒处理。

(1)浸泡法:将洗净、晾干的待消毒物品浸没于装有碘附溶液的容器中,加盖。对细菌繁殖体污染物品的消毒,用含有效碘 250mg/L 的消毒液浸泡 30min。

(2)擦拭法:对皮肤黏膜用擦拭法消毒。消毒时,用浸有碘附消毒液的无菌棉球或其他替代物品擦拭消毒部位。对卫生洗手消毒用含有效碘 500mg/L 的消毒液浸泡 2min。对外科洗手用含有效碘 3000~5000mg/L 的消毒液擦拭 3min。对手术部位及注射部位的皮肤消毒,用含有效碘 3000~5000mg/L 的消毒液局部擦拭 2 遍,作用 2min。对口腔黏膜及创口黏膜创面消毒,用含有效碘 500mg/L 的消毒液擦拭,作用 3~5min。

(3)冲洗法:对阴道黏膜及伤口黏膜创面的消毒,用含有效碘 250mg/L 的消毒液冲洗 3~5min。

4.注意事项

(1)碘附应于阴凉处避光、防潮、密封保存。

(2)碘附对二价金属制品有腐蚀性,不应做相应金属制品的消毒。

(3)消毒时,若存在有机物,应提高药物浓度或延长消毒时间。

(4)避免与拮抗药物同用。

(二)游离碘消毒剂

1.理化性质和剂型

碘的分子式为 I_2,分子量为253.8。碘在常温下为灰黑色或蓝黑色、有金属光泽的片状结晶或块状物,质重、脆;有特臭;在常温中能挥发,加热固体碘可升华而变成紫色的气体碘。碘不易溶于水,在25℃时1L水中只能溶解0.33g;碘在乙醇、乙醚或二硫化碳中易溶,在氯仿中溶解,在四氯化碳中略溶,在甘油、丙酮、醚等有机溶剂以及含碘化合物的水溶液中溶解。碘的饱和溶液呈微酸性。

目前临床上常用的游离碘消毒剂有以下剂型:

(1)碘酊(碘酒):一般常用有效碘含量为2%(W/V)的浓度。配方为:碘20g,碘化钾或碘化钠15g,95%乙醇500mL,加水至1000mL。还有一种低浓度含有效碘的1%碘酊溶液。配方为:碘10g,碘化钾或碘化钠10g,用50%的乙醇(体积)加至1000mL。

(2)碘水溶液:一般亦使用2%(W/V)的浓度。配方为:碘20g,碘化钾或碘化钠24g,蒸馏水或精制纯化水加至1000mL。

(3)碘甘油溶液:常用1%(W/V)的浓度。配方为:碘1g或2g,甘油加至100mL。

2.对微生物的杀灭作用

碘是广谱杀菌剂,对大部分细菌<病毒、真菌以及细菌芽孢均有杀灭作用。

3.使用方法

一般碘的醇溶液比水溶液杀菌效果要好,但水溶液的刺激性小。因此,一般情况下皮肤消毒使用碘酊溶液,而黏膜或靠近黏膜的部位应采用碘水溶液。

有效碘2%浓度的碘酊广泛用于外科术前、注射、穿刺前的皮肤消毒,小切口擦伤的处理,使用后需用70%的酒精脱碘。

碘水溶液杀菌效果的快速程度虽不及碘酊,但刺激性小,适合于对黏膜的消毒,不会引起黏膜的钝痛和刺激性。可用于妇科、口腔科等。一般常用0.05%～0.1%浓度漱洗口腔、灌洗阴道等。

碘甘油溶液的刺激性比碘水溶液更小,更适合于对黏膜的消毒,一般常用于对口腔黏膜的消毒,可用于扁桃体炎、萎缩性咽炎、牙龈炎、牙冠周炎和外耳道炎等。

此外,1%～2%的碘水溶液可用于餐、茶具的消毒,既能达到消毒目的又能检验餐具中对淀粉等的清洁程度。0.2ppm的余碘量可用于游泳池水的处理,无异味,且不刺激眼黏膜。3.6mg/L的碘蒸汽用于空气消毒,可迅速杀死从唾液散播在空气中的各种病毒,而且人可忍受。

4.注意事项

(1)碘在室温下可升华,配制的溶液应贮存于密闭的容器中。时间过久,颜色变淡,应测定碘的含量,将浓度补足。

(2)使用低浓度碘液消毒时,应根据介质的酸碱度与含有机物的量,考虑增加浓度或延长作用时间。

（3）应及时清除物品表面沾有的碘液，以免长期作用引起损害。

（4）碘酊不适于眼、口腔及黏膜的消毒，新生儿慎用。

（5）碘酊不宜与红汞同时用于皮肤消毒，以免产生碘化汞腐蚀皮肤。

五、杂环类气体消毒剂

杂环类气体消毒剂主要通过对微生物的蛋白质，DNA和RNA的烷基化作用将微生物灭活的消毒剂。

杂环类气体消毒剂虽然液体与气体都有杀菌作用，但大多数使用气体作消毒剂，其杀菌谱广，效果可靠，对物品损害小，但是这类消毒剂对人有一定毒性，有的易燃易爆，实际应用的品种有限，我国主要使用环氧乙烷。环氧丙烷用于熏蒸消毒虽较安全，但杀菌作用较差，仅相当于环氧乙烷的一半，且处理后药物驱散较慢，由于环氧丙烷的水解产物无毒。目前主要用于食品工业的灭菌，而在医学上只用于处理小型物品。

（一）环氧乙烷

1.理化性质

环氧乙烷又名氧化乙烯，在低温下为无色液体，具有芒香醚味，沸点为10.8℃，嗅阈值为 $760\sim1\,064mg/m^3$ ，密度为1.52；环氧乙烷易燃易爆，其最低燃烧浓度为3%。环氧乙烷气体穿透力强。

2.对微生物的杀灭作用

环氧乙烷气体杀菌力强、杀菌谱广，可杀灭各种微生物，属灭菌剂。

3.适用范围

环氧乙烷不损害消毒的物品且穿透力较强，故多数不宜用一般方法消毒的物品均可用环氧乙烷消毒或灭菌。例如，电子仪器、光学仪器、医疗器械，书籍、文件，皮毛、棉、化纤、塑料制品，木制品，陶瓷及金属制品，橡胶制品，内镜、透析器和一次性使用的诊疗用品等。

4.使用条件

影响环氧乙烷气体灭菌的影响因素很多，只有严格控制有关因素，才能达到消毒效果。

（1）气体浓度。灭菌环境温度和灭菌时间的关系。在一定范围内，温度升高、浓度增加，可使灭菌时间缩短。在使用环氧乙烷灭菌时就必须合理选择温度、浓度和时间参数。

（2）控制灭菌环境的相对湿度和物品的含水量。细菌本身和灭菌物品含水量，对环氧乙烷的灭菌效果均有显著影响。一般情况下，以相对湿度在60%～80%为最好。含水量太少，影响环氧乙烷的渗透和环氧乙烷的烷基化作用，降低其杀菌能力；含水量太多，环氧乙烷被稀释和水解，也影响灭菌效果。为了达到理想的湿度水平，第一步是灭菌物品必须先预湿，一般要求灭菌物放在50%相对湿度的环境条件下至少2h以上；第二步可用加湿装置保证柜内理想的湿度水平。

（3）注意菌体外保护物对灭菌效果的影响。菌体表面含有的有机物越多，越难杀灭，有机物不仅可影响环氧乙烷的穿透，而且可消耗部分环氧乙烷。在无机盐或有机物晶体中的微生物，用环氧乙烷难以杀灭。因此进行环氧乙烷灭菌前，必须将物品上有机和无机物充分洗干净，以保证灭菌成功。

（4）灭菌物品的质量、表面性质和厚度。环氧乙烷对多孔和能吸收环氧乙烷的物品表面灭菌效果较无孔表面为好。因此,消毒时需要参考消毒物品的性质选择所用环氧乙烷浓度和作用时间。环氧乙烷气体的穿透力强,可穿透玻璃纸、硬纸盒、塑料薄膜、塑料管等。但是其穿透力也有一定的限度,所以消毒物品不能太厚。

5.使用方法

由于环氧乙烷易燃、易爆,且对人有毒,所以必须在密闭的环氧乙烷灭菌器内进行。

(1)环氧乙烷灭菌器及其应用。目前使用的环氧乙烷灭菌器种类很多,大型的容器有数十立方米,中等的有 $1\sim10m^3$,小型的有零点几至 $1m^3$。它们各有不同的用途。

大型环氧乙烷灭菌器,一般用于大量处理物品的灭菌,用药量为 $0.8\sim1.2kg/m^3$,在 $55\sim60℃$ 下作用 6h。

中型环氧乙烷灭菌器,一般用于一次性使用诊疗用品的灭菌。这种灭菌设备完善,自动化程度度高,可用纯环氧乙烷或环氧乙烷和二氧化碳混合气体。一般要求灭菌条件为:浓度,$800\sim1000mg/L$,温度 $55\sim60℃$,相对湿度 $60\%\sim80\%$,作用时间 6h。

灭菌物品常用可透过环氧乙烷的塑料薄膜密闭包装。如果在小包装上带有可过滤空气的滤膜,则灭菌效果更好。

小型环氧乙烷灭菌器,多用于医疗卫生部门处理少量医疗器械和用品,目前有 100% 纯环氧乙烷或环氧乙烷和二氧化碳混合气体。这类灭菌器自动化程度比较高,可自动抽真空,自动加药,自动调节温度和相对湿度,可自动控制灭菌时间。用于灭菌时要求环氧乙烷气体浓度 $800mg/L$,用于消毒时 $450mg/L$,温度为 $55\sim60℃$,相对湿度 $60\%\sim80\%$,作用时间 6h。

(2)对中型和小型环氧乙烷灭菌器的要求是:有较好的耐压性能和密闭性能,应能承受 1.25 倍工作压力的水压试验,无变性和渗漏,可以抽真空度至 53.3kPa 以下;加药量准确,保温性能好,可以调节消毒器内的温度和相对湿度;消毒后用外环境空气冲洗时,输入的空气经过高效过滤器,可滤出 $\geq0.3\mu m$ 粒子的 99.6% 以上;排除的残余环氧乙烷应经无害化处理,灭菌物品中残留环氧乙烷应低于 $15.2mg/m^3$;灭菌环境中环氧乙烷的浓度应低于 $2mg/m^3$。

6.灭菌前的准备及灭菌程序

(1)灭菌前物品准备与包装。需灭菌的物品必须彻底洗干净,注意不能用生理盐水清洗,灭菌物品上不能有水滴或水分太多,以免造成环氧乙烷稀释和水解。环氧乙烷几乎可用于所有医疗用品,的灭菌,但不适于食品、液体、油脂类、滑石粉和动物饲料等的灭菌。适合于环氧乙烷灭菌的包装材料有纸、复合透析纸布、无纺布、通气型硬质容器、聚乙烯等;不能用于环氧乙烷灭菌的包装材料有金属箔、聚氯乙烯玻璃纸、尼龙、聚酯、聚偏二氯乙烯.不能通透的聚丙烯。改变包装材料应作验证,以保证被灭菌物品的灭菌的可靠性。

(2)灭菌物品装载。灭菌柜内装载物品上下左右均应有空隙(灭菌物品不能接触柜壁),物品应放于金属网状篮筐内或金属网架上;物品装载量不应超过柜内总体积的 80%。

(3)灭菌处理。应按照环氧乙烷灭菌器生产厂家的操作使用,说明书的规定执行;根据灭菌物品种类、包装、装载量与方式不同,选择合适的灭菌参数。

(4)灭菌程序。①环氧乙烷灭菌程序需包括预热、预湿、抽真空、通入气化环氧乙烷达到预定浓度、维持灭菌时间、清除灭菌柜内环氧乙烷气体、解析以去除灭菌物品内环氧乙烷的残留。②环氧乙烷灭菌时可采用 100% 纯环氧乙烷或环氧乙烷和二氧化碳混合气体。禁止使用氟利昂。③解析可以在环氧乙烷灭菌柜内继续进行,也可以放入专门的通风柜内,不应采用自然通风法。④环氧乙烷残留主要是指环氧乙烷灭菌后,在物品和包装材料内的环氧乙烷和它的两个副产品氯乙醇乙烷和乙二醇乙烷;接触过量环氧乙烷残留可引起皮肤的灼伤和刺激。环氧乙烷残留的多少与灭菌物品材料、灭菌的参数、包装材料和包装大小装载量、解析参数等有关。聚氯乙烯导管在60℃时,解析8h;50℃时,解析12h。有些材料可缩短解析时间,如金属和玻璃可立即使用,有些材料需延长解析时间如内置起搏器。

(5)环氧乙烷排放。医院环氧乙烷排放首选大气,安装时要求:必须有专门的排气管道系统,排气管材料必须为环氧乙烷不能通透如铜管等。距排气管7.6m内不得有任何建筑物和建筑物的入风口如门和窗;若排气管的垂直部门长度超过3m时必须加装集水器,勿使排气管有凹陷或回圈造成水气聚积或冬季时结冰,阻塞管道;排气管应导至室外,并于出口处反转向下,以防止水气留在管壁或造成管壁阻塞;必须请专业的安装工程师,并结合环氧乙烷灭菌器生产厂商的要求进行安装。如环氧乙烷向水中排放,整个排放系统(管道、水槽等)必须密封,否则大量带热的环氧乙会由水中溢出,污染周围的工作环境。

7.注意事项

(1)环氧乙烷灭菌器必须安放在通风良好的地方,切勿将它置于接近火源的地方。为方便维修及定期保养,环氧乙烷灭菌器各侧(包括上方)应预留51cm空间。应安装专门的排气管道,且与大楼其他排气管道完全隔离。

(2)保证环氧乙烷灭菌器及气瓶或气罐远离火源及静电。

(3)环氧乙烷存放处,应无火源,无转动之马达,无日晒,通风好,温度低于40℃,但不能将其放冰箱内。严格按国家制订的有关易燃易爆物品储存要求进行处理。

(4)投药及开瓶时不能用力太猛,以免药液喷出。

(5)每年对环氧乙烷工作环境进行空气浓度的监测。

(6)应对环氧乙烷工作人员进行专业知识和紧急事故处理的培训。过度接触环氧乙烷后,迅速将患者移离中毒现场,立即吸入新鲜空气;皮肤接触后,用水冲洗接触处至少15min,同时脱去脏衣服;眼接触液态环氧乙烷或高浓度环氧乙烷气体至少冲眼10min遇前述情况,均应尽快就诊。

(7)按照生产厂商要求定期对环氧乙烷灭菌设备进行清洁维修和调试。

(8)环氧乙烷遇水后可形成有毒的乙二醇,故不可用于食品的灭菌。

(二)环氧丙烷

环氧丙烷也是一种广谱杀菌剂,其气体和液体均可用作灭菌剂。但其杀菌作用仅相当于环氧乙烷的一半。由于环氧丙烷与水后不产生有毒的乙二醇(其水解产物为无毒的丙二醇),故可用于食品的灭菌。

1.理化性质

环氧丙烷为无色透明液体,沸点35℃,能溶于水,其气体与环氧乙烷气体相比,较不易燃烧爆炸,但穿透、扩散能力较差。

2.杀菌作用

可杀灭各型微生物,但强度仅为环氧乙烷的25%～30%左右。象环氧乙烷一样,环氧丙烷对微生物的杀灭机制也是非特异性烷基化作用，即环氧丙烷和细菌蛋白质上的氨基、羧基、硫氢基、羟基发生作用，导致微生物灭活。同样这种烷基化作用也可发生在 RNA 和 DNA 上。

3.剂型和用法

(1)环氧丙烷在室温下易挥发，故只能装于密闭耐压容器中供应(与环氧乙烷相仿)。

(2)小型物品熏蒸消毒，可在特制容器中进行。处理时先放入少量水与要求剂量的环氧丙烷，然后将拟消毒物品置于其上。接通电源，使温度保持在 56℃ 左右，相对湿度保持在 30％～60％ 之间。用药量为 1～2.3mL/L(860～2000mg/L)，作用过夜。此法只适用于处理表面清洁的器材(手术器材、毛巾、棉拭子、敷料等)与小量粉剂药品等，不宜于处理污染严重的物品。

(3)消毒后，为加快滞留药物的驱散，可使用同环氧乙烷相似的加温方法进行处理。

4.使用注意事项及评价

应注意环境的温度与相对湿度，勿使超过规定范围。消毒时尽量为其穿透创造条件。用药时应注意安全，勿使药物黏附皮肤或黏膜表面，注意防燃防爆。消毒后物品待药物驱散后再使用。

本品用于熏蒸消毒虽较安全，但杀菌作用较环氧乙烷为差，且处理后药物驱散较慢，因此使用受到限制。一般多只用于实验室和医疗单位处理小型物品。

六、醇类及双胍类消毒剂

(一)乙醇

醇类消毒剂有乙醇和异丙醇，目前普遍使用的是乙醇。氯己定为双胍类化合物，因分子中含有苯环，亦有人将之列为酚类消毒剂。下面重点介绍乙醇和氯己定二种消毒剂。

乙醇属于中效消毒剂，具有中效、速效、无毒、对皮肤黏膜有刺激性、对金属无腐蚀性、受有机物影响大、易挥发、不稳定等特点。其含量为 95％(V/V)。

1.适用范围

适用于皮肤、环境表面及医疗器械的消毒等。

2.使用方法

(1)消毒液的配制：根据有效含量按稀释定律用灭菌蒸馏水将乙醇稀释至所需浓度。

(2)消毒处理。常用消毒方法有浸泡法和擦拭法：①浸泡法。将待消毒的物品放入装有乙醇溶液的容器中，加盖。对细菌繁殖体污染医疗器械等物品的消毒，用 75％ 的乙醇溶液浸泡10min 以上；对外科洗手消毒，用 75％ 的乙醇溶液浸泡 5min。②擦拭法。对皮肤的消毒，用75％乙醇棉球擦拭。

3.注意事项

(1)一般使用浓度勿超过 80％，浓度大于此值，使接触部分的表层蛋白质迅速凝固，形成一层保护膜，阻碍乙醇继续渗透到深层而影响杀菌作用。

(2)物品消毒前，务必将表面黏附的有机物清除干净，因乙醇遇蛋白质凝固，形成保护层影响杀菌作用。

(3)应置有盖容器内保存，浸泡物品勿带过多水分，并及时更换，以免药液浓度降低影响消毒效果。

(4)涂有醇溶性涂料的物品表面,不宜使用乙醇处理,以免溶解涂料。

(5)勿用乙醇棉球消毒采血针、针灸针等进入组织器官的物品。

(二)氯己定

氯己定属低效消毒剂,具有低效、速效、对皮肤黏膜无刺激性、对金属和织物无腐蚀性,受有机构影响大,稳定性好等特点。

1.适用范围

适用于外科洗手消毒、手术部位皮肤消毒、黏膜消毒等。

2.使用方法

(1)消毒液配制。根据有效含量用灭菌蒸馏水将氯己定稀释成所需浓度。

(2)消毒处理。常用消毒方法有浸泡、擦拭和冲洗等方法:①浸泡法:将双手浸泡于装有 5000mg/L 氯己定乙醇(70%)溶液或 5000mg/L 葡萄糖酸盐氯己定水溶液的容器中,卫生洗手,浸泡 1~2min,对外科洗手,浸泡 3min。②擦拭法。手术部位及注射部位的皮肤消毒。用 5000mg/L 氯己定乙醇(70%)溶液局部擦拭 2 遍,作用 2min;对伤口创面消毒,用 5000mg/L 氯己定擦拭创面 2~3 遍,作用 2min。外科洗手可用相同浓度和作用时间。③冲洗法。对阴道、膀胱或伤口黏膜创面的消毒,用 500~1000mg/L 氯己定水溶液冲洗,至冲洗液变清为止。

3.注意事项

(1)勿与肥皂、洗衣粉等阴性离子表面活性剂混合使用或前后使用。

(2)冲洗消毒时,若创面脓液过多,应延长冲洗时间。

七、其他消毒剂

(一)二溴二甲基乙内酰脲(二溴海因)

二溴海因是一种释放有效溴的消毒剂,可杀灭各种微生物,包括细菌繁殖体、芽孢、真菌和病毒。属高效、广谱消毒剂。

1.适用范围

可用于饮水、污水和游泳池水消毒、医疗卫生单位环境物体和诊疗用品消毒,餐具、茶具、水果蔬菜消毒等。

2.使用方法

(1)消毒液的配制。加有助溶剂的国产二溴海因消毒剂有效溴含量 50%,易溶于水,使用时可用去离子水配成消毒液,或将浓的二溴海因消毒液用去离子水配成所需浓度的消毒液。采用浸泡、擦拭或喷洒法消毒。

(2)浸泡法。将洗净的待消毒物品浸没于消毒液内,加盖,作用至预定时间后取出。对一般污染物品,用 250~500mg/L 二溴海因,作用 30min;对致病性芽孢菌污染物品,用 1000~2000mg/L 浓度,作用 30min。

(3)擦拭法。对大件不能用浸泡法消毒的物品,可用擦拭法。消毒液浓度和作用时间参见浸泡法。

(4)喷洒法。对一般物品表面,用 500~1000mg/L 二溴海因,均匀喷洒,作用 30min;对致病性芽孢和结核分枝杆菌污染的物品,用 1000~2000mg/L 浓度消毒液喷洒,作用 60min。

(5)对水的消毒。消毒剂用去离子水溶解后倒入消毒水中,用量为 5~10mg/L,视水质污染情况而定。用作游泳池水消毒和污水消毒时,应视水质决定用量和作用时间。

3.注意事项

(1)消毒剂应于阴凉、干燥处密封保存。

(2)消毒液现用现配,并在有效期内用完。

(3)用于金属制品消毒时,可适当加入防锈剂亚硝酸钠。

(4)对餐具果蔬消毒后,应用净水冲洗。

(二)酸性氧化电位水

酸性氧化电位水是一种具有高氧化还原电位(ORP),低 pH,含低浓度的有效氯的水,它是一种无色透明的液体,具有氯味,其氧化还原电位(ORP)大于或等于 1100mV,pH 在 2.7 以下,有效氯含量一般为 25~50mg/L。它具有较强的氧化氯和快速杀灭微生物的作用,对各种微生物都有较强的杀灭作用,具有杀菌速度快、安全可靠、不留残毒、有利于环保等特点。

1.适用范围

酸性氧化电位水目前主要用于手、皮肤黏膜的消毒;也可用于餐饮具、瓜果蔬菜的消毒和物品表面的消毒以及内镜的冲洗消毒等。

2.使用方法

消毒只能使用原液。手的卫生消毒,流动浸泡 1~3min。皮肤黏膜的消毒,流动浸泡 3~5min。餐饮具的消毒,流动浸泡 10min,瓜果蔬菜的消毒,流动浸泡 3~5min。胃肠内镜的消毒,按卫生行政部门批准的使用说明书进行。环境和物品表面的消毒,擦洗浸泡 10~15min。肝炎病毒污染的物品的消毒,流动浸泡 15min。酸性氧化电位水在室温、密闭、避光的条件下,较稳定,可保存 1 个月。但在室温暴露的条件下,不稳定,故不宜长期保存,最好现用现制备。

3.注意事项

(1)在有机物存在下对杀灭微生物的作用有明显影响,所以被消毒物品必须清洗干净。

(2)对不锈钢无腐蚀,对铜、铝和碳钢有轻度腐蚀性,用于此类金属材料制成的物品消毒应慎用。

(3)酸性氧化电位水宜现生产现使用,或按照卫生行政部门批准的使用要求使用。

(4)酸性氧化电位水的浓度监测可用精密的 pH 试纸测定酸碱度,用测氯试纸测定有效氯含量,可直接从酸性氯化电位水发生器上读取 ORP 值。

八、消毒剂的应用

(一)消毒剂的杀菌水平

1.高效消毒剂

可杀灭各种微生物(包括细菌芽孢)的消毒剂。如戊二醛过氧乙酸、含氯消毒剂(漂白粉、次氯酸钠、次氯酸钙、二氯异氰尿酸钠、三氯异氰尿酸)等。

2.中效消毒剂

可杀灭各种细菌繁殖体(包括结核杆菌),以及多数病毒、真菌,但不能杀灭细菌芽孢的消毒剂。如含碘消毒剂(碘附、碘酊)、醇类酚类消毒剂等。

3.低效消毒剂

可杀灭细菌繁殖体和亲脂病毒的消毒剂。如苯扎溴铵(新洁尔灭)等季铵盐类消毒剂,氯己定(洗必泰)等双胍类消毒剂。

(二)消毒剂浓度的表示方法

(1)消毒剂溶液浓度的表示应以有效成分的含量为准。

(2)比例浓度。指1g固体或1mL液体溶质,加溶液配制成 χ mL的溶液,称为比例浓度。符号用1：χ 表示。如1：1000的高锰酸钾溶液就是把1g高锰酸钾用水溶解配制成1000mL的溶液。

(3)百分浓度。是指每100份溶液中所含溶质的份数,用符号"％"表示。可用如下的数学式表示:百分浓度＝(溶质的份数/溶液的份数)×100％

式中所指的份数可以是重量也可以是体积,因此百分浓度又可分为如下三种:

重量－重量百分浓度％(W/W)。以100g消毒剂溶液中含有效成分g数表示的浓度。如36％的盐酸是指36g氯化氢溶于64g水中所形成的溶液的浓度为36％。

重量－体积百分浓度％(W/V)。以100mL溶液中所含溶质的g数表示的浓度。如0.9％的生理食盐水,即表示100mL的溶液中含0.9g的食盐。

体积－体积百分浓度％(V/V)。以100mL溶液中所含溶质的mL数表示的浓度,如95％的酒精即表示100mL酒精溶液中含95mL酒精。

(4)百万分浓度(ppm)。是指一百万份重的溶液中,所含溶质的重量份数。

在实际工作中,对于一些含溶质量很少的溶液,例如生活饮用水消毒后的余氯含量,某些消毒剂等,用ppm表示浓度要较之用百分浓度方便得多。例如,氯己定抑制金黄色葡萄球菌浓度为0.000 1％。若用ppm表示则为1ppm,后者显然简练的多。

(5)消毒剂固体制剂浓度。以百分浓度中的重量－重量百分浓度表示。

(6)气体中消毒剂含量。以消毒剂有效成分在气体中的含量为准,一般以 g/m^3 为单位表达。

(三)化学消毒剂的正确使用

合理使用化学消毒剂,真正发挥其作用,必须做到以下几点:

1.合理选择化学消毒剂

根据被消毒物品所污染病原体的抵抗力强弱、污染程度,选择杀菌谱广、毒性低,刺激性小,对物品无腐蚀性,作用快,性能稳定,易于储存,不易受有机物、酸、碱或其他物品、化学因素影响,使用浓度低,易溶于水,可在低温下使用,无色、无味、无臭、消毒后易于去除残留药物,价格低廉、药源广,使用方便的化学消毒剂。

2.掌握适当的浓度和有效使用期

不同病原体对化学消毒剂的浓度抵抗力有所不同,如肝炎病毒的抵抗力很强,使用浓度就要高,伤寒杆菌相比之下抵抗力较弱,使用浓度就可低。不同化学消毒剂都有不同的有效浓度,低于有效浓度就不能达到消毒目的。一般讲浓度越高,效果越好,但也有些消毒剂如乙醇则不然。所以在使用过程中必须掌握适当的浓度。另外,被消毒物品如有脓、血等有机物严重污染时,必须提高消毒剂浓度。各种消毒剂都有一定有效使用期限,逾期达不到消毒效果。消毒液必须定期更换。

3.注意消毒时间

各种不同消毒物品,都有不同的消毒时间要求,如果消毒时间太短,就达不到消毒要求。实验证明,5%漂白粉对肠道传染患者粪便进行消毒时,30min内仍有细菌生存,2h后才被杀灭。

4.注意消毒时的温度和湿度

一般情况下温度越高消毒剂化学反应速度就快,病原体杀灭越快。温度低于10℃时,化学反应缓慢,就会降低消毒效果。因此,要适当提高消毒液的温度,以保证消毒效果。另外,不同消毒剂对湿度也有不同要求,要在适宜的湿度下使用,以发挥其最佳消毒效果。

5.储存消毒液的容器必须灭菌

残存在容器上的微生物,可以消耗部分消毒药品,还可污染拟消毒的物品,进而影响消毒效果。

第六节　医院各类物品及场所的消毒灭菌

一、消毒与灭菌应注意的几个问题

(一)医院用品的危险性分类

掌握医院用品的危险性分类,对合理选择消毒方法,有针对性地进行消毒或灭菌,确保消毒或灭菌效果,有着重要的意义。按照物品污染后造成危害的程度,将其分为如下三类:

1.高度危险性物品

这类物品是穿过皮肤或黏膜而进入无菌组织或器官内部的器材,或与破损的组织、皮肤黏膜密切接触的器材和用品。例如,手术器械和用品、穿刺针、输血器材、输液器材、注射的药物和液体、透析器、血液和血液制品、导尿管、膀胱镜、腹腔镜、脏器移植物和活体组织检查钳等。

2.中度危险性用品

这类物品仅和皮肤黏膜相接触,而不进入无菌的组织内。例如,体温表、呼吸机管道、胃肠道内镜、气管镜、麻醉机管道、压舌板喉镜、口罩、便器、餐具、茶具等。

3.低度危险性物品

越明虽有微生物污染,但一般情况下无害,只有当受到一定量致病菌污染时才造成危害的物品。这类物品和器材仅直接或间接地和健康无损的皮肤黏膜相接触。例如,生活卫生用品和患者、医护人员生活和工作环境中的物品。例如:毛巾、面盆、痰盂(杯)、地面、墙面、桌面、床面、被褥、一般诊断用品(听诊器听筒、血压计等)等。

(二)医院消毒中选择消毒、灭菌方法的原则

1.根据物品污染后的危险程度选择消毒灭菌方法

(1)凡是高度危险性物品,必须选用灭菌法(灭菌剂或灭菌器)灭菌,务使其灭菌指数达到10^6。

(2)凡中度危险性物品,一般情况下达到消毒即可,可选用中效消毒法或高效消毒法,要求

消毒指数达到 10^3 以上,即对试验微生物的杀灭率≥99.90%,对自然污染的微生物杀灭率≥90%。但中度危险性物品的消毒要求并不相同,有些要求严格,例如内镜、体温表等必须达到高效消毒,需采用高效消毒方法消毒。而另一些则要求低一些,例如便器、卫生洁具等用中效消毒方法即可。

(3)凡低度危险性物品,一般可用低效消毒方法,或只作一般的清洁处理即可,仅在特殊情况下,才做特殊的消毒要求。例如,当传染病病原体污染时,必须针对污染微生物的种类选用有效的消毒方法。

2.根据污染微生物的种类和数量选择消毒灭菌方法和使用剂量

(1)对受到致病性芽孢菌、真菌孢子和抗力强、危险程度大的病毒污染的物品,选用高效消毒法或灭菌法。

(2)对受到致病性细菌和真菌、亲水病毒、螺旋体、支原体、衣原体污染的物品,选用中效以上消毒方法。

(3)对受到一般细菌和亲脂病毒污染的物品,可选用中效或低效消毒法。

(4)杀灭被有机物保护的微生物时,应加大消毒因子的使用剂量。

(5)消毒物品上微生物污染特别严重时,应加大处理剂量和延长消毒时间。

3.根据消毒物品的性质选择消毒方法

选择消毒方法时要考虑的,一是要保护消毒物品不受损坏,二是使消毒方法易于发挥作用。

(1)耐高温、耐湿器材,应首选压力蒸汽灭菌或干热灭菌。

(2)怕热、忌湿的贵重物品,应选择甲醛或环氧乙烷气体消毒、灭菌。

(3)器械的浸泡灭菌,应选择对金属基本无腐蚀的灭菌剂。

(4)选择表面消毒方法,应考虑表面性质。光滑表面应选择紫外线消毒器近距离照射,或液体消毒剂擦拭。多孔材料表面可采用喷雾消毒法。

(三)消毒的程序

凡受到感染症患者排泄物、分泌物、血液污染的器材或物品,应先消毒,再清洗,使用前再按物品污染后危险性的种类,选择合理的消毒、灭菌方法进行消毒或灭菌。

(四)消毒、灭菌工作中的自我保护

所诉消毒因子大多是对人有害的。因此,工作人员在进行消毒时一定要有自我保护的意识和采取自我保护的措施,防止消毒事故和消毒操作方法不当对人体的伤害。

1.热力灭菌

干热灭菌时防止燃烧;压力蒸汽灭菌防止爆炸事故及操作人员灼伤事故。

2.紫外线微波消毒

防止对人的直接照射。

3.气体化学消毒、灭菌剂

防止有毒消毒气体的泄漏,经常检测消毒环境中气体的浓度。

4.液体化学消毒、灭菌剂

防止过敏和对皮肤黏膜的伤害。

5.处理锐利器械

应避免对人体的损伤。

二、手术器械和输注器材的灭菌

(一)手术器械和用品的灭菌

1.手术器械包的灭菌

(1)灭菌前的准备:①消除污染:非感染症患者使用后的手术器械应选用加酶洗涤剂浸泡擦洗或选用洗净消毒装置或超声清洗装置清洗去污。感染症患者使用过的手术器械应分别采用物理或化学消毒方法处理,消毒选用洗净消毒装置或超声清洗装置煮沸 80～93℃ 40min 或选用 500～1000mg/L 有效氯或有效溴的含氯或含溴消毒剂浸泡 30min(金属器械须加防锈剂);但气性坏疽、破伤风感染等应选用洗净灭菌装置或用 2000mg/L 含氯或含溴消毒剂浸泡作用 30min 后进行常规清洗。清洗时,先用洗涤剂溶液浸泡擦洗,去除器械上的血垢等污染,有关节(缝隙、齿槽)的器械,应尽量张开或拆卸,进行彻底刷洗,然后用流水冲净,擦干或晾干,并尽快打包,以免再污染。清除污染前后的器械盛器和运送工具,必须严格区分,并有明显标志,不得混用。盛器和运送工具应每日清洗消毒,遇污染应立即清洗消毒。②包装和装载。

(2)灭菌方法:①预真空压力蒸气灭菌、脉动真空压力蒸气灭菌、下排气压力蒸气灭菌和快速压力蒸气灭菌(正压排气快速灭菌)。②环氧乙烷气体灭菌:环氧乙烷用于不耐热手术包的灭菌。

2.手术缝线的灭菌

手术缝线根据不同用途分为吸收型肠线,非吸收型丝线,尼龙线,金属线等。手术缝线是密封的,灭菌后可长期保存使用的一次性灭菌手术用品,也可在使用前随时灭菌。

(1)环氧乙烷灭菌:手术缝线用环氧乙烷灭菌时。

(2)快速压力蒸汽灭菌:1 号丝线等张力较高的非吸收型手术缝线可采用快速压力蒸汽灭菌。具体操作:参见第一章第四节中的快速压力蒸汽灭菌。

3.锐利手术器械的灭菌

锐利手术器械是手术器械中一类最具有代表性的器械,这类手术器械各专业手术科室均有,包括普通手术刀、剪、锯及眼科、耳鼻喉科的精密锐利手术器械。这类器械去污洗涤和灭菌方法参见手术器械包的灭菌前的准备和灭菌方法。

4.不耐热手术用品的灭菌

大量高分子材料广泛应用于医疗用品,其中有相当一部分是手术用品,包括心脏起搏器,人工心肺机,人工瓣膜,整复手术材料,外科手术刀具,麻醉器材,各种导管,各种内镜,节育器材等。这类用品,不能采用热力灭菌,只能用冷灭菌方法或化学灭菌处理。

(1)环氧乙烷气体灭菌法:参见第二章第五节的规定。

(2)戊二醛灭菌:戊二醛可用于不耐热手术器械的灭菌。如麻醉机附件等灭菌。2%碱性、中性、强化酸性戊二醛均可应用,浸泡 10h 可达到灭菌。具体操作参照第二章第三节戊二醛灭菌的使用方法。

5.手术用敷料的灭菌

传统手术敷料分为纱布类、棉布类和布类三种,包括手术用纱布、纱条、棉球、手术巾、孔巾等。近年来,医用纺织新材料得到广泛应用,如聚丙烯伤口敷布、无纺布等,使用方便,安全。手术用敷料都是透气性能好的材料,要求灭菌后干燥保存;一般建议,温度在25℃以下10~14天,潮湿多雨季节应缩短天数;过期应重新灭菌方能使用。

(1)压力蒸汽灭菌:除极少数不宜用湿热灭菌的敷料外,手术敷料首选压力蒸汽灭菌。①灭菌前准备:方纱、孔布和敷料用贮槽或包布包裹。②灭菌程序:参照第一章第四节的规定。下排气压力蒸汽灭菌敷料包的条件为:121℃,30min。灭菌后迅速排气,敷料包干燥后方能取出。预真空和脉动真空灭菌敷料包的条件为:132~134℃,4min,脉动次数需3次。

(2)干热灭菌:凡士林油纱布、纱条的灭菌,蒸汽不易穿透,适宜于干热灭菌。将准备好的纱布、纱条放入盒内,倒入融化的凡士林,待灭菌。需干热灭菌的凡士林纱布、纱条装放不宜太多太厚。厚度不超过1.3cm。置干热灭菌器内,温度160℃,2h。

(二)输注器材的灭菌

输注器材的灭菌规定了非一次性用的注射、输液器具的灭菌要求。

1.灭菌前准备

(1)清除污染:注射器、输液器用后,立即用清水冲洗。感染患者用后的输液器材,特别是经血传播疾病、炭疽杆菌、分枝杆菌病原体污染的器材和普通患者用于穿刺的头皮针、注射器、针头等,应分别浸泡于中、高效消毒液内消毒,可选用1000mg/L二氧化氯或0.5%过氧乙酸,1000mg/L二溴海因,作用30~60min。浸泡时,针筒、针头孔内不应有气体,消毒后送供应室外理。供应室回收后应全部拆开,根据临床用特点,分别外理。整个洗涤过程应包括去污、去热原、去洗涤剂、精洗四个环节。

(2)注射器、输液滴管、玻璃接头洗涤方法:①用自来水清洗,并用适当洗涤剂或加酶洗涤剂洗刷至光亮,再将洗涤剂冲净。②浸泡在重铬酸钾硫酸洗液或三效热原灭活剂中4h以上,用自来水洗净洗液。用蒸馏水冲两次。③亦可将注射器输液滴管、玻璃接头放入清洗筐中用超声清洗机清洗,然后用自来水冲干净,再用新鲜蒸馏水冲洗两次。

(3)针头的清洁方法:①拆下的针头用自来水清洗。②放入加有清洗消毒剂的超声清洗机内,超声清洗30min,或浸入2%~3%碳酸钠或碳酸氢钠溶液中煮沸15min,用针头机冲洗,或用铜丝贯擦针孔,用棉签擦针栓,除去残留血块及药液,检查针孔是否通畅。③用自来水冲洗,再用新鲜过滤蒸馏水冲洗。

(4)包装:注射器包装材料用有筛孔容器或双层平纹细布,应清洁后再使用。包布应放在专用洗衣机中或专锅洗净、干燥。注射器等从最后一次用新鲜过滤蒸馏水洗至灭菌开始不应超过2h。

2.压力蒸汽灭菌

(1)灭菌方法前文。

(2)注意事项。注射器包装时,管芯应抽出,普通铝饭盒无论加盖与否均不能用于装放注射器进行灭菌。

灭菌后的注射器、输液器放在清洁专用柜中,干燥条件下储存,一般建议,有效期在温度25℃以下为10~14天,潮湿多季节应缩短天数。

三、雾化器、内镜及一般诊疗用品的消毒灭菌

(一)雾化器的消毒

1.医院应根据各科患者数量和实际需要,合理配置若干台雾化器,坚持做到一人一用一消毒。

2.根据雾化器的性能及构造推荐采用化学消毒剂浸泡和表面擦拭消毒法。

(1)浸泡法。适用于对雾化器的装药瓶,塑料管和雾化罩的消毒。将上述物品放入装有含氯消毒剂的容器中,加盖。消毒剂的有效氯浓度为2000mg/L,作用时间为30min以上。

(2)擦拭法。适用于对雾化器机身表面的消毒,用上述浓度的含氯消毒剂擦拭机身表面即可。

(3)为了去除残余的消毒剂,对经消毒浸泡取后的物品,用无菌蒸馏水冲洗,沥干后备用。

(二)内镜的消毒灭菌

1.内镜消毒、灭菌的基本原则

根据内镜在人体内使用部位的不同,要求对其进行消毒或灭菌处理。

(1)凡进入人体无菌组织、器官或经外科切口进入无菌腔室的内镜及其附件,如腹腔镜、关节镜、脑室镜、膀胱镜、宫腔镜等,用前

(2)凡进入破损黏膜的内镜附件也应达到灭菌水平,如活检钳高频电刀等。

(3)凡进入人体自然通道与管腔黏膜接触的内镜及其附件,如喉镜、气管镜、支气管镜、胃镜肠镜、乙状结肠镜、直肠镜等,用前应达到高水平消毒。

2.选择内镜消毒、灭菌方法的原则

内镜的消毒、灭菌应首选物理方法,对不耐湿热的内镜可选用化学方法消毒、灭毒。

(1)压力蒸汽灭菌:具体方法见高压蒸汽灭菌:使用快速压力蒸汽灭菌器进行灭菌则按使用说明进行操作。主要适于能耐湿热内镜的灭菌,如金属直肠镜、直接喉镜金属部分的灭菌,以及能耐湿热的腹腔镜关节镜、脑室镜的灭菌。

(2)环氧乙烷灭菌:具体方法见第二章第五节杂环类气体消毒剂;适于各类内镜的消毒、灭菌。

(3)2%戊二醛浸泡消毒、灭菌:消毒至少需浸泡20min,灭菌需浸泡10h。

(4)酸性氧化电位水消毒:适用于胃肠内镜的消毒。ORP大于1100mV,pH在2.7以下,有效氯含量一般为50mg/L。在清洗干净的条件下,流动浸泡消毒15min,或按照卫生行政部门批准的方

(5)煮沸消毒:煮沸20min,可用于内镜金属部分和某些附件的消毒。

(6)其他消毒、灭菌方法:经卫生行政部门批准的内镜消毒剂和消毒器械,具体使用方法按产品使用说明。

3.内镜的消毒

(1)软式内镜的消毒:①2%戊二醛浸泡:将洁净干燥后的内镜置于2%戊二醛消毒液中浸泡20min;结核病患者使用后的内镜需浸泡45min,灭菌需浸泡10h。②自动清洗消毒器:经批准的内镜消毒器,具体操作按使用说明,注意用该法消毒前,内镜应先用手工彻底清洗。③其他消毒剂:经卫生行政部门批准的消毒剂,具体消毒方法见使用说明。

（2）硬式内镜的消毒：①能耐受压力蒸汽灭菌的内镜部分或全部，首选压力蒸汽灭菌；不能承受压力蒸汽灭菌的内镜或其部分，首选环氧乙烷灭菌；或用2%的戊二醛浸泡10h，也可用低温蒸汽甲醛灭菌。②其他消毒剂与消毒器：经卫生行政部门批准的消毒剂与消毒器械，具体消毒方法见使用说明。无

（3）内镜附件的消毒。内镜附件，如活检钳、细胞刷、切开刀、导丝碎石器、网篮、造影导管异物钳等应做到一用一灭菌，消毒方法首选压力蒸汽灭菌，也可用环氧乙烷灭菌或用2%戊二醛浸泡10h灭菌，或用经卫生行政部门批准的消毒剂与消毒器械进行灭菌，具体方法见使用说明。断：南大，出

（4）其他物件的消毒：①口圈、弯盘、敷料缸等首选压力蒸汽灭菌；或用高水平化学消毒剂（如500mg/L的含氯消毒剂或2000mg/L的过氧乙酸或2%的戊二醛）浸泡消毒30min，用水彻底冲净残留消毒液，干燥备用。②注水瓶及连接管的消毒：用高水平以上的化学消毒剂（如500mg/L的含氯消毒剂或2000mg/L的过氧乙酸或2%的戊二醛）浸泡消毒30min，用水彻底冲净残留消毒液，干燥备用；注水瓶内的用水应为灭菌水，每天更换。③吸引瓶、吸引管的消毒：检查结束后，先清洗吸引瓶，之后用500mg/L的含氯消毒剂或2000mg/L的过氧乙酸浸泡消毒30min，刷洗干净，干燥备用。④软式内镜的槽或容器：软式风镜的槽或容器应每天清洁，再用

500mg/L的二氧化氯或二溴海因，或2000mg/L的过氧乙酸擦拭，用于浸泡灭菌的容器应清洁后作灭菌处理。

（5）内镜消毒与灭菌的注意事项：①软式内镜在每天使用前应用2%戊二醛浸泡消毒30min，用水充分冲洗后使用；当天检查结束彻底消毒（2%戊二醛浸泡消毒30min），也可根据国家有关规定执行。②工作结束后的消毒：每天工作结束后，应对内镜室的环境包括空气、物体表面进行清洁与消毒。

（三）一般诊疗用品的消毒

这部分内容适用于一般常规使用的诊疗用品（如体温表、听诊器、血压计袖带、压舌板、开口器、舌钳子、吸引器、引流器、胃肠减压器、氧气湿化瓶、呼吸机及麻醉机的螺纹管、氧气面罩、麻醉口罩、扩阴器等），包括接触皮肤及浅表体腔、黏膜的器材。

1.接触未破损皮肤的器具清洁与消毒方法

接触皮肤的一般诊疗用品如血压计袖带、听诊器，保持清洁，若有污染应随时以清洁剂与水清洁。血压计若被血液、体液污染应在清洁的基础上使用含有效氯250~500mg/L的消毒剂浸泡30min后再清洗干净，晾干备用。听诊器可在清洁的基础上用酒精擦拭消毒。腋下体温表每次用后应在清洁的基础上选用75%乙醇或含有效溴500~1000mg/L的二溴海因浸泡30min或过氧乙酸1000mg/L浸泡10~30min后，清水冲净，擦干，清洁干燥保存备用。

2.接触未破损黏膜的器具清洁与消毒方法

接触未破损黏膜的器具如扩阴器、开口器、舌钳子、压舌板、口表、肛表等器具，用后应先清洗去污，擦干，耐高温的器具如扩阴器、开口器、舌钳、压舌板可选择压力蒸汽灭菌后清洁干燥保存备用。不耐高温的器具如口表、肛表等可在清洁的基础上采用75%乙醇或二溴海因或含氯消毒剂500mg/L浸泡30min或过氧乙酸1000mg/浸泡10~30min后，清水冲擦净、擦干，

清洁干燥保存备用。

3.通过管道间接与浅表体腔黏膜接触的器具清洁与消毒方法

通过管道间接与浅表体腔黏膜接触的器具如氧气湿化瓶、呼吸机和麻醉机的螺纹管、氧气面罩、麻醉口罩、胃肠减压器、吸引器、引流瓶等器具可在清洁的基础上耐高温的管道与引流瓶可采用压力蒸汽灭菌,不耐高温的部分可清洁后浸泡在含氯或含溴消毒剂500mg/L浸泡30min后,清水冲净,晾干,清洁干燥封闭保存备用。有条件的医院可采用洗净消毒装置进行洗净、80～93℃消毒、烘干自动完成,清洁干燥封闭保存备用。

4.分枝杆菌、经血传播病原体污染器具的消灭菌方法

如遇分枝杆菌、炭疽菌、气性坏疽杆菌、肝炎病毒、人类免疫缺病毒等感染的患者污染的器具应先采用含氯或含溴消毒剂1000～2000mg/L浸泡30～45min后,清水冲净,擦干,耐高温的管道与引流瓶开口器、舌钳、压舌板等可采用压力蒸汽灭菌,不耐高温的部分可在清洁后再次浸泡在含溴1000～2000mg/L的二溴海因消毒剂中30～60min后,清水冲净,晾干,清洁干燥封闭保存备用。有条件的医院可直接放置在洗净灭菌装置内洗净灭菌依次完成,可有效地减少环境污染及保护医务人员。

5.注意事项

(1)任何物品在消毒灭菌前均应充分清洗干净。

(2)清洗可采用流动水冲洗,清洁剂去污,管道可采用酶制剂浸泡,再流动水冲洗干净,再浸泡在相应的消毒剂中浸泡消毒或灭菌。

(3)使用的消毒剂应严格检测其浓度,在有效期内使用,确保消毒灭菌效果。

(4)消毒灭菌后的医疗用品必须保持干燥,封闭保存,避免保存过程中再污染,一旦发现有污染应再次根据需要进行消毒或灭菌。

(5)消毒灭菌后的物品有效期一过,即应重新消毒灭菌。

四、医务人员手及皮肤黏膜的消毒

(一)医务人员手的消毒

医务人员手的消毒包括外科手术前后医护人员手的消毒,在进行各种诊疗活动前后手的消毒,以及诊诊疗过程中需要消毒时手的消毒。

1.外科手消毒

(1)消毒刷洗手臂法:在用肥皂流动水洗手的基础上,取无菌小刷蘸取抗菌皂液涂擦手、臂,从指尖到肘上10cm,两手交替刷,包括指甲沟、指尖(间)、腕部等处,按顺序进行无遗漏的刷约2min,丢弃小刷,以无菌水冲洗干净后,另取无菌刷蘸取抗菌皂液刷手臂2min,无菌水冲净后待干,或取无菌擦手巾擦干。

(2)先刷洗后消毒手臂法:首先取无菌刷蘸肥皂液,按以下顺序无遗漏地刷洗手背三遍,共约10min;先刷指尖、然后刷手、腕、前臂、肘部、臂下1/2段,每遍3min,特别要刷净甲沟、指间、腕部。刷洗时,双手稍抬高。每遍刷完用流水冲净。1冲洗时,由手、上臂至肘部淋下,手不能放在最低位,以免臂部的水反流到手。刷洗完后,用无菌小毛巾向肘部擦干。手臂不可触碰他物,如误触他物,必须重新刷洗。

(3)消毒手、臂:双手和前臂刷洗完毕,用无菌水冲洗干净,待自然干或无菌擦手巾擦干后,

将醋酸氯己定－醇类(异丙醇或乙醇)消毒液3～5mL涂擦于手和前臂,过1min左右即干,然后戴上灭菌手套。

(4)连续进行手术的洗手消毒法:若连续进行下一台手术时,需重新按外科手消毒法进行。

2.卫生手消毒

医护人员在各种操作前,应用肥皂流动水冲洗双手。进行各种操作后,应进行手的卫生消毒。

(1)各种治疗、操作前的消毒:进行各种治疗操作前,医务人员用肥皂和流动水洗手,如果手被感染性材料污染,应使用有效消毒剂搓擦2min后,用流动水肥皂洗净擦干后进行各种操作。

(2)连续治疗和操作的消毒:若接连进行治疗和操作时,每接触一个患者后都应用肥皂和流动水洗手或快速手消毒液搓擦2min。

(3)接触传染病患者后手的消毒:①医务人员为特殊传染人检查、治疗、护理之前,应戴一次性手套或无菌乳胶手套,每接触一个患者应更换一副手套,操作结束后用肥皂或抗菌皂液及流动水洗手。②若双手直接为传染病患者检查、治疗、护理或处理传染患者污染之后,应将污染的双手使用消毒液揉搓消毒2min后,再用肥皂和流动水洗手。③连续进行检查、治疗和护理患者时,每接触一个患者后都应肥皂流动水洗手。或用快速手抗菌消毒剂搓擦2min。④接触污染物品、微生物实验室操作后手的消毒:医护人员接触污染之前,应戴好一次性手套或乳胶手套,然后进行操作,操作后脱手套用肥皂流动水洗净。如手直接接触污物者,操作后应将污染的双手使用含醇或碘手消毒剂搓擦2min再用肥皂流动水洗净。

3.注意事项

(1)洗手时应用肥皂和流动水将手彻底洗净。

(2)当手与患者接触前后或微生物污染源接触后(包括脱掉手套后)必须用肥皂流动水或用含醇的手消毒剂洗净双手,包括手部皮肤和指甲的所有表面。

(3)在进行侵入性操作前为放置血管导管、导尿管,可选用手快速消毒剂进行洗手消毒。

(4)外科洗手应将双手和前臂、指甲等彻底洗净后,再按程序

4.常用手消毒剂

(1)醇类和胍类(醋酸氯己定等)复配的手消毒液。

(2)有效碘含量为5000mg/L的碘附溶液。

(3)75％乙醇溶液或70％异丙醇溶液。

(4)氧化电位水。

(5)卫生行政部门批准用于手消毒的其他消毒剂

(二)皮肤与黏膜的消毒

1.穿刺部位的皮肤消毒

(1)注射部位皮肤消毒:一般肌肉、静脉或其他部位注射与穿刺前的皮肤消毒。①用医用洗必太碘棉签消毒,按说明书操作。②用无菌棉签浸润2％碘酊,涂擦注射部位皮肤1遍,作用1min后,再用75％乙醇擦拭2遍,擦净残余碘,干燥后,即可注射。③用无菌棉签浸润含有效碘5000mg/L的碘附,直接涂擦注射部位皮肤2遍,待半干燥,即可注射。静脉注射时,可用

75％酒精棉签。

(2)特殊穿刺部位的皮肤消毒:可按注射部位皮肤消毒方法进行。

(3)消毒范围:肌肉、皮下及静脉注射、针灸部位,各种诊疗性穿刺等消毒方法主要是涂擦,以注射或穿刺部位为中心,由内向外缓慢旋转,逐步涂擦,共 2 次,消毒皮肤面积不小于 5cm×5cm。血管内留置导管及其他部位分流导管和引流处每日按要求处理后用无菌敷料封盖。

2.患者手术切口部位的皮肤消毒

(1)准备:①手术部位的皮肤应该用肥皂和水洗净,需备皮部位的皮肤以无菌纱布蘸取肥皂和水擦拭洗净。②器官移植手术和处于重度免疫抑制状态的患者,术前可用除菌皂液擦拭洗净全身皮肤。

(2)消毒方法:可按注射部位皮肤消毒方法进行,消毒范围应在手术野及其外 10cm 以上部位由内向外擦拭。

3.病原微生物污染皮肤的消毒

(1)肠道传染病病原体污染手和皮肤的消毒:可采用含有效碘 5000mg/L 的碘附擦拭作用 3～5min,或用乙醇、异丙醇与醋酸氯己定配制成的消毒液等擦拭消毒,作用 3 大 5min;也可用氧化电位水冲洗消毒。

(2)血源性传染病病原体污染皮肤黏膜的消毒:对于污染的手,可用流水、除菌皂液洗手后用 5000mg/L 碘附消毒或乙醇、异丙醇－醋酸氯己定消毒液搓洗 5min,然后用水冲洗。

4.黏膜消毒

(1)会阴部及阴道手术消毒:①先用 5000mg/L 碘附、皂液棉球依次擦洗大、小阴唇、两侧大腿内侧上 1/3,会阴及肛门周围,做备皮处理后用 5000mg/L 碘附液棉球涂擦外阴,待碘液完全干燥后(约需 3～5min)同上法再次涂擦消毒。②子宫切除手术前一天晚上用有效碘 250mg/L 的碘附或 5000mg/L 醋酸氯己定溶液擦洗阴道一次,手术前 2h,重复擦洗一次,阴道冲洗消毒用含有效碘 250mg/L 或醋酸氯己定水溶液消毒。③氧化电位水冲洗消毒。

(2)口腔和咽部消毒:①取含有效碘 500mg/的碘附液或 1％过氧化氢液含漱消毒。②过氧化氢溶液、复方硼酸溶液等漱口,5000mg/L 碘附或硝酸银溶液局部涂抹。

(3)新生儿脐带消毒:用碘酊和 75％乙醇处理,也可用 5000mg/L 有效碘的碘附处理。

(4)常用消毒剂:已获卫生行政部门批准用于皮肤黏膜消毒含碘类消毒剂醋酸氯己定一醇类消毒剂等。

五、室内空气、餐具和卫生洁具的消毒

(一)医院室内空气的消毒

1.Ⅰ类环境的空气消毒

Ⅰ类环境包括层流洁净手术室和层流洁净病房。这类环境要求空气中的细菌总数≤10cfu/m³,只能采用层流通风,才能使空气中的微生物减到此标准以下。

2.Ⅱ类环境的空气消毒

Ⅱ类环境包括普通手术室、产房、婴儿室、早产儿室、普通保护性隔离室、供应室无菌区、烧伤病房、重症监护病房。可选用下述,方法:

(1)循环风紫外线空气消毒器:这种消毒器由高强度紫外线灯和过滤系统组成,可以有效

地滤除空气中的尘埃,并可将进入消毒器的空气中的微生物杀死。按产品说明书安装消毒器,开机器 30min 后即可达到消毒要求,以后每过 15min 开机一次,消毒 15min,一直反复开机关机循环至预定时间。本机采用低臭氧紫外线灯制备,消毒环境中臭氧浓度低于 0.2mg/m³,对人安全,故可在有人的房间内进行消毒。

(2)静电吸附式空气消毒器:这类消毒器采用静电吸附原理,加以过滤系统,不仅可过滤和吸附空气中带菌的尘埃,也可吸附微生物。在一个 20～30m² 的房间内,使用一台大型静电式空气消毒器,消毒 30min 后,可达到国家卫生标准。可用于有人在房间内空气的消毒。

(3)注意事项:①所用消毒器的循环风量(m³/h)必须是房间体积的 8 倍以上。②有些小型的上述消毒器,经试验证明不能达到上述消毒效果,则不宜用于Ⅱ类环境空气的消毒。用户可查验其检测报告和经卫生行政部门发证时批准的使用说明书。③Ⅱ类环境均为有人房间,必须采用对人无毒无害,且可连续消毒的方法。

3.类环境的空气消毒

这类环境包括儿科病房,妇产科检查室,注射室、换药室、治疗室、供应室清洁区、急诊室、化验室、各类普通病室和房间,这类环境要求空气中的细菌总数≤500cfu/m′。可采用下述方法。

(1)上述Ⅱ类环境的空气消毒方法。

(2)臭氧消毒:市售的管式、板式和沿面放电式臭氧发生器均可选用。要求达到臭氧浓度≥20mg/m³,在 RH≥70% 条件下,消毒时间≥30min。消毒时人必须离开房间。消毒后待房间内闻不到臭氧气味时才可进入(大约在关机后 30min 左右)。

(3)紫外线消毒:可选用产生臭氧的紫外线灯,以利用紫外线和臭氧的协同作用,一般按每立方米空间装紫外线灯瓦数≥1.5W,计算出装灯数。考虑到紫外线兼有表面消毒和空气消毒的双重作用,可安装在桌面上方 1m 处。不考虑表面消毒的房间,可吸顶安装,也可采用活动式紫外线灯照射。上述各种方式使用的紫外线灯,照射时间一般均应大于 30min。

使用紫外线灯直接照射消毒,人不得有室内。

使用的紫外线灯,新灯的辐照强度不得低于 90μW/cm²,使用中紫外线的辐照强度不得低于 70μW/cm²,凡低于 70μW/cm² 者应及时更换灯管。

测定紫外线强度应采用经过计量部门检定的紫外线强度计;或用紫外线强度监测指示卡进行监测。

(4)熏蒸或喷雾消毒:在没有上述方法可选用时,可采用化学消毒剂喷雾或熏蒸消毒,常用的化学消毒剂有:①过氧乙酸:将过氧乙酸稀释成 0.5%～1.0% 水溶液,加热蒸发,在 60%～80% 相对湿度,室温下,过氧乙酸用量按 1g/m³ 计算,熏蒸时间 2h。室温下作用 30min。②过氧化氢复方空气消毒剂:市售品以过氧化氢为主要成份,配以增效剂和稳定剂等,一般用量按过氧化氢 50mg/m³ 计算,采用喷雾法,在相对湿度 60%个 80%,室温下作用 30min。③季铵盐类消毒液:采用双链和单链季铵盐,配以增效剂和稳定剂制成的空气消毒剂。每立方米喷1.2mL(折合药物浓度 10mg/m³ 左右),作用 30min。④中草药空气消毒剂喷雾消毒,按说明书操作。

(5)注意事项:①所用消毒剂必须有卫生许可批件且在有效期内。②消毒时室内不可有

人。③甲醛不宜用于空气消毒,因有致

4.Ⅳ类环境的消毒

这类环境是指传染病科及病房。

(1)方法:可选用上述Ⅰ、Ⅱ、Ⅲ类环境的空气消毒方法进行。

(2)中草药消毒剂:有些中草药消毒剂对空气中微生物有杀灭作用,可用于Ⅳ类环境消毒,使用方法和用量可按说明书进行。

(二)餐具和卫生洁具的消毒

这部分内容适用于患者日常生活的一些用品(餐具、脸盆等),分泌物和排泻物盛具(尿壶、便器、痰杯等),清洁用具(抹布、拖把等)的消毒。应按照污染程度及潜在危险性,采用清洁或消毒处理。

1.餐具的清洁和消毒

影响餐具消毒效果的重要因素之一,是清洗的程度,这些器具清洗不彻底,留有食物残渣和油腻时,对消毒效果影响很大。为保证餐具的消毒效果,要严格执行一洗,二涮,三冲,四消毒,五保洁的工作程序。

(1)配膳室餐具的消毒:餐具用后首先彻底清洗去污再消毒。消毒方法有:①流通蒸汽消毒 20min(温度为 100℃);②煮沸消毒 15min;③远红外线消毒箱,温度达到 125℃,维持 15min,消毒后温度应降至 40C 以下再开箱,以防止碗盘炸裂;④自动冲洗消毒洗碗机消毒;⑤化学消毒:不具备热力消毒的单位或不能使用热力消毒的食具可采用化学消毒法。含氯消毒剂,用 250mg/L 有效氯消毒液浸泡 5～10min;二溴海因,用 100～200mg/L 有效溴的消毒液浸泡 30min;200mg/L 二氧化氯消毒液浸泡 15min;0.1%过氧乙酸溶液浸泡 15min。

消毒后的餐具不可再用抹布重新擦抹,应用自来水冲洗,去除残留消毒剂后,存放在清洁密封的容器内,以免再次污染。

(2)患者餐具消毒:个人专用,用后清洗干净,晾干,自己保存。儿科患者的餐具应统一由配膳室收回,按配膳室餐具清洗,消毒常规处理,患儿不应自己保管餐具。一次性餐具用后统一收集焚烧。

(3)婴儿奶瓶等的消毒:婴儿奶瓶、盛奶器等奶具清洗干净后,经压力蒸汽灭菌后备用。奶头用清水冲净,煮沸消毒。煮沸时间从水沸腾时算起,不得小于 15min,干燥贮存,24h 更换。消毒处理后的餐具要求:清洁,干爽,无油腻,无油垢,无污物,不得检出大肠菌群、致病菌。

(4)传染患者餐具的消毒:传染病区餐具应单独处理,个人专用。可按下列程序进行:①煮沸 15～20min,剩余食物煮沸 15～20min 后方可弃倒。②清洗去污。③煮沸 30min 或流通蒸汽消毒 30min 或 1000mg/L 有效氯消毒液浸泡 30min(消毒后清水冲洗)保存备用。

2.痰杯(盂)的消毒

(1)公用痰盂:用清水冲洗干净,浸泡于 500mg/ 有效氯消毒液 30min,冲洗干净,备用。

(2)个人专用痰杯:根据痰量及时更换,非一次性痰杯用后洗净,煮沸消毒 20min 或以 1000mg/L 有效氯消毒液浸泡 30min,洗净,干燥保存备用。一次性痰杯用后焚烧。

3.脸盆消毒

个人专用,平时保持清洁,患者出院后,先清洗去污后,浸泡于有效溴 500～1000mg/L 的二溴海因消毒剂内消毒剂内,消毒 20min,取出冲洗干净,或煮沸消毒 20min 备用。传染患者脸盆先用 1000mg/L 有效氯或有效溴消毒液浸泡 30min,取出冲洗干净,或煮沸消毒 30min,备用。

4.便器的消毒

(1)病房便器:用毕倒掉粪尿,有污垢时用清洁剂去污,清水冲净后,浸泡于 1000mg/L 二氧化氯或二溴海因消毒液内 30min,取出冲洗干净,干燥保存备用。

(2)重症患者便器:个人专用,每次用毕倒掉粪尿,刷洗干净继续使用,每周消毒二次,方法同普通患者便器常规消毒法。

(3)传染患者便器:排泄物及呕吐物按本章第八节感染症患者污物的消毒中的要求处理后粪尿倒入厕所,便器以 1000mg/L 有效氯消毒液浸泡 30min,然后用清洁剂刷洗干净,再浸泡于 500mg/L 有效氯消毒液 30min,取出冲洗干净备用,消毒液每日更换 1 次。

(4)共用坐式便器:每日用 500mg/L 有效溴或有效氯消毒液抹洗坐板及盖板,便器外表面再用清水冲洗干净。

5.抹布、拖把的消毒

(1)擦床抹布(小毛巾):采取一床一巾湿扫法,用后在 250mg/L 有效氯消毒液中浸泡消毒 30min,消洗干净,晾干备用。

(2)公共科室:治疗室换药室、办公室等抹布分别使用,不得混用。用后于 250mg/L 有效氯消毒液浸泡 30min,再用清水洗净,晾干备用。使用时可用 500mg/L 有效氯消毒液擦拭消毒。

(3)拖把:应有明显标记,严格分区使用。①一般病房、办公室、治疗室、换药室走廊每次使用后清水冲洗,悬挂晾干备用。②病室、治疗室、换药室等地面有血液、分泌物、排泄物时,先用 1000mg/L 有效氯或有效溴消毒剂适量倒在污染地面 30min 后,用拖把拖干净,拖把用 500mg/L 有效溴或有效氯消毒液浸泡 30min 后,清洗干净,晾干备用。③传染病区,使用后应消毒,用 1000mg/L 二氧化氯或二溴海因消毒液浸泡 30min,再用水清洗干净,然后用 500mg/L 有效氯或有效溴消毒液浸泡 30min,悬挂晾干备用。

六、物体表面和检验相关物品的消毒

(一)物体和环境表面消毒

1.Ⅰ、Ⅱ类环境物体表面的消毒

Ⅰ类环境包括层流洁净手术室层流洁净病房;Ⅱ类环境包括普通手术室、产房、婴儿室早产儿室、普通保护性隔离室、供应室无菌区、烧伤病房、重症监护病房。Ⅰ、Ⅱ类环境要求物体表面的细菌总数 $\leqslant 5cfu/cm^2$。

(1)地面消毒:医院地面经常受到患者排泄物、呕吐物、分泌物的污染,由于人员的流动量大,如果不能及时清除地面污染,极易造成病原菌的扩散。①当地面无明显污染情况下,通常采用湿式清扫,用清水擦拖地面每日 1~2 次,清除地面的污秽和部分病原微生物。②当地面受到病原菌污染时,通常采用二溴海因消毒剂 200~500mg/L 消毒,作用 30min,致病性芽孢菌污染用 1000~2000mg/L 作用 30min 或用有效氯或有效溴 500mg/L 的消毒液拖地或喷洒地面。③对结核患者污染的表面,可用 0.2%过氧乙酸或含氯消毒剂或二溴海因消毒液擦洗。

对烈性传染病病原体污染的表面,如霍乱、炭疽等可用有效氯或有效溴 1000~2000mg/L 作用 30min 消毒。

(2)墙面消毒:①医院墙面在一般情况下污染程度轻于地面,通常不需要进行常规消毒。当受到病原菌污染时,可采用化学消毒剂喷雾或擦洗,墙面消毒一般为 2.0~2.5m 高即可。②对细菌繁殖体、肝炎病毒、芽孢污染者,分别用含有效氯或有效溴 250~500mg/L、2000mg/L 与 2000~3000mg/L 的消毒剂溶液喷雾和擦洗处理,有较好的杀灭效果。喷雾量根据墙面结构不同,以湿润不向下流水为度,一般 50~200mL/m²。

(3)病房各类用品表面的消毒:病房内用品有桌子、椅子、凳子、床头柜等。一般情况下室内用品表面只进行日常的清洁卫生工作,用清洁的湿抹布或季铵盐类消毒液,每日 2 次擦拭各种用品的表面,可去除大部分微生物。当室内各种用品的表面受到病原菌的污染时必须采取严格的消毒处理。①用 100~200mg/L 二溴海因或含有效氯 200~500mg/L 的消毒剂溶液、含有效碘 250~500mg/L 的碘附,可擦拭或喷洒室内各种物品表面。②紫外线灯照射:悬吊式或移动式紫外线灯消毒时,离污染表面不宜超过 1m,消毒有效区为灯管周围 1.5~2m;照射时间根据紫外线灯管强度及所杀灭病原微生物而定,时间不得少于 30min;高强度、低臭氧紫外线杀菌灯,照射 30~60s,对物品表面消毒效果可靠。

(4)其他表面的消毒

包括病历夹、门把手、水龙头、门窗、洗手池、卫生间、便池等物表,这些地方容易受到污染。通常情况下,每天用洁净水擦抹刷洗处理,保持清洁。当受到病原微生物污染时参照上述地面消毒方法与病房各类用品表面的消毒方法进行。

(5)床单位的消毒:床单位包括病床、床垫、枕芯、毛毯、棉被、床单等。臭氧消毒,可采用床单位臭氧消毒器进行消毒,按说明书操作。

2.Ⅲ类环境物体表面的消毒

Ⅲ类环境包括儿科病房、妇产科检查室、注射室、换药室、治疗室、供应室清洁区、急诊室、化验室、各类普通病房和房间。Ⅲ类环境要求物体表面的细菌总数≤10cfu/cm²。可以采用以下消毒方法。

(1)方法:上述Ⅰ、Ⅱ类环境物体表面消毒介绍的方法均可采用。

(2)喷洒或擦洗:配制 1000mg/L 氯己定溶液,对各种污染的表面进行喷洒或擦洗。

(3)各种物表及台面消毒:治疗室、注射室、换药室、化验室的各种物表及台面等每日用 300~500mg/L 含氯或含溴消毒剂擦拭,湿拖把拖地。

3.Ⅳ类环境物体表面的消毒

以Ⅳ类环境包括传染病科及病房,Ⅳ类环境要求物体表面细菌总数≤15cfu/cm²。消毒方法参照Ⅰ、Ⅱ类环境物体表面的消毒方法执行。

4.化验室污染区的消毒

(1)桌椅等表面的消毒:每天开始工作前用湿布抹擦一次,地面用湿拖把擦一次,禁止干抹干扫,抹布和拖把等清洁工具各室专用,不得混用,用后洗净晾干。下班前用 250~500mg/L 有效溴消毒液或 0.1%~0.2%过氧乙酸抹擦一次。地面的消毒:用 2 倍浓度上述消毒液拖擦。

(2)各种表面也可用便携式高强度紫外线消毒器近距离表面照射消毒。

(3)若被明显污染,如具传染性的标本或培养物外溢、溅泼或器皿打破、洒落于表面,应立即用消毒液消毒,用1000～2000mg/L有效氯溶液或0.2％～0.5％过氧乙酸溶液洒于污染表面,并使消毒液浸过污染物表面,保持30～60min,再擦,拖把用后浸于上述消毒液内1h。

(4)若已知被肝炎病毒或结核杆菌污染,应用2000mg/L有效氯溶液或0.5％过氧乙酸溶液擦拭,消毒30min;若结核杆菌污染表面也可用5％煤酚皂溶液擦拭,作用1～2h。

(二)检验相关物品的消毒

这部分内容适用于检验科器材、检验单、废弃标本及相关人员的消毒。检验的工作场所分为清洁区、半污染区和污染区。清洁区包括办公室、会议室、休息室、储藏室、培养基室和试剂室;半污染区指卫生通道、更衣室、缓冲间;污染区包括标本收集、存放、处

1.消毒原则

清洁区、半污染区和污染区应分别进行常规清洁、消毒处理。清洁区和污染区的消毒要求、方法和重点有所不同,若清洁区和污染区无明显界限,按污染区处理。

清洁区若无明显污染,应每天开窗通风换气数次,湿式清洁台面、地面一次;污染区在每天开始工作前及结束工作后,台面、地面应含有效氯250mg/L的含氯消毒液各擦拭一次,空气选用循环风动态消毒法消毒处理,废弃标本应分类进行消毒处理后排放。半污染区环境消毒同污染区,工作衣、帽每周换洗2次,拖鞋每天用含有效氯250mg/L的含氯消毒液浸泡或擦拭一次。所有清洁消毒器材(抹布、拖把、容器)不得与污染区或半污染区共用。工作人员每次下班前应用肥皂流水洗手1～2min。结核病专业检验室工作人员,每次连续佩戴口罩不得超过4h,工作衣若有明显致病菌污染或从事烈性菌标本检验后,应随时更换,及时进行消毒灭菌。

2.检验单的消毒

检验单送出前用便携式高强度紫外线消毒器距检验单面不高于3.0cm缓慢移动,照射3～5s,必须两面照射;也可用经批准的专用甲醛消毒器熏蒸消毒。

3.空气的消毒

对污染区内明显产生传染性气溶胶的操作(搅拌、研磨、离心等),特别是可通过呼吸道传播又含有高度传染性微生物(炭疽杆菌、分枝杆菌球孢子菌、组织胞浆菌军团菌流行性感冒病毒等)的操作,应在生物安全柜(负压)内进行,使空气经细菌滤器或热力杀菌通道排出室外,柜内形成负压。要求严格无菌的操作如倾倒培养基、菌种转种和细胞转瓶等,应在100级洁净间或100级生物安全柜内进行,使空气经初效、中效及高效滤器进入室(柜)内,形成正压,极大限度地减少污染。但应注意及时更换滤器,定时检测滤效。

4.器材消毒

除已知无传染性器材外,凡直接接触或间接接触过临床检验标本的器材均视为具有传染性,应进行消毒处理。

(1)金属器材:①小的金属器材如接种环,用酒精灯烧灼灭菌。当接种环上有较多污染物时,应先在火焰上方,把接种环烤干后再缓慢伸入火焰烧灼,以免发生爆裂或溅泼而污染环境;②较大的金属器材或锐利的刀剪受污染后不宜烧灼灭菌,可用2％碱性/中性戊二醛溶液浸泡2h,洁净水冲洗、沥干,再用干热或压力蒸汽灭

(2)玻璃器材:①采集标本的器材如玻片吸管、玻瓶要做到一人一份一用一消毒。污染的

吸管、试管、滴管、离心管、玻片、玻棒、玻瓶、平皿等,应立即浸入含有效氯1000mg/L含氯消毒剂中浸泡4h,再清洗干净、烘干。也可浸入洗涤剂或肥皂液中煮沸15~30min,反复洗刷,沥干,37~60℃烘干;②接种培养过的琼脂平板应压力蒸汽灭菌30min,趁热将琼脂倒弃,再刷洗;③用于生化检验或免疫学检验者,刷洗后浸泡于重铬酸钾-浓硫酸清洁液内24h,彻底冲洗,最后用蒸馏水冲洗3遍,沥干、烘干;④用于微物检验者,吸管一端应塞少量棉花,管或瓶应有塞,再用牛皮纸包好,可用干热160℃2h灭菌,待冷至40℃以下才能开烤箱的门,以免玻璃炸裂;若箱内易燃物品冒烟或发生焦味,应立即切断电源并关闭气孔,切勿开启箱门以免导致燃烧;也可用压力蒸汽121℃,102.9kPa(1.05kg/cm²)灭菌15~30min,吸管应直放,空吸管和空瓶口应朝下,且不能完全密闭,带螺旋帽的管瓶,灭菌时应将螺旋帽放松。

(3)塑料制品:①一次性使用的塑料制品如一次性注射器用后及进行毁形、消毒,薄膜手套用后放污物袋内集中进行无害化处理;②耐热的塑料如聚丙烯、聚碳酸酯、尼龙及聚四氟乙烯制的器材,可用肥皂或洗涤剂溶液煮沸15~30min,洗净后,用压力蒸汽121℃,102.9Kpa灭菌20~30min;③不耐热的聚乙烯、聚苯乙烯,可用0.5%过氧乙酸或1000mg/L有效氯的溶液浸泡30~60min,再洗净,晾干;也可用环氧乙烷灭菌器灭菌,800mg/L,于37~68℃和相对湿度40%~80%,作用6h;若为薄膜或板也可用高强度紫外线消毒器照射1~3秒。④一般血清学反应使用过的塑料板可直接浸入1%盐酸溶液内2h以上或过夜;对肝炎检验的反应板可用0.5%过氧乙酸或1%过氧戊二酸溶液或2000mg/L有效氯溶液浸泡2~4h后,洗净再用。

(4)橡胶制品:橡胶制品如手套、吸液管(球)受污染后可用肥皂或0.5%洗涤剂溶液煮沸15~30min,煮时吸液管(球)应全部浸入水内,清洗后晾干;必要时再用压力蒸汽115℃灭菌40min。

(5)纺织品:无纺布帽子、工作衣、口罩等用后放污物袋内集中进行无害化处理;棉质工作服、帽子、口罩、鞋套等放专用污物袋内,送洗衣房清洗,每周2次,有明显污染时,可随时用有效氯500mg/L的含氯消毒剂,作用30~60min,或压力蒸汽121℃20min。

(6)贵重仪器:①显微镜分光光度计、离心机、天平、酶标检测仪、细胞计数器械、积压液系列化分析仪、气相色谱仪、冰箱、培养箱等局部轻度污染,可用2%碱性或中性戊工醛溶液或0.5%醋酸氯己定大乙醇溶液擦拭;污染严重时,可用环氧乙烷消毒。②若离心时离心管未密闭,试管破裂,液体外溢,应消毒离心机内部,特别是有可能受肝炎病毒或分枝杆菌污染时,宜戴上手套用2%碱性或中性戊二醛溶液擦拭消毒,作用30~60min;或整机用环氧乙烷消毒,按照第二章第五节规定的方法进行。

5.手的消毒

工作前、工作后、或检验同类标本后再检验另一类标本前,均须用肥皂流水洗手2~3min,搓手使泡沫布满手掌手背及指间至少10s,再用流水冲洗,若手上有伤口,应戴手套接触标本。水龙头应用脚踏式或自动开关;肥皂应保持干燥或用瓶装液体肥皂,每次使用时压出;洗手后采用红外自动干手机将手吹干或用消毒纸布、纱布或毛巾擦干,不宜设置公用擦手巾;肝炎或结核专业检验室工作人员应戴手套,当明显受致病菌污染,或从事有强传染性病菌如霍乱、炭疽等检验后,应立即用0.2%过氧乙酸溶液或1000mg/L有效氯消毒液浸泡3min,然后用清水冲洗。

6.废弃标本及其容器的消毒处理

(1)采集检验标本或接触装有检验标本的容器,特别是装有肝炎和结核病的检验标本者,应戴手套,一次性使用的手套用后放收集袋内,集中烧毁;可反复使用者用后放消毒液内集中消毒;无手套可用纸套使皮肤不直接与容器表面接触,用后将纸放入污物袋内烧毁。

(2)夹取标本的工具,如钳、镊、接种环、吸管等用后均应消毒清洁,进行微生物检验时,应重新灭菌,金属工具可烧灼灭菌或消毒液浸泡;玻璃制品可干热或压力蒸汽灭菌。

(3)废弃标本如尿、胸腔积液、腹腔积液、脑脊液、唾液、胃液、肠液、关节腔液等每 100mL 加漂白粉 5g 或二氯异氰尿酸钠 2g,搅匀后作用 2～4h 倒入厕所或粪池内;痰、脓、血、粪(包括动物粪便)及其他固形标本,焚烧或加 2 倍量漂白粉溶液或二氯异氰尿酸钠溶液,拌匀后作用 2～4h;若为肝炎或结核病者则作用时间应延长至 6h 后倒厕所或化粪池。

(4)盛标本的容器,若为一次性使用纸质容器及其外面包被的废纸,应焚毁;对可再次使用的玻璃、塑料或搪瓷容器,可煮沸 15min,可用 1000mg/L 有效氯的漂白粉澄清液或二氯异氰尿酸钠溶液浸泡 2～6h,消毒液每日更换,消毒后用水洗净或流水刷洗,沥干;用于微生物培养采样者,用压力蒸汽灭菌后备用。

(5)废弃标本及其容器应有专门密闭不漏水的污物袋(箱)存放,专人集中、烧毁或消毒,每天至少处理一次。

七、口腔器具和织物的消毒

(一)口腔器具的消毒

1.消毒原则

实行所有患者的普遍预防隔离原则,简化控制感染的措施。治疗区治疗每个患者后均需用中效消毒剂进行环境消毒治疗外周区应在每天工作结束后消毒及通风。外科器械及穿破组织或接触组织的器械都应进行灭菌,只与皮肤接触或可能被传染性气溶胶污染、手污染的器械进行消毒处理。处理每个患者后必须更换手套并洗手。每周对环境进行一次清洁消毒,用消毒液擦拭或喷洒桌面、椅子、门窗、墙面、地面等,然后进行空气消毒。

2.口腔器材的消毒灭菌

口腔器材按照其危害程度及材质的不同进行不同的处理。外科器械及其他穿破口腔软组织或骨组织的器械(牙钳解剖刀、骨凿钻针、根管器械等)必须灭菌;不穿破口腔软组织但与组织有接触的器械(银汞充填器、塑料器械)应当进行灭菌;与皮肤接触、可能暴露在体液或唾液飞沫中的器械以及可能被污染的手接触的器械(物理测量仪器、混汞机)应当进行消毒。

口腔检查器械如镊子、压舌板、口镜探针、弯盘等,可尽量采用一次性用品。口腔器材用后先用 500mg/L 有效氯的含氯消毒剂浸泡 30min 后,作无害化处理。反复使用的器械需先去污染后,再清洗,彻底去除粘着物,然后再进行消毒灭菌。

(1)口腔科手机的消毒灭菌:每次治疗后,使用过的手机必须进行一体化的消毒、清洗、灭菌。手机使用后应立即进行表面消毒,可采用全自动机械清洗消毒法,手机灭菌温度不超过 136℃。

(2)口腔科车针的消毒、清洗、灭菌:车针结构复杂,且经常接触破损的黏膜,有血液污染,属高度危险性物品,必须灭菌。车针用后应立即进行清洗消毒。可采用超声波清洗,在清洗液中应加入酶清洗剂,以加快血、体液、脂肪等污染物的溶解与分解,提高清洗效果。车针首选压力蒸汽灭菌,压力蒸汽灭菌:121℃,30min,或132℃,4min,也可用快速压力蒸汽灭菌器作裸露灭菌。消毒药物浸泡:2%戊二醛浸泡10h。

3.诊疗环境的消毒

汽、水枪、高速涡轮机钻使用时,对环境中空气和物品的污染比较严重,应对环境进行常规预防性消毒。

(二)织物的消毒

医疗机构织物包括全院患者衣服、被单和医护人员的一般工作服清洗消毒工作,但不负责手术衣和隔离衣的灭菌。

洗衣房划分为污染区(收集、分检、清点、处理及清洗衣服、被单)及清洁区(供晾或烘干、缝补熨烫、折叠、储存及发送洗净衣被和办公)。污染衣被未经洗涤不得进入清洁通道及清洁区,各区受污染程度不同,消毒方法也有所不同。

1.衣被的收集袋和接送车的清洁消毒

(1)衣被收集袋:每个病区应有3个衣被收集袋,分别收放有明显污染的患者衣被、一般患者衣被及医护人员的工作衣服、帽子和口罩。衣被收集应保持密闭直至清洗。也可定时、限时收集工作人员衣物,及时发送至洗衣房。

(2)污染推车与清洁推车:接送衣被均用推车,洗衣房有污染推车与清洁推车,分别用于接衣与送衣,接衣后及送衣前的推车均应用清水或1%洗涤剂溶液擦拭一次;接运传染病房、结核病房、烧伤病房及有明显污染衣被后的推车应用0.5%过氧乙酸或1000mg/L有效氯溶液擦拭消毒;也可用500mg/L二氧化氯溶液擦拭。

(3)一次性使用衣被收集袋:一次性使用衣被收集袋用后烧毁。非一次性者用1%洗涤液,90℃以上热水在洗衣机中消毒25min。

(4)注意事项:严禁在病房内清点或处理传染患者,特别是肝炎、结核患者及传染性物质所污染的衣被,烈性传染患者的衣服应先用压力蒸汽灭菌后,再送洗衣房洗涤或烧毁。清点传染患者衣被的工作人员应戴手套和口罩,穿工作衣。一次性使用的手套用后烧毁;可重复使用者,用90℃以上热水消毒25min。

2.衣被的洗涤消毒

患者衣被和医护工作人员的工作服必须分机或分批洗涤。婴儿衣被应单独洗涤,不可与其他衣被混洗。根据衣被受污染程度可分别用专机洗涤,特别是传染患者(肝炎、结核等)、烧伤患者的衣服应专机洗涤,无条件时也应先洗工作人员的工作服、帽子和口罩;再洗患者一般衣被、污染衣被,最后洗传染性患者、烧伤患者的衣被。

(1)一般衣被的洗涤消毒:一般衣被指无明显污染及无传染性的衣被,将衣被收集袋打开,棉质衣被用1%消毒洗涤剂70℃以上温度(化纤衣被只宜40~50℃)在洗衣机内洗25min,再用清水漂洗。

(4)传染病房和烧伤病房的衣被:必须用70℃含有效氯500mg/L的消毒洗衣粉溶液洗涤30~60min,然后用清水漂净。

(3)有传染性的衣被:有明显血、脓、便污染的衣被,视为传染性的衣被。在用热水洗涤前,先用冷洗涤液或 1‰～2‰冷碱水将血、脓、便等有机物洗净,将该洗液煮沸消毒,再按传染病房和烧伤病房的衣被一样进行洗涤消毒。

(4)衣被储存:应晾(烘)干、熨烫、折叠、储存衣被。对工作人员和患者衣被,一般污染和有传染性的衣被洗涤消毒后应分区或分批晾(烘)干、熨烫、折叠和储存,不宜混杂。熨烫时要特别注意曾受或易受污染之处。新生儿、婴儿衣被应有专用烘干、熨烫、折叠、储存衣被处,不可与其他衣被混淆。

3.洗衣池(机)的消毒

洗衣池(机)洗衣后,特别是洗可能有传染性的衣被后,应用 90℃以上的热水或消毒剂消毒。

4.洗衣房的环境清洁消毒

(1)洗衣房污染区的清洁消毒:上班时打开窗户、保持良好通风,下班时将地面用 0.2%过氧乙酸溶液或含有效氯 500g/L 的消毒剂溶液拖地一次。

(2)洗衣房清洁区的保洁:上班时开窗通风一次,清水擦拭桌、椅、工作台面、地面,保持清洁。下班时关闭门窗,减少灰尘和风沙,地面用清水拖擦一次。

5.洗衣房人员的卫生

洗衣房工作人员工作前后,特别是处理了污染衣被或具有传染性的衣被后,必须用肥皂流水洗手,即使戴手套,工作完后也应用流水洗手,污染区的工作人员工作时应穿工作服,工作完后脱下工作服,工作服每天换洗一次。离去时应进行淋浴。熨烫、折叠衣被的工作人员不能患有化脓性皮肤病。

第七节　消毒供应中心感染预防

1.加强职业危害教育,统一规范和标准,普及"标准预防"的理念,建立科学规范的医疗行为和培养良好的医德医风和工作作风。

2.建立职业防护管理制度,有监督、有组织、有报告、有措施、有落实。

3.建立医务人员定期体检制度体检同时,包括是否近期患过传染病、既往慢性病史的稳定状态,有无各种免疫接种史、是否有高危职业暴露。对新入职人员进行体检,建立健康档案。

4.建立职业暴露报告、反馈制度,建立锐器伤、艾滋病、乙肝、丙肝病毒职业暴露处理预案。

5.规范安全操作守则,培训医务人员严格执行操作程序,熟练掌握操作技能,提高防护意识。强化标准预防、呼吸道隔离的意识。

6.正确洗手方法,是有效控制和减少医疗感染发生率最快捷、最有效的措施。

7.提供足够的防护用品和设施,保证硬件的达标。

第八节　消毒供应中心感染监测与控制

消毒供应中心的感染监测与控制是医院感染管理的重要组成部分,是现代疾病防治工作的两大支柱。从广义角度讲,凡是涉及医院感染的环节和因素都应进行监测。消毒供应中心的感染监测是医院感染监测的重要方面,工作质量直接关系到患者的医疗安全,工作人员应高度重视,为临床提供安全的灭菌物品。消毒供应中心除护士长是质量管理的责任人外,还应设立质量工作管理小组及感染监测护士。消毒供应中心感染监测护士,根据医院感染控制科的规划与标准实施感染监测工作,每个月按医院感染控制科的要求,对消毒供应中心进行感染监测并向护士长汇报。及时了解医院感染管理的新进展,了解消毒灭菌新进展,对清洗、消毒、检查、包装、灭菌的全过程进行常规定时监测和每天动态质量监测,同时对相关设备进行检验,及时修正,准确记录相关结果。

一、清洗、消毒质量监测

清洗就是通过物理或化学方法去除污垢、微生物及有害物质。将被清洗物品上的有机物、无机物和微生物尽可能地降低到比较安全的水平。长期以来人们对需要进行消毒或灭菌的医疗器械,只重视消毒、灭菌,而忽视清洗。清洗不彻底残留的有机物,将影响消毒因子的穿透性,从而影响消毒灭菌的效果。细菌死亡所产生的热原质耐高温,132℃不能彻底灭活,必须在清洗过程中去除。由此可见,消毒灭菌不能代替清洗。彻底清洗是对待消毒物品的最基本要求。如果清洗不彻底,医疗器械上残留的任何有机物都会在微生物的表面形成一层保护层,妨碍消毒灭菌因子与微生物的接触或延迟其作用,从而妨碍消毒与灭菌效果。因此,对去污区清洗环节、清洗设备进行质量监测是保证清洗质量的关键,监测内容包括以下几方面。

1.所有清洗、消毒设备必须定期进行维护保养。

2.物品应分类放置、规范装筐,区分手洗物品、机洗物品、特殊污染物品。

3.对使用中的消毒剂、灭菌剂定期进行化学有效浓度的监测。

4.设备的维护与保养应遵循生产厂家的使用说明或指导手册。

5.监测清洗消毒器的物理参数及运转情况,并做好记录。

6.对清洗消毒器的清洗效果可定期采用清洗效果测试指示物进行监测。当清洗物品或清洗质量发生改变时,也可采用清洗效果测试指示物进行清洗效果的监测。

7.清洗消毒器新安装、更新、大修、更新清洗剂、改变装载方法等时,应遵循生产厂家的使用说明或指导手册进行检测,清洗消毒质量检测合格后,清洗消毒器方可使用。

二、灭菌质量的监测

灭菌是指用化学或物理的方法杀灭或清除传播媒介上所有的微生物,使之达到无菌水平。灭菌是一个绝对的概念,通过灭菌处理后不存在任何存活微生物,经过灭菌处理的物品可以直接进入人体,灭菌是消毒供应中心最关键的环节,因此灭菌质量必须严格按照标准流程监测。

(一)工艺监测

每锅次灭菌必须监测灭菌过程的物理参数,包括温度、压力、时间,并达到规定的要求。

（二）化学监测

监测每一个包外化学指示卡，包内化学指示卡及批量化学指示物的监测。化学指示物的性状及颜色变至规定的条件即为合格，若未达到规定变化条件，则判定灭菌不合格。包外化学监测不合格的灭菌物品不得发放，包内化学指示物不合格的不得使用。

（三）生物监测

高压蒸汽灭菌设备每周 1 次，低温灭菌设备需每锅次进行。灭菌植入物及植入性手术器械需进行生物监测。生物监测不合格时，应尽快召回上次生物监测合格以来所有尚未使用的灭菌物品，重新处理，并应分析不合格的原因，改进后，生物监测连续 3 次合格后方可使用。

（四）高压蒸汽灭菌设备和低温等离子灭菌设备定期进行物理、化学和生物监测

对高压蒸汽灭菌设备每日第 1 锅进行 B－D 测试，每锅次进行 PCD 批量监测，低温等离子灭菌柜除了物理监测、化学监测外，每锅次还应进行生物监测。

三、环境空气、物体表面、工作人员手的监测

（一）空气的消毒效果监测

采用洁净技术净化空气的房间在洁净系统自净后与从事医疗活动前采样，未采用洁净技术净化空气的房间在消毒或规定的通风换气后与从事医疗活动前采样。室内面积≤30m²，设内、中、外对角线三点，内外点应距墙壁 1m 处。室内面积≥30m²，设死角及中央 5 点，四角的布点位置应距墙壁 1m 处。采用仪器采样法或自然沉降法采样。

36±1℃恒温培养箱培养 48h，计数菌落数。

（二）物体表面消毒效果的监测

用 5cm×5cm 灭菌规格板放在被检物体表面，用浸有无菌 0.03mol/L 磷酸盐缓冲液或生理盐水采样液的棉拭子 1 支，在规格板内横竖往返各涂抹 5 次，并随之转动棉拭子，连续采样 4 个规格板面积，被采面积＜100cm²，取全部面积。被采面积＞100cm²，取 100cm²。剪去手接触部分，将棉拭子放入装有 10mL 无菌检验用洗脱液的试管中送检。充分震荡试管后，取用不同稀释倍数的洗脱液 1.0mL 接种平皿，将冷至 40～45℃的熔化营养琼脂培养基每皿倾注15～20mL，36±1℃恒温培养箱培养 48h，计数菌落数。

（三）手和皮肤消毒效果的监测

用 5cm×5cm 灭菌规格板放在被检皮肤处，用浸有含相应中和剂的无菌洗脱液棉拭子 1 支，在规格板内横竖往返各涂抹 5 次，并随之转动棉拭子，剪去手接触部分，将棉拭子放入装有 10mL 含相应中和剂的无菌洗脱液的试管中送检。充分震荡试管后，用无菌吸管吸取 1.0mL，待检样品接种于灭菌平皿，每一个样本接种 2 个平皿，将冷至 40～45℃的熔化营养琼脂培养基每皿倾注 15～20mL，边倾注边摇匀，待琼脂凝固，置 36±1℃恒温培养箱培养 48h，计数菌落数。

第九节　消毒供应中心的职业防护

消毒供应中心工作人员在进行整理、清洗复用医疗器械、物品时存在着职业暴露，极易受

到病原体或含有病原体的污染物的沾染、损伤,或意外吸入等,造成感染伤害。因此,做好职业防护是控制感染的有效手段。

1.发生职业暴露后,按报告程序向护士长及感染管理科上报。

2.在回收诊断为传染病患者(SARS,气性坏疽、破伤风、禽流感等传染病)使用的复用重,复使用医疗器械时应穿防护服,隔离鞋套,戴双层手套,戴防护屏和高效过滤口罩。

3.操作后应按要求洗手。工作过程中手套破损应立即脱掉,洗手后更换新手套。

4.禁止用手直接接触使用后的刀片和针头。

5.被沾湿的中单、治疗巾等敷料,放入黄色塑料袋内,做"特殊感染"标识,与其他敷料分开放置。

6.不同区域人员防护着装。

(1)去污区在该区缓冲间(带)更换专用鞋,做手卫生、戴圆帽、口罩,穿该区工作服、抗湿罩袍(抗湿围裙加抗湿袖套),戴手套,必要时戴防护面罩或护目镜。

(2)检查包装及灭菌区在该区缓冲间(带)更换专用鞋,做手卫生、戴圆帽、穿该区工作服,必要时戴口罩、手套。

(3)无菌物品存放区在该区缓冲间(带)更换专用鞋,做手卫生、戴圆帽、穿该区工作服。

7.使用防护用品注意事项

(1)防护面罩(护目镜)内面为清洁面,污染的手不能触及其内面,污染后应立即更换。

(2)防湿罩袍或围裙内面为清洁面,外面为污染面。当不能防湿或污染时应及时更换。

(3)手套手套外面为污染面,内面为清洁面,已戴手套的手不可触及未戴手套的手及手套的内面,未戴手套的手不可触及手套的外面。手套有破损或清洁面污染时应立即更换。

(4)一次性防护用品不得重复使用。重复使用的各类防护品用后要清洗消毒处理。

(5)脱卸防护用品后要做手卫生。

第十节　消毒供应中心工作人员手卫生

手卫生为洗手、卫生手消毒和外科手消毒的总称。手卫生是预防和控制医院感染最重要、最简单、最有效、最经济的方法,消毒供应中心作为医院感染控制的关键科室,应制定并落实手卫生的管理制度,配备有效、便捷的手卫生装置,定期开展工作人员手卫生的培训,保障洗手与手消毒的效果,提高工作人员手卫生依从性。

(一)洗手与卫生手消毒原则与指征

1.洗手与卫生手消毒原则

当手部有血液或其他体液等肉眼可见的污染时,应用肥皂(皂液)和流动水洗手,手部没有肉眼可见污染时,宜使用速干手消毒剂消毒双手代替洗手。

2.洗手指征

(1)直接接触患者前后,从同一患者身体的污染部位移动到清洁部位时。

(2)接触患者黏膜、破损皮肤或伤口前后,接触患者的血液、体液、分泌物、排泄物、伤口敷料之后。

(3)穿脱隔离衣前后,摘手套后。

(4)进行无菌操作、接触清洁、无菌物品之前,处理污染物品之后。

(5)接触患者周围环境及物品后。

(6)处理药物或配餐前。

(二)洗手的设备与方法

(1)配备合格的洗手与卫生手消毒设施。重点区域应配备非手触式水龙头,提倡用洗手液洗手,盛放皂液的容器为一次性使用,应配备干手物品或设施,避免二次污染,应配备合格的速干手消毒剂。

(2)采用流动水洗手,使双手充分淋湿,取适量肥皂或者皂液,均匀涂抹至整个手掌、手背、手指和指缝,认真揉搓双手至少15,应注意清洗双手所有皮肤,清洗指背、指尖和指缝,具体揉搓步骤见六步洗手法。

(3)六步洗手法:①掌心相对,手指并拢,相互揉搓。②手心对手背沿指缝相互揉搓,交换进行。③掌心相对,双手交叉指缝相互揉搓。④右手握住左手大拇指旋转揉搓,交换进行。⑤弯曲手指使关节在另一手掌心旋转揉搓,交换进行。⑥将5个手指尖并拢放在另一手掌心旋转揉搓,交换进行。

三、手消毒方法

1.严格按照洗手的揉搓步骤进行揉搓。取适量的速干手消毒剂于掌心,揉搓时保证手消毒剂完全覆盖手部皮肤,直至手部干燥。

2.禁止佩戴手部饰物,指甲长度不超过指尖。工作人员遵照六步洗手法进行洗手或卫生手消毒,认真揉搓双手至少15s,应注意清洗双手所有皮肤。

3.洗手池应每天清洁与消毒,手消毒剂采用一次性包装、非手触式手消毒剂的出液器。

4.流动水下彻底冲净双手后,使用一次性纸巾、干净的小毛巾擦干双手。

5.每个月对消毒供应中心各工作区工作人员手进行消毒效果的监测,监测方法见附1。

6.消毒效果应达到相应要求卫生手消毒,监测的细菌菌落数应<10cfu/cm²。

四、消毒供应中心的5个洗手时机

①清洁区域前。②接触清洁物品前。③接触污染物品操作后。④完成一个工作环节后。⑤离开工作环境后。

五、手卫生效果的监测方法

1.采样时间在达到消毒效果后,进行操作前采样。

2.采样方法被检者五指并拢,用浸有含相应中和剂的无菌洗脱液浸湿的棉拭子在双手指屈面从指根到指端往返涂擦2次,一只手涂擦面积约30cm²,涂擦过程中同时转动棉拭子。将棉拭子接触操作者的部分剪去,投入10mL含相应中和剂的无菌洗脱液试管内,及时送检。

3.检测方法将采样管在混匀器上震荡20秒或用力震荡80次,用无菌管吸取1.0mL待检样品接种于灭菌平皿,每一本接种1个平皿,平皿内加入已溶化的45~48℃的营养琼脂15~18mL边倾注边摇匀,待琼脂凝固,置36℃±1℃温箱培养48h,计数菌落数。

细菌菌落总数计算方法细菌菌落总数(cfu/cm²)=平板上菌落数×稀释倍数/采样面积(cm²)

第十一节　特殊感染器械的处理

特殊感染病原体一般包括朊毒体、气性坏疽、突发不明原因病原体等,被特殊感染患者污染的器械、器具和物品,应遵守先消毒、再清洗、后灭菌的原则。特殊感染病原体污染的器械在回收、转运、清洗、消毒过程中会对环境、人员存在一定的危害,因此临床科室应尽量使用一次性的医疗用品,用后进行双层密封包装,并根据医疗机构相关部门的规定焚烧处理。必须使用复用器械、器具时,应由临床科室使用后双层密封包装,并注明感染性疾病的名称,由消毒供应中心处理,具体处理方法如下。

一、准备

(一)操作者

工作人员在处理特殊感染的器械、器具、物品时应做好个人防护,穿工作服和防湿下袍,戴口罩、圆帽、护目镜或防护面罩、橡胶手套或防刺穿乳胶手套。

(二)用物

清洗剂、消毒剂、消毒容器、毛刷、棉签、网篮、高压水枪、高压气枪、超声清洗机、全自动清洗机等。

二、操作

将回收的感染器械(器具)和物品,按病原体的不同选择相应的消毒剂进行浸泡消毒。严格控制浸泡时间,打开器械所有轴节和卡锁,完全浸没在液面下。

(一)朊毒体污染器械的处理

被朊毒体污染的器械浸泡于 1mol/L 氢氧化钠溶液内浸泡 60min,然后按照 WS310.2 中的方法进行清洗、消毒与灭菌,压力蒸汽灭菌应采用 134～138℃,18min,或 132℃,30min,或 121℃,60min,不应使用快速灭菌程序。清洗程序符合规定,参数设置湿热消毒应≥90℃,时间≥5min,或 Ao 值≥3000,严格进行器械清洗质量监测、物理监测、化学监测等,符合 WS310.3 规定。没有按正确方法消毒灭菌处理的物品应召回重新按规定处理,不能清洗和只能低温灭菌的,宜按照特殊医疗废物处理。

(二)气性坏疽污染器械的处理

被气性坏疽污染的器械,一般污染的应用含氯或含溴消毒剂 1000～2000mg/L 浸泡 30～45min,有明显污染物时应采用含氯消毒剂 5000～10 000mg/L 浸泡时间≥60min。参数设置湿热消毒应≥90℃,时间≥5min,或 A 值≥3000,严格进行器械清洗质量监测、物理监测、化学监测等,符合 WS310.3 规定。

(三)不明原因感染病原体污染

器械的处理应符合当时国家规定要求,执行国务院卫生行政主管部门组织制定的相关技术标准、规范和控制措施进行消毒。

(四)其他

器械消毒完毕,将结构复杂及管腔器械放入超声清洗机中清洗 5～10mm,然后根据医院的条件选择清洗方式。特殊感染患者宜选用一次性物品,使用的清洁剂、消毒剂应每次更换,清洁工具使用后应进行消毒处理。回收人员严格执行职业防护相关规定,处理结束后,立即更换个人防护用品,进行手的卫生,避免造成周围环境的污染或自身职业暴露。

第十二节　锐器伤处理流程

一、防范措施

1.加强职业安全防护培训,纠正不安全操作行为。尤其对新上岗人员强化经血液传播疾病知识、防护用物(如手套等)的应用、医疗锐器的处理、锐器刺伤后的处理措施等,提高工作人员的自我防护意识。

2.改善医疗操作环境,提供足量的防护用品。接触经血液—体液传播疾病的患者使用后的诊疗器械时,要有相关的保护性隔离措施,提供便于丢弃污染针头等锐器的容器,减少医疗锐器刺伤的发生。

3 医务人员在进行侵袭性(有创性)操作过程中,要保证充足的光线,并严格按规程操作,防止被各种针具、刀片、破裂安瓿等医用锐器刺伤或者划伤。

4.使用后的锐器必须直接放入耐刺、防渗漏的锐器盒,或者利用针头处理设备进行安全设置,锐器盒要有明显标志。

5.禁止用手直接接触使用后的针头、刀片等锐器。

6.禁止将使用后的针头重新套上针帽,不得将使用后的针头从针栓上分离,不用手直接去弄弯或弄直针头。

7.提倡使用具有安全防护性能的注射器、输液器等医用锐器,以防刺伤。

8.安瓿操作应使用手套或指套,如有碎玻璃沾在手上,应用流动水冲走,禁止用力擦拭。

9.处理所有尖锐物品时应特别小心,不能用手直接接触,借助器械拿取,避免刺伤。

10.建立医院职业暴露报告系统。医护人员在意外针刺或黏膜接触患者血液等职业暴露后要向有关部门报告,以便及时采取有效措施,减少职业感染的危险性。

二、处理措施

(一)紧急处理

工作人员在进行医疗操作时应特别注意防止被污染的锐器划伤刺破。用流动水和(或)肥皂液立即冲洗污染的皮肤,用生理盐水冲洗黏膜。如不慎被尖锐物体划伤或刺破时,应按以下程序处理。

1.挤血

损伤后,立即在伤口旁端(周围)以离心方向轻轻挤压,尽可能挤出损伤处的血液;禁止进行遮盖伤口的局部挤压,以免污染血液进入体内。

2.冲洗

使用肥皂液和流动水进行冲洗。

3.消毒

使用消毒液,如 500mg/L 碘伏或者 75% 乙醇进行浸泡或擦拭消毒,并包扎伤口(其他可用的消毒剂 0.2%～0.5% 的过氧乙酸,1000～2000mg/L 次氯酸钠,3% 过氧化氢溶液等)。必要时去外科进行伤口处理,如为艾滋病、乙肝、丙肝等血液被暴露的黏膜,应反复用生理盐水冲洗。

4.报告

在现场处理后,必须立即报告感染管理与疾病控制科(护士应报告护士长、护理部,医生应报告医疗处)进行进一步处理。尽快填写《病原体职业暴露报告卡》)报送感染管理与疾病控制科。

(二)伤情评估

按照职业暴露的级别和暴露源的病毒载量水平分为一、二、三级和轻度型、重度型、暴露源不明型。

(三)预防性用药

被乙肝、丙肝阳性患者血液、体液污染的锐器刺破后,应在 24h 内抽血查乙肝、丙肝抗体。同时注射乙肝免疫高价球蛋白,按 1 个月、3 个月、6 个月接种乙肝疫苗。艾滋病病毒职业暴露时根据伤情实施预防性用药方案(基本用药程序和强化用药程序)。

(四)追踪随访

乙肝、丙肝追踪随访 6 个月,梅毒追踪随访 3 个月。被 HIV 阳性患者血液、体液污染的锐器刺伤时,应进行血源性传播疾病的血清学水平的基线检查,在 24h 内抽血查 HIV 抗体,并报告院内感染科及保健科进行登记及追访等,按第 4 周、第 8 周、第 12 周及 6 个月时复查病毒抗体,作相应处理。

锐器伤后处理措施:立即挤血、冲洗伤口血液→伤口消毒处理→伤情评估→针对性地进行实验检查和预防用药→登记、上报院内感染科→追踪随访。

第十三节　外来器械及植入物的处理

外来器械是指由医疗器械生产厂家、公司租赁或免费提供给医院可重复使用的医疗器械;单位(厂家)带到医院手术室临时使用的器械,或其他医院到消毒供应中心进行清洗、消毒、灭菌后在本单位使用的器械。植入物(植入性医疗器械)是指放置于外科操作造成的或者生理存在的体腔中,留存时间为 30 天或者以上的可植入型物品。

外来器械及植入物(植入性医疗器械)特点:种类多、针对性强、专业性强、价格贵、精密度高、更新快;在普通手术器械基础上增加局部专项操作器械;外来器械多为租用或借用,医院不做常规配备,全省市或全国流动循环,存在感染风险隐患;骨科植入性手术相应器械、动力工具等最为多见。

所有外来器械统一由消毒供应中心按规范要求进行清洗、消毒、灭菌后方可使用,使用后经手术室预处理后及时送回消毒供应中心,清洗消毒后方可交予器械商,双方清点无误后登记签名。

一、准备

(一)工作人员准备

外来医疗器械专岗责任制,专人负责,工作人员必须经过培训后考核通过方可上岗。工作人员必须熟悉各类器械与物品的性能、用途、清洗、消毒、保养、包装和灭菌等方法,严格执行各类物品的处理流程,保证各类器材、物品完整,性能良好。进入去污区工作人员需按照标准防护的规范要求进行个人防护,必须戴圆帽、口罩,穿隔离衣或防水围裙,穿专用鞋,戴手套;可能有喷溅时应戴防护眼镜或防护面罩,穿隔离衣或防水围裙。

(二)接收工具准备

回收台、清洗水池、清洗剂及清洗设备每日检查呈备用状态,可以正常使用。

二、接收

外来植入物器械必须经过医院严格监控。进入医院的外来器械必须由设备科验证具备各项合格资质证件,仪器设备科或采购中心应查看有关资料并审核,符合《医疗器械监督管理条例》的有关规定。所有的植入物必须是经过国家批准的,同时具备法人营业执照、医疗器械生产企业生产许可证、产品注册证、税务登记证,医疗机构不得使用未经注册、无合格证明、过期、失效或者淘汰的医疗器械。经设备部门批准,方可进入使用。新接收的外来器械或植入物器械,应有清洗、消毒、灭菌方式方法的标准性文件或说明书。

为确保外来器械植入物的灭菌质量,预防医院感染的发生,所有的外来器械必须提前一天按规定时间经仪器设备科审核后将器械送至消毒供应中心,以保证清洗、消毒、灭菌、生物培养所需要的时间。双方清点核对外来器械公司名称、器械名称、数量、种类及功能完好性,并认真做好交接登记和标识,内容包括:日期、送达时间、器械名称、手术名称、主刀医生姓名、责任人(器械商、供应中心接收员)。双方签字,记录清晰完善。

消毒供应中心工作人员接收器械后立即清点,应检查器械包的名称、数量、功能是否良好,是否对器械做过预处理、是否需要特殊消毒处理以及是否需要急件处理等。对生锈或缺损等不合格器械不予清洗和消毒灭菌,严禁使用。对于细小、精密的外来器械可使用精密器械网篮或在普通清洗篮中用清洗垫,防止器械丢失。

建立接收、清洗、包装、灭菌等操作过程的追溯系统,记录保存清洗消毒器和灭菌器运行参数打印资料。对清洗、消毒、灭菌质量的日常监测和定期监测进行记录,记录应具有可追溯性,根据追溯系统可查看器械包的情况。清洗、消毒监测记录及资料保存期应大于6个月;灭菌监测记录和资料保存期应大于3年,发现问题立即启动召回流程。

三、分类

将已接收的外来器械进行分类处理,不同的手术包分类防置于清洗网篮中,将器械拆卸至最小单位,使全自动清洗机水流可以与器械充分接触。尖锐器械应整齐地摆放好,并做好尖锐器械的保护措施,以保护工作人员减少锐利器械伤的风险,同时保护器械不受损伤。贵重器械单独放置,以免清洗转运过程中发生碰撞导致损坏。外来器械尽量单独使用全自动清洗机,与本院器械分开清洗。电动类器械单独分开放置。

四、清洗

不同器械、物品,根据器械材质及污染程度采用不同的清洗方法。清洗方法分为手工清洗、全自动清洗机清洗、超声机清洗等。首选全自动清洗机清洗。依据厂家提供的清洗说明书进行清洗。能进行机洗的器械尽量上清洗架进行机器清洗,不能进行机洗的器械选择手工清洗。

(一)机器清洗的处理流程

将器械拆卸到可拆卸的最小单位→浸泡→冲洗→刷洗→漂洗→装载放入清洗机→选择适应的清洗程序→启动清洗机→卸载→检查。

1.遵循清洗剂制造商的说明配制清洗剂溶液,选择柔软的尼龙毛刷。

2.经冲洗刷除器械表面污物后,将器械完全浸泡于中性至弱碱性酶清洗剂中。

3.刷洗:使用流动水刷洗,检查是否清洁,如有需要,可重新刷洗。

4.将器械合理摆放至清洗机架上,检查清洗机摆臂能够灵活旋转,器械无遮挡摆臂。检查清洗机处于备用状态。

5.选择相适应的清洗程序,按开始键启动清洗机,清洗机的清洗程序为冲洗、洗涤、漂洗、润滑、消毒、干燥。清洗过程中注意巡视清洗状态正常运行无报警。

6.清洗结束后由包装区工作人员进行卸载,检查清洗质量。

(二)手工清洗

流程:拆卸到可拆卸的最小单位→刷洗→冲洗→超声加酶洗10分钟→刷洗→漂洗→终末漂洗→消毒→干燥→检查。

1.遵循清洗剂制造商的说明配制清洗剂。弱碱性清洗剂的浓度不得超过1%。

2.经冲洗刷除器械表面污物后,将器械完全浸泡于中性至弱碱性酶清洗剂中。

3.洗涤:使用含化学清洗剂的清洗用水,根据器械的特点及污染情况选择适宜的清洗剂。

4.漂洗:用流动水冲洗洗涤后的器械、器具和物品上的残留物。

5.终末漂洗:用软水,纯化水或蒸馏水对漂洗后的器械、器具和物品进行最终的处理。

6.使用75%酒精纱布消毒擦拭或喷洒口腔科器械。

7.干燥:打开电源选择干燥温度70℃或90℃,一般选择70℃;干燥时间根据实际情况进行选择,一般选择30～45分钟,之后按开始键进行干燥。

8.电动类器械禁止水洗,应使用纱布去除表面污物,再使用沾有多酶溶液的纱布擦拭,然后使用湿纱布擦拭干净,最后使用含酒精的低纤维絮布擦拭。

五、检查与保养

(一)清洗质量效果检查

手工清洗器械后,检查血迹、锈迹及污垢等是否被冲洗干净;清洗消毒机清洗物品时,查对器械装载质量和程序选择是否正确,如器械轴节是否完全打开,器具高度是否高于旋转臂,所有器械的表面均能被水冲洗等。定期使用ATP荧光测试仪测试清洗质量。

1.目测法

在正常光线下肉眼直接观察,对干燥后的每件器械、器具和物品进行检查。器械表面及其关节、齿牙处应光洁,无血渍、污渍,水垢等残留物质和锈斑;功能完好,无损毁。清洗质量不合格的,应重新处理;如有锈迹,应除锈;器械功能损毁者应及时维修或报废。带电源器械应进行绝缘性能等安全性检查。

2.放大镜检查法

是借助手持式放大镜或带光源放大镜进行质量检查。

3.ATP生物荧光检测

是利用荧光素酶参与酶促反应,用荧光检测仪测定ATP的含量,进而得知细菌含量。

(二)保养

使用喷洒的器械包装专用油或配比1：200的器械润滑油进行器械保养,以确保灵活度。

六、包装

器械经过清洗、消毒和检查保养处理后遵循包装操作规程进行打包。配包者和包装者应具有一定资质,经过系统的岗位培训的工作人员专人负责,双人查对。严格按照要求核对包装,放置第五类化学指示物监测;超重组合式外来手术器械,由供应商提供灭菌参数。配包者负责器械的数量与质量的检查,根据器械单配置。普通器械单独包装,正确摆放包内化学指示物,确认合格后进行包装。选择合适的包装材料进行包装。外来器械通常使用闭合式包装,主要包装方法有信封折叠、方形折叠。包装完成后将器械包存放于待灭菌包处。

包装的注意事项:外来器械多为骨科器械,包装时注意器械包不可过大、过重,以免导致灭菌后发生湿包现象。

七、灭菌

(1)根据厂家提供的建议或说明书选择灭菌方式,并根据灭菌包选择合适的程序。外来器械首先使用高压蒸汽灭菌。

(2)使用预真空压力蒸汽灭菌器前消毒员必须严格检查灭菌器附件、蒸汽、管道、水压、压力蒸汽、压缩空气等参数,检查正常后才启动灭菌器工作。B－D试验结果由消毒员应与质检人员进行双人核对,符合要求后,方可进行灭菌工作。使用过氧化氢等离子灭菌器每锅次应进行生物检测。

(3)每批次灭菌过程中,消毒员密切观察及准确记录灭菌器运行状况、灭菌关键参数,以及所有临界点的时间、温度与压力值等。

(4)灭菌前消毒员再次核对待高压灭菌物品包的体积、质量、外包装、标签信息,再次核查物品密封完好性,合格后进行装载灭菌。外来器械每批次均需放置生物监测。检查每次的物理监测、化学监测及生物监测的工作记录参数。

(5)卸载器械后应及时进行生物监测的培养,并做好同批次对照组的培养。在培养皿上注明灭菌器的名称及批次、灭菌日期、时间;对照组注明为对照培养皿、灭菌器的名称及批次,灭菌日期、时间。使用卡夹夹碎内部的培养液,轻轻摇晃培养皿,使培养液与培养菌片充分融合,之后将培养皿放置于培养机器上,培养与机器相匹配的时间(如1小时、3小时)后查看结果。对照组为阳性、灭菌组为阴性则表示生物培养合格,该批次灭菌质量合格。若是其他结果则表示培养失败,需查找原因。

八、储存与发放

高压蒸汽灭菌需冷却30分钟后方可冷发放,卸载无菌物品时做好个人防护,可以佩戴防烫手套。将外来器械及时发放手术室。发放无菌物品时查看每件灭菌物品包外灭菌化学指示物变色合格,外包装完整、清洁、无潮湿、无破损、无松散,标签信息齐全、字迹清晰等。消毒供应中心转运人员将器械送至手术室。植入性器械必须每批次进行生物监测,生物监测结果阴性方可放行使用。紧急情况下灭菌植入物时在生物PCD中放入五类化学指示物,第五类化学指示物合格作为提前发放标准。生物监测结果阅读后质控人员及时记录并通知相关使用部门。

九、追溯及召回

一旦出现灭菌失败,应立即停止使用相关灭菌器灭菌的无菌物品,并马上确认该灭菌器锅号及批次之后全部物品的流向,立即向上级报告;联系灭菌器工程师进行检测维修;确认物品对患者可能造成的伤害程度,并根据物品发放情况按召回制度进行处理。

参考文献

[1]孙丽博.现代临床护理精要[M].北京:中国纺织出版社有限公司,2020.

[2]刘善红,等.临床内科常见病诊疗与护理[M].北京:金盾出版社,2020.

[3]张俊红,等.现代临床护理学[M].天津:天津科学技术出版社,2020.

[4]王秀萍.临床内科疾病诊治与护理[M].西安:西安交通大学出版社.2022.

[5]聂红梅,等.临床实用护理常规[M].长春:吉林科学技术出版社,2020.

[6]刘爱杰,等.实用常见疾病护理[M].青岛:中国海洋大学出版社,2020.

[7]高晓燕.实用护理学新进展[M].西安:陕西科学技术出版社,2020.

[8]宋丽娜.现代临床各科疾病护理[M].北京:中国纺织出版社有限公司.2022.

[9]秦燕辉,等.常见疾病临床护理实践[M].天津:天津科学技术出版社,2020.

[10]张翠华,等.现代常见疾病护理精要[M].青岛:中国海洋大学出版社,2020.

[11]董桂清,等.实用常见疾病护理[M].长春:吉林科学技术出版社,2020.

[12]路凤娟,等.常见疾病临床护理实训[M].北京:科学技术文献出版社,2021.

[13]张薇薇.综合护理实践与技术新思维[M].北京:中国纺织出版社有限公司,2020.

[14]陈素清,等.现代实用护理技术[M].青岛:中国海洋大学出版社,2021.

[15]张海芝,等.实用常见疾病临床护理[M].北京:科学技术文献出版社,2021.

[16]范光磊,等.内科常见病诊疗与护理[M].长春:吉林科学技术出版社,2020.

[17]张红,等.精编护理学基础与临床实践[M].长春:吉林大学出版社,2022.

[18]魏丽萍.实用内科护理实践[M].哈尔滨:黑龙江科学技术出版社,2020.

[19]庞建霞,等.实用临床疾病护理常规[M].北京:科学技术文献出版社,2021.

[20]郑娜,等.实用重症护理技术[M].北京:中国纺织出版社有限公司.2022.